高等医学院校护理学专业教材
北京市高等教育精品教材立项项目

护 理 评 估

主　编　吴光煜
副主编　孙玉梅
编　者（按章节顺序排列）

孙玉梅	姚景鹏	吴光煜	李英华
李湘萍	王小林	张晓卿	张　捷
宁永忠	王天成	刘长江	刘玉花
孙伯章	迟文涛	黄晓英	范家栋
徐　雷	张　武	王金锐	苗立英
张燕燕	张卫方		

北京大学医学出版社

图书在版编目（CIP）数据

护理评估/吴光煜主编.—北京：北京医科大学出版社，2002.8
北京市高等教育精品教材立项项目.高等医学院校护理专业教材
ISBN 978-7-81071-248-4

Ⅰ.护… Ⅱ.吴… Ⅲ.护理－评估－医学院校－教材 Ⅳ.R47

中国版本图书馆 CIP 数据核字（2002）第 048266 号

护理评估

主　　编：	吴光煜
出版发行：	北京大学医学出版社（电话:010-82802230）
地　　址：	（100191）北京市海淀区学院路 38 号　北京大学医学部院内
网　　址：	http://www.pumpress.com.cn
E - mail：	booksale@bjmu.edu.cn
印　　刷：	莱芜市圣龙印务有限责任公司
经　　销：	新华书店

责任编辑：张凌凌　白　玲　　责任校对：周　励　　责任印制：郭桂兰
开　　本：787mm×1092mm　1/16　印张：24.75　字数：627 千字
版　　次：2002 年 8 月第 1 版　2010 年 3 月第 4 次印刷　印数：15001－17000 册
书　　号：ISBN 978-7-81071-248-4
定　　价：31.50 元

版权所有，违者必究
（凡属质量问题请与本社发行部联系退换）

出 版 说 明

在教育改革不断深入的今天，我国高等医学院校护理学教育获得了大力发展，为适应目前护理教育发展形势的需要，北京大学护理学院和北京医科大学出版社组织医学院校与临床教学医院从事护理专业教学的专家编写了这套《高等医学院校护理专业教材》。本套教材包括护理教育概论、护理伦理学、护理社会学、护理评估、康复护理、临床营养学、精神障碍护理学、老年护理学、中医护理学、五官科护理学、护理美学等，再加上原先出版的现代护理管理等教材，组成了一套完整的护理专业教材。

随着现代医学和护理学科的迅速发展，为达到新世纪人人享受健康的目标，护理专业面临的重要任务是如何为我们的护理对象提供高质量的整体护理，本套教材的编写贯彻了这个宗旨，强调医学模式和护理模式的转变，充分体现了以病人为中心的整体护理理念，内容力求反映护理学基础理论、基本知识和基本技能诸方面的新进展，在注意理论与实践相结合的同时，注重学员能力的培养，体现教材的先进性与实用性。

本套教材适用于全日制本科、成人教育专升本；同时，考虑到各地不同学校使用的需要，我们在编写教材时，照顾到全面性、系统性，各地使用教材时，可根据情况，各有取舍，本套教材也可以作为大专、高职护理学专业的教材；并且又可作为在职护理人员继续教育和岗位培训教材。

前　　言

随着医学模式的转变及护理学的迅速发展，护理已由过去单纯的疾病护理转变为以人为中心、以护理程序为基础的整体护理。护理程序中首要的、关键的一步是护理评估。护理人员能否正确运用护理评估的技能和方法，全面而准确地收集、整理和分析护理对象的健康资料是执行护理程序的基础和关键。因此，学习护理评估基本知识和技能的重要性日益受到护理教育工作者的重视，护理评估也逐渐成为高等护理教育中的一门重要课程。我校自1985年建立高等护理专业以来，一直非常重视护理评估的课程建设，但是缺乏一本具有护理专业特点的、符合护理专业教学需要的理想教材，为适应目前培养高等护理人才的护理教育发展形势需要，特编写此教材。

全书共分为六篇若干章节，内容分别为交谈、常见症状评估、身体评估、实验室检查、心电图检查、放射影像学检查、超声波检查、核医学检查、资料的分析与整理、护理病历书写等，内容广泛、全面。

本教材根据护理专业培养目标要求，体现以人为中心的整体护理为主导思想进行编写。在编写过程中，编者们广泛参阅了国内外有关教材和专著，并结合我国国情及个人多年的教学和临床实践经验，在内容选择及编写上特别注重要体现护理专业特点、符合护理专业教学需要。本书不仅强调护理专业学生学习护理评估课程所必需掌握的基础理论、基本知识和基本技能，也反映了临床各学科的新进展、新技术，故具有实用性、先进性、广泛性、系统性，是教授和学习护理评估课程较为理想的教材。

本书在每篇或每章前均列出了学习目标，使学生明确各部分的学习要求，学习结束后可对照目标评价学习效果。在书后附有全书的主题索引，以方便查阅有关内容。

本教材内容丰富，具有一定深度和广度，适用于护理专业本科学生，也适用于专升本学生。由于教材内容由浅入深，可根据教学层次进行取舍，故也可用于护理专业各专科层次教学。对护理教师及在职护理人员也有一定参考价值。

作为编写人员，我们希望能为护理专业的广大师生提供理想的教材，但由于经验和水平的限制，且时间仓促，缺点及疏漏在所难免，诚望同行和读者批评指正。

吴光煜　孙玉梅

2002年4月

目 录

绪 论 …………………………………… (1)

第一篇 交谈

第一章 交谈的原则与技巧 …………… (5)
一、交谈前的准备 …………………… (5)
二、交谈的一般原则和技巧 ………… (5)
三、特殊情况的交谈技巧 …………… (7)

第二章 交谈内容 ……………………… (10)
一、一般资料 ………………………… (10)
二、入院原因 ………………………… (10)
三、日常生活型态及自理能力 ……… (11)
四、既往史 …………………………… (11)
五、个人史 …………………………… (12)
六、家族史 …………………………… (12)
七、心理、社会评估 ………………… (12)

第二篇 常见症状评估

第一章 发热 …………………………… (20)
第二章 疼痛 …………………………… (25)
头痛 …………………………………… (25)
胸痛 …………………………………… (28)
腹痛 …………………………………… (31)
第三章 水肿 …………………………… (37)
第四章 咳嗽与咳痰 …………………… (40)
第五章 呼吸困难 ……………………… (44)
第六章 咯血 …………………………… (48)
第七章 紫绀 …………………………… (51)
第八章 恶心与呕吐 …………………… (53)
第九章 呕血 …………………………… (56)
第十章 腹泻 …………………………… (58)
第十一章 便秘 ………………………… (61)
第十二章 意识障碍 …………………… (64)
第十三章 抽搐与惊厥 ………………… (67)
第十四章 焦虑 ………………………… (69)
第十五章 抑郁 ………………………… (72)

第三篇 身体评估

第一章 基本评估方法 ………………… (76)
第一节 视诊 ………………………… (76)
第二节 触诊 ………………………… (76)
一、触诊方法 ……………………… (76)
二、注意事项 ……………………… (77)
第三节 叩诊 ………………………… (78)
一、叩诊方法 ……………………… (78)
二、叩诊音 ………………………… (78)
三、注意事项 ……………………… (79)
第四节 听诊 ………………………… (79)
一、听诊方法 ……………………… (79)
二、注意事项 ……………………… (80)
第五节 嗅诊 ………………………… (80)

第二章 一般评估 ……………………… (81)
第一节 全身状态评估 ……………… (81)
一、性别 …………………………… (81)
二、年龄 …………………………… (81)
三、生命体征 ……………………… (81)
四、发育与体型 …………………… (81)
五、营养状态 ……………………… (82)
六、意识状态 ……………………… (83)
七、语调与语态 …………………… (83)
八、面容与表情 …………………… (83)
九、体位 …………………………… (84)
十、姿势与步态 …………………… (85)
第二节 皮肤评估 …………………… (86)
一、颜色 …………………………… (86)
二、湿度 …………………………… (86)
三、弹性 …………………………… (87)
四、皮疹 …………………………… (87)
五、皮下出血 ……………………… (87)
六、蜘蛛痣与肝掌 ………………… (87)
七、水肿 …………………………… (88)

  第三节 淋巴结评估 …………(88)
   一、浅表淋巴结的分布 ………(88)
   二、评估方法与内容 …………(88)
   三、淋巴结肿大的临床意义 …(89)
 第三章 头部评估 ……………………(90)
   一、头发与头皮 ………………(90)
   二、头颅 ………………………(90)
   三、头部器官 …………………(91)
 第四章 颈部评估 ……………………(96)
   一、颈部外形与运动 …………(96)
   二、颈部血管 …………………(96)
   三、甲状腺 ……………………(96)
   四、气管 ………………………(98)
 第五章 胸部评估 ……………………(99)
  第一节 胸部的体表标志 ………(99)
   一、胸部的自然标志 …………(99)
   二、人工划线 …………………(101)
  第二节 胸壁、胸廓及乳房评估
    ………………………………(101)
   一、胸壁 ………………………(101)
   二、胸廓 ………………………(101)
   三、乳房 ………………………(102)
  第三节 肺部和胸膜评估 ………(105)
   一、视诊 ………………………(105)
   二、触诊 ………………………(107)
   三、叩诊 ………………………(108)
   四、听诊 ………………………(110)
  第四节 心脏评估 ………………(114)
   一、视诊 ………………………(114)
   二、触诊 ………………………(115)
   三、叩诊 ………………………(116)
   四、听诊 ………………………(118)
  第五节 血管评估 ………………(124)
   一、视诊 ………………………(124)
   二、触诊 ………………………(125)
   三、听诊 ………………………(126)
   四、血压测量 …………………(126)
 第六章 腹部评估 ……………………(127)
  第一节 腹部的体表标志与分区
    ………………………………(127)
   一、体表标志 …………………(127)
   二、腹部分区 …………………(128)
  第二节 视诊 ……………………(128)
   一、腹部外形 …………………(129)
   二、呼吸运动 …………………(129)
   三、腹壁静脉 …………………(129)
   四、胃肠型及蠕动波 …………(130)
   五、腹壁皮肤 …………………(131)
  第三节 触诊 ……………………(131)
   一、腹壁紧张度 ………………(131)
   二、压痛及反跳痛 ……………(131)
   三、腹部肿物 …………………(131)
   四、波动感 ……………………(132)
   五、肝脏触诊 …………………(132)
   六、脾脏触诊 …………………(133)
   七、胆囊触诊 …………………(134)
   八、膀胱触诊 …………………(135)
  第四节 叩诊 ……………………(135)
   一、腹部叩诊音 ………………(135)
   二、肝脏叩诊 …………………(135)
   三、腹水的叩诊 ………………(135)
   四、肾脏叩诊 …………………(136)
   五、膀胱叩诊 …………………(136)
  第五节 听诊 ……………………(136)
   一、肠鸣音 ……………………(136)
   二、振水音 ……………………(137)
   三、血管杂音 …………………(137)
 第七章 脊柱和四肢评估 ……………(138)
  第一节 脊柱评估 ………………(138)
   一、脊柱的弯曲度 ……………(138)
   二、脊柱活动度 ………………(138)
   三、脊柱压痛和叩击痛 ………(138)
  第二节 四肢与关节评估 ………(139)
   一、形态异常 …………………(139)
   二、运动功能障碍 ……………(140)
 第八章 肛门、直肠和生殖器官评估
    ………………………………(141)
  第一节 肛门、直肠评估 ………(141)
   一、体位 ………………………(141)
   二、评估方法 …………………(141)

第二节 男性生殖器官评估………(142)
　　一、阴茎………………………(142)
　　二、阴囊………………………(142)
　　三、前列腺……………………(143)
　　四、精囊………………………(143)
第九章 神经系统评估……………(144)
　第一节 脑神经评估………………(144)
　　一、嗅神经……………………(144)
　　二、视神经……………………(144)
　　三、动眼、滑车、展神经……(145)
　　四、三叉神经…………………(145)
　　五、面神经……………………(145)
　　六、位听神经…………………(146)
　　七、舌咽、迷走神经…………(146)
　　八、副神经……………………(146)
　　九、舌下神经…………………(146)
　第二节 运动功能评估……………(146)
　　一、肌力………………………(146)
　　二、肌张力……………………(147)
　　三、不随意运动………………(147)
　　四、共济运动…………………(147)
　第三节 感觉功能评估……………(148)
　　一、浅感觉评估………………(148)
　　二、深感觉评估………………(148)
　　三、复合感觉评估……………(148)
　第四节 神经反射评估……………(149)
　　一、浅反射……………………(149)
　　二、深反射……………………(150)
　　三、病理反射…………………(151)
　　四、脑膜刺激征………………(152)

第四篇 实验室及其他检查

第一章 实验室检查………………(154)
　第一节 标本的采集与处理………(154)
　　一、标本种类…………………(154)
　　二、血液标本种类与采血部位…(155)
　　三、试验前的准备……………(156)
　　四、抗凝剂和采血容器………(157)
　　五、止血带的应用……………(158)
　　六、标本变异因素的控制……(158)

第二节 血液一般检查……………(160)
　　一、红细胞检查………………(161)
　　二、白细胞检查………………(166)
　　三、自动血细胞分析仪简介…(168)
　第三节 血栓与止血检查…………(169)
　　一、止血、凝血和纤溶机制…(169)
　　二、常用的血栓与止血检查项目……(170)
　　三、弥散性血管内凝血的实验室检查
　　　………………………………(173)
　第四节 血型鉴定与成分输血……(174)
　　一、红细胞血型系统…………(174)
　　二、成分输血…………………(176)
　第五节 尿液一般检查……………(178)
　　一、尿标本的收集与保存……(178)
　　二、尿液理学检查……………(178)
　　三、尿液干化学检查…………(179)
　　四、尿沉渣检查………………(182)
　第六节 粪便检查…………………(184)
　　一、标本采集…………………(184)
　　二、检查内容…………………(185)
　第七节 脑脊液检查………………(186)
　　一、检查的适应证及标本采集…(186)
　　二、检查内容…………………(187)
　第八节 浆膜腔积液检查…………(189)
　　一、浆膜腔积液的采集………(189)
　　二、漏出液与渗出液的形成原因……(189)
　　三、检查项目…………………(189)
　　四、漏出液与渗出液的鉴别诊断……(190)
　第九节 肾功能及早期肾损伤检查
　　………………………………(191)
　　一、肾小球滤过功能试验……(191)
　　二、肾小管功能试验…………(194)
　　三、早期肾损伤的检查………(196)
　第十节 肝脏疾病的实验室检查
　　………………………………(197)
　　一、血清酶学检查……………(197)
　　二、蛋白质代谢功能检查……(200)
　　三、胆红素代谢检查…………(201)
　　四、总胆汁酸测定……………(202)
　　五、肝纤维化的实验室检查…(203)

第十一节 胰腺疾病的实验室检查 ……………(204)
    一、淀粉酶测定 ……………………(204)
    二、脂肪酶测定 ……………………(205)
    三、胰蛋白酶测定 …………………(205)

第十二节 糖尿病的实验室检查 ……………(205)
    一、空腹血糖和尿糖测定 …………(206)
    二、口服葡萄糖耐量试验 …………(206)
    三、糖化血红蛋白和糖化血浆白蛋白测定 ……………………(206)
    四、胰岛素和 C 肽释放测定 ………(207)
    五、胰岛素自身抗体的测定 ………(207)
    六、胰岛素抗体的测定 ……………(207)
    七、胰岛细胞自身抗体的测定 ……(207)
    八、谷氨酸脱羧酶自身抗体的测定 ………………………(207)

第十三节 心肌损伤的实验室检查 …………(207)
    一、心肌酶检测 ……………………(207)
    二、肌钙蛋白与肌红蛋白检测 ……(209)
    三、急性心肌梗死诊断时选择的指标 …………………(210)

第十四节 血脂检查 …………………(211)
    一、基础知识 ………………………(211)
    二、常用血脂检查项目 ……………(212)
    三、血脂检查注意事项 ……………(215)

第十五节 血清电解质测定及血气分析 ……………………(215)
    一、血清电解质测定 ………………(216)
    二、血气分析及酸碱平衡紊乱检查 …(218)

第十六节 临床常用免疫学检查 ……………(220)
    一、临床血清学检查 ………………(220)
    二、自身抗体检测 …………………(221)
    三、病毒性肝炎血清学标志物检测 …(221)
    四、感染性疾病的实验室检查 ……(224)
    五、肿瘤标志物检测 ………………(226)

第十七节 微生物学检查的临床应用 ……………………(228)
    一、标本采集与处理 ………………(228)
    二、微生物学检查方法及临床应用 ……………………(229)

第二章 心电图检查 …………………(232)
第一节 心电图基础知识 ……………(232)
    一、典型模式心电图 ………………(232)
    二、不同形态 QRS 波群的命名 ……(233)
    三、心电图产生原理与心电向量 …(233)
    四、心电图导联 ……………………(237)

第二节 正常心电图 …………………(239)
    一、正常值 …………………………(239)
    二、心电图的测量方法 ……………(240)

第三节 心室肥厚 ……………………(241)
    一、左心室肥厚 ……………………(241)
    二、右心室肥厚 ……………………(241)
    三、双侧心室肥厚 …………………(242)
    附：心房肥厚 ………………………(243)

第四节 心肌梗死 ……………………(244)
    一、急性心肌梗死心电图改变及产生原理 …………………(244)
    二、心肌梗死心电图演变与分期 …(245)
    三、心肌梗死的心电图诊断 ………(246)
    四、心肌梗死的定位诊断 …………(248)

第五节 束支阻滞 ……………………(248)
    一、左束支阻滞 ……………………(248)
    二、右束支阻滞 ……………………(249)
    三、不完全性束支阻滞 ……………(249)
    四、室内阻滞 ………………………(250)
    五、左束支分支阻滞 ………………(250)

第六节 房室传导阻滞 ………………(251)
    一、Ⅰ度房室传导阻滞 ……………(251)
    二、Ⅱ度房室传导阻滞 ……………(251)
    三、Ⅲ度房室传导阻滞 ……………(252)

第七节 预激综合征 …………………(254)
    一、发生机制 ………………………(254)
    二、典型预激综合征的心电图 ……(254)
    三、预激综合征分型 ………………(255)

第八节 窦性心律及窦性心律失常 ……………………(255)
    一、正常窦性心律 …………………(255)

二、窦性心律失常 …………… (256)
第九节　主动性心律失常 ………… (257)
　　一、期前收缩 ………………… (257)
　　二、阵发性心动过速 ………… (260)
　　三、扑动与纤颤 ……………… (261)
第十节　被动性心律失常 ………… (262)
　　一、交界区逸搏 ……………… (263)
　　二、室性逸搏 ………………… (264)
　　三、房性逸搏 ………………… (264)
第十一节　电解质紊乱的心电图
　　…………………………… (264)
　　一、低钾血症 ………………… (264)
　　二、高钾血症 ………………… (264)
　　三、低钙血症 ………………… (265)
　　四、高钙血症 ………………… (265)
第十二节　特殊心电图 …………… (266)
　　一、运动心电图 ……………… (266)
　　二、动态心电图 ……………… (266)
　　三、食管心电图 ……………… (267)
　　四、心脏起搏器和起搏器心电图 … (269)
第十三节　心电图的分析步骤和临床
　　　　　应用 …………………… (271)
　　一、心电图的分析步骤 ……… (271)
　　二、心电图的临床应用 ……… (273)
第三章　放射影像学检查 ………… (275)
第一节　总论 ……………………… (275)
　　一、X线成像 ………………… (275)
　　二、放射影像学新进展 ……… (278)
第二节　造影检查的应用及护理
　　…………………………… (282)
　　一、X线检查 ………………… (282)
　　二、造影检查 ………………… (283)
第三节　X线诊断 ………………… (291)
　　一、呼吸系统 ………………… (291)
　　二、循环系统 ………………… (300)
　　三、消化系统 ………………… (304)
　　四、骨关节系统 ……………… (311)
　　五、泌尿系统 ………………… (318)
第四章　超声波检查 ……………… (322)
第一节　超声诊断基础知识 ……… (322)

　　一、超声及其特性 …………… (322)
　　二、仪器和探头 ……………… (324)
　　三、声像图及其产生 ………… (324)
　　四、正常和异常声像图的识别 … (325)
第二节　常见腹部疾病超声诊断的
　　　　　临床应用 ……………… (326)
　　一、肝脏疾病 ………………… (326)
　　二、胆道系统疾病 …………… (330)
　　三、胰腺疾病 ………………… (334)
　　四、肾脏疾病 ………………… (335)
第三节　超声波检查的护理 ……… (341)
　　一、护理基本原则 …………… (341)
　　二、腹部超声检查的护理 …… (341)
第五章　核医学检查 ……………… (342)
第一节　概述 ……………………… (342)
　　一、核医学检查的基本原理及注意事项
　　…………………………… (342)
　　二、核医学放射性核素治疗原理及注意事
　　　项 ………………………… (343)
　　三、临床核医学常用放射性药物 …… (343)
　　四、临床核医学常用仪器简介 …… (345)
　　五、射线的防护 ……………… (346)
第二节　各系统的核医学检查 …… (346)
　　一、神经系统 ………………… (346)
　　二、循环系统 ………………… (347)
　　三、消化系统 ………………… (348)
　　四、泌尿系统 ………………… (349)
　　五、内分泌系统 ……………… (350)
　　六、骨骼系统 ………………… (351)
　　七、呼吸系统 ………………… (352)
　　八、淋巴显像 ………………… (353)
第三节　正电子发射计算机断层检
　　　　　查 …………………… (353)
　　一、原理和步骤 ……………… (353)
　　二、检查前准备及注意事项 … (353)

第五篇　资料的整理与分析

　　一、资料的核实 ……………… (356)
　　二、资料的组织 ……………… (356)
　　三、资料的分析与综合 ……… (357)

四、确立护理诊断 …………… （357）

第六篇　护理病历的书写

第一节　书写护理病历的基本要求
　　　　………………………… （360）
第二节　护理病历的种类、格式与内容
　　　　………………………… （360）
　一、入院护理病历 ………………（360）
　二、护理计划单 …………………（362）
　三、护理日志 ……………………（363）
　四、护理阶段小结 ………………（365）
　五、出院护理总结 ………………（366）
　六、健康教育计划 ………………（366）
　附：入院护理病历示例 …………（366）

索引 ……………………………（373）

绪　　论

近年来，由于健康观念的转变，人们对健康保健服务需求不断提高，并且我国护理学科迅速发展，为护理对象提供高质量的护理服务，实施以人为中心、以护理程序为基础的整体护理已成为当今的护理理念。护理程序是一个由评估、诊断、计划、实施和评价五个步骤所组成的循序渐进的、循环往复的动态过程，其中第一步骤护理评估是最重要的、关键的一步，它既是执行护理程序的基础，又贯穿于整个护理过程中。评估过程所收集的主、客观资料是否全面、准确，将直接影响到护理诊断、护理计划的正确性。因此，护理专业的学生必需掌握护理评估的基本知识、技能和方法，才能全面并准确的收集、整理与分析护理对象的主、客观资料，并正确做出护理诊断，为采取相应的护理措施提供可靠的依据。

护理评估是一门研究收集护理对象的主、客观资料，以确定其健康状况及护理需要的基本理论、基本知识、基本技能和培养临床思维能力的临床学科。该课程是护理专业的一门重要课程，它以学生已掌握的医学基础知识、护理基本理论、护理程序的基本概念为基础，通过本课程的学习，掌握对护理对象生理、心理、社会的主观资料的评估；身体评估；实验室及其他辅助检查等客观资料的评估，并学习对资料的整理、综合、分析、判断，以正确做出护理诊断，还应学会正确记录所搜集到的主、客观资料，为进一步学习临床护理专业课程奠定基础。

【护理评估内容】

1. 交谈技巧及内容　　交谈是护理人员通过对护理对象或知情者进行有目的、有计划的系统询问，从而获得健康史的过程。本篇讲述了交谈的原则和技巧及通过交谈所需要收集的主观资料。

2. 常见症状评估　　症状是指在疾病状态下，机体生理功能发生异常时的体验和感受。本篇详述了常见症状的病因、发生机理、临床表现、病人出现症状时的身心反应、护理评估、相关护理诊断等。症状是护理对象重要的主观资料，学生应学会对护理对象所出现的症状进行评估后正确做出护理诊断，为制定整体护理的护理措施奠定基础。本篇所述症状除了生理功能异常所出现的症状外，还包括焦虑、抑郁两个症状，以弥补一般教科书缺乏心理方面症状的不足。

3. 身体评估　　身体评估是指评估者用自己的感观或简单的工具对护理对象进行细致的观察和系统的检查，以认识正常人体应有的身体特征，发现异常体征的评估方法。体征是护理对象体表或内部结构发生的、能客观检查到的改变，如水肿、心脏杂音等。本篇讲述了身体评估的内容、基本评估方法、异常体征的发生机理及临床意义等。身体评估是获取护理对象客观资料、制定护理诊断的重要手段。学生既要了解相关知识，又必需掌握身体评估的技能和技巧，以便取得护理对象准确的客观资料。

4. 实验室检查　　是综合运用实验室的各种方法和技术对病人的标本（血液、排泄物、分泌物、体液等）进行检验，从而获得反映机体功能状态、病理变化或病因等的客观资料。本章讲述了临床常用实验室检查项目的原理、参考值、临床意义、注意事项等，对于近年来临床新开展的检查项目也作了介绍，以反映实验室检查技术的新进展。为了适应护理专业教学需要，本章详述了与护理工作密切相关的实验室标本采集的目的、采集与保存方法、注意事项等。实验室检查是客观资料的重要组成部分，可帮助护理人员观察病情、判断病情，做出恰当的护理诊断。

5. 心电图检查　心电图是应用心电图机描记的心肌生物电流的动作图像，是当前检查某些心脏疾病的重要手段。本章详述了心电图基本知识、正常心电图、临床常见异常心电图的特点及临床意义。为了适应临床心血管疾病诊疗技术的迅速发展，反映心电图检查的新进展，本书也对起搏器心电图、动态心电图等作了介绍。本书还收集了多帧临床典型心电图图形，以帮助学生理解与记忆。心电图检查结果是进行护理评估重要的客观资料之一。心电图检查也是临床监测危重病人、观察与判断病情，为病人诊疗提供依据的常用的重要方法。

6. 放射影像学检查　放射影像学检查（包括常规X线检查、CT、MRI及介入放射学）是利用X线等特性研究人体结构和器官在生理和病理状态下的形态、功能改变，从而协助临床诊断的一门学科。本章讲述了X线、CT、MRI检查的基础知识；人体各系统正常、基本病变及临床常见病的X线表现；为了适应护理专业的教学需要，本章还重点介绍了X线防护及造影检查的护理。为了帮助学生更好地理解教学内容，本书还附有编者们在临床工作中积累的多幅X线照片。放射影像学检查结果也是客观资料的重要组成部分。

7. 超声波检查　是利用超声波的反射原理，对人体软组织的物理特性、形态、结构及功能状态做出判断的一种非创伤性的检查方法。本章介绍了超声波检查的基础知识；正常腹部主要脏器声像图及其常见疾病的声像图特点。为了护理专业教学及临床护理工作需要，还介绍了超声波检查的护理。超声波检查也是获取客观资料的重要手段之一。

8. 核医学检查　本章介绍了核医学检查的基本知识；各系统核医学检查的原理、方法、临床应用、检查前准备及注意事项等。为反映核医学检查的进展，还介绍了正电子发射计算机断层（PET）检查的基本知识及检查前准备。通过核医学检查可获得护理对象的某些客观资料。

9. 资料的整理与分析　通过交谈、身体评估以及各项辅助检查所获得的护理对象健康状况的主、客观资料，只是完成了护理评估收集资料的过程，除此之外，还必需对所收集的资料进行整理、分析，才能做出准确、全面的护理诊断。本篇介绍了资料整理与分析的基本方法和步骤，以帮助及培养学生以科学的方法发现问题、分析问题和解决问题的临床思维能力。

10. 护理病历的书写　对于护理评估所收集到的资料进行分析、归纳和整理，并以文件的形式记录下来，即为护理病历。本篇介绍了护理病历的种类、格式和内容。在目前我国尚无普遍认可的、统一的护理病历格式的情况下，本章介绍了北京大学护理学院的入院护理病历格式，并附了病历示例，还介绍了几种目前临床常用的护理文件书写格式，可作为学生书写护理病历的参考。学生应通过教学及临床实践，掌握护理病历的书写内容、要求，并以此培养临床思维能力。

【护理评估的学习方法及要求】

护理评估是从医学基础课程过渡到临床护理课程的一门重要课程，其学习方法及要求与学习医学基础课程有很大不同，除课堂讲授外，最突出的变化是从在实验室学习转为面向人体的学习，不仅要在示教室内进行各种技能训练，还要进入医院进行临床实践。在学习中要体现以人为中心的护理理念，处处关心、体贴病人，注意建立良好的护患关系。此外，学生还应注意，学习本门课程除要认真学习收集主、客观资料的基本理论和基本知识外，还要注意通过训练牢固掌握各种基本技能、技巧和培养临床思维方法，以提高发现问题、分析问题和解决问题的能力。因此，要理论联系实际，反复实践，勤学苦练，善于思考，才能学好本门课程，为今后临床各科护理课程的学习打下坚实的基础。

本书在每篇或每章前均列出了学习目标，学生可通过学习目标明确各部分的要求，并根据目标要求进行学习，学习结束后可对照目标评价学习效果。

（吴光煜）

第一篇 交 谈

> **学习目标**：本篇学习结束后，学生将会：
> 1. 复述交谈的原则和技巧。
> 2. 复述交谈的主要内容及其意义。
> 3. 正确运用交谈技巧，全面、准确地收集护理对象健康史的有关资料。

交谈（interview）是护理人员通过对护理对象或知情者进行有目的、有计划的系统询问，从而获得护理对象健康史的过程，是启动护理服务的第一步。通过交谈所获得的健康史资料是确定护理诊断和制定护理计划的重要依据之一，同时也为身体评估的重点提供了线索。此外，通过交谈可以使护理人员与护理对象建立起相互信任、共同合作的良好互动关系，这对确保护理活动顺利进行是非常重要的。

第一章 交谈的原则与技巧

由于对诊疗环境的生疏以及疾病的影响等，护理对象在交谈之初，往往因紧张等情绪而不能顺利陈述自己的感受与经历。护理人员应积极创造一种宽松、和谐、相互尊重、相互信任的交谈氛围，并运用相应的技巧以鼓励和引导护理对象表述出与其健康状况有关的真实经历及感受。交谈不仅是一种收集资料的手段，而且更是一种艺术。为使交谈有效进行，达到预期目的，护理人员必须遵循一定的原则，运用相应的技巧。交谈技巧不仅与收集资料的数量和质量密切相关，而且还关系到治疗性护患关系的成功建立与否。因此，护理人员必须认真学习和掌握，并在实践过程中不断积累经验。

一、交谈前的准备

在正式交谈开始前，应做好如下准备。
1. 交谈环境　首先要保证交谈环境安静、舒适。此外，还要注意能够保护隐私，必要时应选择单独的交谈及检查室。
2. 交谈内容的准备　事先考虑好交谈中要了解的主要资料及其顺序等。必要时，可将交谈提纲写在纸上，以免遗漏。
3. 可能出现问题的预测与准备　事先了解护理对象的基本情况，预测交谈中可能遇到的问题及需采取的相应措施。
4. 交谈时机的选择　应根据具体情况选择适当的时机进行交谈，必要时可与护理对象共同决定。

二、交谈的一般原则和技巧

交谈过程中，交谈者必须保持有高度的同情心和责任感。态度要诚恳热情，耐心倾听护理对象的诉说。必要时可进行适当的引导、提问、反馈等。同时要注意观察护理对象的非语言行为，如眼神、动作等所传递的信息。交谈的基本原则及常用技巧如下：

（一）交谈开始
1. 有礼貌地称呼对方　可根据护理对象的年龄、性别、职业、文化背景等不同而有所选择。应避免以床号称呼对方。
2. 自我介绍　交谈者应先做自我介绍，包括姓名、职称以及在护理该病人中的角色等。
3. 有关说明　应向护理对象介绍交谈的目的及所需的大概时间，并保证其隐私将受到保护。
4. 进行一般性交谈　先进行一般性交谈，如询问病人的姓名、年龄、民族、职业等，并积极寻求与病人之间的共通之处，以缓解病人的紧张情绪，使交谈在轻松、和谐的气氛中进行。

（二）交谈过程
1. 循序渐进逐步深入　一般由简单问题开始，逐步深入地进行有目的、有层次、有顺序的询问。如首先可询问护理对象"您哪儿不舒服？"、"您来此的主要目的是什么？"。然后，再通过一系列问题逐步深入了解其本次疾病的原因、经过、有关症状的特点等。

2. 采取适当的提问形式　交谈常常是通过交谈者的提问逐渐进行的，不同的提问方式有不同的效果。交谈过程中，应根据具体情况采取适当的提问形式。

(1) 开放式问题：提问没有可供选择的答案，可以使护理对象对有关问题进行更详细的描述，如"发热后，您是如何处理的？"。其缺点是护理对象可能抓不住重点，甚至离题而占用大量时间。

(2) 闭合式问题：可以用简单的一两个词，或"是"、"否"就能回答的问题，如"您的年龄？"、"您吸烟吗？"等。除年龄、性别等特定问题外，闭合式问题还用于护理对象存在焦虑、语言受限或身体不适等情况下。其缺点是不利于护理对象表达自己的感受及提供额外信息，使获得的资料不够准确和全面。若交谈中过多使用，还会使护理对象产生压抑感、被动感，不利于其对交谈的主动参与。

此外，应注意在询问有关的敏感问题时，可采用委婉的提问方式，以消除其对回答这类问题的顾虑。例如，可以对一个男性病人说，"许多男病人都很关心性传播疾病的问题，您对这方面有什么疑问吗？"。

3. 避免暗示性提问　暗示性提问是一种能暗示提问者倾向性的提问方式，如"你的大便发黑吗？"此时，护理对象可能会为了迎合交谈者而随声附和。更恰当的提问方式应该是"你的大便什么颜色？"。

4. 避免使用医学术语　交谈者应使用护理对象能够理解的、熟悉的词汇与之交谈，避免使用医学术语，否则容易造成误解或交谈的中断。

5. 采取接受和尊重的态度　倾听往往是最有效的沟通技巧，可以使护理对象感到自己的话受到重视而愿意继续交谈下去。对护理对象所说的话不要予以评判或给予不切实际的保证。交谈者也可以适时给予语言上的支持，如"作为一个母亲，我很理解您的难处"等。在交谈过程中，可通过护理对象的语言及非语言行为察觉其躯体不适或情绪反应，给予适当调整。对不愿回答的问题，不要强迫其回答。若为重要的资料，则需向护理对象做好解释，解除其顾虑。

6. 切入/重回主题　在交谈过程中，经常遇到护理对象抓不住重点、离题或试图避免谈及某项问题等情况。如果断然中断谈话或改变话题，是很不礼貌的行为，会令对方不舒服甚至产生敌对情绪而破坏交谈气氛。此时，必须运用相应技巧帮助对方回到原来的主题、并就重点问题展开描述。如"我很愿意在稍后的时间与您讨论这些问题，现在您先谈谈这次发烧的情况，好吗？"。

7. 非语言性沟通技巧　在交谈中，除要掌握语言性沟通技巧外，还应善于运用非语言性沟通技巧。交谈中常用的非语言性沟通技巧有：

(1) 保持双目平视：表示交谈双方是平等的，对交谈有兴趣，愿意与之交谈，可以使护理对象畅所欲言，避免产生受压制感。

(2) 体态语言：如交谈者以舒适的姿势坐下来，暗示出交谈需要一定的时间以及对交谈的兴趣；适时点点头或会意的一笑表示听清楚并接受对方所说的话等，鼓励对方继续说下去。

(3) 距离：是指交谈者与护理对象在谈话时所保持的距离。过远或过近均可影响交谈的有效进行。过近，容易使人感到不舒服；过远，则容易使人感到彼此缺乏信任、对交谈缺乏兴趣。理想的谈话距离与交谈双方的关系及文化背景等有关。一般以彼此能清楚观察对方的反应，听到对方适中音量的交谈，而不受对方体味的干扰为宜。

（4）触摸：是非语言行为中最亲密的一种形式，表示彼此关系密切，具有鼓励和关爱的含义，有助于建立彼此信任的关系。但在不同的文化背景下，其被接受的程度及表现形式不同，在运用触摸技巧时应加以注意。

（5）沉默：沉默给人以思考和调适的机会。适当的沉默对交谈者及护理对象都是有益的。一方面，它为护理对象提供了思考所提问题、组织自己的想法及调整情绪的机会。另一方面，交谈者可借此观察护理对象的情绪状态及非语言性表达，以及思考护理对象所反映的问题。

8. 及时核实交谈的信息　为确保所获得的资料的准确性，在交谈中必须对含糊不清或存有疑问或矛盾的内容进行核实。常用的核实方法有：

（1）澄清：要求护理对象对模棱两可或模糊不清的内容做进一步的解释说明。如"您说您感到压抑，请具体说一下是怎样的情况"。

（2）复述：以不同的表述方式重复护理对象所说的内容。"您说的是：三天前您开始不爱吃东西，特别是油腻的食物，曾吐过一次，而且感觉浑身无力，一天前发现尿色变深。是这样吗？"。

（3）反射（反问）：以询问的口气重复护理对象所说的话，不但可避免加入自己的观点，还可鼓励护理对象提供更多的信息。"您说您夜里睡眠不好？"。反射也可以用于描述护理对象非语言行为，并询问其原因。如"我注意到您总爱向窗外看，有什么原因吗？"

（4）质疑：用于护理对象所说的与你所观察到或其前后所说的内容不一致时。如"您说您对自己的病没有任何顾虑，可您的眼睛却红红的，能告诉我这是为什么吗？"

（5）解析：对护理对象所提供的信息进行分析和推论，并与护理对象交流。护理对象可以对你的解析加以确认、否认或提供另外的解释等。

（三）交谈结束

在交谈即将结束时，交谈者应有所暗示或提示，如看看表或对交谈内容做出结语等，切忌突然结束话题。结语是指交谈者以简单、扼要的方式对护理对象所叙述的内容进行总结、复述。结语可使交谈双方找出所讨论的主要内容、所涉及的内容是否全面等。尤其是在护理对象语言表述漫无边际、对事件描述缺乏顺序的情况下，这样做是非常有帮助的。

三、特殊情况的交谈技巧

在交谈过程中，可能会遇到交谈对象缄默不语、伤心哭泣、充满敌意等情景，抑或交谈对象病情危重、语言障碍或来自不同的文化背景等。护理人员必须掌握面对这些特殊情况时的交谈技巧，必要时应对交谈的环境安排、内容及时间的选择等进行适当调整。常见的特殊情景有：

（一）情绪改变或异常

1. 缄默与忧伤　缄默是交谈过程中经常遇到的现象。引起缄默的可能原因有：①病人因疾病而使情绪难以控制，或交谈者所提问题触及其敏感处而致伤心；②对交谈者的提问或表现不满而沉默不悦；③交谈者过多、过快的直接提问使病人惶惑而被动。病人若因患病而伤心、哭泣，情绪低落，交谈者应予以安抚、理解以及适当等待，待病人镇定后再继续询问。对于交谈不当引起者，交谈者应及时察觉，予以避免。

2. 焦虑与抑郁　病人由于疾病、住院等常会出现焦虑不安等情绪，交谈者可从其言语、表情和行动中观察到。应鼓励病人讲出其感受,确定问题的性质,给予适当的宽慰和保证,但应注意分寸。抑郁也是临床常见的异常情绪,应予以重视。交谈时多采用直接提问,并应注意与病人的感情交流,努力成为其朋友,以便逐渐找出其抑郁的原因。对疑有抑郁症者应请精神科会诊。

3. 愤怒与敌意　可能由于疾病而情绪失控,迁怒他人,也可能交谈者举止或言语不当而致病人愤怒或怀有敌意。此时,交谈者一定不能发怒或耿耿于怀,应采取坦然、理解、不卑不亢的态度,尽量发现其发怒的原因并予以说明,注意切勿使其迁怒他人或其他部门。

(二) 多种症状并存

有的病人同时存在多种症状,特别是慢性过程而又无侧重时,应注意在众多症状中抓住关键、把握实质。此外,还要注意在排除器质性疾病的同时,应考虑由精神因素引起的可能。一经核实,不必深究。

(三) 重危、晚期病人

若病情紧急,为争取时间,重点应放在对目前主要问题的评估,而且要边评估边给以抢救处理,对于与目前紧急情况无关或关系不大的资料(如既往健康状况等)可在以后补充完善。若病情危重、或因病痛、治疗等导致语言表达受限时,可适当应用非语言表达方式,突出重点以缩短交谈时间,其余资料可由亲属或其他来源获得。临危或疾病晚期病人因对治疗失去信心可有拒绝、抑郁、沮丧、孤独等情绪,应给予特别的关心,引导其做出反应。此时,亲切的言语、关切的目光以及表示愿意在床旁多呆些时间等对病人都是极大的安慰和鼓励。对诊断、预后等的回答要力求中肯,更不要与其他医务人员的回答相矛盾。

(四) 文化程度低

文化程度低一般不妨碍其提供适当的健康资料。但要注意的是他们常常对病痛的耐受力较强,常不能主动陈述;对医护人员的尊重以及对环境的生疏等而表现得过于顺从。交谈时,态度应诚恳、热情,鼓励其谈出真实的感受,解除不必要的顾虑;语言应通俗易懂,减慢语速,对可能不理解的问题应做必要的重复及核实。

(五) 儿童与老年人

不同年龄阶段的护理对象,由于所处的生理及心理发展阶段不同,其参与交谈的能力不同。对于成年人来说,交谈的主要对象可以是其本人。而对于儿童或婴幼儿来说,信息的主要提供者可能是其父母或保姆等。此时,应特别注意保持儿童或婴幼儿本人参与交谈的重要性。交谈者可通过自我介绍、询问某些问题或让其触摸仪器等,使其感到自己也是交谈的一员。如果是老年人,则可能存在听力、视力、记忆力等生理功能的减退,交谈时应注意减慢语速、提高音量,以及采取面对面交流的方式使其能看清你的表情及口型等。同时应注意观察病人的反应,必要时应做适当的重复及核实。

(六) 残疾人或语言障碍

对于残疾人应给予更多的关心、同情和支持。对于聋哑人或其他原因导致语言障碍者,可用简单明了的手势或体语,也可请其他知情者代述或解释,并注意观察病人的表情。必要时可做书面交流。对于盲人应给予适当的帮助和支持,交流前应先向病人介绍现场的人员及器具摆放情况,并搀扶其就坐,确保病人舒适。交谈时应仔细聆听,及时做出语言应答。

(七) 不同文化背景

不同文化背景下的人们在对健康或疾病的看法、与他人分享自己的想法以及维护隐私等方面存在着许多差异。交谈者在安排交谈内容及选择交谈技巧时,必须考虑到护理对象文化背景的影响。

若语言不通，则最好找到翻译，并请如实翻译，不可只是解释或总结。同时要注意反复核实。有时也可借助体语、手势等非语言交流手段。

（孙玉梅）

第二章 交谈内容

交谈的主要内容包括一般资料、入院原因、日常生活型态及自理能力、既往史、个人史、家族史、心理及社会评估等。

一、一般资料

一般资料（general data）包括姓名、性别、年龄、出生地、民族、婚姻状况、文化程度、职业等。许多健康问题的发生与性别、年龄、出生地、婚姻状况及职业等有关。不同的民族往往有不同的饮食、生活习惯和宗教信仰。文化程度及职业等可帮助我们理解和预测其对健康状况的变化等的反应、选择适宜的健康教育方式等。其中，年龄应为实足年龄，不应以"儿童"、"成人"等代替。职业应记录具体的工种。

除此以外，还应包括护理对象的通讯地址、电话、联系人及联系方式等，以便与其家人联系和今后的随访。同时应注明资料来源（若资料来源并非护理对象本人，应注明其与护理对象的关系）及可靠程度、交谈日期等，便于今后查阅时参考。

二、入院原因

（一）主诉

主诉（chief complaint）是护理对象感受最主要的痛苦或最明显的症状或体征，也是本次就诊的主要原因。确切的主诉可以初步反映病情的轻重缓急。陈述时要简短、扼要，具有高度的概括性，同时还要注明问题自发生至就诊的时间。一般为一个或 2~3 个症状或体征，如"发热、头痛 16 小时"、"乏力、纳差 5 天，尿黄 3 天"。对当前无明显症状或体征，诊断资料和入院目的十分明确者，可以如下方式记录，如"胸片发现右肺阴影 1 周，要求入院诊治"。

（二）现病史

现病史（history of present illness）是关于护理对象目前所出现的健康问题的发生、发展及应对的全过程的描述。主要内容如下：

1. 起病情况与患病时间　不同疾病的起病或发作有不同的特点。有的疾病起病急骤，如脑栓塞、心绞痛等；有的疾病起病缓慢，如结核病、肿瘤等。脑血栓常发生于睡眠时，而脑出血则常发生于激动或紧张的状态下。详实的起病情况可为寻找病因提供重要线索。患病时间是指起病至就诊或入院的时间。时间长者可按年、月、日计算；起病急骤者可按小时、分钟计算。几个症状先后出现者，应按其出现的时间顺序分别加以描述。

2. 主要症状的特点　包括主要症状出现的部位、性质、发生的频率、持续时间和程度、诱发因素、加重或缓解因素等。症状出现的部位、性质等常为寻找病变部位及性质提供了重要的依据，同时也是确定护理诊断及制定相应措施的重要依据。如上腹痛常提示为胃、十二指肠或胰腺病变；右下腹痛则多为阑尾炎所致。心肌梗死常为心前区压榨性痛；胃、十二指肠溃疡多表现为周期性、节律性隐痛。支气管哮喘常于接触过敏源后发作；而胆道、胰腺疾病疼痛多因进食而诱发或加重，禁食后可缓解。

3. **伴随症状** 与主要症状同时或随后出现的其他症状。伴随症状常可为确定病因提供重要线索。如胸痛伴咳嗽、咳痰或咯血者提示为肺部疾病所致；腹泻伴呕吐，则可考虑为饮食不洁或误食毒物所致的胃肠炎。

4. **病情的发展演变过程** 包括有关症状的变化及有无新的症状出现等。如有消化性溃疡史者突然出现全腹剧烈疼痛，则应考虑胃肠道穿孔的可能。

5. **所采取的处理措施及其效果** 包括疾病发生后，护理对象是如何看待和处理的、曾接受了哪些诊疗及护理措施、其效果如何？这些内容不仅反映了病人对疾病的态度、重视程度以及应对型态，同时也为制定护理措施提供了参考。记录时，曾做的诊断应以双引号进行标注，曾进行的治疗应问明药物名称、剂量及时间等。

三、日常生活型态及自理能力

对护理对象的日常生活型态及自理能力的了解有助于找出适宜的方法以帮助其维持和恢复健康。收集资料的主要内容如下：

（一）饮食与营养型态

平时的饮食习惯包括饮食类型及营养搭配、每日的进食量及餐次、饮水情况、进食和饮水有无特殊习惯等，咀嚼及吞咽习惯，营养状况（包括体重、皮肤粘膜损害及伤口的愈合情况等）。患病后在饮食习惯、食欲及体重等方面有无变化或特殊要求等。

（二）排泄型态

1. **大便** 平时有无规律及时间，每日大便的次数、性状和量，有无排便困难及影响排便的因素，是否使用泻药或其他辅助排便的方法等。患病后有无排便习惯的改变及可能的原因等。

2. **小便** 平时每日小便的次数、性状和量，有无尿频、尿痛、排尿困难等。患病后排尿习惯有无改变及可能的原因等。

（三）休息与睡眠型态

指睡眠、休息及放松的方式与习惯。主要内容包括平素睡眠有无规律、每日睡眠时间、有无午睡习惯、晚间入睡及晨起的时间、是否需要药物或其他方式辅助睡眠、醒后是否感觉精力充沛。患病后有无睡眠规律及睡眠质量的改变等。

（四）自理能力及日常活动

自理能力是指完成日常活动，包括进食、穿衣、洗漱、入厕、做饭、购物等的能力。应注意有无自理能力受限，受限的范围、程度、原因及表现，有无使用辅助器具等。此外，还要了解其平素的锻炼及休闲习惯，如有的人喜静而少活动，有的人喜动而乐于各种锻炼，而这些习惯常与疾病的发生发展有一定的联系。

四、既往史

收集既往史（past history）的主要目的是了解护理对象过去所存在的健康问题、求医经验及其对自身健康的态度等。护理对象过去所患疾病可影响其目前健康状况及需求，同时，通过对其过去健康问题反应的了解可以预测其对目前及将来健康问题的可能反应。因此，既往史的收集可以为制定和选择今后的治疗与护理方案提供重要的依据。

既往史包括以下内容：①既往的健康状况；②曾患过疾病的时间、诊疗经过及转归情况等；③有无外伤史、手术史以及住院经历等，有者应详细询问其时间、原因，手术的名称，外伤的诊疗与转归等。

五、个人史（personal history）

1. 出生及成长情况　包括出生地，有无疫区居住史及成长过程的特殊问题等。对于儿童应详细了解其出生、喂养、生长发育、预防接种等情况。

2. 月经史（menstrual history）　对于青春期后的妇女应询问其月经初潮年龄、月经周期和经期的天数、经血的量和色、经期症状、有无痛经和白带及末次月经日期。对于已绝经妇女还应询问其绝经年龄。记录格式如下：

$$初潮年龄\frac{行经期（d）}{月经周期（d）}末次月经时间（LMP）或绝经年龄$$

3. 婚姻史（marital history）　婚姻状况、结婚年龄、对方的健康状况、性生活情况、夫妻关系等。

4. 生育史（childbearing history）　女性应询问妊娠与生育次数和年龄、人工或自然流产的次数、有无死产、手术产、产褥热和计划生育状况。男性应询问有无生殖系统疾病等。

5. 过敏史　应记录有无对食物、药物或其他接触物的过敏史。若有，应记录发生时间、过敏原和过敏反应的具体表现。

6. 嗜好　主要了解护理对象有无烟酒、麻醉品或其他特殊嗜好。若有，应详细询问应用的时间与摄入量，以及有无戒除等。

六、家族史（family history）

主要是了解其直系亲属，包括父母、兄弟、姐妹及子女的健康状况、患病及死亡情况。特别应注意询问有无遗传性、家族性、传染性疾病或同样疾病，以及直系亲属死亡年龄及死因等，以明确遗传、家庭及环境等对护理对象目前的健康状况和需求的影响。

七、心理、社会评估

心理、社会评估主要通过交谈以及在交谈过程中的细心观察进行，必要时可进行相应的检查，或可借助某些测量工具，如焦虑量表、抑郁量表、孤独量表、自尊量表、应对方式问卷、社会支持量表等进行评定。由于所收集的资料多为主观资料，不仅收集比较困难，而且分析判断也比较困难，很难用"正常"或"异常"来划分。此外，护理对象多是因躯体疾病来就医的，对于了解其疾病的有关情况能够较好地叙述和配合，而对于涉及其心理、社会方面的情况则不愿谈及、不易接受，甚至会产生抵触情绪。因此，良好的护患关系、隐私的保护及必要的解释是做好心理、社会评估的关键和基础。评估过程中，不但要有良好的沟通技巧，更要耐心、细致，不可急于求成。许多心理、社会资料在交谈之初很难准确获得，但常可在今后的护理过程中，随着护理对象对医护人员信任的增加而逐渐明晰。

（一）心理评估

一方面躯体疾病可以导致心理活动的改变，另一方面心理活动与疾病的发生、发展与转归密切相关。换言之，人类健康与否乃是生理现象与心理现象共同作用的结果。心理现象普遍存在于人的头脑中，较之生理现象更为复杂和难以测量。

心理评估作为护理评估中的重要组成部分，关注的是与健康有关的心理现象，特别是疾病发展过程中的心理活动。目的在于确定护理对象的个性特点，找出对健康有利和不利的心理活动及可能的原因，以便能够充分发挥和挖掘积极的心理因素，减轻和消除不利的心理因素，并为制定有针对性的护理计划提供依据。

心理评估的主要内容包括认知能力、情绪状态、自我概念与自尊、对疾病与健康的理解与认识、应激与应对能力、价值观与信念等。

1. 认知能力（cognition ability）认知是人们认识客观事物的心理过程。对客观事物的正确认知是保持心理健康，接受健康信息和采取健康行为的基础。认知能力自出生后随年龄的增长而逐渐增强，并与受教育程度、生活经历等因素有关，至老年期随着生理机能的减退认知能力也逐渐衰退。此外，疾病、药物、酗酒、吸毒等均可导致认知能力的改变。

(1) 感知能力（perception ability）：感知是当前事物在头脑中的直接反映，是一切认识活动的开始，是思维的基础。感知能力的评估包括对视、听、触、嗅、味等感觉功能状况的评估，注意有无减退或消失、错觉、幻觉等。一般通过询问护理对象本人及其家属等即可获得，必要时可进行相关检查（参见第三篇身体评估的有关内容）。

(2) 思维能力：思维是人脑对客观现实概括性的、间接的反映，是在感知、记忆的基础上，通过分析、综合、比较等一系列思维过程，并借助语言实现的。思维能力一般可根据护理对象在对有关病情及健康状况的交谈过程中的表现做出初步判断，必要时亦可进行相应的检查。评估的主要内容如下：

1) 定向力（orientation）：包括对时间、地点、空间和人物等的定向力，注意有无定向力障碍。

2) 记忆力（memory）：记忆是过去经历的事物在头脑中的再现，是人脑积累经验的功能表现。记忆力评估主要包括短时记忆和长时记忆评估。短时记忆的信息约在15～20s内即可消失。长时记忆的信息保存时间较长，甚至终生不忘。评估短时记忆时，可嘱被评估者重复刚说过的一句话或由5～7个数字组成的数字串。长时记忆，可通过令其回忆当天或前1天所经历的事件等加以评价。

3) 计算力（computation）：对疑有计算力障碍者，可通过简单的加减法连续运算进行检查，如可嘱其逐级计算100减7、再减7……

4) 理解力（comprehension）：对疑有理解力障碍者，可根据其理解和完成指令动作的准确程度及动作的复杂程度进行判断。评估时可从简单的动作（如嘱其坐起来或躺下等），逐渐到复杂的动作（如嘱其两手手心、手背交替触摸对侧膝盖等）。

5) 判断力（judgment）：是对事物做出评价、评估及决策所必备的能力之一。情绪或情感改变、心身疾病、药物影响等均可导致判断力下降。可根据护理对象对实物属性、事件性质的判断以及决策的可行性等加以评价。

6) 语言能力（language ability）：语言是思维的媒介，也是信息交流的重要工具。因此，语言能力的评估对护理具有重要意义。评估内容包括①语音、语调、语速及语意的连贯性，注意有无构音困难、音哑、失语、失读、失写等；②思维内容及过程，注意其连贯性及逻辑性，有无怀疑、强迫观念、妄想等。

2. 情绪状态　是指特定时间内情绪活动在强度、紧张度和持续时间上的综合表现。情绪是人脑对客观事物是否符合自身需要而产生的态度的体验。而态度是以该事物是否满足人的需要为中介的，需要是情绪的基础和源泉。如急切需要治疗的病人，在得到及时有效的治疗后，就会产生愉悦和感激的情绪体验；反之则会产生怨恨、愤怒的情绪。人的各种心理活动都是在一定的情绪背景下进行的。因此，情绪直接影响人的一切行为，并与人的身心健康密切相关。一般来讲，消极的情绪，如愤怒、焦虑、悲伤、痛苦等不仅可使心理活动失衡，而且可引起人体生理、生化变化，导致疾病的发生或加重，特别是心血管系统和消化系统最为敏感。而积极的情绪可使机体各系统、器官的活动保持高水平的协调一致，不仅有利于疾病的康复，而且增强人的体力和精力，提高人的工作效能。

情绪包括内部体验、外部表情及生理反应三方面内容。①内部体验，是指个体在某种情绪状态下所产生的一定感受，可通过个体的自我描述得以反应，如"我感到很伤心"。个人的自我描述是评估情绪状态的重要资料来源。②表情，是情绪可以直接观察的部分。面部表情为主要的表情形式，而眼睛是最能表达情绪的面部器官。根据面部表情的变化可以判断一个人的喜怒哀乐。身体姿态也可反应一个人的情绪状态，又称身段表情，如紧张时往往正襟危坐。此外，一个人说话时的声音及其变化也是情绪的一种表达形式，又称语调表情。值得注意的是，各种表情的含义存在着种族及文化上的差异。③生理反应，是指伴随情绪而产生的躯体生理、生化变化，如呼吸、血压及心率等均可随情绪的改变而发生变化。

健康的情绪应该具有明确的诱因、反应适度、稳定而又灵活、是可以受自我调节和控制的，使人达到良好的适应水平。

评估时，应鼓励病人谈出自己的心境、持续时间、原因、对目前状况的感受以及对未来的看法等。通过病人的自我描述，结合评估者对其语音、语调、外部表情及行为的观察等判断病人目前的情绪状态，尤其是患病等对其情绪的影响，注意有无焦虑、抑郁、失望、沮丧、恐惧、愤怒等。记录时，病人的描述尽量引用其原话。此外，还可借用相应的测评量表进行评定，但应了解所用量表的目的、特点、信度及效度等。临床常用的有：Beck焦虑量表（BAI）（见附录1）、Zung的焦虑状态自评量表（SAS）及抑郁状态自评量表（SDS）等。必要时，应建议专家会诊。

临床上较常见的情绪反应为焦虑和抑郁。有关内容详见第二篇常见症状评估。

3. 自我概念与自尊　自我概念是指人们通过对自己内在和外在特征，以及他人对其反应的感知和体验所形成的对自我的认识与评价，包括身体自我、社会自我和精神自我三部分。而自尊则是指人们尊重自己、维护自己的尊严和人格，不容他人任意侮辱、歧视的一种心理意识和情感体验。自尊源于对自我价值、能力和成就的正确认识和恰当评价。

当疾病、外伤等引起身体功能发生障碍或外表变化时，常可导致自尊下降，甚至自我概念紊乱，如可能觉得自己无能为力、毫无希望、毫无价值或成为他人负担等。此外，精神因素以及精神疾病也是导致自尊下降、自我概念紊乱的常见原因；而自我概念紊乱和自尊下降又会极大影响个体维持和恢复健康的能力。

评估时，应鼓励病人谈出对自己的感觉和看法，同时注意观察病人的非语言性行为以及与他人交往的表现，如有无回避或过于在意自己身体的某部分，不愿与人交往等。

4. 对健康和疾病的理解与期望　主要内容包括护理对象的健康信念和管理型态、对疾病的认识程度、康复信心以及对医疗服务的期望等。通过这些信息可预测护理对象未来可能出现的行为表现、价值取向，以及判断有无认识上的误区或相关知识缺乏等，为确定护理诊断及制定有针对性的护理计划提供重要依据。这些资料的收集主要通过询问有关问题进行。例如，可询问护理对象如下问题：

您认为什么样才算健康？平时您是否注意维护自己的健康？为了维护健康，您都采取了哪些措施？平时感冒等轻微疾病，您是如何处理的？哪些情况下，您会去看病？您过去看病过程中，对得到的服务满意吗？您知道自己的疾病是怎么发生的吗？这次看病，您有什么期望？您对疾病恢复有信心吗？您知道怎样才能更好的康复吗？有关治疗和护理等，您是希望完全听从医护人员的安排，还是希望能共同参与呢？

当然，在实际工作中应根据护理对象的具体情况采取不同的询问方式和问题，切不可千篇一律。

5. 应激与应对能力　应激是一个人的平衡状态受到破坏或威胁时进行调节的过程。每个人在生活过程中都会遇到各种应激源的刺激而引起应激反应，如血压升高、心率加快等生理反应，以及紧张、焦虑、踱步、吸烟等心理及行为反应。不同的人应对应激的方式不同，如有的人常独立面对，而有的人则寻求他人的帮助等。常用的心理防卫机转有压抑、退化、否认、合理化、升华等。

适度的应激可激活机体功能，使人的体力和智力得到提高，是个体成长所必须的，并对健康有益。若个体应激反应过强、持续时间过长，超过其应对能力则可因过度消耗而出现注意力不集中、感觉混乱、思维能力下降等，严重者可导致疾病。而应对能力与个体的健康状况、以往的应对经验、受教育水平、社会支持系统等有关。疾病往往导致应对能力的下降，同时患病、住院又是护理对象必须面对的负性应激事件。因此，了解护理对象的应激与应对能力是非常重要的。

评估时应注意询问日常生活中，对应激事件的反应、可利用的应对资源、所采取的主要应对方式及其效果等；近期有无重大应激事件，由此而引起的应激反应、所采取的应对措施及其效果、期望得到的帮助等。必要时可参考应激与应对的有关量表或问卷，如生活事件量表（LES）、特质应对方式问卷（见附录2）、医学应对方式问卷、社会支持评定量表等。

6. 价值观与信仰　价值观是人们对事物的好与坏、对与错、行与不行的观点、态度和准则，决定着人对现实的取向和选择。信仰是人们对某种事物或思想的极度尊崇和信服，并将其作为自己的精神寄托和行为准则，是一个人力量与希望的源泉。人的行为（包括保健行为）均受其价值观与信仰的支配。不同的人由于其成长过程、种族、所处的社会文化背景等不同，所具有的价值观和信仰亦不相同。

评估时，可通过询问以下问题来了解护理对象的价值观、信仰，以判断今后可能出现的行为取向及与健康状况的关系：

一般情况下，什么对您最重要？遇到困难时，您是如何看待的？一般从何处寻求力量和帮助？您参加什么组织没有？您有宗教信仰吗？您的宗教信仰对您的饮食、治疗、护理等有何特殊要求？平时您参加哪些宗教活动？患病或住院对您参加宗教活动有何影响？若有影响，您的感受如何？需要哪些帮助？

（二）社会评估

每个人都生活在一定的社会环境中，并时刻与之保持着密切的联系。人是不能离开社会而独立存在的。社会为个体提供了赖以生存和发展的必然条件。社会评估主要包括以下内容：

1. 家庭关系　家庭是以婚姻、血缘或收养关系为基础，密切合作共同生活的小型群体。家庭是个体最大的支持来源。家庭关系作为最重要、最直接的社会关系，对个体的身心健康、成长与发展以及疾病的康复等具有举足轻重的作用，家庭关系评估包括：①家庭的成员结构；②成员间的相互关系与家庭氛围；③护理对象在家庭中的角色、地位及其与家人的关系；④家庭成员的健康信念、对护理对象健康问题的反应以及因此而给家庭关系带来的影响等。通过上述信息可了解和预测护理对象在家庭中所扮演的角色、所承担的责任对其休养和康复可能带来的影响，以及是否拥有良好的家庭支持系统。

家庭关系评估主要采用与护理对象及其家人交谈的方式获得，此外可借用有关的量表，如 Smilkrstein 设计的家庭功能评估量表。该量表用以测量个人对家庭功能的整体满意度，共五个题目，每个题目代表一种家庭功能，分别为适宜度（adaptation）、合作度（partnership）、成长度（growth）、情感度（affection）及亲密度（resolve）五个方面，简称 APGAR。

2. 生活与居住环境　指家庭的居住条件、所在社区的环境。主要评估生活及居住环境中是否存在影响其目前健康状况的因素，社区健身设施、医疗条件，以及护理对象对其生活与居住环境的感受与看法，目前这些环境有无变化等。

3. 受教育情况　包括受教育机会、文化程度、所接受的各种专业培训、所获得的有关证书等。根据受教育程度可以判断护理对象对事物的认识和判断能力，以及可能的行为反应，进而了解对各种诊疗及护理服务的态度、接受能力等，为选择适宜的健康教育方式等提供参考和依据。

4. 职业及工作环境　包括所从事过的工种、工作环境、与工业毒物接触情况及时间、对工作的满意度等，以寻找与其目前健康状况有关和可能有关的因素。

5. 社交状况　指家庭以外的人际关系及交往情况。人际交往能够提高人们适应环境、适应社会的能力。在交往过程中，人们可以不断认识和完善自己，协调与他人的关系，形成集体意识和归属意识，并从中得到群体的支持和帮助。良好的社会交往可获得良好的社会支持，因而有利于个体的身心健康。社会交往能力标志着一个人的心理健康水平，并与人的性格、经历等有关。一般内向性格的人交往较少，而外向性格的人交往则比较广泛。评估内容包括护理对象与周围人（如朋友、同事、领导等）的人际关系、经常参加的社交活动及所扮演的角色等，以了解其是否存在人际关系紧张、社交障碍等。

6. 经济状况　包括主要的经济来源、收入状况等。经济收入常常是较为敏感的隐私问题，评估时并非要了解其准确的经济收入，而主要是要了解其经济收入能否满足今后的诊疗及护理需要，因求医住院而给家庭可能带来的经济问题及影响，以及护理对象对此所做出的反应等。

7. 文化评估　文化是特定的社会群体在长期的社会活动过程中形成的共有的行为和价值模式，并通过知识、艺术、价值观、信仰、习俗、道德、法律等形式得以表现。不同社会环境中的人们所形成的文化氛围不同。当人们生活在熟悉的文化氛围中，就会产生亲切感，容易得到认同、理解和尊重。反之，则会产生孤独、压抑等情绪体验。评估时，应注意可能存在的文化差异给护理对象带来的影响。

（孙玉梅）

附录 1　Beck 焦虑量表（BAI）

下面是一份关于焦虑一般症状的表格，请您仔细阅读下列各项，指出最近 1 周内（包括当天）被各种症状干扰的程度，并在相应的空格中打上"√"符号。

		无	轻度 无多大烦扰	中度 感到不适但尚能忍受	重度 只能勉强忍受
1	麻木或刺痛				
2	感到发热				
3	腿部颤动				
4	不能放松				
5	害怕发生不好的事情				
6	头晕				
7	心悸或心率加快				
8	心神不定				
9	惊吓				
10	紧张				
11	窒息感				
12	手发抖				
13	摇晃				
14	害怕失控				
15	呼吸困难				
16	害怕快要死去				
17	恐慌				
18	消化不良				
19	晕厥				
20	脸发红				
21	出汗（不是因为暑热冒汗）				

说明：Beck 焦虑量表（BAI）由美国 Aaron T. Beck 等于 1985 年编制，为含 21 个项目的自评量表，采用 4 级评分（其中无——"1"、轻度——"2"、中度——"3"、重度——"4"）。21 个项目的分数相加得出粗分；再通过公式 $Y = int(1.19x)$，即以粗分乘以 1.19 后取整数而转换为标准分。正常人在 45 分以下。

附录 2 特质应对方式问卷（TCSQ）项目

1. 能尽快将不愉快忘掉
2. 易陷入对事件的回忆和幻想之中而不能摆脱
3. 当作事情根本未发生过
4. 易迁怒于别人而经常发脾气
5. 通常向好的方向想，想开些
6. 不愉快的事很容易引起情绪波动
7. 喜欢将情绪压在心底里不让其表现出来，但又忘不掉

8. 通常与类似的人比较,就觉得算不了什么
9. 能较快将消极因素化为积极因素,例如参加活动
10. 遇麻烦的事很容易想悄悄地哭一场
11. 旁人很容易使你重新高兴起来
12. 如果与人发生冲突,宁可长期不理对方
13. 对重大困难往往举棋不定,想不出办法
14. 对困难和痛苦能很快适应
15. 相信困难和挫折可以锻炼人
16. 在很长的时间里回忆所遇到的不愉快事
17. 遇到难题往往责怪自己无能而怨恨自己
18. 认为天底下没有什么大不了的事
19. 遇苦恼事喜欢一个人独处
20. 通常以幽默的方式化解尴尬局面

第二篇 常见症状评估

> **学习目标**：本篇学习结束后，学生将会：
> 1. 解释临床常见症状的发生机理及常见病因。
> 2. 描述临床常见症状的临床表现及所引起的身心反应。
> 3. 根据不同症状的特点全面、准确收集病人的主、客观资料。
> 4. 根据收集到的主、客观资料正确做出护理诊断。

第一章 发热

当体温调节中枢受致热原作用或本身功能紊乱,使人体体温升高超过正常范围的高限时,称为发热(fever)。发热是临床最常见症状之一,又是发热性疾病所共有的一种病理生理过程。

体温调节中枢位于下丘脑,其后区为产热中枢,前区为散热中枢。人体体温受大脑皮质及下丘脑体温调节中枢所控制,又受神经、体液因素调节产热、散热过程,以保持其动态平衡,维持人体体温在正常范围内。体内产热主要在肝脏及肌肉,特别是骨骼肌产热尤为突出,散热大部分从人体表面,通过辐射、对流和蒸发出汗散出。

【正常体温和生理变异】

(一)正常体温的范围

一般认为休息状态下,口腔温度不超过37.2℃,直肠温度不超过37.6℃,腋窝温度不超过37℃,超过以上界线时,临床上多认为是体温增高,即发热。

(二)体温的生理变异

体温受人体内外环境影响可稍有变化。昼夜间有一定变动,清晨起床体温较低,下午6点到晚上10点可达最高峰,一般不超过1℃。剧烈体力活动、情绪激动、紧张都使产热增加。高温环境下工作、炎热的夏季人体体温均可暂时升高,这种生理性升高,通过自动调节,体温不久就可恢复正常。内分泌功能生理周期的改变也会影响体温,例如妇女在月经前和妊娠期体温可稍高于平日。同时,还应注意体温与年龄的关系,如小儿年龄越小,中枢神经系统体温调节功能越差;小儿体表面积相对大,体温调节也差;新生儿皮下脂肪薄,肌肉不发达,更易受环境影响,故体温易波动;老年人代谢率较低,则体温相对较低。

【病因】

引起发热的原因大致分为两大类:感染性发热及非感染性发热,以感染性发热多见。

(一)感染性发热

常见于各种病原体如细菌、病毒、霉菌、寄生虫、支原体等引起的发热。临床常见细菌感染如肺炎、败血症、肝脓肿、肾盂肾炎、结核、伤寒等;病毒感染如病毒性肝炎、乙型脑炎、流行性出血热、流行性感冒、麻疹、脊髓灰质炎等;原虫所致疾病如疟疾、阿米巴病等;霉菌肺炎也可致发热。

(二)非感染性发热 多见以下原因:

1. 无菌性组织损伤 大手术后组织损伤、内出血形成血肿、心肌及肺组织等内脏梗死、体表大面积烧伤等。

2. 恶性肿瘤 原发性肝癌、淋巴瘤、恶性组织细胞病、急性白血病等癌症易引起发热。

3. 免疫性疾病 由于抗原、抗体反应,常见的有药物热、类风湿性关节炎、系统性红斑狼疮等。

4. 中枢神经性发热 如中暑、脑出血、脑震荡、颅骨骨折及中毒性脑病等。以上原因可以直接损害体温调节中枢,致使其功能失常而引起发热。自主神经功能紊乱的妇女可有不规则低热。

5. 产热、散热异常　产热过多可引起发热，如剧烈运动后、甲状腺功能亢进症、癫痫等。散热障碍引起发热，如广泛性皮炎、慢性心功能不全时，由于心搏出量降低，皮肤血流量减少及水肿隔热作用，使散热减低易引起低热。

【发生机制】

发热性疾病病因很多，大部分导致体温升高的机制是相同的。目前公认致热原是引起发热的主要物质，致热原分外源性及内源性两种。外源性致热原包括病原体及其产物、抗原抗体复合物、炎症性渗出物、组织坏死物质等。外源性致热不能直接作用于体温调节中枢。内源性致热原又称白细胞致热原，主要来源于中性粒细胞和单核细胞，这些细胞含有无活动性微量致热原，但是不能自动释放，只有在受到外源性致热原作用下被激活后，才能释放内源性致热原入血。内源性致热原分子量小，可通过血脑屏障，作用于下丘脑体温调节中枢而引起发热。另外，癌瘤发热除了通过免疫反应，使白细胞释放致热原外，可能癌细胞本身也能产生致热原。内源性致热原在机体内，最终由肝、肾灭活，主要由肾脏从尿中排出。

【临床表观】

发热多表示疾病存在的一种信号，每类发热性疾病，其发热高低、起病缓急、热型及恢复情况各有不同，现将发热特点分述如下：

（一）发热程度

按发热程度可分为：① 低热：37.5～38℃。② 中等热：38.1～39℃。③ 高热：39.1～41℃。④ 超高热：41℃以上。

（二）发热过程及热型

发热过程一般可分为三个阶段（图2-1-1）。

1. 体温上升期　患者多感到疲倦、全身不适、肌肉酸痛、怕冷或寒战。体温上升有两种形式：

（1）骤升型：体温迅速上升，在数小时内可达39℃～40℃或以上，常伴有寒战。多见于大叶性肺炎、急性肾盂肾炎、疟疾等。

（2）缓升型：体温逐渐上升，经数日可达高峰，常见伤寒、结核病等。

2. 高热持续期　此期体温可达高峰，患者常自觉灼热，皮肤苍白转为潮红，呼吸加快。由于病因不同，发热的热型常见下列六种：

（1）稽留热（continuous fever）：体温持续在39～40℃或更高，可保持数日或数周，体温每日波动在1℃以内。此种热型可见于大叶性肺炎、伤寒等（图2-1-2）。

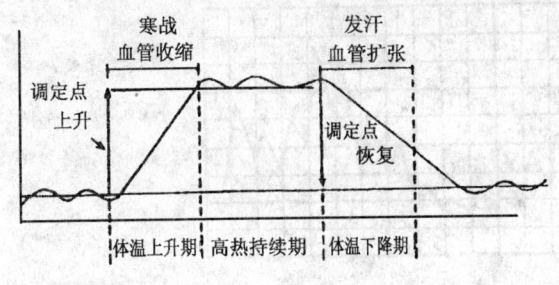

图2-1-1　发热的发展过程

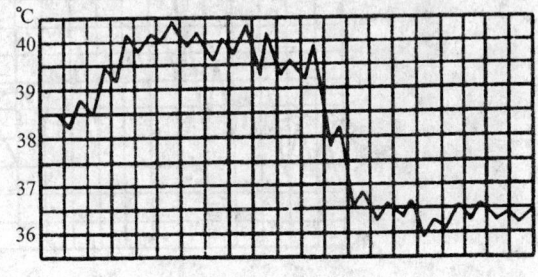

图2-1-2　稽留热

（2）弛张热（remittent fever）：为持续高热39℃以上，每日体温波动在2℃以上，但最低体温仍不降至正常。此热型多见化脓性感染、败血症、结核病、恶性疟疾等（图2-1-3）。

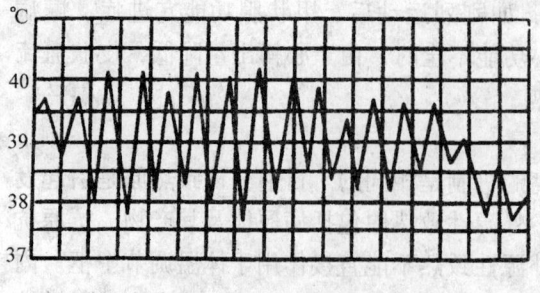

图 2-1-3 弛张热　　　　　　　　图 2-1-4 间歇热

（3）间歇热（intermittent fever）：高热期与无热期交替地出现。高热时，体温可达 39℃ 以上，持续数小时后体温骤降至正常；无热期体温正常可达数小时或数日，然后，体温又突然升高，如此反复发作。典型疾病见于疟疾、急性肾盂肾炎等（图 2-1-4）。

（4）不规则热（irregular fever）：为一种常见热型，体温变动极不规则，高热持续时间不定，每日体温波动的范围也不定。此种热型可见于风湿热、结核病、支气管肺炎、感染性心内膜炎等（图 2-1-5）。

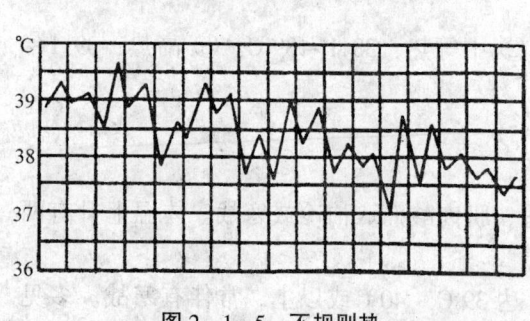 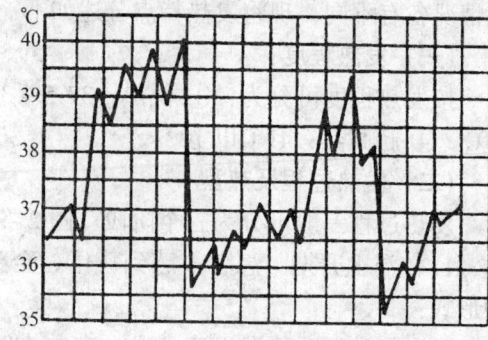

图 2-1-5 不规则热　　　　　　　　图 2-1-6 回归热

（5）回归热（recurrent fever）：体温骤然上升至 39℃ 以上，持续数日后又骤然下降至正常。体温正常数日后又突然升高，如此反复发作。此种热型可见于回归热、霍奇金病等（图 2-1-6）。

（6）波状热（undulant fever）：体温逐渐升高达 39℃ 或以上，数日后体温逐渐下降至低热或正常水平，数日后又逐渐上升，如此反复发作。此种热型可见布氏杆菌病（图 2-1-7）。

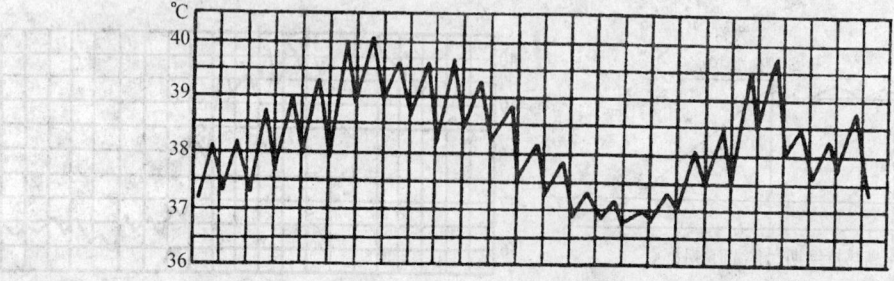

图 2-1-7 波状热

3. 体温下降期　当疾病得到控制后，发热会消退，体温恢复到正常。体温下降可分两种形式：

（1）骤降型：在数小时内体温下降至正常水平，或稍低于正常，多伴有大量出汗。可见于大叶性肺炎、疟疾、急性肾盂肾炎等。

(2) 缓降型：发热经数日逐渐降到正常范围，见于伤寒、布氏杆菌病等。

【伴随症状及体征】

发热可伴有下列症状及体征：①寒战：急起发热并伴寒战，常为感染性疾病的表现，特别是细菌性感染如大叶性肺炎、急性胆囊炎、败血症等。患疟疾或淋巴瘤时也可见发热伴寒战表现。②皮疹：某些传染病常伴有皮疹，如伤寒多在发热第6天～12天，在胸、腹、背部可见玫瑰疹，如针头大小、淡红色、稍隆起、压之退色。③出血倾向：发热伴皮下出血或牙龈、鼻腔出血，多见于急性白血病、急性再生障碍性贫血或重症感染，如败血症、流行性出血热等。④关节肿痛：发热伴有单发或多发关节红、肿、热、痛，可见风湿热、关节结核及痛风等。⑤淋巴结、肝、脾肿大：发热同时伴有淋巴结肿大及肝、脾肿大者，多见于传染性单核细胞增多症、急性白血病及淋巴瘤；某些传染性疾病仅伴肝、脾肿大者，可见于病毒性肝炎、疟疾、急性血吸虫病等。

【身心反应】

1. 体重下降　发热时可使糖、脂肪、蛋白质分解代谢率增强，以供机体热能需要。蛋白质每日分解量可为健康人的3～4倍，故发热时间过长，会使患者体重减轻、抵抗力下降。

2. 维生素缺乏　机体代谢亢进，维生素消耗量增多，高热患者易发生维生素C和B族缺乏。

3. 脱水　体温下降期由于出汗增多、皮肤及呼吸道水分蒸发也增多，易导致机体脱水。

4. 呼吸、脉率、血压的变化　呼吸频率及脉率随体温升高而增加，一般体温每升高1℃，脉率平均每分钟增加10次。少数发热性疾病脉率与体温升高不成比例，脉率增加少，称为相对缓脉，如伤寒高热。体温升高1℃，呼吸频率平均每分钟增加3～4次。当有肺部、胸膜疾患时，呼吸频率增加更多。急性发热或体温上升期，由于心率加快，末梢血管收缩，血压可略有升高；反之，体温下降期由于末梢血管扩张、大量出汗，血压可轻度下降。

5. 中枢神经系统的变化　发热初期患者常感到头痛、头晕，高热患者可出现烦躁不安、谵语。小儿高热易伴有惊厥。

6. 消化系统的变化　发热期由于唾液、消化液分泌减少，胃肠蠕动减弱，患者表现为口干、食欲低下或伴恶心、呕吐。

7. 泌尿系统的变化　体温上升至高热时，多见尿量减少，尿比重升高。持续高热时，尿中可出现一过性蛋白和管型。

8. 心理反应　发热时，病人全身酸痛不适、头痛、头晕，因此可出现心情烦躁，尤其发热原因不明者，更会对自己的疾病有种种猜测，担心疾病预后不良，可出现焦虑、恐惧等。

【护理评估】

(一) 主观资料

1. 发热情况　询问起病缓或急、热程、体温高度及体温变化规律（热型）。

2. 原因及诱因　询问患者自己认为发热的原因是什么，有时是有参考价值的。例如，发热前的经历：有过拔牙史，此后牙仍肿痛；或曾下乡饮用井水、接触过成群牛羊等。发热诱因，如受凉、过度疲劳等。

3. 伴随症状　如是否伴有寒战、皮疹、出血倾向及四肢关节红、肿、热、痛等。

4. 发热引起的身心反应　发热后有哪些不适，如头痛、全身酸痛、食欲减退、体重下降、尿少、心情烦躁或焦虑等。

5. 处理情况　发热后曾做过的处理，应用过的药物，效果如何？

6. 既往史　有无类似发热史及慢性疾病史。

(二) 客观资料

1. 身体评估　发热原因未明者应该给予全面身体评估，发热原因确定者除一般评估外，重点评估患病部位。

一般状态及皮肤、淋巴结评估：测生命体征，注意脉率与体温升高是否成比例，评估营养状况、意识状态、浅表淋巴结、全身皮肤有无出血点、皮疹和皮肤弹性减退等脱水体征。

头、颈部：有无颜面潮红及出汗、咽及扁桃体有无红肿、颈部软硬度。

心脏：心界是否增大，心音强弱、心搏速率及节律有无改变，有无心脏杂音。

肺部：两侧呼吸运动是否一致，两侧语颤有无增强或减弱，叩诊两侧是否一致，有无浊音、实音或过清音，听诊有无管状呼吸音或一侧肺泡呼吸音减弱甚至消失，有无干、湿啰音。

腹部：全腹膨隆或平坦，腹部软硬度，有无压痛、反跳痛，肝、脾大小，有无移动性浊音，有无肠鸣音亢进或减弱。

其他：四肢关节有无红、肿、热、痛，克匿格（Kernig）征阳性或阴性。

2. 实验室检查　血、尿、便三大常规检查及末梢血白细胞分类，血沉测定，必要时做血培养，肝、肾功能测定。

3. 其他检查　X线胸部正、侧位片，腹部超声波检查等。

【相关护理诊断】

1. 体温过高：与病原体感染有关；与手术损伤有关；与环境温度过高有关等。

2. 体液不足/有体液不足的危险：与发热后入量不足和（或）出汗过多有关。

3. 营养失调：低于机体需要量：与长期发热代谢率增高及摄入不足有关。

4. 潜在并发症：意识障碍、惊厥。

(姚景鹏)

第二章 疼 痛

疼痛（pain）是人体组织受到伤害性刺激所引起的痛觉，是临床上常见症状之一，又是病人就诊时常见的主诉。痛觉是一种信号，可能是严重疾病征兆，也可能是机体组织的轻微伤害。总之，疼痛可起到提醒机体除去伤害的作用。

本章仅叙述三种常见部位的疼痛：头痛、胸痛、腹痛。

头 痛

头痛（headache）是极为常见的症状，其是指额、颞、顶、枕部或全头部的疼痛。该症状可以由上感、过度紧张、劳累或颈椎病、内分泌失调等原因引起，一般经过良好，原发病好转即缓解。但有些头痛也可能是某些严重疾病的信号，故对某些头痛原因不清楚的患者，一定要认真检查，寻找病因。

【病因】

（一）颅脑病变

1. 感染　如脑膜炎、脑膜脑炎、脑炎、脑脓肿等。
2. 血管病变　如脑出血、蛛网膜下腔出血、脑血栓形成、脑栓塞、高血压脑病、脑供血不足等。
3. 占位性病变　如脑肿瘤、颅内转移瘤、颅内白血病浸润、颅内囊虫病等。
4. 颅脑外伤　如脑震荡、颅内血肿、脑挫伤等。
5. 其他　如偏头痛等。

（二）颅外病变

1. 颅骨疾病　如颅骨肿瘤等。
2. 颈椎病及其他颈部疾病。
3. 神经痛　如三叉神经痛、枕神经痛等。
4. 眼、耳、鼻及牙齿疾病所致头痛。

（三）全身性疾病

1. 急性感染　如流感、肺炎、伤寒等发热性疾病。
2. 心血管疾病　如高血压病等。
3. 中毒　如酒精、一氧化碳、有机磷等中毒。
4. 其他　尿毒症、低血糖、贫血、肺性脑病、月经期或绝经期头痛等。

（四）神经官能症。

【发生机制】

头部痛觉主要由三叉神经传导，仅枕颈部痛觉是由舌咽、迷走、颈等神经传导，然而均要经过脊髓丘脑侧束进入大脑皮层引起痛觉。

引起头痛的机理大致可分为二类：

(一) 机械性因素

1. 血管扩张　颅内动脉扩张多见于急性感染，颅外动脉扩张最常见于偏头痛；颅内静脉扩张可见于腰椎穿刺后使脑脊液外流，颅内压降低所致。

2. 血管被牵引　脑膜炎、脑炎等造成脑水肿可牵引血管；颅内占位性病变可直接牵拉血管。

3. 脑膜受刺激　基底部分硬脑膜受炎症渗出物或蛛网膜下腔出血的血液刺激后发生头痛。

4. 肌肉收缩性头痛　头颈部肌肉持续收缩或痉挛引起局部缺血而致头痛，可见精神过度紧张或头颈部外伤所致头痛。

5. 眼、耳、鼻、牙疼痛引起头痛　可能为疼痛扩散或反射到头部产生头痛。

(二) 体液生化物质改变

在组织损伤时，如出血、炎症、肌肉局部缺血、血管过度扩张等，可释放出致痛物质，并直接兴奋痛觉感受器参与产生疼痛。

【几种常见头痛的临床表现】

(一) 高血压性头痛

高血压病常可引起头痛、头晕，可能与血压上升刺激血管壁痛觉神经有关。一般为整个头部或额部疼痛，其性质为搏动性痛。若血压急剧升高出现剧烈头痛，一定要警惕发生高血压脑病的危险。

(二) 脑膜炎、脑炎

多见于急性感染。起病急、持续剧烈头痛为脑膜炎、脑炎突出症状，为全头部痛，头部转动会引起头痛加重，保持安静则能减轻，常伴有发热、恶心、呕吐及脑膜刺激征（即颈有抵抗、Kernig征阳性），脑脊液检查是诊断重要依据。常见疾病有流行性乙型脑炎，流行于夏秋季；流行性脑脊髓膜炎多见于冬春季节；结核性脑膜炎多表现慢性头痛。

(三) 蛛网膜下腔出血

最为常见的是由于脑基底部动脉瘤破裂，血液进入蛛网膜下腔引起，有时脑静脉畸形破裂也可引起。蛛网膜下腔出血的血液刺激或同时造成脑缺血，进一步可致脑水肿，牵引脑膜可发生头痛。其表现常为突然发生剧烈的爆炸样头痛，伴恶心、呕吐及脑膜刺激征，多有短暂意识障碍，若出血影响下丘脑偶有发热。脑脊液检查为重要诊断依据，脑脊液早期呈红色，后期多为黄色，均有大量红细胞存在为其特点。

(四) 颅内压增高性头痛

多见于脑瘤、脑脓肿、脑血肿等颅内占位性病变，近半数脑肿瘤病人开始症状为头痛。以上病变产生头痛多为持续性钝痛，晨起时较重，常伴有恶心、呕吐，严重者有喷射性呕吐。咳嗽、弯腰、过分用力或突然活动头部等诱因均可使头痛加重。眼底检查常见视乳头水肿。体检有肢体活动不便或瘫痪表现。脑超声波、脑血管造影、脑CT、核磁共振等检查有助于颅内占位性病变的诊断。

(五) 外伤后头痛

头部受外伤后引起脑震荡，头痛多为持续性胀痛，常伴眩晕、耳鸣、失眠、记忆力下降等，若头痛逐渐加重伴恶心、呕吐，应警惕颅内血肿形成的可能。

(六) 偏头痛

由于颅外动脉扩张引起，以发作时一侧头痛为主要表现。女性较多见，尤为青春期女性，脑力劳动者也较多见。本病常以过度疲劳、情绪紧张、睡眠不足及月经期等为诱因，多反复发作。发作前可能有幻视（如看见闪光或黑点）、眩晕、眼痛、头重感、四肢无力等先兆症状，约经过数十分钟后发生单侧性、搏动性头痛，常伴恶心、呕吐、面色苍白、怕光，头痛可持续几小时至几天。服用麦角胺制剂或充足睡眠后可缓解偏头痛。

（七）鼻源性、眼源性头痛

1. **鼻源性头痛** 多见鼻窦炎造成的头痛，表现为额部及鼻窦部钝痛，伴有鼻窦部压痛、流脓涕、鼻塞等不适。头痛多在清晨起床前较重，这是由于夜间分泌物积存于鼻窦部所致，起床后脓液排出，头痛减轻。

2. **眼源性头痛** 眼部疾患的头痛常位于眼眶、前额、或后枕部，多为钝痛。常见原因：①屈光不正，主要为远视及散光所致头痛，多在长时间用眼后发生，由于眼肌过度疲劳所致，纠正视力或使眼休息后头痛减轻或消失。②青光眼，多见中老年人，患者因眼压升高可引起眼球痛、头痛，可伴有恶心、呕吐、视力障碍等，若测量眼压增高即可确诊。

（八）腰椎穿刺后头痛

该头痛多因脑脊液外流造成颅内压力降低，进一步使颅内静脉扩张，致使脑移位牵拉硬脑膜引起头痛。一般腰椎穿刺后成人要求卧位 4~6h，儿童卧床 12~24h。若在腰椎穿刺后未按照规定时间卧床，提早坐位后约数分钟内发生头痛，多为后枕部、前额部疼痛。病人立刻采取平卧位，多饮水或低渗盐水，可使头痛减轻。脑脊液压力约一周左右逐渐恢复，头痛即可消失。

腰椎麻醉后、脑外伤后有脑脊液漏出及气脑造影、开颅手术后均可造成低颅压引起头痛。

（九）功能性头痛

由神经官能症、过度紧张疲劳、用脑过度、睡眠不足等原因所致。患者一般情况良好，身体评估及有关检查无异常发现。头痛为持续性钝痛，部位不固定，多有头晕、失眠、健忘、注意力不能集中等主诉。

上述各种常见引起头痛的疾病特点总结如下：

1. **起病快慢** 一般分为急性和慢性头痛，急性头痛常见发热、脑膜炎、脑炎、脑出血、蛛网膜下腔出血、高血压脑病、急性青光眼及腰椎穿刺后等。慢性头痛可见颅内占位性病变、结核性脑膜炎、副鼻窦炎、屈光不正、颈椎病等疾病。

2. **头痛部位** 一侧颞部头痛多见于青光眼、偏头痛、颞动脉炎等；额部痛可见鼻窦炎、颅内压增高；枕颈部痛可为后颅窝病变或颈椎病；顶部头痛常见神经官能症；全头痛可为颅内压增高、高血压病及脑动脉硬化等。

3. **头痛性质** 搏动性头痛见于偏头痛、高血压病；强烈钝痛多为脑瘤、脑膜炎所致。

4. **头痛时间** 早晨痛明显多为鼻窦炎、颅内压增高，下午痛重常为偏头痛。

5. **伴随症状** 头痛伴发热，常见于感染性疾病，包括颅内或全身感染。头痛同时伴有恶心、呕吐应想到血管性头痛（如偏头痛、青光眼等）或颅内压增高性头痛（如脑血肿、脑瘤等，严重者可出现喷射性呕吐）。头痛伴脑膜刺激征阳性应想到脑膜炎、脑炎、蛛网膜下腔出血的可能。

6. **诱发加重及缓解因素** 咳嗽、过分用力常使颅内压增高性头痛加重，使用甘露醇等脱水剂能使头痛缓解；过度疲劳、紧张、睡眠不足可诱发偏头痛发作，麦角胺能使此头痛减轻或消除；直立位或坐位可使低颅压头痛加剧，平卧、饮水可使头痛减轻。

【身心反应】

1. 水、电解质紊乱　颅压增高引起的头痛可引起恶心、呕吐，甚至剧烈恶心、呕吐，因而造成水、电解质紊乱。

2. 呼吸、脉搏及血压的变化　颅压增高引起的头痛可有呼吸及脉搏减慢，血压升高。

3. 心理反应　急性剧烈头痛可使病人有恐惧感。长期慢性头痛可造成病人失眠、健忘、思想不集中、烦躁，甚至出现兴趣、爱好改变。

【护理评估】

(一) 主观资料

1. 头痛情况　询问头痛部位、性质、起病急或缓、持续时间。

2. 原因及诱因　有无中枢神经系统感染、脑血管病、全身性疾病等。头痛诱因：如用力、过度疲劳、紧张、睡眠不足等可诱发某些头痛发作。

3. 伴随症状　如有无发热、恶心、呕吐、眩晕、脑膜刺激征等。

4. 头痛引起的身心反应　如有无水、电解质紊乱表现、情绪改变等。

5. 处理经过　如抗菌药及止痛药名称、剂量、应用效果、不良反应。

6. 既往史　询问有无高血压病史、偏头痛发作史，近来有无头部外伤、眼部、鼻部等疾病史。

(二) 客观资料

1. 身体评估　一般状态、面部表情、生命体征、意识状态、瞳孔两侧大小是否一致及对光反应、测眼压、检查眼底、脑膜刺激征（颈软硬度，Kernig征）及病理反射，头颈部有无压痛及四肢活动情况。

2. 实验室检查　血常规、脑脊液检查等。

3. 其他检查　头颅X线平片、脑CT、脑超声波、脑血管造影、颈椎X线片及鼻窦X线片等。

【相关护理诊断】

1. 疼痛：头痛：与脑膜炎、脑肿瘤、脑外伤引起颅内压增高有关；与高血压有关等。

2. 活动无耐力：与偏头痛有关等。

3. 潜在并发症：脑疝形成。

胸　痛

胸痛（thoracic pain）临床上很常见，多因胸壁或胸部疾病引起。胸痛部位和严重程度与病变部位和病变严重程度不一定相平行。胸痛的原因比较复杂，有的胸痛可能是危及生命的先兆，故对此症状常见的原因应有所了解。

【病因】

(一) 炎症

肋软骨炎、带状疱疹、肋间神经炎、胸膜炎、肺炎、心包炎、食管炎、纵隔炎及肌炎等。

(二) 脏器缺血

心绞痛、心肌梗死、肺梗死等。

（三）肿瘤

由于肿瘤压迫或浸润胸壁及胸部脏器所致，如肺癌、纵隔肿瘤、骨髓瘤及白血病等。

（四）其他原因

自发性气胸、夹层主动脉瘤、胸主动脉瘤及心脏神经官能症等。

【发生机制】

由于各种原因引起组织损伤，刺激肋间神经、膈神经、脊神经后根和迷走神经支配的气管、支气管、食管、心脏及主动脉的神经末梢，均可引起胸痛。组织损伤同时又释放致痛物质，如钾离子、5-羟色胺、缓激肽等，这些物质作用于痛觉神经末梢也参与产生疼痛。

【几种常见胸痛的临床表现】

（一）胸壁疾病

1. 带状疱疹　由病毒感染引起。起病前可有患处皮肤感觉过敏、低热、乏力等不适，2～3天后可见粟粒至绿豆大小丘疹，继之变为水泡，常发生在胸壁一侧，沿肋间神经分布，且呈小水泡群，不越过正中线。年龄愈大疼痛愈显著，有时疼痛剧烈难忍，病程一般2周左右。

2. 肋间神经炎　原因与毒素、受压或机械性损伤等有关，疼痛范围按肋间神经走行分布，呈刺痛或烧灼痛，深呼吸、咳嗽或身体活动均可使疼痛加重。沿肋骨下缘肋间神经部位可有压痛，以脊柱旁、腋中线及胸骨旁最为显著。

3. 肋软骨炎　病因不清楚，病变位于肋骨与肋软骨交界处，好发于第2～4肋软骨，可为单个或多个肋软骨增粗、隆起，疼痛为刺痛或持续隐痛，局部皮肤无红肿，但有压痛，转身、咳嗽、同侧上肢活动可使疼痛加重。本病炎症吸收缓慢，多在3～4周内逐渐消失。增粗肋软骨表面光滑，不继续增长，可与肋软骨瘤鉴别。

（二）呼吸系统疾病

1. 自发性气胸　多数患者发生在原有慢性肺部或支气管疾病的基础上，如肺气肿、肺结核等。起病诱因常在剧烈咳嗽、用力过度时，突然发生一侧胸痛，严重者伴有干咳、明显呼吸困难、紫绀。胸痛呈尖锐刺痛，并向同侧肩部放射。少数患者，可仅表现为胸闷、轻度气短及胸痛，并有轻微放射痛。身体评估患侧有气胸体征，气管、心脏可向健侧移位，X线检查有助诊断。

2. 胸膜炎　各种病因所致的胸膜炎均可引起胸痛，而绝大多数继发于结核病，常见于结核性干性胸膜炎。其胸痛明显，特点是在咳嗽、呼吸运动时可使疼痛加重，其部位多为两腋下方，呈尖锐刺痛，停止呼吸疼痛又可缓解。该病常伴有低热、疲乏、全身不适等全身症状，身体评估可发现患侧呼吸运动受限，触诊可有摩擦感，听诊有摩擦音。

3. 肺梗死　体循环静脉有栓子脱落进入肺循环，堵塞肺动脉及其分支称肺栓塞，若进一步引起肺组织缺氧、坏死者称肺梗死。常见于心血管疾病、新近施行手术或长期卧床者。多表现为突发性胸痛、呼吸困难、紫绀。疼痛多位于胸骨后，向颈、肩部放射，呈刺痛、绞痛，并随呼吸运动而加剧，伴有发热、咳嗽、咯血及血痰。X线胸片、心电图、选择性肺动脉造影等检查对确诊有帮助。

呼吸系统疾病引起胸痛原因，不论胸膜炎、气胸、肺炎、肺结核、癌瘤等，都是由于病变波及壁层胸膜所致，肺梗死除了壁层胸膜受累外，可能与肺动脉高压时机械性扩张也有关。

（三）循环系统疾病

1. **心绞痛与急性心肌梗死** 前者是由于心肌暂时缺血、缺氧，后者为持续严重心肌缺血、缺氧以致造成心肌坏死。两者疼痛常常位于胸骨后或心前区，疼痛性质呈压榨、紧缩及窒息感，放射部位为左肩、左上肢。心绞痛与急性心肌梗死区别：①疼痛持续时间不同，心绞痛多为几分钟，心肌梗死可达数小时；②心绞痛多在体力劳动时、精神紧张或饱餐后突然发作，休息或含硝酸甘油可以缓解。心肌梗死发作多无明显诱因，疼痛时服用硝酸甘油（或其他扩张冠状动脉药物）不能使其缓解，心电图及心肌酶谱检查均有助于心肌梗死诊断。

2. **夹层主动脉瘤** 引起剧痛与血管壁周围组织张力增高有关。多发生在主动脉弓部，常在活动后突感胸骨后或心前区撕裂性剧痛或烧灼痛，可放射到背、腰、肋、腹和上、下肢，放射痛范围极广泛。多伴有面色苍白、出汗、四肢发凉、有时会发生暂时性瘫痪、偏瘫。有时夹层主动脉瘤引起一侧上肢动脉（无名动脉或左锁骨下动脉）闭锁，可造成两上肢血压和脉搏有明显差别。患者有高血压及动脉粥样硬化史。心电图检查无心肌梗死特征，超声心动图检查有助诊断。

3. **心脏神经官能症** 多见20~40岁青壮年，以女性多见。疼痛位于左胸部或心尖部，为针刺样痛，持续时间不定，为数秒钟或数小时，活动后疼痛可减轻，疼痛发生与劳累、休息无关。患者易激动，常伴头痛、眩晕、失眠等神经官能症症状，排除器质性胸痛后可考虑本病。

（四）食管疾病

急性食管炎：常由于食管镜检查、或有吞咽异物或腐蚀剂史，造成食管机械性和化学性损伤，引起急性食管炎，主要表现为胸骨后疼痛，放射于肩部，常伴吞咽困难。致病原因明确，诊断不难。

（五）纵隔疾病

纵隔肿瘤：无论良性或恶性肿瘤在发展过程中压迫神经、胸椎，引起胸骨后持续性隐痛，后期常伴有其他压迫症状，如呼吸困难、声音嘶哑、吞咽困难及上腔静脉阻塞综合征等。纵隔肿瘤临床较少见，中纵隔气管分叉处易患淋巴瘤、主动脉瘤等。

以上各种常见引起胸痛的疾病特点总结如下：

1. **疼痛部位及放射** 胸壁疾病疼痛部位固定于病变处，局部多有压痛。心绞痛、急性心肌梗死疼痛多位于胸骨后或心前区，可向左肩放射。纵隔肿瘤及食管病变胸痛位于胸骨后，常有放射痛。气胸、胸膜炎、肺梗死等均为患侧胸痛。

2. **疼痛性质** 从钝痛至剧烈刀割样痛不等，纵隔肿瘤为钝痛、隐痛；食管炎呈烧灼痛；心绞痛为压榨样或窒息感。肋间神经痛呈刺痛或触电样、刀割痛。

3. **诱发、加重及缓解的因素** 胸膜炎、自发性气胸的胸痛常因咳嗽、深呼吸而加重，停止呼吸运动则疼痛减轻。心绞痛因体力活动、精神紧张可诱发或加重，休息或含硝酸甘油可好转。纵隔、食管病变多在吞咽时疼痛加剧。心脏神经官能症常因活动使胸痛好转。

4. **伴随症状** 肺、胸膜病变常伴咳嗽、咳痰及不同程度的呼吸困难，肺癌、肺梗死可伴少量咯血。食管病变多伴吞咽困难。

【身心反应】

1. **缺氧、分泌物潴留** 由于深呼吸使胸痛加重，因此患者不敢深呼吸，故而使呼吸变得浅、快，氧气吸入减少，造成缺氧。另外，由于咳嗽也可使胸痛加剧，故患者不敢咳嗽、咳痰，造成分泌物潴留，影响气体交换，进一步加重缺氧。

2. 消化道症状 剧烈胸痛时常发生恶心、呕吐，严重呕吐可造成水、电解质紊乱。

3. 心理反应 胸痛可使患者感到烦躁、精神不振，剧烈胸痛还可产生焦虑、恐惧感，如心绞痛或心肌梗死所致胸痛。

【护理评估】

（一）主观资料

1. 胸痛情况 应询问疼痛部位、性质、起病急或缓、疼痛时间。

2. 原因及诱因 原因如胸膜炎、肺炎、心绞痛、心肌梗死等。诱因：如咳嗽、深呼吸可使胸膜炎、自发性气胸的胸痛加重；体力活动、精神紧张可使心绞痛的胸痛诱发或加重等。

3. 伴随症状 如有无咳嗽、咳痰、咯血、呼吸困难、吞咽困难等。

4. 胸痛引起的身心反应 有无缺氧、分泌物潴留表现；有无恶心、呕吐、焦虑、恐惧等。

5. 处理经过 如应用抗菌药、止痛药、扩血管药名称，剂量，效果，不良反应等。

6. 既往史 如有无心血管疾病史、神经官能症病史、吞服异物或腐蚀剂史等。

（二）客观资料

1. 身体评估 生命体征、意识状态、体位、姿势、面部表情、呼吸困难、紫绀，胸痛局部有无压痛、水疱，心肺评估。

2. 实验室检查 血常规、心肌酶谱，胸水常规及生化检查等。

3. 其他检查 胸部X线片、心电图、肺动脉造影、超声心动图及食管镜检查等。

【相关护理诊断】

1. 疼痛：胸痛：与心肌梗死引起心肌缺血有关；与带状疱疹有关；与胸膜炎有关等。

2. 焦虑：与胸痛有关。

3. 潜在并发症：心律失常；心源性休克。

腹　　痛

腹痛（abdominal pain）是临床上最常见的症状之一，腹痛可分为急性与慢性，按病变性质可分为器质性与功能性。腹痛的病因很多，而绝大多数是由腹部脏器病变引起。急性腹痛寻找病因有时比较困难，但又非常紧迫。不管急性或慢性腹痛，常是病人就诊的原因。腹痛可涉及内、外、妇各科的疾病，其中外科疾病引起急性腹痛临床上常常又称为"急腹症"。

【病因】

急、慢性腹痛的病因大致归类如下：

（一）腹膜炎症

急性腹膜炎多由胃、肠穿孔所引起；慢性腹膜炎如结核性腹膜炎，易引起腹腔脏器粘连。

（二）腹腔脏器炎症、溃疡、肿瘤

急性炎症如急性胃肠炎、急性胰腺炎、急性胆囊炎、胆结石、急性阑尾炎；慢性炎症如慢性胃炎、慢性肠炎、慢性胆道感染、慢性盆腔炎等。溃疡病变多见于消化性溃疡。腹腔脏器恶性肿瘤如胃癌、肠癌、胰腺癌、卵巢癌等多为慢性过程。

(三) 脏器扭转或破裂及空腔脏器梗阻

如卵巢囊肿急性扭转时可引起急性剧烈腹痛；肝、脾破裂、异位妊娠破裂可见剧烈腹痛，常伴内出血体征；空腔脏器梗阻如急性肠梗阻、胆道蛔虫、泌尿道结石梗阻可引起急性阵发性腹部剧痛。

慢性脏器扭转如慢性胃或肠扭转，常表现为慢性发作性胀痛或绞痛；慢性肠梗阻可由于手术后肠粘连引起。

(四) 中毒与代谢障碍

急性腹痛如糖尿病酮中毒，慢性腹痛如尿毒症。铅中毒也可有急性或慢性腹痛的表现。

(五) 神经、精神因素

慢性腹痛有时可为自主神经功能紊乱所致，例如胃神经官能症、肠道易激惹综合征等。

(六) 腹腔外病变所致腹痛

例如肺炎、肺梗死、急性心肌梗死、急性心包炎等疼痛可向腹部放射。

【发生机制】

目前一般认为腹痛是通过三种途径的神经传导产生：

1. 腹腔内脏痛觉神经较易接受空腔脏器张力增加的冲动而产生疼痛，称为内脏性痛。

2. 内脏性痛的脏器并发有炎症，使内脏痛觉神经纤维经受较剧烈的刺激，涉及脊神经，使相应脊神经支配的皮肤区产生疼痛即为感应性痛（又称牵涉痛）。因脊神经痛觉纤维多而敏感，虽腹痛有内脏性痛成分，而主要是感应性痛，其特点定位较明确，可能有皮肤区痛觉过敏等。

3. 壁层腹膜及腹膜外附近组织由脊神经支配，当这些组织发生炎症或受其他刺激时可引起疼痛反应，部位在相应脊神经所属皮肤区，即称躯体性痛。常呈持续性痛，定位准确，与病变内脏所在部位相符合，多伴明显压痛及腹肌紧张。

任何病变脏器引起的腹痛发生机理常常是上述三种疼痛相互联系而产生的。

【几种常见腹痛的临床表现】

(一) 急性腹痛

1. 胃、十二指肠穿孔　有溃疡病病史，多在进食后发生。上腹部突然发生剧烈、持续疼痛，伴上腹压痛、腹肌紧张及反跳痛，随后可扩散至全腹，全腹可呈板样硬，不敢活动，深呼吸受限，肝浊音界可消失，并出现移动性浊音，肠鸣音消失。严重病例出现休克征。X线透视有时可见膈下气体。

2. 急性胆囊炎、胆石症　多见于中年女性，常在饱餐含有较多油腻食物后诱发。起病急，多位于右上腹持续疼痛伴阵发性加重，可放射至右肩及肩胛下区，右上腹有压痛及肌紧张，常有Murphy征阳性，并伴有恶心、呕吐、发热及黄疸。超声波检查有助诊断。

3. 急性胰腺炎　是胰腺及其周围组织被胰腺分泌的消化酶自身消化的化学性炎症，常在酗酒或暴食后急性发病。表现为上腹中部持续性剧痛，可向左腰背部放射，上腹部有压痛，严重者有肌紧张，伴恶心、呕吐及发热。血清及尿淀粉酶增高常为诊断依据。

4. 胆道蛔虫症　可有吐虫史，起病急，表现为上腹剑突下钻顶样剧痛，病人可辗转不安，疼痛忽起、忽止，停止时平静如常。身体评估可发现上腹剑突下有深压痛，无肌紧张，体征与剧痛不平行。常伴恶心、呕吐或吐出蛔虫。

5. 急性阑尾炎　无诱因，多先有上中腹钝痛，后转移至右下腹，持续性疼痛，逐渐加重，可伴恶心、呕吐。身体评估可发现右下腹麦氏点有明显压痛，严重者可累及壁层腹膜，出现肌紧张及反跳痛。实验室检查可有外周血白细胞数升高。

6. **急性机械性肠梗阻** 由粪块、寄生虫等引起肠腔堵塞或肠粘连、扭转、肠肿瘤等造成的肠梗阻最常见。表现为上腹或脐周阵发性绞痛，伴反复呕吐、腹胀、无排气、排便，腹部可见肠型，肠鸣音高亢或有气过水音。绞窄性梗阻（影响肠壁血液循环）腹痛为持续性，可伴腹膜刺激征，有休克表现。部分性肠梗阻则症状较轻，可有排气、排便。X线腹部透视均显示肠梗阻征象，有助诊断。

7. **腹部闭合性损伤** 常见肝、脾破裂，病人有外伤史。多起病急，肝、脾部位即右季肋、右上腹或左季肋、左上腹有钝痛，伴肌紧张。内出血已从包膜流至腹腔，可有移动性浊音，内出血量多时可伴有休克、面色苍白、脉快、血压下降等。腹腔穿刺可抽出鲜血。

8. **宫外孕破裂** 见于育龄期妇女，有停经史。发病突然，腹痛先在患侧下腹，继之全腹，以下腹痛为主，呈持续性胀痛伴阵发加重。身体评估可见下腹部有明显压痛伴肌紧张，子宫有早孕征、宫颈举痛、后穹窿饱满、触痛明显。若在后穹窿穿刺可抽出鲜血。

9. **肾、输尿管结石** 肾或输尿管的结石通过输尿管时，由于肾盂及输尿管痉挛性收缩引起阵发性绞痛。疼痛位于患侧腰部，沿输尿管向下放射，可至会阴部，常伴血尿，病人痛苦不堪、面色苍白、出汗甚至出现虚脱。

10. **急性胃炎** 常有暴饮暴食或不洁饮食史。发病急，上腹持续疼痛，有时伴阵发加剧，并可伴恶心、呕吐，上腹偏左有轻压痛，较易为阿托品等药物缓解。急性胃炎无特异性诊断指标，某些急腹症疾病早期表现极似急性胃炎，如早期阑尾炎、急性胰腺炎、肠梗阻等，故在诊断急性胃炎前应排除上述急腹症。

11. **胸腔疾病的放射痛** 少数急性心肌梗死可表现为突然上腹剧痛，对老年人、高血压患者有急性腹痛时应警惕，必要时做心电图检查。肺炎特别是右下肺炎，可引起同侧上腹部持续性疼痛。必要时做胸部透视以助诊断。

急性腹痛中的急腹症大致包括四类病变：①炎症；②梗阻；③胃肠穿孔；④出血。第一类如急性阑尾炎、急性胆囊炎等起病稍缓，但病情发展很快，其他三类均起病急剧。急腹症大部分是需要外科手术紧急治疗的，在急性腹痛中也有不少疾病经过内科保守治疗是可以治愈的。

上述各种常见急性腹痛疾病的特点总结如下：

1. **起病方式** 起病稍缓，可见于急性炎症（胆囊炎、胰腺炎等）。起病突然可见于胆道蛔虫症、胃穿孔等。

2. **疼痛部位及放射** 急性腹痛疼痛部位大多数与病变部位一致，如肝、胆病变引起右上腹痛；胰腺尾部、左侧结肠病变可引起左上腹痛；急性阑尾炎常位于右下腹麦氏点压痛；小肠病变多位于脐部；输尿管结石除患侧腰部疼痛外，可有放射痛向下至会阴部；急性胆囊炎、胆石症疼痛可放射至右肩及背部。

3. **疼痛性质** 胆结石、肾结石时引起剧烈绞痛，病人痛苦不堪；胆道蛔虫症表现剑突下钻顶样痛，病人常坐卧不安。急性腹痛大多数疾病引起的疼痛均较剧烈。

4. **诱发、加重因素** 肠、胃穿孔侵及壁层腹膜时，腹壁加压或改变体位时疼痛加重；胆囊炎、胆石症因脂肪餐而诱发；暴食、酗酒后易诱发急性胰腺炎。

5. **伴随症状** 阑尾炎、阑尾脓肿、胆囊炎、化脓性胆管炎常伴发热；肝、胆、胰疾病常伴黄疸；休克常见于急性腹腔内出血；血尿多见于肾、输尿管结石；急性机械性肠梗阻多伴肠型、肠鸣音高亢或有气过水音。

(二) 慢性腹痛

1. **胃、十二指肠溃疡** 上腹痛为主要症状,疼痛特点为①节律性:即腹痛与进餐有关。十二指肠溃疡多在进餐 3h 左右发生疼痛,进餐后可缓解,有夜间痛、饥饿痛。胃溃疡在进餐后 0.5~1h 出现疼痛,下次进餐前消失。②周期性发作:在病程中常出现发作期与缓解期交替出现,秋冬或冬春交替季节易犯病。除与气候变化有关外,与精神紧张、情绪波动也有关。疼痛为持续性钝痛或烧灼痛,有时可放射至背部,多位于上腹部剑突下有轻压痛。X 线钡餐造影、胃镜检查有助诊断。

2. **功能性消化不良(非溃疡性消化不良)** 多见于年轻妇女。主要表现为上腹部烧灼痛,伴消化不良症状,常在餐后有上腹饱胀不适感、嗳气、反酸、恶心、食欲欠佳,服用制酸药不能缓解。患者常有焦虑、失眠、精神紧张等表现。胃镜检查无阳性所见。

3. **胃癌** 多见于 40 岁以上患者,近来出现上腹部痛,似慢性胃炎,既往有溃疡病史,节律性痛常变为持续性痛,服用碱性解痉药不能缓解,食欲差,病程呈进行性恶化。大便隐血试验阳性。胃镜检查有助诊断。

4. **肝脏疾病** 多见于急、慢性肝炎、肝脓肿、肝肿瘤等。以上疾病可使肝肿大明显,肝包膜受到肿大肝脏牵引,可致肝区胀痛或钝痛,疼痛也可位于右上腹或上腹部。肝膈面受累,疼痛可放射至右肩。

(1) 急、慢性肝炎:多表现为全身乏力、食欲差、上腹饱胀不适,可伴有恶心、呕吐,巩膜及皮肤黄染或无黄染,肝肿大,有压痛及叩击痛,谷丙转氨酶明显升高。病程迁延半年或 1 年以上为慢性肝炎。

(2) 肝脓肿:多为持续性胀痛,压痛点清楚,伴发热。

(3) 肝癌:疼痛呈进行性加重,初期为间歇性痛,中、晚期为持续性痛,常有固定压痛部位,肝脏质硬,常可扪及肿块。

超声波检查、肝功能测定对肝脏疾病诊断有帮助。

5. **慢性非结石性胆囊炎** 主要表现为慢性右上腹痛,可为隐痛、刺痛,胆囊区有局限压痛,有时可触及肿大胆囊,常在高脂肪饮食后加重,或可变为急性发作,类似急性胆囊炎。

6. **肠蛔虫症** 青少年多见。腹痛常无固定部位,为发作性隐痛或绞痛,有时可引起轻度肠梗阻症状,腹部软,偶有轻压痛的包块(蛔虫团),疼痛可自行缓解。

7. **慢性非特异性溃疡性结肠炎** 为病因不明的直肠、结肠慢性炎症性疾病,多见于青壮年。病程为慢性经过,常为发作期与缓解期交替,精神受刺激、过劳、饮食不调常为本病的诱因。主要表现为腹泻、腹痛,多为左下腹阵痛,有轻压痛,便后腹痛缓解,大便每日 3~4 次或更多,以粘液脓血便为主,常有里急后重感。

各种常见慢性腹痛的特点总结如下:

1. **起病缓、病程长** 慢性腹痛性疾病多数起病缓慢,也有急性起病后转为慢性过程,如急性胆囊炎治疗后转为慢性病变,以后间断急性发作。消化性溃疡病、溃疡性结肠炎等多有既往腹痛病史。

2. **疼痛部位** 慢性腹痛疼痛部位多数与病变脏器部位一致。肝、胆疾病腹痛多为肝区或右上腹部,溃疡性结肠炎腹痛多位于左下腹,与乙状结肠病变部位相同。

3. **疼痛性质** 慢性腹痛多为烧灼样痛、胀痛、钝痛或隐痛,一般病人可忍受。典型消化性溃疡病疼痛为周期性、节律性中上腹烧灼痛;肠蛔虫症多为脐周发作性隐痛。

4. 诱发、加重或缓解因素　消化性溃疡病的诱发因素为气候、情绪变化；溃疡性结肠炎常因精神刺激、过劳、饮食不调而诱发。十二指肠溃疡病经过进食、服用制酸解痉药上腹痛可缓解。

【身心反应】

1. 水、电解质及酸碱平衡紊乱　腹痛常伴恶心、呕吐，剧烈呕吐可引起水、电解质及酸碱平衡紊乱。

2. 休克　有些腹痛性疾病如胃肠穿孔、肠梗阻、腹部闭合性损伤等，可引起休克，出现血压下降、脉搏加快、面色苍白、四肢发凉等。

3. 体重减轻　慢性腹痛病人常伴有食欲减退、食量减少，引起体重下降。

4. 心理反应　急性腹痛患者痛苦不堪，尤其是急腹症发病急骤，病人可出现紧张、恐惧。慢性腹痛患者经长时间痛苦折磨，可出现焦虑、抑郁等心理反应。

【护理评估】

（一）急性腹痛

1. 主观资料

（1）腹痛情况：询问是否急性起病、疼痛部位、疼痛性质、持续时间、间隔时间、严重程度、持续痛还是阵发性痛或两者兼有。

（2）原因及诱因：原因如胃肠穿孔、急性阑尾炎、急性胰腺炎、胆囊炎等。诱因如脂肪餐可诱发胆囊炎、胆石症；暴食、酗酒可诱发急性胰腺炎等。

（3）伴随症状：如有无发热、黄疸、恶心、呕吐、出血等。

（4）急性腹痛引起的身心反应：如有无水、电解质平衡紊乱表现；休克表现及紧张、恐惧等。

（5）处理经过：如常用抗菌药、解痉药等药物名称、剂量及效果。

（6）既往史：询问既往有无类似发作。

2. 客观资料

（1）身体评估　生命体征、面部表情、有无坐卧不安、呻吟，重点评估腹部，注意腹部外形、有无胃肠型、蠕动波，有无压痛、肌紧张、反跳痛，能否触及肿大胆囊、肿块、条索状物，有无移动性浊音，肠鸣音是否高亢、减弱或消失。

（2）实验室检查　血、尿、便常规、血淀粉酶、心肌酶谱等。

（3）其他检查　X线腹部透视或平片、心电图、超声波、腹腔穿刺、内镜检查等。

3. 相关护理诊断

（1）疼痛：腹痛：与胃穿孔有关；与急性胰腺炎有关；与急性胆囊炎、胆石症有关等。

（2）恐惧：与急性腹痛有关。

（3）潜在并发症：脱水；电解质紊乱；休克。

（二）慢性腹痛

1. 主观资料

（1）腹痛情况：应询问腹痛病程、时间、部位、性质等。

（2）原因及诱因：原因如溃疡病、肝脏疾病、溃疡性结肠炎等。诱因如气候、情绪变化可诱发消化性溃疡病腹痛发作；精神刺激、过劳、饮食不调可诱发溃疡性结肠炎发作。

（3）伴随症状：如有无食欲不振、恶心、呕吐、黄疸等。

（4）慢性腹痛引起的身心反应：如体重减轻、焦虑、抑郁等。

(5) 处理经过：如应用治疗溃疡病药、保肝药、免疫制剂等，治疗效果，不良反应。

(6) 既往史　有无类似发作，有无胆囊炎史、溃疡病史及肝病史等。

2. 客观资料

(1) 身体评估：营养状态、面容、体重、生命体征，腹部是否平坦或膨隆，有无胃型、肠型，腹痛局部有无压痛、肌紧张，或可能触及肿块，注意其大小、软硬度及有无压痛，有无肝、脾肿大、肝区叩击痛、移动浊音，肠鸣音是否正常、亢进或减弱。

(2) 实验室检查：血常规、便常规及大便隐血，肝功能等。

(3) 其他检查：钡餐造影、钡灌肠、内镜、腹部 CT 检查等。

3. 相关护理诊断

(1) 疼痛：慢性腹痛：与溃疡病有关；与胃癌有关；与肝脏疾病有关等。

(2) 腹泻：与慢性溃疡性结肠炎有关。

(3) 营养失调：低于机体需要量：与功能性消化不良有关。

(4) 焦虑：与慢性腹痛反复发作有关。

（姚景鹏）

第三章 水 肿

人体组织细胞间隙内液体积聚过多称为水肿（edema）。水肿可分为全身性与局部性，全身性水肿时，液体在体内组织间隙呈弥漫性分布；局部性水肿则液体局限分布在机体某一部位。当液体积聚相当多时则出现可凹性水肿。在体腔内有液体积聚时称积水，如胸腔积水（胸水）、腹腔积水（腹水）等。

【发生机制】

人体在正常状态下，血管内的液体不断地自毛细血管小动脉端滤出至组织间隙成为组织液，而大部分组织液（约90%）又不断地从毛细血管小静脉端回吸入血管中，这样，血液和组织间隙之间经常有大量液体交换，但两者之间保持动态平衡，从而组织间隙无过多的液体积聚，不会发生水肿。维持这种动态平衡与下列因素有关：①毛细血管内静水压；②血浆胶体渗透压；③组织间隙的机械压力（组织压）；④组织液胶体渗透压。其中毛细血管内静水压及组织液胶体渗透压是促使液体从血管内向组织间隙滤出的力量，此力量增大时，组织间液生成增多；血浆胶体渗透压及组织间隙的机械压力（组织压）是使液体向血管内回流的力量，即重吸收的力量，此力量减少时，组织液回流减少。当维持这种动态平衡因素失衡时则产生水肿。

水肿的产生机制较为复杂，其主要因素为：①体内钠、水潴留，如继发性醛固酮增多症等。②毛细血管内静水压增高，如右心功能不全等。③血浆胶体渗透压降低，如血清白蛋白减少，见于肾病综合征等。④毛细血管通透性增加，如急性肾炎等。⑤淋巴回流受阻，如丝虫病等。

【常见病因和临床表现】

(一) 全身性水肿

全身各部分（主要是皮下组织）组织间隙均有液体积聚时，称为全身性水肿。全身性水肿较易出现于皮下组织较疏松的部位（如眼睑和阴囊）和身体最低的部位。皮肤可因水肿而紧张发亮，指压可出现凹窝，称为可凹性水肿。临床上在水肿出现之前，组织间隙内液体量已增加数升之多，体重增加约为正常的10%以上。

1. 心源性水肿 是右心功能不全的主要表现。导致水肿发生的各种因素几乎均参与心源性水肿的形成。其主要发生机制是：①由于右心功能不全时心输出量减少，有效循环血量不足，使肾血流量减少，肾脏排钠减少。此外，继发性醛固酮及抗利尿激素分泌增多，造成钠、水潴留，引起水肿。②由于心输出量减少，静脉压升高，致使毛细血管静脉端静水压增高，使组织液回吸收减少，造成水肿。

水肿特点：水肿首先出现于人体下垂部位，最初出现于踝部，特别是较长时间站立后，卧位病人腰骶部、阴囊、阴唇水肿，以后逐渐向上蔓延至全身，并常伴有颈静脉怒张、肝肿大等。严重时可出现浆膜腔积液。

2. 肾源性水肿 ①急性肾小球肾炎水肿的发生机制：主要是由于肾血流量减少，肾小球滤过率下降，造成钠、水潴留；全身毛细血管壁通透性增加，血浆外渗，蛋白丢失，血浆胶体渗透压下降及继发性醛固酮增多等综合因素造成水肿。②肾病综合征水肿的发生机制：

肾病综合征引起水肿的主要原因是大量蛋白尿造成低蛋白血症，引起血浆胶体渗透压降低而产生水肿。

水肿特点：水肿首先发生于组织最疏松部位，如眼睑、面部，以后发展至全身，严重时也可发生浆膜腔积液，并常伴有尿改变、高血压、肾功能损害的表现。

3．肝源性水肿　肝硬化失代偿期水肿以腹水为突出表现。水肿发生机制是：门静脉压力增高；低蛋白血症，血浆胶体渗透压降低；肝淋巴液回流受阻及与水、盐代谢有关的激素紊乱等多种因素造成。

水肿特点：除发生腹水外，水肿也可出现于踝部，以后逐渐向上蔓延，一般头、面部及上肢无水肿，严重时也可出现全身水肿。

4．营养不良性水肿　水肿发生机制主要是由于长期摄入热量不足，特别是蛋白质缺乏，导致低蛋白血症，血浆胶体渗透压降低，从而引起水肿；皮下脂肪减少，组织松弛，加重水肿液潴留。常见于长期营养缺乏、慢性消耗性疾病等。

水肿特点：在水肿发生前先有消瘦、体重减轻，以后出现水肿，以低垂部位水肿明显，立位时水肿从下肢开始，严重时可有全身水肿。

5．其他原因所致水肿　①粘液性水肿：常见于甲状腺功能低下所致的非凹陷性水肿，颜面及下肢水肿明显。②药物性水肿：常见于应用糖皮质激素、雌激素、睾丸酮、胰岛素等药物后。③特发性水肿：此种水肿的发生可能与内分泌失调有关。其临床表现为水肿呈周期性发作，下午水肿出现，晨起水肿消退。主要见于育龄妇女。④经前期紧张综合征：在月经前7～14天出现眼睑、踝部等处水肿，月经后水肿逐渐消退。

（二）局限性水肿

1．毛细血管壁的通透性增加　见于局部炎症性水肿，如丹毒、蜂窝组织炎等；或过敏所致的血管神经性水肿。

2．局部静脉回流受阻　如血栓性静脉炎、下肢静脉曲张等。

3．淋巴回流受阻　如丝虫病。

【伴随症状及体征】

水肿常伴有以下症状及体征：①心脏扩大、心脏杂音及心功能不全表现，如肝肿大、颈静脉怒张、肝颈回流征阳性等，常见于心源性水肿。②高血压，尿常规检查有蛋白、血球和管型，可见于肾小球肾炎。如伴有大量蛋白尿、低蛋白血症和高脂血症则可见于肾病综合征。③如有腹水、蜘蛛痣、肝掌、黄疸、肝脾肿大者，常见于肝硬化。④如病人患有慢性消耗性疾病，伴有消瘦及其他营养不良表现，则常见于营养不良性水肿。

【身心反应】

1．体重增加　由于液体在组织细胞间隙内潴留，使尿量减少，体重增加。

2．皮肤改变　因水肿部位皮肤组织间隙液体积聚过多，使组织细胞与毛细血管间的距离延长，造成代谢及营养障碍，使水肿部位皮肤变薄，易受损伤发生破溃，破溃后其皮肤修复能力又较弱，伤口不易愈合；损伤后还可有渗出液渗出，由于水肿区皮肤抵抗力较差，易在破溃基础上发生感染。

3．血容量增加　钠、水潴留可致血容量增加，使心脏前负荷增加，严重者可发生心功能不全。

4．日常活动受限　如肢体水肿明显，可造成屈曲受限，运动不灵活。如有大量胸水或腹水，病人可出现胸闷、气短、呼吸困难，并可使日常活动受限，生活不能自理。

5. 心理反应　由于严重全身水肿、胸水、腹水，出现气短、呼吸困难等症状，病人不能平卧睡眠，异常痛苦，易产生烦躁不安、焦虑等情绪。

【护理评估】

（一）主观资料

1. 水肿情况　询问水肿出现的时间、部位、程度、进展情况、水肿与活动及体位的关系等。

2. 饮食、饮水情况　询问每日进食量、食盐量、液体入量、尿量等。

3. 诱发因素　如有无感染、过劳、大出血、食物中含盐过多、情绪激动等。

4. 伴随症状　有无心脏病、高血压、肝脏病的症状。

5. 水肿引起的身心反应　如皮肤改变；水肿对自理能力的影响；情绪改变等。

6. 处理经过　如心源性水肿常应用强心、利尿药，应询问药物名称、剂量、次数、效果、不良反应等。

7. 既往史　从既往病史中了解水肿的病因，如有无心脏病、肾脏病、肝脏病、慢性消耗性疾病；有无食物或药物过敏史、激素治疗史等。

（二）客观资料

1. 身体评估　生命体征、体重、腹围、体位、水肿部位及程度。心源性水肿病人应评估心脏大小、心率、节律、杂音、颈静脉怒张、肺部啰音等。肝源性水肿病人注意黄疸、腹壁静脉曲张、肝脾大小、腹水征等。

2. 实验室检查　血、尿常规检查；肝、肾功能；血清电解质等。

3. 其他检查　胸部X线、心电图、B型超声波等。

【相关护理诊断】

1. 体液过多：水肿：与右心功能不全有关；与肾脏疾病所致水钠潴留有关；与肝脏病变所致低蛋白血症有关等。

2. 有皮肤完整性受损的危险：与水肿所致组织、细胞营养不良有关。

3. 活动无耐力：与胸水、腹水所致呼吸困难有关。

（吴光煜）

第四章　咳嗽与咳痰

咳嗽（cough）是临床常见的症状，尤其与呼吸系统疾病密切相关，它是指紧跟快而深的吸气后所发生的一种爆发性呼气动作。

咳痰（expectoration）是通过咳嗽动作将呼吸道内病理性分泌物排出体外的动作。

【发生机制】

（一）咳嗽

咳嗽是由于延髓咳嗽中枢受刺激引起。刺激大部分来自呼吸道粘膜、肺泡与胸膜，也可来自呼吸系统以外的器官（如脑、耳、内脏），经迷走神经、舌咽神经和三叉神经的感觉神经纤维传入。传出神经为喉下神经、膈神经与脊神经，分别将冲动传到咽肌、声门、膈肌与其他呼吸肌，产生咳嗽。

咳嗽动作的全过程包括快速、短促吸气，膈下降，声门迅速关闭，随即呼气肌、膈肌与腹肌快速收缩，使肺内压迅速升高；然后声门突然开放，肺内高压气流喷射而出，冲击声门裂隙而发生咳嗽动作并发出特别的音响，呼吸道内分泌物或异物也随之排出。

（二）咳痰

正常呼吸道内粘液腺和杯状细胞只分泌少量粘液，粘液在呼吸过程中蒸发和不自觉咽下，无需通过咳嗽排出，因此有痰即为病态现象。当各种原因（生物性、物理性、化学性、过敏性等）使呼吸道粘膜或肺泡充血、水肿、毛细血管通透性增高和腺体、杯状细胞分泌增加时，漏出物、渗出物（含白细胞、红细胞、吞噬细胞、纤维蛋白等）及粘液、浆液、吸入的尘埃、不同种类的微生物（细菌、病毒等）与组织破坏产物一起混合成痰液。此外，在肺淤血和肺水肿时，因毛细血管通透性增高，肺泡和小支气管内有不同程度的浆液漏出，也会引起咳痰。

【常见病因】

（一）呼吸道疾病

1. 感染　病毒、细菌、支原体等各种病原菌引起的急性感染（如急性上呼吸道感染、肺炎）、慢性感染（如慢性支气管炎、慢性阻塞性肺气肿、支气管扩张、肺结核）。

2. 肿瘤　支气管肺癌或转移癌等。

3. 变态反应性疾病　支气管哮喘等。

4. 其他　呼吸道异物吸入、吸入灰尘等微粒引起的肺纤维化、吸入刺激性气体（如冷热空气、氯、氨、酸等）引起的化学性肺炎等。

（二）胸膜疾病

胸膜炎、自发性或外伤性气胸等。

（三）心血管疾病

当二尖瓣狭窄或其他原因所致左心衰竭引起肺淤血、肺水肿，或因血栓脱落或羊水、气栓、瘤栓引起肺栓塞时，均可引起咳嗽。

（四）中枢神经因素

人可从大脑皮质发出冲动传至延髓咳嗽中枢，随意引致咳嗽或抑制咳嗽反射，脑炎、脑膜炎时也可引发咳嗽。

（五）其他

胃、食管反流及某些药物（如血管紧张素转换酶抑制剂）也可引起咳嗽，全身性疾病累及呼吸系统时，均可出现咳嗽症状。

【临床表现】

（一）咳嗽的性质

咳嗽无痰或痰量甚少，称干性咳嗽，见于急性咽喉炎、急性支气管炎的早期、胸膜炎、轻症肺结核、早期肺癌等。咳嗽伴有痰液称湿性咳嗽，常见于慢性支气管炎、肺炎、肺脓肿、支气管扩张症、空洞型肺结核等。

（二）咳嗽的时间与节律

突然出现的发作性咳嗽，常见于吸入刺激性气体所致急性咽喉炎、气管与支气管异物、百日咳、气管或支气管分叉部受压（如淋巴结结核、肿瘤）等。少数支气管哮喘，也可表现为发作性咳嗽，在嗅到异味或夜间更易出现。左心衰竭患者夜间咳嗽明显，可能与夜间肺淤血加重及迷走神经兴奋性增高有关。长期慢性咳嗽，多见于慢性呼吸道疾病，如慢性支气管炎、支气管扩张症、肺脓肿、肺结核等。此外，慢性支气管炎于每年寒冷季节时加重，气候转暖时减轻或缓解。

（三）咳嗽与体位的关系

咳嗽、咳痰由于某种体位或姿势诱发或加重时称为位置性咳嗽。往往于清晨或夜间变动体位时咳嗽加剧，并伴咳痰。多因病变处支气管内膜破坏，咳嗽反射减弱，造成痰液潴留。当体位改变时，由于分泌物流动刺激正常支气管粘膜引起咳嗽。可见于支气管扩张症和肺脓肿等。

（四）咳嗽的音色

指咳嗽声音的变化和特征。

1. 咳嗽声音嘶哑　多见于声带炎、喉炎、喉癌和喉返神经麻痹等。

2. 金属音调咳嗽　见于纵隔肿瘤、主动脉瘤或支气管癌直接压迫气管。

3. 阵发性连续剧咳伴有高调吸气回声（鸡鸣样咳嗽）　见于百日咳，会厌、喉部疾患和气管受压。

4. 咳嗽声音低微或无声　见于极度衰弱或声带麻痹患者，这种咳嗽常不能将分泌物或异物排出体外，称为无效咳嗽。

（五）痰的性状和量

1. 痰的颜色和性质　痰的性质可分为粘液性、浆液性、粘液脓性、脓性、血性等，痰的颜色因其所含的物质而异。无色透明粘痰多见于轻症急性支气管炎或支气管哮喘；当含大量脓细胞时，痰为黄色或黄绿色；铜绿假单胞菌（绿脓杆菌）感染患者的痰呈翠绿色；肺炎球菌性肺炎和肺梗死病人的痰因含变性血红蛋白而呈铁锈色或褐色；血性痰多见于支气管扩张、肺癌、肺结核；浆液性或浆液血性泡沫样痰见于急性肺水肿；巧克力色痰与阿米巴肺脓肿有关；肺吸虫病的肺组织坏死分解后可形成烂桃或果浆样痰；灰色、黑色痰与大气污染、尘肺有关。

2. 气味　一般痰无臭味，痰液恶臭提示有厌氧菌感染，见于支气管扩张症、肺脓肿等。

3. 痰量　痰量少时仅数毫升，多则达数百毫升，一般将 24 小时痰量超过 100ml 称为大量痰。大量脓痰静置后出现分层现象：上层为泡沫，中层为浆液或粘液，下层为脓液及坏死性物质，见于支气管扩张症和肺脓肿。一般情况下，痰量增多提示病情进展，痰量减少提示病情好转，但痰量减少而全身中毒症状加重，则提示痰液引流不畅。

【伴随症状与体征】

咳嗽与咳痰常伴以下症状与体征：①发热：常提示合并呼吸道感染。②胸痛：病变累及胸膜时可伴有胸痛，见于胸膜炎、气胸等。③呼吸困难：病变已导致呼吸功能障碍时可伴有呼吸困难，见于支气管哮喘、慢性阻塞性肺部疾病、肺炎等。

【身心反应】

1. 肌肉疼痛　　频繁而剧烈咳嗽时，呼吸肌强烈收缩，导致肌肉疲劳、酸痛，患者常因此而不敢进行有效咳嗽，造成痰液聚积。

2. 体重下降　　长期频繁的咳嗽不仅增加了机体能量的消耗，而且使患者食欲下降，营养摄入减少，可使其明显消瘦。

3. 自发性气胸　　剧烈咳嗽时胸内压增高，可诱发肺大泡破裂，导致气体进入胸膜腔内形成气胸。

4. 病理性骨折　　骨质疏松者，可因剧烈咳嗽造成肋骨骨折。

5. 咳嗽性晕厥　　表现为一阵剧烈咳嗽后，患者突然感到全身明显软弱无力，继而发生短暂的意识丧失。

6. 心理反应　　长期或剧烈的咳嗽可对患者的工作、生活造成影响，如夜间频繁咳嗽会造成失眠，老年女性咳嗽会引起尿失禁等，从而引起患者精神紧张、焦虑。而常年反复发作的咳嗽与咳痰容易使者对治疗丧失信心，产生抑郁等心理障碍。

【护理评估】

（一）主观资料

1. 咳嗽与咳痰情况　　详细了解咳嗽的性质及持续的时间；发作的程度、频度；痰的数量、外观、粘度、气味；是否容易咯出，与体位、气候变化的关系等。值得注意的是有些患者将痰液咽下而不咳出，往往将湿性咳嗽误为干性咳嗽。

2. 原因及诱因　　询问有无呼吸道疾病、胸膜疾病等。诱因：如吸入刺激性气体、嗅到异味或体位改变等。

3. 伴随症状　　有无发热、胸痛、呼吸困难等。

4. 咳嗽、咳痰引起的身心反应　　是否引起肌肉疼痛、晕厥等。患者有无紧张、焦虑等。对长期慢性咳嗽、咳痰患者应评估其亲属对患者的关心、支持程度。

5. 处理情况　　了解患者对咳嗽、咳痰的认识，已采取的措施及效果。如服用抗生素、止咳化痰药是最常用措施，护士应了解处方的来源、使用的方法、疗效与不良反应。非药物性措施如适量饮水、改变体位等。

6. 对日常生活的影响　　了解咳嗽、咳痰是否影响患者的饮食、休息、睡眠、排泄等日常生活型态。

7. 既往史　　有无百日咳、麻疹、肺炎、肺结核、心脏疾病等。

8. 个人史　　应了解患者的职业及嗜好等，如有无长期粉尘接触史、吸烟史。

（二）客观资料

1. 身体评估　　重点注意下列体征的变化：生命体征，尤其是体温、呼吸的节律、频率和深度；意识状态及躯体活动能力（意识障碍或不能下地行走者易有分泌物的聚积）；皮肤粘膜有无脱水及紫绀；两侧呼吸运动是否一致，肺叩诊音与呼吸音的变化，有无干湿性啰音及其分布与数量；心音、心律及心率的改变。

2. 实验室检查　白细胞计数及分类，痰细菌学或细胞学检查。

3. 其他检查　胸部 X 线和纤维支气管镜检查以及肺功能测定。

【相关护理诊断】

1. 清理呼吸道无效：与肺部感染、痰液粘稠有关；与神经及肌肉疾病、极度衰竭导致咳嗽无力有关；与手术、外伤等引起的无效咳嗽有关。

2. 活动无耐力：与频繁咳嗽、营养摄入不足有关。

3. 睡眠型态紊乱：与夜间频繁咳嗽有关。

4. 知识缺乏：缺乏吸烟对健康的危害方面的知识。

5. 不遵医行为：吸烟：与患者不能自我约束有关。

（李英华）

第五章 呼吸困难

呼吸困难（dyspnea）是指患者主观上感觉空气不足、呼吸费力和不适；客观表现为呼吸运动用力，重者端坐呼吸、鼻翼扇动、张口耸肩、发绀，动用辅助呼吸肌，并伴有呼吸频率、深度与节律的异常。

【病因】

（一）呼吸系统疾病

1. 气道阻塞　支气管哮喘、慢性阻塞性肺疾病及喉、气管与支气管的炎症、水肿、肿瘤或异物所致狭窄或阻塞。
2. 肺部疾病　如肺炎、肺脓肿、肺淤血、肺水肿、弥漫性肺间质纤维化等。
3. 胸廓疾患　如严重胸廓畸形、气胸、大量胸腔积液和肋骨骨折等。
4. 神经、肌肉疾病　如脊髓灰质炎、急性多发性神经根炎和重症肌无力等导致呼吸肌麻痹。
5. 膈运动障碍　如膈肌麻痹、大量腹水、腹腔巨大肿瘤、妊娠末期。

（二）心血管系统疾病

各种原因所致心力衰竭、心包积液、原发性肺动脉高压和肺栓塞等。

（三）中毒

尿毒症、代谢性酸中毒、吗啡类药物中毒、有机磷杀虫药中毒、亚硝酸盐中毒、氰化物中毒和急性一氧化碳中毒等。

（四）血液病

如重度贫血、高铁血红蛋白血症和硫化血红蛋白血症等。

（五）中枢神经系统疾病

如颅脑外伤、脑出血、脑肿瘤、脑及脑膜炎症。

（六）精神因素

如癔症等。

【发生机制及临床表现】

（一）肺源性呼吸困难

肺源性呼吸困难是呼吸系统疾病引起的通气、换气功能障碍，导致缺氧和（或）二氧化碳潴留而引起。分为三种类型：

1. 吸气性呼吸困难　特点是吸气显著困难，重者由于呼吸肌极度用力，胸腔负压增大，吸气时胸骨上窝、锁骨上窝和肋间隙明显凹陷，称"三凹征"（three depression sign），常伴有干咳及高调吸气性哮鸣音。见于因炎症、水肿、肿瘤或异物等原因引起的喉、气管、大支气管的狭窄与阻塞，如急性喉炎、喉水肿、喉癌、气管肿瘤、气管异物或气管受压等。
2. 呼气性呼吸困难　特点是呼气费力，呼气相延长，常伴有哮鸣音。其发生主要是由于肺泡弹性减弱、小支气管不完全阻塞所致。常见于支气管哮喘、阻塞性肺气肿等。
3. 混合性呼吸困难　特点是吸气与呼气均感费力，呼吸频率增快、变浅，常伴有呼吸音异常（减弱或消失），可有病理性呼吸音。其原因是由于肺部病变广泛或胸腔病变压迫，致呼吸面积减少,影响换气功能所致。常见于重症肺结核、大面积肺不张、弥漫性肺纤维化、大量胸腔积液、气胸等。

(二) 心源性呼吸困难

主要由左心衰竭和(或)右心衰竭引起,两者发生机制不同,左心衰竭所致呼吸困难较为严重。

1. 左心衰竭

(1) 发生机制:主要机制为肺淤血、肺水肿使气体弥散功能降低;肺泡张力、肺循环压力增高刺激呼吸中枢;肺泡弹性减退,其扩张与收缩能力降低,肺活量减少。

(2) 临床特点

1) 仰卧位时加重,坐位时减轻,活动时出现或加重,休息时减轻或缓解。若仅发生在较重体力活动时,休息后可自行缓解,称劳力性呼吸困难,见于心力衰竭早期。

2) 病情较重患者,常被迫采取半坐位或端坐位呼吸,称端坐呼吸。

3) 急性左心衰竭时,常出现阵发性呼吸困难,多在夜间睡眠中发生,称夜间阵发性呼吸困难。发作较轻时表现为胸闷、气促,数分钟后逐渐减轻、缓解;重者气喘、面色青紫、大汗、有哮鸣音、咳浆液性粉红色泡沫样痰、两肺底部有湿性啰音,又称"心源性哮喘"。其发生机理为睡眠时迷走神经兴奋性增高,呼吸中枢敏感性降低;仰卧位时肺活量减少,静脉回心血量增加。

(3) 常见疾病:见于高血压性心脏病、冠心病、风湿性心瓣膜病、心肌炎和心肌病等。

2. 右心衰竭

(1) 发生机制:由于体循环淤血,肝淤血肿大、胸水、腹水等,使呼吸运动受限,或由于酸性代谢产物增多,刺激呼吸中枢出现呼吸困难。

(2) 临床特点:与劳累密切相关,坐位时减轻,肺部听诊两肺底可有湿性啰音。

(3) 常见疾病:主要见于慢性肺心病。

(三) 中毒性呼吸困难

由酸中毒、毒血症和药物中毒等引起的呼吸困难称为中毒性呼吸困难。在尿毒症、糖尿病酮症酸中毒时,由于酸性代谢产物通过外周化学感受器或直接刺激呼吸中枢,出现深长而规则的呼吸,可伴有鼾声,称为酸中毒大呼吸(Kussmaul 呼吸)。急性感染时,由于体温升高和毒性代谢产物刺激呼吸中枢,呼吸频率增快。药物和化学物质如吗啡类、巴比妥类、苯二氮䓬类药物和有机磷杀虫药中毒时,呼吸中枢受抑制,致呼吸变浅慢。

(四) 神经、精神性呼吸困难

重症颅脑疾患如颅脑外伤、脑出血、脑炎、脑膜炎等,呼吸中枢因受增高的颅内压和供血减少的刺激,使呼吸变慢、变深,常伴呼吸节律的异常,如潮式呼吸或间停呼吸。精神或心理因素的影响也可致呼吸困难发作,其特点是呼吸浅表而频数。

(五) 血源性呼吸困难

重度贫血、高铁血红蛋白血症或硫化血红蛋白血症等,因红细胞携氧减少,血氧含量降低,致呼吸加速,心率加快。大出血或休克时,因缺血与血压下降,刺激呼吸中枢而使呼吸加速。

【伴随症状及体征】

呼吸困难常伴以下症状及体征:①胸痛:常为一侧胸痛,见于大叶性肺炎、急性渗出性胸膜炎、自发性气胸、急性心肌梗死、肺梗死等。②发热:最常见于呼吸道感染性疾病。③

咳嗽、咳痰：见于慢性支气管炎、慢性阻塞性肺部疾病、肺脓肿、支气管扩张症、急性左心衰竭、有机磷杀虫药中毒等。④意识障碍：见于脑出血、脑膜炎、尿毒症、糖尿病酮症酸中毒、急性中毒等。

【身心反应】

1. 影响日常活动　顽固的呼吸困难，常迫使患者用力呼吸，导致呼吸功增加。其结果不仅机体代谢随之增加，同时又增加了机体对通气的需求，使原有的呼吸困难更为加重，以致患者无法从事日常的工作、学习和娱乐。

2. 酸碱平衡失调　由于呼吸频率、节律的改变，可致肺泡通气不足，二氧化碳在体内潴留产生高碳酸血症，可产生呼吸性酸中毒。在呼吸性酸中毒的基础上可并发代谢性酸中毒，严重时可出现血压下降、心律失常、甚至心脏停搏。癔症患者常因通气过度而发生呼吸性碱中毒，出现口周、肢体麻木和手足抽搐。

3. 脱水、营养不良　频数的呼吸运动可使机体的水分大量丢失造成脱水。长期呼吸困难患者因呼吸功增加和食欲下降、摄入热量不足使机体处于负代谢状态，机体免疫功能降低。

4. 心理反应　患者常出现易怒、急躁、焦虑，常因小事而吵闹。严重呼吸困难时，患者由于喘憋加剧而有濒死感，可产生精神极度紧张、恐惧。值得注意的是，呼吸困难不仅会导致各种心理反应的出现，同时也受心理因素的影响，紧张、急躁可致呼吸中枢兴奋，加重呼吸困难。

【护理评估】

（一）主观资料

1. 呼吸困难的程度

（1）了解患者本人对呼吸困难的描述。

（2）呼吸困难基本上是一种主观感觉，难以确切衡量其严重程度，临床常用的方法是通过了解呼吸困难与日常生活自理能力的关系来评估，虽不够精确，但简单实用。

1）轻中重分类法

轻度：中度和重度体力活动才引起的呼吸困难。

中度：轻度体力活动所引起的呼吸困难。

重度：休息时也出现呼吸困难。

2）五度分类法，见表2-5-1。

表2-5-1　呼吸困难与日常生活自理能力的关系

	呼吸困难程度	日常生活自理能力
Ⅰ度	日常活动无不适，中、重度体力活动时出现气促	正常，无气促
Ⅱ度	与同龄健康人平地行走无气促，登高或上楼时出现气促	满意，有轻度气促，但日常生活可自理，不需帮助或中间停顿
Ⅲ度	与同龄健康人以同等速度行走时呼吸困难	尚可，有中度气促，日常生活虽可自理，但必须停顿下来喘气，费时、费力
Ⅳ度	以自己的步速平地行走100m或数分钟即有呼吸困难	差，有显著呼吸困难，日常生活自理能力下降，需部分帮助
Ⅴ度	洗脸、穿衣、甚至休息也有呼吸困难	困难，日常生活不能自理，完全需要帮助

2. 呼吸困难发生的速度和持续时间　　如在数分钟或数小时内发生的呼吸困难很可能是支气管哮喘、肺水肿、气胸等引起的。数天或数周内出现的呼吸困难常与心力衰竭、胸腔积液等有关。呼吸困难的时间超过数月或数年常与慢性阻塞性肺疾病、肺动脉高压等有关。

3. 原因及诱因　　询问有无呼吸系统疾病、心血管系统疾病等。诱因：如呼吸道感染、吸入花粉或特殊气体、劳累等。

4. 伴随症状　　如有无发热、胸痛、咳嗽、咳痰等。

5. 呼吸困难引起的身心反应　　如脱水、营养不良、酸中毒、紧张、焦虑、恐惧等。

6. 处理情况　　已采取的措施及效果。

7. 既往发作的情况及对日常生活、工作的影响。

8. 既往史　　如有无哮喘、慢性阻塞性肺部疾病、高血压、冠心病、糖尿病等。

(二) 客观资料

1. 身体评估　　观察呼吸频率、深度和节律的改变，有无三凹症，辅助呼吸肌是否参与呼吸运动。注意心、肺体征，尤其是两侧呼吸音是否对称，啰音的性质与分布，以及心界、心音、心律、杂音与血压。有无颈静脉怒张、肝肿大或下肢浮肿。若为神经肌肉疾患所致呼吸困难，还应进行肌力、肌张力、腱反射、病理反射等神经系统检查。

2. 实验室检查　　血常规及血气分析检查。

3. 其他检查　　胸部 X 线以及肺功能测定。有些病人还应作纤维支气管镜、心电图、超声心动图以及头部 CT 等检查。

【相关护理诊断】

1. 活动无耐力：与呼吸困难有关。

2. 自理缺陷：与呼吸困难有关。

3. 气体交换受损：与急性上呼吸道梗阻、感染、肺炎或心肺功能不全有关。

4. 语言沟通障碍：与重度喘息有关；与人工气道、机械通气有关。

(李英华)

第六章 咯 血

咯血（hemoptysis）是指喉及喉以下呼吸道或肺组织的出血经口腔排出者。

【病因与发生机制】

引起咯血的原因较多，以呼吸系统和心血管疾病为常见。

(一) 呼吸系统疾病

以肺结核、支气管扩张、支气管肺癌最为常见，支气管炎、肺炎、肺脓肿、肺吸虫病等也可引起咯血，但一般为血痰。其发生机制主要是病变损害呼吸道粘膜或肺毛细血管，使其通透性增高，或侵蚀小血管使其破裂出血。

(二) 心血管疾病

以风湿性心脏病二尖瓣狭窄较为常见，急性左心衰竭、肺梗死等也可引起咯血。小量咯血或痰中带血多由于肺淤血致肺泡壁或支气管内膜毛细血管破裂所致；支气管粘膜下层支气管静脉曲张破裂，常致大咯血。

(三) 其他

1. 血液病 如血小板减少性紫癜、白血病、血友病、再生障碍性贫血等。
2. 急性传染病 如流行性出血热、肺出血型钩端螺旋体病等。
3. 自身免疫性疾病 如白塞病、系统性红斑狼疮等。
4. 子宫内膜异位症、外伤及各种原因所致的弥漫性血管内凝血等也可发生咯血。

【临床表现】

(一) 年龄

青壮年咯血多见于肺结核、支气管扩张症、二尖瓣狭窄等，40岁以上有长期大量吸烟史者，要高度警惕支气管肺癌。

(二) 咯血的先兆

咯血前常有胸闷、喉痒、咳嗽等先兆。

(二) 咯血的颜色和性状

肺结核、支气管扩张症、肺脓肿、出血性疾病，咯血颜色鲜红；铁锈色血痰主要见于肺炎球菌所致大叶性肺炎、肺吸虫病和肺泡出血；砖红色胶冻样血痰主要见于肺炎杆菌肺炎。二尖瓣狭窄肺淤血咯血一般为暗红色，左心衰竭肺水肿时咯浆液性粉红色泡沫样血痰，并发肺梗死时常咯粘稠暗红色血痰。

(三) 咯血量

咯血少则仅有少量血痰，多则短时间内咯血不止。持续时间亦长短不等。一般将每日咯血量在100ml以内称为小量咯血，100～500ml为中等量，500 ml以上（或一次咯血300～500 ml）为大量咯血。咯血量的多少与受损血管的性质及数量有直接关系，与病情的严重程度不完全一致。大量咯血可在瞬间危及生命，而小量咯血虽不在短时间内危及生命，但可能是肺癌的早期表现。

【伴随症状及体征】

咯血常伴有以下症状及体征：①发热：见于肺结核、肺炎、肺脓肿、流行性出血热等。

肺结核患者常伴低热、盗汗、干咳。②胸痛：见于大叶性肺炎、肺结核、支气管肺癌等。③大量脓痰：见于支气管扩张症、肺脓肿等。

【身心反应】

1. 窒息　窒息为咯血的重要致死原因，其表现为：在大量咯血过程中，病人咯血突然减少或中止，出现气促、表情紧张、惊恐或烦躁不安，很快发生颜面青紫、全身抽搐，进而心跳、呼吸停止，病人死亡。

2. 肺不张　血块堵塞支气管后引起肺叶或肺段不张，表现为呼吸困难、胸闷、气急、一侧呼吸音减弱或消失。

3. 肺部感染　咯血后血液滞留于支气管可继发感染，表现为发热、咳嗽加剧等。

4. 失血性休克　大量咯血可致血压下降、贫血，重者出现休克而危及生命。

5. 心理反应　无论咯血量多少，患者均可产生不同程度的焦虑和恐惧。少量持续咯血者，常因对病因的猜疑、担心咯血不止、害怕进一步检查等而感到不安、焦虑，很多患者因此而失眠、食欲下降。大量咯血的病人常有紧张不安、恐惧等强烈的心理反应。

【护理评估】

(一) 主观资料

1. 明确是否为咯血　有些病人会将上呼吸道（鼻、咽、喉）、口腔、甚至将上消化道出血（呕血）说成咯血，需加以鉴别（表2-6-1）。

表2-6-1　咯血与呕血的鉴别

	咯　血	呕　血
病因	肺结核、支气管扩张、肺癌、肺炎、肺脓肿、心脏病等	消化性溃疡、肝硬化、急性糜烂出血性胃炎、胃癌等
出血前症状	喉部痒感、胸闷、咳嗽等	上腹不适、恶心、呕吐等
出血方式	咯出	呕出，可呈喷射状
血色	多为鲜红	多为棕黑、暗红
血中混有物	痰、泡沫	食物残渣、胃液
反应	碱性	酸性
黑便	无，如咽下可有	有，可为柏油样便，呕血停止后仍持续数日
出血后痰性状	常有血痰数日	无痰

2. 咯血情况　此次咯血持续的时间、咯出血液的颜色、咯血频率与大致的咯血量、咯血前有无胸痛、喉痒等先兆，此次咯血是初发还是复发，若为复发还应了解以往咯血情况。

3. 原因及诱因　询问有无呼吸系统疾病、心血管系统疾病、血液病等，有无诱因。

4. 伴随症状　是否有发热及胸痛等症状。

5. 咯血引起的身心反应　如有无焦虑、恐惧等心理障碍。

6. 处理情况　已采取的措施，如应用止血药的名称、剂量及效果等。

7. 对工作与生活的影响　是否影响日常工作与生活，影响的方式与程度。

8. 既往史　如有无肺结核、支气管扩张症等。

9. 个人史　如是否长期接触粉尘，吸烟者吸烟的数量与时间，是否到过肺吸虫病流行区，咯血的女病人则应了解其咯血与月经周期的关系。

(二) 客观资料

1. 身体评估　重点是生命体征、意识状态、皮肤粘膜的色泽、全身营养状况、心音及杂音、肺部体征,尤其是呼吸音和啰音的变化。

2. 实验室检查　血常规、痰细菌学、结核菌、癌细胞及寄生虫的检查等。

3. 其他检查　胸部X线、CT检查,纤维支气管镜检查,支气管肺组织或淋巴结组织检查,支气管造影等。

【相关护理诊断】

1. 有窒息的危险:与大量咯血有关;与咯血伴意识障碍有关;与无力咳嗽致血液滞留于气道有关。

2. 有感染的危险:与血液滞留于支气管有关。

3. 焦虑:与咯血不止有关;与对进一步的检查及结果感到不安有关。

4. 恐惧:与大量咯血有关。

5. 体液不足:与大量咯血致循环血量不足有关。

6. 潜在并发症:休克。

(李英华)

第七章 紫 绀

紫绀（cyanosis）又称发绀，是指血液中还原血红蛋白增多，使皮肤、粘膜呈青紫色的现象。紫绀在皮肤较薄、色素较少和毛细血管丰富的部位，如口唇、鼻尖、颊部和甲床等处较明显。广义紫绀还包括由于异常血红蛋白衍化物所致的皮肤、粘膜呈青紫色的现象。

【发生机制】

引起紫绀的基本原因是由于血液中还原血红蛋白绝对含量增多。还原血红蛋白的浓度可用血液内氧的未饱和度来表示。当毛细血管血液的还原血红蛋白量超过 50g/L（5g/dl）时，皮肤、粘膜呈青紫色。因此，严重贫血病人（血红蛋白量 < 40～50g/L 时），即使几乎全部血红蛋白都处于还原状态，也不致引起紫绀。

异常血红蛋白所引起的紫绀较少见，临床上当高铁血红蛋白达 30g/L（3g/dl）时，硫化血红蛋白达 5g/L（0.5g/dl）时，亦可出现紫绀。

【病因和临床表现】

（一）血液中还原血红蛋白含量增多

1. 中心性紫绀　是由于心、肺疾患导致的动脉血氧饱和度降低所引起。紫绀的特点是全身性的，除四肢及面颊外，也见于粘膜与躯干皮肤，紫绀部位的皮肤温暖。

（1）肺性紫绀：见于各种严重的呼吸系统疾病，如呼吸道（喉、气管、支气管）阻塞、肺部疾病（肺炎、肺淤血、肺水肿、肺气肿等）、胸膜疾患（大量胸腔积液、气胸等）。出现紫绀的原因是由于呼吸功能不全、肺氧合作用不足，因而体循环毛细血管中还原血红蛋白增多，因而出现紫绀。

（2）心性混血性紫绀：见于先天性心脏病，如法洛（Fallot）四联症。出现紫绀的原因是由于右向左分流，体循环动脉血与静脉血相混合，部分静脉血未通过肺进行氧合作用，而经由异常通道流入体循环动脉中，如分流量超过心输出量的 1/3 时即可出现紫绀。

2. 周围性紫绀　是由于周围血循环障碍所致。紫绀的特点是紫绀出现在肢体的下垂部位和末梢部位，如颜面、耳垂、肢端，这些部位的皮肤发凉，此点有助于与中心性紫绀鉴别。

（1）淤血性紫绀：见于右心功能不全、缩窄性心包炎等。系因体循环淤血，周围血流缓慢，氧在组织中消耗过多所致。

（2）缺血性紫绀：见于严重休克。出现紫绀的原因是由于周围血管痉挛收缩，心输出量减少，循环血量不足，组织缺血、缺氧，使皮肤、粘膜呈青紫色。

3. 混合性紫绀　中心性紫绀与周围性紫绀并存称为混合性紫绀。见于心功能不全。因肺淤血，血液在肺内氧合作用不足，并且周围血流缓慢，氧在组织中消耗过多所致。

（二）血液中含有异常血红蛋白衍化物

1. 高铁血红蛋白血症　某些药物或化学制剂，如伯氨喹、磺胺类、非那西丁、亚硝酸盐、苯胺等中毒，可使血红蛋白分子的二价铁变为三价铁，失去与氧结合的能力，血液中高铁血红蛋白增高，达 30g/L 时即可出现紫绀。紫绀的特点是急骤出现、暂时性，病情危重。此外，由于进食大量含有亚硝酸盐的变质蔬菜，也可出现青紫，称为肠源性紫绀。自幼即有紫绀，而无心、肺疾患，为先天性高铁血红蛋白血症。

2. 硫化血红蛋白血症　凡能产生高铁血红蛋白的药物或化学制剂也能产生硫化血红蛋白，如病人同时服用某些含硫的药物或有便秘，在肠内形成硫化氢，硫化氢作用于血红蛋白，产生硫化血红蛋白，当血中硫化血红蛋白浓度达 5g/L 时即可出现紫绀。

【伴随症状及体征】

紫绀可伴有以下症状及体征：①突然发作的呼吸困难：见于急性呼吸道阻塞或气胸。②严重呼吸困难：见于心功能不全或严重肺部疾病。③衰竭状态或意识障碍：见于休克、急性心功能不全、药物或化学药品中毒。④杵状指（趾）：见于紫绀型先天性心脏病、某些慢性肺部疾病。

【护理评估】

（一）主观资料

1. 紫绀情况　询问紫绀出现时间、部位、严重程度，从出生或幼年开始出现紫绀，提示有先天性心脏病或先天性高铁血红蛋白血症。中心性紫绀是全身性的；周围性紫绀出现于肢体的下垂部位和末梢部位。

2. 伴随症状　有无呼吸困难、意识障碍等。

3. 处理经过　应用药物的名称、剂量、效果等。

4. 既往史　询问有无心、肺疾病史；应用药物或化学制剂史；进食变质蔬菜史等。

（二）客观资料

1. 身体评估　生命体征、紫绀的严重程度、部位、颜色、局部温度、有无杵状指（趾）、心肺疾病体征、水肿等。

2. 实验室检查　如血液气体分析等。

3. 其他检查　如胸部 X 线摄影、肺功能检查、B 型超声波检查等。

【相关护理诊断】

1. 气体交换受损：与心功能不全所致肺淤血有关；与肺部疾病所致肺氧合作用不足有关等。

2. 低效性呼吸型态：与气道阻塞致通气功能障碍有关；与气胸所致肺扩张受限有关等。

3. 活动无耐力：与肺功能不全所致低氧血症有关；与心功能不全所致氧供需失调有关等。

（吴光煜）

第八章 恶心与呕吐

恶心（nausea）是上腹部的一种特殊不适感觉，是欲将胃内容物经口吐出。轻度恶心可有上腹部不适、胀满感觉。严重恶心常伴有自主神经功能紊乱的表现，如头晕、出汗、流涎、心率改变、血压降低、四肢厥冷等。

呕吐（vomiting）是将胃或部分小肠内容物不自主地经贲门、食管逆流出口腔的一种复杂的反射动作。

呕吐的过程可分为三个阶段，恶心、干呕与呕吐。恶心、干呕可为呕吐的前驱症状，也可单独存在，或只有呕吐而无恶心。

【发生机制】

在延髓中有两个功能不同的呕吐机构：一个是呕吐中枢（vomiting center），位于延髓外侧网状结构背部；另一个是化学感受器触发带（chemoreceptor trigger zone，CTZ），位于呕吐中枢附近的第四脑室底部。呕吐中枢接受来自大脑皮层、心脏、消化系统、泌尿系统、前庭器官及化学感受器触发带的神经传入冲动，引起协调的呕吐反射动作。化学感受器触发带本身不能直接引起呕吐动作，但可接受引起呕吐的化学物质或药物（如洋地黄、阿朴吗啡等）及内生代谢产物的刺激，然后由此发出神经冲动，传至呕吐中枢，引起呕吐。

各种冲动刺激呕吐中枢，达到一定强度，再由呕吐中枢发出冲动，支配咽、喉部的迷走神经；支配食管及胃的内脏神经；支配膈肌的膈神经；支配肋间肌及腹肌的脊神经，这些神经及肌肉的协调动作完成呕吐的全过程。呕吐时首先是幽门收缩与关闭，胃逆蠕动，胃底充盈，继而贲门开放，同时腹肌收缩，横膈下降，腹压增高，胃被压挤，迫使胃内容物通过食管、经口排出体外。与此同时声门反射性关闭，呼吸停止，软腭、舌骨、喉头抬举，关闭鼻咽及会厌通道，以防胃内容物进入鼻腔及呼吸道。

恶心的发生机理与呕吐基本相同，二者的区别仅在于呕吐中枢接受冲动的强度不同。若胃逆蠕动较弱，或贲门不开放，胃内容物无从排出，患者即有欲吐的感觉，则为恶心。

【常见病因及临床表现】

(一) 中枢性呕吐

由于中枢神经系统、化学感受器触发带的刺激引起呕吐中枢兴奋而发生的呕吐，称为中枢性呕吐。常见病因如下：

1. 颅内压增高　各种病原引起的中枢神经系统感染如脑膜炎、脑炎；脑血管病如脑出血、脑梗塞、高血压脑病等；颅脑外伤如脑震荡、颅内血肿等；颅内占位性病变如脑肿瘤、脑脓肿，均可引起颅内压增高而发生呕吐。呕吐呈喷射性而且相当严重，多不伴有恶心，但可伴有剧烈头痛及不同程度的意识障碍。呕吐与饮食无关。

2. 前庭功能障碍　临床常见为梅尼埃综合征、晕车、晕船、迷路炎和基底动脉供血不足累及前庭神经核时，均可发生呕吐。呕吐较重，亦可为喷射性，并多伴有眩晕。

3. 精神性呕吐　多见于青年女性，反复发作，呕吐的发生或加重与精神或情绪因素有关。常无恶心，食后立即呕吐，每次吐出量不多，吐完后可再进食，营养状态无明显改变。

4. 化学感受器触发带受刺激　如糖尿病酮中毒、尿毒症、代谢性酸中毒、低血钠、低血氯、早期妊娠等；某些药物如阿朴吗啡、洋地黄、某些抗生素、各种抗癌药等；令人厌恶的景象与气味，以上均可使化学感受器触发带受刺激，引起呕吐中枢兴奋而发生恶心、呕吐。此类呕吐的特点是呕吐常伴有明显的恶心。

（二）反射性呕吐

由内脏末梢神经传来的冲动，通过自主神经传入纤维刺激呕吐中枢引起呕吐，称为反射性呕吐。常见病因如下：

1. 消化系统疾病

（1）胃及十二指肠疾病：如急性胃炎可引起明显的恶心、呕吐，同时有上腹痛或不适，呕吐后腹痛可缓解。慢性胃炎恶心多见，但呕吐不重。幽门梗阻时，呕吐重且呕吐物量大，并有隔夜食物及酸臭味。

（2）肠道疾病：急性肠炎在恶心、呕吐同时伴有腹泻。急性阑尾炎早期症状为上腹痛、恶心、呕吐，随后有转移性右下腹痛。肠梗阻也可引起恶心、呕吐。

（3）肝、胆、胰腺疾病：肝炎、肝硬化可出现顽固性恶心、呕吐，同时可伴有黄疸。急性胆囊炎、胆石症，皆可引起恶心、呕吐，但不严重，同时可伴有发冷、发热及黄疸。急性胰腺炎在发生严重恶心、呕吐的同时，还伴有严重上腹痛及发热，有的病人可有黄疸或休克表现。

2. 其他系统疾病

（1）急性心肌梗死：在恶心、呕吐同时伴有胸痛、胸闷、心悸、呼吸困难等。

（2）泌尿、生殖系统疾病：如尿路结石，肾绞痛发作时可有恶心、呕吐。宫外孕破裂时可发生恶心、呕吐，但主要为腹痛。

（3）闭角型青光眼：由于眼压升高，经三叉神经的反射作用引起恶心、呕吐，同时并伴有剧烈头痛及视力障碍等。

【伴随症状及体征】

恶心、呕吐可有下列伴随症状及体征：①剧烈头痛及神志障碍：见于中枢神经系统疾病。②眩晕：见于前庭器官疾病或基底动脉供血不足。③腹痛：见于腹腔脏器炎症、肠梗阻及脏器破裂等。④胸痛：见于心肌梗死、肺梗死等。

【身心反应】

1. 水、电解质及酸碱平衡紊乱　从生理意义上讲，呕吐是一种保护性反射，可将消化道内的有害物质排出，从而对机体起保护作用，但剧烈、频繁的呕吐造成大量胃液丢失（胃液中含盐酸、钾及钠离子），可引起水、电解质及酸碱平衡紊乱。

2. 营养障碍　长期呕吐不能进食，可发生营养障碍。

3. 窒息或肺部感染　有神志障碍患者，呕吐时可发生误吸而引起窒息或肺部感染。

4. 上消化道出血　剧烈呕吐还可引起胃和食管连接处粘膜撕裂（Mallory-Weis laceration）而致上消化道出血。

5. 心理反应　恶心、呕吐给病人带来明显不适感，严重、频繁呕吐则会给病人带来很大痛苦，使病人产生紧张、烦躁不安、焦虑，也可因害怕呕吐而不敢进食。化疗病人甚至因惧怕呕吐而拒绝治疗。

【护理评估】

（一）主观资料

1. 呕吐情况　询问呕吐发生时间，持续时间，发生缓急，呕吐次数，呕吐物量、颜色、气味及混合物（如胆汁、血液），呕吐方式，呕吐前是否伴有恶心，呕吐与饮食的关系等。

2. 原因及诱因　原因如中枢神经系统感染、晕车、急性胃炎、肝炎、药物等。诱因如有无乘车（船）、精神刺激、厌恶的景象及气味等。

3. 伴随症状　有无发热、头痛、神志障碍、眩晕、腹痛等症状。

4. 恶心、呕吐引起的身心反应　评估食欲情况及体重变化，以确定有无营养障碍；心理反应如紧张、焦虑等。

5. 处理经过　如应用抗菌药、止吐药、保肝药名称，剂量，效果，不良反应等。

6. 既往史及用药史　询问有无高血压、脑外伤、溃疡病、肝胆系统疾病、肾脏疾病、糖尿病等病史，月经史及用药史。

（二）客观资料

1. 身体评估　生命体征、体重、精神及神志状态、脱水征、皮肤黄疸、眼球震颤、瞳孔大小、腹部外形、肌紧张、压痛、反跳痛、胃肠型、蠕动波、肠鸣音、脑膜刺激征等。

2. 实验室检查　血、尿及便常规、尿酮体、血清电解质，必要时作肝、肾功能检查。

3. 其他检查　心电图、胸或腹部X线检查、B型超声波检查、纤维内镜、脑脊液检查等。

【相关护理诊断】

1. 体液不足/有体液不足的危险：与呕吐引起体液丢失过多有关；与呕吐所致摄入量减少有关。

2. 营养失调：低于机体需要量：与呕吐及食物摄入量不足有关。

3. 潜在并发症：窒息；肺部感染。

（吴光煜）

第九章 呕 血

上消化道疾病（Treitz 韧带以上的消化器官，包括食管、胃、十二指肠、肝、胆、胰腺）或全身性疾病所致的急性上消化道出血，血液经胃从口腔呕出者称为呕血（hematemesis）。呕血为一种急症，如不及时抢救可危及病人生命。

【常见病因】

(一) 消化系统疾病

1. 食管疾病　如食管炎、食管癌、食管异物、食管外伤等。
2. 胃及十二指肠疾病　消化性溃疡、某些消炎止痛药（如阿司匹林、消炎痛等）、应激性溃疡、急性糜烂性胃炎、胃癌等。
3. 肝、胆和胰腺疾病　肝硬化所致的食管和胃底静脉曲张破裂、急性出血性胆管炎、胆囊癌、胰腺癌等。

(二) 血液及造血系统疾病

如血小板减少性紫癜、白血病、血友病、弥漫性血管内凝血及再生障碍性贫血等。

(三) 其他全身性疾病

如尿毒症、某些传染病（如流行性出血热、钩端螺旋体病、暴发性肝炎）、肺性脑病等。

【临床表现】

在呕血之前先觉上腹部不适、恶心，随即呕出血性胃内容物。上消化道出血可表现为呕血与黑便，呕出血液的颜色可因出血量的多少及在胃内停留时间的久暂而不同。如出血量较大，且在胃内存留时间短，则血色鲜红或混有血块，或为暗红色。如出血量不大，而且在胃中存留时间较久，因胃酸的作用使血红蛋白转变为酸化正铁血红蛋白，故可呕出咖啡样物。若出血量较大，且在胃肠停留时间较长，血液在肠道内分解后，其中的铁经肠道内大肠杆菌的作用后变成黑色硫化铁，硫化铁可刺激肠粘膜分泌粘液，使粪便表面发亮而呈柏油样，即柏油便，在出血后 4h 即可排出。如果出血量在 5ml 左右，大便隐血试验可呈阳性。胃内存血 300ml 左右时，即可发生呕血。呕血一般都伴有黑便，而黑便不一定都伴有呕血，呕血和黑便是上消化道出血的特征性表现。

【伴随症状和体征】

呕血可伴有下列症状及体征：①腹痛：常见于胃及十二指肠溃疡病、慢性胃炎、胃癌等。②黄疸、肝脾肿大或腹水：常见于肝硬化、暴发性肝炎、肝癌等。③皮肤、粘膜出血：多见于出血性疾病，如血小板减少性紫癜、白血病、再生障碍性贫血等。④发热：常见于流行性出血热、急性白血病、肝癌等。

【身心反应】

1. 急性周围循环衰竭　上消化道出血病人除有呕血与黑便外，如出血量 < 1000ml，病人可有头晕、心悸、出汗、乏力、脉搏增快等急性失血表现。若出血量达 1500~2500ml（有效循环血量的 30%~50%）时，即出现急性周围循环衰竭（失血性休克），表现为脉搏细数、血压下降、心音低钝、皮肤湿冷及出现花斑、静脉充盈差或塌陷等，严重时可出现重要脏器的功能衰竭。

2. 贫血症状 呕血早期红细胞及血红蛋白测定变化不大，3~4h 以后，由于组织液渗入血管内及输液，使血液稀释，出现贫血表现。如反复或持续小量出血，也可引起贫血表现，出现头晕、耳鸣、乏力、心悸、气短、食欲不振等一系列症状。体征可有面色苍白、心率增快、心尖部可有收缩期吹风样杂音等。

3. 氮质血症 消化道出血后，血红蛋白的分解产物在肠道内被吸收，故可使血中尿素氮升高。一般在出血后数小时即可增高，24~48h 达高峰，但都不超过 14mmol/L(40mg/dl)，3~4d 恢复正常。

4. 发热 上消化道大出血的患者，一般在 24h 内可出现发热，大多在 38.5℃ 以下，可持续数日或 1 周左右。这可能与血液分解产物的吸收、血容量减少有关。

5. 心理反应 由于突然出现呕血或黑便，病人常非常紧张，甚至恐惧。如持续出血不止，病人常因考虑出血的原因及担心出血对机体产生的不利影响而产生焦虑。

【护理评估】

(一) 主观资料

1. 呕血情况 询问呕血时间、次数、呕血量、颜色及有无混杂食物；黑便的次数、黑便量等。应注意排除口腔、鼻、咽喉等部位的出血及咯血。此外，因进食大量动物血、铁剂等也可使呕吐物呈咖啡色或出现黑便，应注意区别。

2. 诱发因素 如暴饮暴食、进食油煎的粗硬食品或刺激性食物、酗酒、过度劳累，或精神紧张、过度忧虑等精神因素，均可诱发呕血。

3. 伴随症状 是否伴有腹痛、黄疸、皮肤粘膜出血、发热等。

4. 呕血引起的身心反应 是否有贫血症状、发热及紧张、恐惧、焦虑等心理反应。

5. 处理经过 应用的止血措施、药物名称、剂量、效果、不良反应等。

6. 既往史 有无溃疡病史、肝病史、血液病史、服药史（如水杨酸制剂、糖皮质激素、消炎痛）及酗酒史等，以明确出血原因。还应询问既往有无类似出血史。

(二) 客观资料

1. 身体评估 生命体征、神志状态、皮肤及粘膜有无黄疸、苍白、出血点或紫斑、有无淋巴腺肿大、心脏速率、节律、杂音、腹部压痛、腹壁静脉曲张、腹水征、肠鸣音等。

2. 实验室检查 血常规、血小板、红细胞压积、尿比重、肝功能、尿素氮、大便隐血，必要时查血清电解质、二氧化碳结合力等。

3. 其他检查 纤维内镜、X 线钡餐造影。如有条件时可做血管造影及放射性核素检查，有利于活动性出血的定位诊断。

【相关护理诊断】

1. 组织灌注量改变：与呕血所致血容量减少有关。
2. 活动无耐力：与呕血所致贫血有关。
3. 有营养失调：低于机体需要量的危险：与消化道出血所致摄入量减少有关。
4. 知识缺乏：缺乏呕血病因及防治知识。
5. 恐惧：与消化道出血对生命及自身健康的威胁有关。
6. 潜在并发症：休克。

(吴光煜)

第十章 腹 泻

腹泻（diarrhea）是指排便次数较平时增加，且粪质稀薄、容量及水分增加，并含有异常成分，如未消化的食物、粘液、脓血及脱落的肠粘膜等。腹泻时常伴有腹痛及里急后重感。

正常排便次数因人而异，每日2～3次或隔2～3d一次，但排出水量每日不应超过200ml，粪便成型，不含有异常成分。

病程不足2个月者为急性腹泻，超过2个月者为慢性腹泻。

【发生机制】

腹泻的发生常不是单一因素所致，有些腹泻是通过几种机理共同作用而产生，根据其发病机理可分为以下几种：

（一）渗出性腹泻

此种腹泻是因炎症、溃疡、肿瘤浸润，使病变处的血管、淋巴管、粘膜受到损害，局部血管通透性增加，蛋白质、血液渗出及粘液分泌增加，进入肠道而发生腹泻。

（二）渗透性腹泻

由于水溶性物质吸收障碍，使肠腔内渗透压增加，影响水的吸收，肠内容积增大，肠管扩张，肠蠕动加速，从而发生腹泻。如乳糖酶缺乏或服用硫酸镁、甘露醇引起的腹泻。

（三）分泌性腹泻

分泌性腹泻主要是小肠，特别是空肠分泌大量电解质，继而增加水的分泌，致使肠腔内容积增大，肠蠕动加速发生腹泻。

（四）吸收不良性腹泻

由肠粘膜吸收面积减少或肠道消化、吸收功能障碍引起的腹泻，如肠大部切除引起的肠粘膜吸收面积减少；胃、胰腺、肝胆系统疾病引起胃酸、胰液、胆汁分泌减少，引起蛋白质、脂肪、淀粉消化、吸收不良所致的腹泻。

（五）动力性腹泻

肠蠕动加快，致使应在肠道内吸收的物质不能被吸收，如胃肠功能紊乱、甲状腺功能亢进症等所引起的腹泻。

【病因】

（一）急性腹泻

1. 病原体感染　如细菌、病毒、阿米巴原虫等引起的细菌性痢疾、霍乱、细菌性食物中毒、轮状病毒腹泻、急性阿米巴痢疾等。

2. 急性中毒　如发芽马铃薯、河豚中毒；化学毒物如有机磷中毒等。

3. 全身性疾病　如大叶性肺炎、尿毒症、过敏性紫癜、败血症等。

4. 其他　进食过多生冷、油腻食物或饮食不节制等。

（二）慢性腹泻

1. 胃、胰及肝、胆源性　如萎缩性胃炎、胃大部切除、慢性胰腺炎、胰腺癌、肝脏疾病、胆道梗阻等所引起的腹泻。

2. 肠源性　　如慢性细菌性痢疾、慢性阿米巴痢疾、肠结核、溃疡性结肠炎、肠道肿瘤等所引起的腹泻。

3. 全身性疾病　　如甲状腺功能亢进症、神经官能症等所引起的腹泻。

【临床表现】

（一）急性腹泻

起病急、排便次数多，每日可达10多次或数十次，呈稀便，粪便含水分量大，并可混有脓、血或粘液，常伴有腹痛、里急后重或发热。如急性细菌性痢疾每日排便10多次或以上，为脓血便，常伴有发热及里急后重感。急性食物中毒排便次数多，排泄量大，为稀水便，伴腹痛，无里急后重感。

（二）慢性腹泻

起病缓慢，也可因急性腹泻迁延不愈转为慢性。每日排便数次，可为稀便，也可混有脓、血或粘液，或未消化的食物及脱落的肠粘膜等，也可伴有腹痛。

【伴随症状及体征】

腹泻常伴有以下症状及体征：①发热：常见于急性细菌性痢疾、伤寒、溃疡性结肠炎急性发作期等。②明显脱水：常见于霍乱、细菌性食物中毒等。③里急后重感：常见于急性细菌性痢疾、直肠炎症等。④明显消瘦：常见于胃肠道恶性肿瘤、肠结核等。

【身心反应】

1. 脱水、电解质紊乱　　因急性腹泻可在短时间内丢失大量水分及电解质，故易引起脱水、电解质紊乱和代谢性酸中毒，出现尿少、皮肤粘膜干燥、皮肤弹性减低、眼窝凹陷、腹胀、肌肉无力等症状和体征。严重体液丧失，还可造成低血容量性休克。

2. 脱肛及肛周皮肤损害　　由于频繁排便及粪便刺激可造成脱肛及肛周皮肤糜烂。

3. 营养障碍　　长期慢性腹泻可导致营养障碍，多种维生素缺乏，体重下降，甚至发生营养不良性水肿。

4. 心理反应　　急性腹泻病人由于疾病痛苦，可引起焦虑、恐惧。长期慢性腹泻还可对患者工作、学习及生活造成影响，每当机体抵抗力降低，如受凉、劳累、饮食不当或情绪波动时常可引起腹泻急性发作，因此病人可产生紧张、焦虑、忧郁等心理障碍。

【护理评估】

（一）主观资料

1. 腹泻情况　　询问起病缓急、病程、每日大便次数、大便量、性状、颜色、气味、混杂物等。

2. 原因及诱因　　询问有无急性肠道感染、食物中毒、饮食不节制等。诱因如有无饮食不当、吃不洁食物、受凉、过劳、过度紧张等。

3. 伴随症状　　如有无发热、里急后重、消瘦等。

4. 腹泻引起的身心反应　　如有无水、电解质紊乱表现；有无肛周皮肤损害表现；有无营养障碍及情绪改变等。

5. 处理情况　　发病后应用过的治疗药物、剂量、效果等，如感染引起的腹泻常用抗菌药或抗原虫药，应注意其效果及不良反应。

5. 既往史　　询问有无慢性胃、胰腺、肝、胆、肠道疾病；结核及甲状腺机能亢进症等病史；食物中毒或化学毒物中毒史。

(二) 客观资料

1. 身体评估　生命体征、体重、神志状况、营养状态、口腔粘膜有无干燥、皮肤弹性、腹部压痛、肠鸣音、肛门周围皮肤等。

2. 实验室检查　腹泻病人大便常规及大便培养常作为常规检查项目，疑有电解质紊乱时应查血清电解质，必要时查肝、肾功能等。

3. 其他检查　可做 X 线钡餐造影、B 型超声波、内镜检查等。

【相关护理诊断】

1. 腹泻：与病原体感染有关；与溃疡性结肠炎有关；与胃大部切除有关等。
2. 体液不足/有体液不足的危险：与腹泻所致体液丢失过多有关。
3. 有营养失调：低于机体需要量的危险：与腹泻、摄入减少或消化、吸收障碍有关。
4. 有皮肤完整性受损/有皮肤完整性受损的危险：与排便次数增多及排泄物刺激有关。
5. 焦虑：与慢性腹泻迁延不愈有关。

（吴光煜）

第十一章 便 秘

排便次数减少，每 2～3d 或更长时间排便一次，无规律性，粪质干硬，常伴有排便困难感，称为便秘（constipation）。是消化系统的常见症状之一。

【发生机制】

食物经胃进入小肠，在小肠内消化、吸收，未经消化的食物残渣从小肠进入大肠。大肠内的细菌能将食物残渣发酵、腐败，最后在降结肠形成成形粪便。直肠在通常状态下呈空虚状态，当降结肠及乙状结肠将贮存的粪便推入直肠后，直肠突然膨胀，兴奋直肠感受器，通过传入神经到达脊髓的排便中枢，由此中枢向大脑皮层发出冲动，使人感到便意。同时通过排便中枢反射，再通过传出神经至效应器官，引起一系列肌肉活动，直肠平滑肌推动性收缩，肛门内、外括约肌松弛，骨盆肌提升，腹肌与膈肌收缩致腹内压升高，将粪便从肛门排出体外。

粪便从肠内排出体外需具备以下条件：①有足够引起正常肠蠕动的肠内容物，饮食量及食物所含的纤维适量，并有足够的水分。②胃肠道无梗阻，消化、吸收、蠕动正常。③肠神经装置正常，有正常的排便反射。④参与排便的肌肉如腹肌、膈肌、骨盆底肌功能正常。

【常见病因】

便秘有几种分类方法，按起病速度分类，可分为急性便秘和慢性便秘；按有无器质性病变分类，可分为功能性便秘和器质性便秘；按粪便积存部位分类，可分为结肠性便秘和直肠性便秘。下面按有无器质性病变分类法进行讨论：

（一）功能性便秘

1. 肠内容物减少　食量太少及食物中纤维素太少、饮水过少或脱水时，使肠内容物减少，不能对肠道粘膜产生有效刺激，因而肠蠕动减弱，由此产生便秘。

2. 结肠平滑肌张力减弱　年老体弱、长期卧床、某些消耗性疾病，可使结肠平滑肌张力减弱，肠蠕动减慢，而引起便秘。

3. 自然排便反射受抑制　病人经常故意抑制排便动作；或由于精神、工作过度紧张而忽视便意；或由于排便习惯受干扰，如时间、地点、生活改变等，均可使自然排便反射受到抑制，从而发生便秘。

4. 自主排便反射减弱　经常服用泻药或灌肠，可使直肠粘膜的反应性降低，甚至造成对药物或灌肠的依赖，使自主排便反射减弱，形成便秘。

5. 参与排便的肌肉收缩力减弱　当参与排便的主要肌肉如膈肌、腹肌、骨盆底肌等收缩力减弱时，推动粪便力量不足，于是产生便秘，常见于慢性肺气肿、重度营养不良、多次妊娠等。

6. 结肠蠕动功能减弱　某些药物如吗啡类药、抗胆碱能药物、镇静剂、钙通道阻断剂等，可使结肠蠕动功能减弱或消失。

（二）器质性便秘

1. 肛门或直肠附近的疼痛性疾病　如肛裂、痔疮、肛门周围脓肿或溃疡等，均可引起肛门括约肌痉挛，使排便疼痛而惧怕排便，产生便秘。

2. 梗阻性便秘 由于机械性梗阻，使肠内容物运行障碍所致。肠内梗阻常见于结肠癌、肠扭转等；肠外梗阻常见于手术后粘连、粘连型结核性腹膜炎、妊娠等。

3. 肠肌松弛 全身性疾病使肠肌松弛，排便无力，如尿毒症、糖尿病等。

【临床表现】

便秘一般多无特殊表现，因便秘由不同病因所致，因此常见原发病的各种临床表现，如各种原因引起的肠梗阻所致的急性便秘，病人可有腹痛、腹胀、甚至恶心、呕吐。

便秘时，粪便干硬，排便困难，排便时可有左下腹痉挛性疼痛与下坠感。

【伴随症状和体征】

便秘常伴有以下症状及体征：①急性腹痛、腹胀、呕吐：需考虑有肠梗阻的可能。②便血及肛门周围疼痛：见于肛门疾病所致，如肛裂、痔等。③腹痛、便秘与腹泻交替出现：见于肠结核及结肠肿瘤等。④消瘦、贫血或粪便变细：见于结肠癌或直肠癌。

【身心反应】

1. 全身症状 慢性便秘由于粪便不能及时排出体外，部分病人可有头痛、头晕、腹胀、腹部不适、食欲不振、口苦、乏力等全身症状，但一般不重。

2. 易引起肛裂、痔疮 因粪便坚硬，在排便时用力，可引起肛门疼痛，并可发生肛裂。便秘还可造成直肠、肛门过度充血，久之易致痔疮，造成大便带血或便血。

3. 使原有疾病加重 呼吸系统疾病病人，在用力排便时，可影响呼吸或加剧呼吸困难。冠心病病人，在用力排便时，可造成心肌严重缺血，产生心悸、气短，甚至猝死。高血压病人，在用力排便时，使血压升高，严重者可造成脑出血。

4. 心理反应 长期便秘可使病人烦躁不安、焦虑，并产生恐惧排便情绪，也可产生对泻药的依赖心理。

【护理评估】

(一) 主观资料

1. 发生便秘前的排便型态 如询问平时大便的规律、次数、性状等。

2. 便秘情况 询问便秘病程、发病的急缓、排便间隔时间、大便的性状及干硬程度、表面是否带血或粘液、排便时有何不适等。

3. 原因或诱因 询问：①每日食物的质与量、食欲情况、饮食中含纤维素的量、每日饮水量。②平时活动情况：是否经常进行体力活动及锻炼；是否精神过于紧张、忙碌；是否有生活习惯改变等。③是否经常服用泻药或灌肠。

4. 伴随症状 如有无急性腹痛、呕吐、便血、肛门周围疼痛、便秘与腹泻交替出现等。

5. 便秘引起的身心反应 如全身症状、肛门局部症状、心理反应等。

6. 处理情况 常用泻药名称、使用方法、效果等。

7. 既往病史及用药史 如有无腹部手术史、肛门或直肠疾病史、结核病史、肺气肿病史；是否因病需长期卧床；是否服用过影响肠蠕动功能的药物。

(二) 客观资料

1. 身体评估 重点作腹部评估，注意腹部外形、胃肠型及蠕动波、腹部肿块（粪块）、腹部胀气及肠鸣音情况。肛门指诊是重要的检查项目，应注意有无肛门狭窄、痔疮、肛裂、直肠肿物及肛门周围皮肤情况等。

2. 实验室检查 常作大便常规检查，注意颜色、气味、坚硬度、形状及成分，还应作大便隐血检查。

3. 其他检查　X线钡餐检查对结肠病变有很大诊断价值。纤维内镜检查可判断病变的部位及性质。

【相关护理诊断】

1. 便秘：与饮食中纤维素量过少或（和）水入量不足有关；与患病长期卧床有关；与结肠癌或直肠癌有关等。

2. 疼痛：与大便过于干硬引起肛裂有关。

3. 组织完整性受损和（或）有组织完整性受损的危险：与便秘有关。

4. 知识缺乏：不了解预防便秘的知识；不了解定时排便的重要性等。

（吴光煜）

第十二章　意识障碍

人体对自身及周围环境的识别和察觉能力出现障碍称为意识障碍（disturbance of consciousness）。是由各种原因使高级神经中枢功能活动（包括意识、感觉和运动）受损，处于抑制状态所致。

【发生机制及常见病因】

正常人意识清晰，即思维合理，反应敏锐、精确，语言表达能力正常。意识状态的正常有赖于大脑皮层和皮层下网状结构功能的完整。当脑缺血、缺氧、热量供给不足、酶代谢异常等因素，引起脑细胞代谢紊乱，功能低下，均可产生意识障碍。

常见病因为：

(一) 颅脑疾患

1. 颅内感染　各种脑炎、脑膜炎、脑脓肿等。
2. 脑血液循环障碍　如脑出血、脑血栓形成、脑栓塞、蛛网膜下腔出血、高血压脑病等。
3. 颅内占位性病变　如颅内肿瘤。
4. 颅脑损伤　如脑震荡、颅骨骨折、颅内血肿等。
5. 感染中毒性脑病　如败血症、中毒性肺炎、中毒型痢疾等。
6. 癫痫。

(二) 内分泌与代谢障碍

如肝性脑病、肺性脑病、甲状腺危象、低血糖昏迷、糖尿病酸中毒、尿毒症等。

(三) 心血管系统疾病

如 Adams-Stokes 综合征、严重休克等。

(四) 外源性中毒

如安眠药、酒精、一氧化碳、有机磷农药等中毒。

(五) 物理性损害

如高温中暑、触电、溺水等。

【临床表现】

意识障碍可有下列不同程度的表现：

(一) 嗜睡

是最轻的意识障碍，病人处于病理性的睡眠状态，但可为轻微刺激或语言所唤醒，醒后能正确回答问题，但反应迟钝，答话简单而缓慢，停止刺激后又再入睡。

(二) 意识模糊

意识障碍的程度较嗜睡深，患者可保持简单的精神活动，但思维和语言不连贯，对时间、地点、人物的定向力发生障碍，还可出现错觉、幻觉、躁动不安、谵语等。

(三) 昏睡

是病理性的沉睡状态，须用强刺激（如压迫眶上神经、用力摇动身体）才能唤醒，答话含糊不清，或答非所问，停止刺激后很快又入睡。

（四）昏迷

是最严重的意识障碍，按其程度可分为：

1. **浅昏迷** 意识大部丧失，无自主运动，对周围事物及声、光等刺激全无反应，但对强烈的疼痛刺激尚可出现痛苦表情、呻吟和下肢的防御性躲避运动。生理反射（如吞咽反射、咳嗽反射、角膜反射及瞳孔对光反射等）存在。血压、脉搏、呼吸等一般无明显变化，但大小便可有潴留或失禁。

2. **深昏迷** 意识完全丧失，无自主运动，全身肌肉松弛，对各种刺激甚至是强刺激均无反应。深、浅反射均消失。呼吸不规则，血压也可下降，大小便失禁或潴留，机体仅能维持呼吸及血循环最基本的功能活动。

另外，临床上还有一种以兴奋性增高为主的高级神经中枢功能活动失调状态，称为谵妄（delirium）。表现为意识模糊、定向力丧失、躁动不安、语言杂乱、出现错觉或幻觉。常见于急性感染性疾病的发热期、药物中毒（颠茄类中毒、酒精中毒）、代谢障碍（如肝性脑病）、中枢神经系统疾患等。

【伴随症状和体征】

意识障碍可伴有以下症状和体征：①发热：先发热后有意识障碍，常见于感染性疾病，如流行性脑脊髓膜炎、病毒性脑炎、中毒性痢疾、大叶性肺炎等。先有意识障碍而后发热见于脑出血、蛛网膜下腔出血等。②头痛、恶心、呕吐及肢体瘫痪：常见于脑出血、脑血栓形成等。③血压改变：血压增高多见于高血压脑病、脑出血等；血压降低多见于各种原因引起的休克。④瞳孔缩小：见于有机磷农药中毒及巴比妥类药物中毒等。⑤脑膜刺激征：见于脑膜炎、蛛网膜下腔出血。

【身心反应】

1. **发生意外** 在意识障碍时，病人的感知能力和对周围环境的识别能力均发生改变，特别是处于意识模糊或谵妄状态时，出现定向力丧失、躁动不安、错觉或幻觉，故易发生意外，严重者可发生自伤或伤及他人。

2. **水、电解质紊乱及营养障碍** 由于意识障碍，不能正常进食，影响营养物质及水分摄取，特别是昏迷病人，需靠静脉点滴或鼻饲维持营养需要，极易发生水、电解质紊乱及营养障碍。

3. **窒息** 昏迷病人，吞咽及咳嗽等反射消失，极易发生窒息，危及病人生命。

4. **感染** 发生意识障碍时，由于各种反射减弱或消失、长期卧床、排尿及排便不能控制、免疫功能低下等因素，故易发生各种感染，如肺部感染、泌尿系统感染、口腔炎、结膜炎等，造成病人因感染死亡。

5. **褥疮** 处于昏迷状态时，病人意识丧失，无自主运动，长期卧床保持同一体位，局部组织受压，加之大小便失禁，极易使局部皮肤受损伤而发生褥疮。

6. **运动障碍** 昏迷病人自主运动能力丧失，可造成肢体肌肉挛缩、关节强直、肢体畸形等，产生运动障碍；影响自理能力。

【护理评估】

（一）主观资料

1. **意识障碍情况** 向知情者询问意识障碍发生的时间、过程、起病缓急、表现等。

2. **原因及诱因** 询问有无外伤；是否服用药物或毒物；有无接触煤气或酗酒等，以分析意识障碍原因。诱因如原有高血压病人，由于精神过度紧张或情绪激动，可诱发脑出血，出现意识障碍。糖尿病患者,由于感染、饮食失调、胰岛素用量不足或停用胰岛素、精神创伤、外伤等,均可诱发酮症酸中毒昏迷。原有肝脏疾病者,由于上消化道出血、大量利尿、高蛋白饮食、感染等,均可诱发肝性昏迷。

3．伴随症状　如有无发热、头痛、呕吐、肢体瘫痪等。

4．意识障碍引起的身心反应　如是否有水、电解质紊乱及营养障碍表现、感染、褥疮、运动障碍等。

5．处理情况　如抗菌药、降压药、降颅压药等药物名称、剂量、效果,有无不良反应。

6．既往史　既往有无高血压病、心脏病、肾脏病、肝脏病、糖尿病、呼吸系统疾病、癫痫等病史。还应询问服用药物情况、是否首次发病、以往发生意识障碍与此次有何异同。

（二）客观资料

1．身体评估　生命体征、意识障碍程度（作语言、疼痛刺激、瞳孔对光反应、角膜反射等检查）、头颅有无外伤及骨折、瞳孔大小、两侧是否对称、皮肤粘膜有无黄疸、出血、肢体运动情况（注意有无单瘫、偏瘫）、神经系统检查如脑膜刺激征、生理反射、病理反射等。

2．实验室检查：血及尿常规、尿酮体、血糖、肝及肾功能、血清电解质、一氧化碳定量、血培养、脑脊液检查、血气分析等。

3．其他检查　心电图、脑电图、脑CT等。

【相关护理诊断】

1．急性意识障碍：与脑出血有关；与糖尿病酮症酸中毒有关；与肝性脑病有关等。

2．清理呼吸道无效：与意识障碍致咳嗽反射减弱或消失有关。

3．有误吸的危险：与意识丧失致咳嗽和吞咽反射减弱或消失有关。

4．有外伤的危险：与意识障碍有关。

5．有营养失调：低于机体需要量的危险：与意识障碍不能正常进食有关。

6．有皮肤完整性受损的危险：与意识障碍长期卧床和（或）与排泄物刺激有关。

7．有感染的危险：与意识障碍所致咳嗽与吞咽反射减弱或消失有关；与留置导尿管有关等。

8．有废用综合征的危险：与意识障碍有关。

9．潜在并发症：窒息；电解质紊乱等。

（吴光煜）

第十三章 抽搐与惊厥

抽搐（tic）是指全身或局部成群骨骼肌非自主的抽动或强烈收缩，常可引起关节运动和强直。当肌群呈强直与阵挛性收缩时称为惊厥（convulsion），惊厥表现的抽搐常为全身性、对称性，伴有或不伴有意识丧失。

惊厥与癫痫并非等同，癫痫有多种发作类型，只有在癫痫大发作时才与惊厥的临床表现相同或相似。

【发生机制与病因】

抽搐与惊厥的发生机理尚未完全清楚，目前认为其发作主要是由于脑神经细胞的兴奋性增高，神经元的膜电位不稳定造成异常放电所致。常见病因为：

（一）脑部疾病

1. 颅内感染　病毒、细菌、霉菌等病原体感染引起的脑炎、脑膜炎、脑脓肿等。
2. 脑外伤　如产伤、颅脑外伤、颅内血肿等。
3. 脑血管病　如脑出血、脑栓塞、脑血栓形成、高血压脑病等。
4. 脑肿瘤　原发性脑肿瘤、脑转移瘤。
5. 寄生虫病　如脑型疟疾、脑囊虫病等。

（二）全身性疾病

1. 心血管疾病　如 Adams-Stokes 综合征、高血压脑病等。
2. 全身性感染　如大叶性肺炎、中毒型细菌性痢疾、败血症、破伤风、小儿高热惊厥等。
3. 内分泌与代谢障碍　如低血糖状态、低血钙、糖尿病酮症酸中毒等。
4. 中毒　①内源性中毒：如肝性脑病、尿毒症等。②外源性中毒：如一氧化碳、酒精、有机磷农药、阿托品等中毒。
5. 物理性损害　如日射病、触电、溺水等。

（三）神经官能症

如癔病性惊厥或抽搐。

【临床表现】

（一）全身性抽搐

以全身骨骼肌痉挛为主要表现，典型为癫痫大发作（惊厥），表现为病人突然意识丧失、两眼上翻或斜视、全身或局部肌群发生强直性或阵挛性抽搐、双手握拳、呼吸节律不整、严重时可出现紫绀及大小便失禁。每次发作持续数秒钟或数分钟后自行停止。有的反复发作，甚至呈持续状态。在惊厥期中出现心率增快，血压增高，汗液、唾液及支气管分泌物增加。发作停止后不久意识恢复。

（二）局限性抽搐

主要表现为身体某一局部肌肉连续性收缩，大多见于口角、眼睑、手足等。

【伴随症状与体征】

惊厥可伴有以下症状与体征：①高热：常提示为急性感染性疾病。②脑膜刺激征：见于脑膜炎、脑炎、蛛网膜下腔出血等。③高血压：提示高血压脑病、肾炎、子痫等。④意识障碍：见于癫痫大发作、颅脑疾病等。

【身心反应】

1. 窒息　抽搐或惊厥发作时，可因呼吸道分泌物、呕吐物吸入或舌后坠阻塞呼吸道引起窒息，危及病人生命。

2. 外伤　抽搐或惊厥发作时，可致舌咬伤，或因跌倒、坠床造成外伤。

3. 大小便失禁　惊厥发作时，可伴有短暂意识丧失，发生大小便失禁。

4. 心理反应　如惊厥反复发作，可引起病人恐慌、紧张、焦虑；因发作失态、大小便失禁，病人可有难堪、不知所措等心理反应。

【护理评估】

（一）主观资料

1. 惊厥或抽搐情况　询问惊厥或抽搐起病时间、发作表现、频率、发作持续时间、间隔时间、发作前有无先兆，如烦躁不安、口角抽搐、肢体发紧等。

2. 原因及诱因　询问有无原发病如脑膜炎、脑炎、脑血管病、全身感染、中毒等。诱因如高血压脑病的惊厥或抽搐发作诱因常为情绪激动、紧张、过劳等；中枢神经系统感染病人的惊厥或抽搐发作常与各种刺激，如声、光及各种诊疗操作或高热等有关；癔病性惊厥或抽搐也常因情绪波动引起。

3. 伴随症状　如有无高热、头痛、意识障碍等。

4. 惊厥引起的身心反应　如是否有窒息、外伤、大小便失禁、紧张及焦虑等。

5. 处理情况　如应用镇静、止惊剂的名称、剂量、效果等。

6. 既往史　询问有无脑部疾病、心血管病、肝肾疾病、毒物接触、神经官能症等。小儿应询问分娩史，如出生时有无产伤、窒息等。

（二）客观资料

1. 身体评估　生命体征、神志状态、皮疹、瞳孔大小及对光反应、肢体运动情况、脑膜刺激征、神经反射。

2. 实验室检查　血及尿常规、血糖、血钙、血磷、尿素氮及脑脊液检查等。

3. 其他检查　眼底、心电图、X线头颅片、CT及MRI等。

【相关护理诊断】

1. 有窒息的危险：与惊厥发作所致误吸有关；与惊厥发作所致舌后坠阻塞呼吸道有关。

2. 有外伤的危险：与惊厥发作所致舌咬伤或跌伤有关。

3. 急性意识障碍：与惊厥发作有关。

4. 个人/家庭应对无效：与无能力处理突发惊厥有关。

（吴光煜）

第十四章 焦 虑

焦虑（anxiety）是一种内心紧张不安，预感到似乎将要发生某种不利情况而又难于应付的不愉快情绪，是临床最常见的心理反应和情绪表现。

焦虑与恐惧（fear）的表现相近，不同的是焦虑发生于危险或不利情况来临之前，而这种危险或不利情况往往是不明确的；恐惧则发生于面临危险之时，引发恐惧的危险是明确的、真实的，如对疼痛、死亡的恐惧。

【发生机制与常见原因】

焦虑是一种与不确定的危险因素有关的忧虑和不良预感，是机体对危险的一种内部警告机制。一般人的焦虑往往与一定的现实情景相联系，是由外部事物的不确定性、威胁性所激发的令人不快的情绪体验，是应激反应的表现。Selye认为个体的应激反应是按以下三个阶段逐渐发展的。在警报反应期（alarm reaction stage）应激对机体的刺激通过下丘脑作用于肾上腺、肝脏等腺体和组织，促使激素分泌增加、血糖升高以做好防御准备。若应激持续存在，则进入抵抗期（resistance stage）。此期消化系统功能降低，肺的通气量增加，心跳增强、增快以便向骨骼肌输送含氧量更高、更有营养的血液，满足机体进行各种防御反应的需要。若应激被克服、个体适应成功，机体的各种反应逐渐恢复正常。衰竭期（exhaustion stage）发生于应激未被克服而长期存在，上述生理反应被持续激发，直至机体的所有适应性资源被耗尽仍无力恢复，最终导致衰竭死亡。

焦虑虽是一种不愉快的情绪体验，但它具有重要的适应功能。焦虑提醒人们警觉可能存在的内部或外部危险，提高人们预见危险的能力，并通过不断调整自己的行为，学习应付不良情绪的方法和策略。因此，适当的焦虑具有保护性作用，是有益的。但严重而持久的焦虑则会因精力的过度消耗，对个体健康造成威胁。

焦虑的最常见原因是生活事件引起的心理冲突。任何可威胁到身体和/或心理安全的情景、事件或变化，如结婚、迁居、工作调动、患病、住院、久病不愈、意外不幸、亲人病危、人际关系紧张等都可因应激而产生焦虑。焦虑反应的强弱程度与个体的发展阶段、个性特点、健康状况及应对能力等有关。一般而言，一贯胆小羞怯、缺乏自信、躯体情况不良，应对心理、社会应激能力较差者，较易发生焦虑。

若焦虑状态持续存在、焦虑程度与现实处境极不相称或无明确诱因者，应考虑焦虑性神经症的可能。焦虑性神经症（简称焦虑症），是以广泛和持续焦虑或反复发作的惊恐不安为主要特征的神经症性障碍。

此外，焦虑还可见于以下情况：①某些躯体疾病所引起的焦虑，常见于内分泌系统疾病如甲状腺功能亢进或低下、甲状旁腺功能亢进，神经系统疾病如脑炎、脑肿瘤、脑血管病，以及低血糖等。②某些药物长期应用、中毒或戒断后可出现焦虑表现，如苯丙胺、阿片类、育亨宾及某些抗精神病药物等。③精神疾病伴发焦虑，如疑病症、恐怖症、精神分裂症等精神疾病均可出现不同程度的焦虑症状。

【临床表现】

焦虑是在无不确定的危险因素情况下，产生紧张、不安或恐惧的内心体验，并伴有相应的生理及行为表现。焦虑的表现与个体的心理、社会素质、成熟程度、所受教育及生活经验等有关。不管引起焦虑的原因如何，其主要表现有：

1. 紧张、不安的情绪体验　内心感到紧张、不安，严重者可产生恐惧感，犹如大祸临头而惶惶不安。一个人可能不知道自己焦虑的原因，但不可能不知道自己的焦虑情绪。

2. 紧张、不安的外部表情及行为表现　可表现为紧缩双眉、语音及语调变化、哭泣、易怒、坐立不安、肌肉震颤或发抖等。此外，为了缓解内心的紧张、不安可产生各种复杂的行为反应，如咬指甲、来回踱步、反复翻弄东西、对自身健康状况过分关切、反复询问某一问题等。紧张、不安的期待情绪是焦虑的典型特点。

3. 自主神经功能失调　以交感神经功能亢进为主要特点，如心悸、血压升高、面色潮红或苍白、出汗、呼吸急促、过度换气、头痛、眩晕、恶心、腹泻、尿频等。

4. 睡眠障碍　可表现为入睡困难、躺在床上思虑所担心的问题，睡眠间断或有不愉快的梦境体验。

5. 认知能力改变　轻度焦虑可表现为注意力集中、有好奇心、提问较多、解决问题的能力增强。重度焦虑则表现为注意力分散、定向力改变、难以沟通，因而不能正常工作和学习。

6. 其他　可有血糖升高、肾上腺皮质类固醇激素增加、淋巴结肿大、体重减轻等生理、生化改变。

焦虑对个体的影响与焦虑的程度、持续时间以及应对焦虑的能力等有关。其主要影响表现为焦虑所引起的认知能力改变对工作、学习及日常生活的影响。此外，长期承受严重焦虑还可导致慢性心身疾病。焦虑是一个连续体，为了便于观察和评估，依据其对个体的影响程度不同可分为以下四级：

轻度（mild anxiety）：个体的认知能力增强，注意力集中；有好奇心、常提问题；考虑问题全面；能应对和解决各种情况和问题；工作效率高。

中度（moderate anxiety）：能专心于某些事情，做事非常认真、有效率，但是对其他事情则无法面面俱到，甚至会选择性拒绝。一旦对其提出过多要求，则会发生冲突，易激惹。有时可能没有注意到周围情况及变化，在适应和分析方面存在一定困难。

重度（severe anxiety）：认知能力明显降低，注意力集中在细节上，或高度分散，不能集中，甚至给以指导也难以改善。常用过去的观点观察现在的经历，几乎不能理解目前的情境。不仅严重影响学习，日常生活也已受到影响。

恐慌（panic）：是一种严重的精神失调，表现为接受能力失常，注意力集中在夸大的细节上，经常曲解当时的情景，学习难以进行，并失去维持有目的活动的能力。有时对微小的刺激可产生不可预料的反应。有临近死亡的感觉，日常生活受到严重影响。

【护理评估】

处于焦虑状态的人往往容易误解交谈内容或注意力不集中，因此交谈内容应尽可能简单明了，并注意适当的重复。耐心倾听病人的叙述以及解答有关提问也是非常必要和有益的。评估的主要内容包括：

1. 焦虑的表现及程度　内容包括①注意询问有无焦虑的情绪体验、程度以及持续时间，有无心悸、出汗、头痛、恶心、腹泻等自主神经失调的表现以及睡眠障碍等。②观察焦虑所引起的生理、行为表现，如哭泣、易怒、声音颤抖、坐立不安等。③认知能力的评估，注意有无注意力不能集中，对外界事物不关心，思维混乱，不能面对现实等。根据焦虑的表现及认知能力的改变对焦虑的程度做出判断。

2. 应激与应对能力　包括既往的应对策略、近期所经历的各种应激事件、对应激事件的看法、所采取的应对措施及其效果等。

3. 相关病史及用药史　既往有无类似病史，是否患有甲状腺功能亢进、脑炎、低血糖、精神疾病等可引起焦虑的相关疾病，用药情况，有无酗酒及滥用药物等。

4. 个性心理特点　包括性格类型、思维和行为模式，对人生、自我及周围环境的态度及看法等。注意是否存在思维僵化、刻板，缺乏灵活性及想象力；行为谨慎、恪守常规、追求完美；对自身及周围环境容易采取否定和怀疑的态度等。

5. 社会支持系统　可提供帮助及情感支持的家人、朋友、同事等以及可获得的支持的性质及程度等。

【相关护理诊断】

1. 焦虑：与担心疾病预后不良有关；与缺乏术后康复知识有关；与即将分娩有关。
2. 睡眠型态紊乱：与焦虑引起的思虑过度有关。
3. 有营养失调：高于机体需要量的危险：与焦虑所致进食过多有关。
4. 角色紊乱：与缺乏育儿的知识有关。
5. 思维过程改变：与重度焦虑所致认知能力改变有关。
6. 无能为力：与重度焦虑有关。

（李湘萍　孙玉梅）

第十五章 抑 郁

抑郁（depression）是一种以心境低落为主的不愉快情绪体验，是最常见的情绪状态之一。许多人会在其一生的某个时期有过抑郁的情绪体验，特别是中年以后，发生抑郁的可能性逐年增加。

情绪是人对客观事物所持态度的主观体验，是人对客观事物的一种好恶倾向。处于抑郁状态的人对自身及周围事物持消极、悲观或否定的态度，其表现可由轻度的情绪不佳，到沮丧、愁眉苦脸，甚至严重的绝望自杀。

【常见原因与发生机制】

抑郁的产生有许多可能的原因，而且通常是各种原因综合作用的结果。引起抑郁的常见原因有：

1. 生活事件　抑郁可能是对生活中应激事件的反应，如亲人逝去、久病不愈、婚姻不幸、人际关系紧张、退休、经济上的困扰等均可导致孤独、无助、无望或内疚感而产生抑郁情绪。长期的工作及生活压力、丧偶、退休、机体功能减退以及自理能力下降等是导致老年人抑郁发生率较高的主要原因。

2. 某些躯体疾病或药物　某些疾病如中风、Cushing病、甲状腺疾病、产后感染、贫血等，某些药物如治疗高血压的药物（利血平、甲基多巴）、避孕药、激素类、抗结核及抗癌药等均可激发抑郁情绪。

3. 精神疾病　抑郁也可以是某些精神疾病的表现，如抑郁性神经症、抑郁症、其他神经症以及精神分裂症等。

有关抑郁的发生机制目前尚未彻底阐明，但有许多理论，可概括如下：

1. 应激与适应理论　应激被认为是引起抑郁的重要因素之一，且常与焦虑情绪相伴发生。

Engel认为人对应激事件的反应可分为两类：一类是与焦虑、恐惧和愤怒有关的"或战或逃反应"，主要为交感神经活动增强的表现；另一类是与抑郁、悲观、失望和失助有关的"保存－退缩反应"。在"保存－退缩反应"中，下丘脑－垂体－肾上腺皮质轴活动减弱，迷走神经活动减弱，肾上腺皮质激素分泌增多，外周血管阻力增大，骨骼肌运动减少。长期持续的过度反应可造成免疫功能及再生能力下降而导致各种心身疾病的发生。事实上，人在应激状态下的生理和心理反应是十分复杂的，抑郁与焦虑情绪可同时出现，亦可先表现为焦虑、恐惧，而随后出现抑郁、绝望。

个体对应激事件的反应与其对应激事件的认知程度、既往经历、个性倾向以及社会支持等有关。一个人在面对挫折或失去亲人、亲情等情况下感到悲伤或哀痛是很正常的，这种情绪随着时间的推移而逐渐减退。若这种情绪长期持续并伴有负罪感、无望感等应考虑抑郁性神经症或精神病性抑郁的可能。

2. 个性倾向　抑郁是个体在面对超出其应对能力的威胁时，处于失望、失助状态下所产生的情绪体验。研究发现抑郁性神经症病人的个性具有某些共同特点，如缺乏自信、消极悲观、易于伤感、惯于忧愁等。

3. 生物学理论　包括①遗传因素，各种研究结果提示抑郁性神经症的发生与遗传因素有密切的关系。②生理紊乱，认为抑郁是由机体的神经化学、内分泌紊乱引起的，其研究主要集中于儿茶酚胺和吲哚胺对情感状态的影响。

【临床表现】

由于个体的差异、不同的产生原因等，抑郁的严重程度及持续时间不同，临床表现也各不相同。抑郁最常见、最主要的临床表现是不同程度的情绪低落。此外，可伴有生理功能的改变，严重者可出现思维障碍、意志活动减少以及自杀企图等。

1. 情绪低落　可表现为悲伤、沮丧、忧郁、缺乏自信、内疚、自责、无精打采、对那些曾带来快乐的事情或活动失去兴趣或乐趣。随着抑郁的加重可出现无助感、无价值感、无望感或罪恶感，对生活失去兴趣、消极厌世、表情淡漠、不爱说话，甚至产生自杀的想法或企图。不同的人对抑郁的反应不同，有的人可能极力掩盖自己的感觉，而有的人可能会经常哭泣。某些人初期可无明显的抑郁情绪，被称为隐匿性或微笑性抑郁，但通过交谈可发现其潜埋于内心的悲伤和失望感。

2. 躯体不适　抑郁情绪可引起各种躯体症状，如头痛、头晕、口干、食欲改变而导致体重减轻或增加、疲乏无力、慢性疼痛等。

3. 睡眠障碍　抑郁引起的睡眠障碍可表现为入睡困难、熟睡不醒、早醒、醒后难以入睡等。某些人会感觉经常处于昏昏欲睡状态。

4. 思维和行动迟滞　主要见于严重抑郁者，表现为思维过程缓慢，回答问题需时较长，有时伴有记忆力下降；思维内容多为消极、悲观、不愉快的往事或联想；主动语言减少，语速缓慢、内容简单；主动活动减少、生活被动、不修边幅、回避社交、行动缓慢。严重者可表现为思维困难、难以集中精力和做出决定。

【抑郁对个体的影响】

抑郁对个体的影响程度取决于抑郁的严重程度、持续时间及个体的应对能力。同样感到非常抑郁，有的人可继续工作，而有些人可能无法正常工作，甚至生活不能自理。

抑郁病人缺乏自信和主动性、易于退缩而影响与他人关系的建立和维持。由于思维障碍、难以集中精力和做出决策，有时连最简单的工作都难以做好。社会技能丧失、交流障碍、无力解决问题等均可影响病人正常的生活、工作以及社会交往能力，而这种影响则可能进一步加重抑郁的情绪反应。早期干预和治疗能够有效降低大多数病人抑郁的严重程度和持续时间。

【护理评估】

抑郁是一种常见的情绪症状，特别是老年人、慢性病人等更易发生。因此，护理人员在临床工作过程中，应给予足够的重视，以便及时发现，及时给予相应的治疗和护理。处于抑郁状态的人由于情绪退缩、思维过程缓慢，因而在评估过程中应注意降低交谈的语速，给予适当停顿，以使病人有足够的时间思考和回答，并注意观察病人的各种反应。

评估的主要内容包括抑郁的表现与程度、既往病史和家族史、文化背景以及引起应激的各种生活事件等。

1. 情绪与情感　注意询问和观察有无悲观、沮丧、愁眉不展、无助、无望等情绪与情感变化。

2. 躯体不适　有无疲乏无力、食欲及体重下降或增加、慢性疼痛以及睡眠障碍等躯体不适的症状和体征。

3. **认知能力** 注意有无思维过程缓慢、精力不集中以及决策能力下降等表现。

4. **自我概念与自尊** 注意有无自责、内疚、自尊下降、感觉毫无用处等表现。

5. **人际关系与角色功能** 包括家庭关系、社交情况等，注意有无家庭关系紧张、回避社交、对原来感兴趣的活动失去兴趣等。

6. **应激与应对能力** 主要了解是否存在引起抑郁的生活事件，如久病不愈、婚姻不幸、下岗、退休等，以及对有关生活事件的看法、所采取的应对措施等。

7. **相关病史及用药史** 注意有无引起抑郁的疾病史及用药史，如甲状腺功能减退、贫血，或服用治疗高血压、抗结核药物等。

8. **个性心理特点** 注意有无缺乏自信、对周围环境及未来易于采取消极的态度等个性倾向。

【相关护理诊断】

1. 个人应对无效：与失业引起的抑郁反应有关；与丧偶引起的抑郁反应有关；与思维过程改变、决策困难有关。

2. 焦虑：与担心疾病预后不良有关；与久病不愈有关。

3. 睡眠型态紊乱：与抑郁所致悲观自责有关。

4. 有营养失调：低于机体需要量的危险；与抑郁所致食欲下降有关。

5. 疲乏：与抑郁悲观的情绪有关。

6. 思维过程改变：与严重抑郁所致认知能力改变有关。

7. 社交孤独：与严重抑郁所致的行为退缩有关。

8. 执行治疗方案无效：与抑郁所致的行为退缩、决策困难有关。

（孙玉梅）

第三篇 身体评估

> **学习目标**：本篇学习结束后，学生将会：
> 1. 按顺序列出身体评估全部内容。
> 2. 说明各项评估内容的临床意义。
> 3. 根据评估所见应用所学知识区别正常及病态体征。
> 4. 解释常见病态体征的发生机制及临床意义。
> 5. 正确进行全面、系统的身体评估。
> 6. 根据上述所学知识总结各系统常见疾病的体征特点。

身体评估（physical assessment）是评估者运用自己的感官或借助简单的辅助工具（如听诊器、血压计、体温计等）对护理对象进行细致的观察和系统的检查，以了解其身心健康状况的一组最基本的检查法，是获得护理对象有关健康状况的重要方法之一。身体评估是每个护理人员必须掌握的基本方法和技巧。通过身体评估以及交谈所获得的有关资料，结合辅助检查结果，即可以对护理对象的健康状况做出较全面的判断，进而得出准确的护理诊断。

身体评估的基本方法有五种：视诊、触诊、叩诊、听诊和嗅诊。要熟练掌握和运用这些方法并使评估结果准确、可靠，必须反复练习和实践，同时还要有丰富的医学基础知识和护理专业知识指导。身体评估一般于采集完健康史后进行。进行前，评估者除要准备好所需检查器具，剪短指甲、洗手外，还要注意以下几点：

1. 评估者应仪表端庄、举止大方、态度和蔼。检查前，应向被评估者说明目的，争取其合作。整个检查过程中应关心、体贴病人。适当的谈话可转移被评估者的注意力、消除其紧张情绪。一方面可取得被评估者的信任和积极配合，同时也是建立良好护患互动关系的基础。

2. 检查的环境应具有适当的光线和室温、安静舒适和具有隐秘性。

3. 充分暴露检查部位，检查要细致、精确、全面而又重点突出，操作要规范，动作要轻柔。若病情危急，应在做重点检查后，先行抢救，待病情平稳后再做补充。

4. 应避免反复改变被评估者的体位。

5. 检查应按一定的顺序进行。通常先观察一般状况，然后依次评估头、颈、胸、腹、脊柱、四肢、肛门、生殖器及神经系统，以免不必要的重复或遗漏。

6. 做到手脑并用，边检查边思考其解剖位置关系及病理生理意义。

7. 根据病情变化，随时复查，不断补充和修正检查结果。

第一章 基本评估方法

第一节 视　　诊

视诊（inspection）是评估者用视觉来观察被评估者的全身及局部状态的检查方法。通过视诊可以观察到许多全身及局部的体征。全身一般状态如年龄、性别、发育、营养、面容、表情、步态、姿势等；局部表现如皮肤、粘膜颜色，头颅大小、胸廓、腹部、骨骼、关节外形等。

多数情况下，视诊可以通过评估者的眼睛直接观察进行，但对于某些特殊部位，如眼底、鼓膜等，则需要借助某些仪器如眼底镜、耳镜等帮助。

视诊时，一定要有适宜的光线。光线太强或太弱，均会影响检查结果。最好在自然光线下进行。侧面光线则有助于对搏动及轮廓（如心尖搏动、肿块轮廓、胃肠型等）的观察。

视诊方法简单，适用范围广，往往能提供重要的评估资料，但必须有丰富的医学知识和临床经验，通过深入、细致的观察，才能发现有重要意义的临床征象。否则，必然会出现视而不见的情况。

第二节 触　　诊

触诊（palpation）是评估者通过手的感觉来感知被评估者身体某部有无异常的检查方法。通过触诊可以明确视诊不能明确的异常征象。如温度、湿度、震颤、波动感以及包块的部位、大小、轮廓、压痛、移动度、硬度等。手的不同部位对触觉的敏感度不同，其中以指腹和掌指关节的掌面最为敏感，触诊时多用这两个部位。而对于温度的分辨则以手背较为敏感。

触诊的适用范围很广，可遍及全身各部，尤其是腹部检查的重要方法。

一、触诊方法

触诊时，由于目的不同而施加的压力有轻有重，据此可分为浅部触诊和深部触诊。

（一）浅部触诊

浅部触诊（light palpation）是指将手轻轻放在被检查部位，利用掌指关节和腕关节的协同动作，轻柔地进行触摸。浅部触诊可触及身体的深度为 1~2cm，主要用于检查浅表器官或包块等的状态。如皮肤温度、脉搏、震颤、心尖搏动、肌肉紧张度、触痛、浅表包块等。浅部触诊一般不引起被评估者痛苦，先以浅部触诊开始可以使被评估者逐渐适应以接受深部触诊。

（二）深部触诊

深部触诊（deep palpation）是指用单手或双手重叠，由浅入深，逐步施加压力，以达深部（图 3-1-1）。深部触诊可触及身体的深度为 4~5cm，主要用于察觉腹腔脏器或病变的

状态。根据检查目的和手法的不同,可分为以下几种:

1. 深部滑行触诊法(deep slipping palpation) 检查时嘱被评估者微张口呼吸或与之交谈,以使腹壁松弛,同时评估者以并拢的二、三、四指末端逐渐触向深部,在被检查的脏器或包块上做上下左右的滑动触摸。主要用于检查腹腔深部的肿物或脏器的表面、轮廓、质地等。

2. 双手触诊法(bimanual palpation) 将左手置于被检查脏器或包块后部,并将被检查部位推向右手方向,这样可起到固定作用,又可使被检查的脏器或包块更接近体表以利于右手触诊。多用于肝、脾、肾及腹部肿物的触诊。

3. 深压触诊法(deep press palpation) 又称插入触诊法。以拇指或2~3个手指逐渐深压,以探测腹腔深在病变的部位或确定腹腔压痛点,如阑尾压痛点、胆囊压痛点等。在评估反跳痛时,则是在深压的基础上迅速将手抬起,询问被评估者有无疼痛加剧或观察面部是否出现痛苦表情。

4. 冲击触诊法(ballottement) 又称浮沉触诊法。评估时将手指并拢,以70°~90°角置于腹壁相应部位,做数次急促而有力的冲击动作,冲击时可出现腹腔内脏器在指端浮沉的感觉(图3-1-2)。冲击触诊会使被评估者感到不适,一般仅用于大量腹水时肝、脾难以触及者。因急速冲击可使脏器表面的腹水暂时移去,脏器随之浮起,因而指端易于触及。

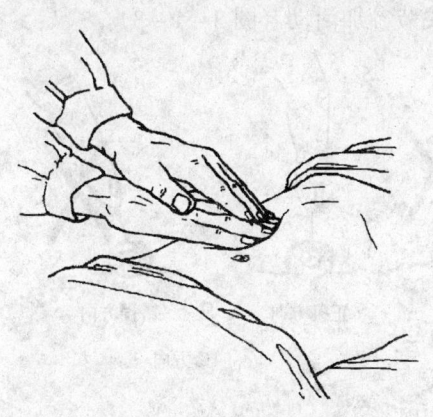

图3-1-1 深部触诊法

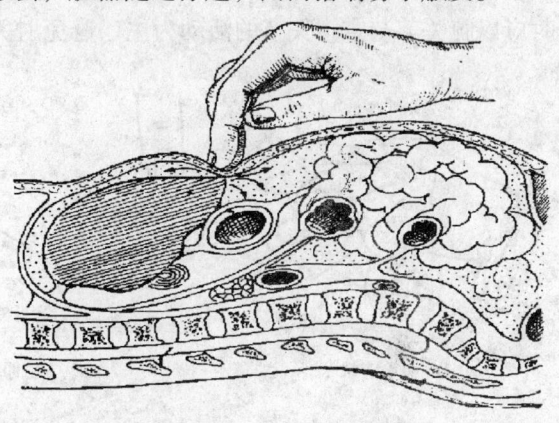

图3-1-2 冲击触诊法

二、注意事项

1. 触诊前应向被评估者说明目的及可能造成的不适,以减轻其紧张或害怕的情绪。

2. 评估者与被评估者均取舒适体位。评估腹部时,评估者应立于被评估者的右侧,面向被评估者,以利于观察被评估者的面部表情。被评估者一般取仰卧位,双手置于身体两侧,双腿稍屈,以使腹肌放松。评估脾或肾时可取侧卧位。

3. 触诊的手要温暖、干燥,触诊时应从健侧开始,渐及疑有病变处,动作由浅入深,并耐心指导被评估者做好配合动作。

4. 触诊过程中,要边注意手下的感觉,边观察被评估者有无痛苦表情。

5. 进行下腹部评估时,评估者应嘱被评估者排空膀胱,甚至排除大便。

第三节 叩 诊

叩诊（percussion）是指评估者通过手指叩击或手掌拍击被检查部位体表，使之震动而产生音响，根据所感到的震动和所听到的音响特点评判被检查部位脏器状态的检查方法。叩诊可用于分辨被检查部位组织或器官的位置、大小、形状及密度，如确定肺下界、心界大小、腹水的有无及量等。

一、叩诊方法

根据叩诊的目的不同，应采取不同的叩诊手法，通常的叩诊方法有以下两种：间接叩诊法和直接叩诊法。

（一）间接叩诊法

间接叩诊法（indirect percussion）在临床使用较为广泛。检查者以左手中指第二节指骨紧贴叩诊部位，其他手指稍抬起，勿与体表接触。右手自然弯曲，以中指指端叩击左手中指第二指骨前端。叩击方向与叩诊部位的体表垂直，叩击力量要适宜。叩击动作要灵活、短促，富有弹性。叩击后立即抬起，每次连续2~3下。不明确时，可再叩2~3下。注意叩诊时应以腕关节与掌指关节的活动为主，避免肘关节及肩关节参加活动（图3-1-3）。

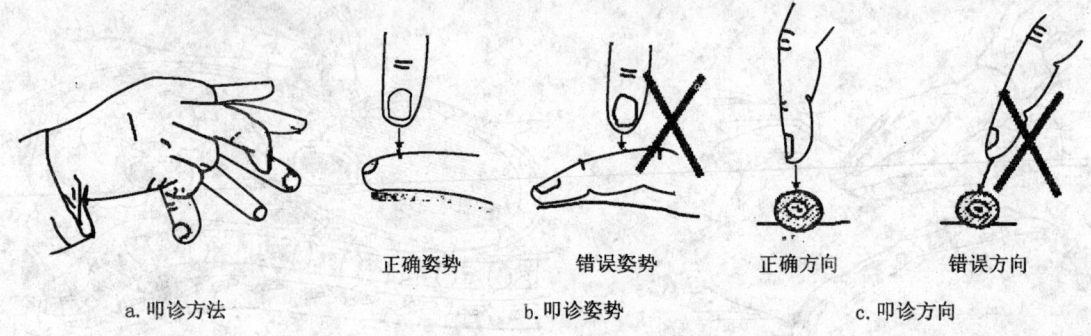

a. 叩诊方法　　　　b. 叩诊姿势　　　　c. 叩诊方向

图3-1-3　间接叩诊法正误图

（二）直接叩诊法

直接叩诊法（direct percussion）为评估者用右手中间三指掌面直接拍击被检查部位，借拍击的反响和指下的振动感来判断病变情况。主要适用于胸部或腹部面积较广泛的病变，如大量胸腔积液或腹水等。此外，用拳或叩诊锤直接叩击被检查部位，观察有无疼痛反应也属于直接叩诊。

二、叩诊音

由于叩诊部位的组织或器官的密度、弹性、含气量及其与体表的距离不同，叩击时产生的音响强度（振幅）、音调（频率）及持续时间不同。根据叩诊音（percussion sound）的性质不同，临床上可分为清音、浊音、实音、鼓音和过清音五种。

1. 清音（resonance）　是一种频率为100~128次/秒，强度不定，振动持续时间较长的非乐性音。为正常肺部的叩诊音，提示肺组织的弹性、含气量、致密度正常。

2. 浊音（dullness）　是一种与清音相比，音调较高，强度较弱，振动持续时间较短的非乐性音。正常情况下，产生于叩击被含气脏器边缘覆盖的实质脏器，如被肺脏边缘覆盖的心脏左缘或肝脏上部。病理状态下，可见于肺炎，因肺组织含气量减少所致。

3. 实音（flatness） 是一种音调更高、强度更弱、振动持续时间更短的非乐性音。正常情况下，在叩击未被含气组织覆盖的实质脏器时产生，如肝、脾、心脏等。病理状态下，可见于大量胸腔积液或肺实变等。

4. 鼓音（tympany） 是一种较清音的音响更强，振动持续时间较长的乐性音。在叩击含有大量气体的空腔脏器时产生，如正常的胃泡区、腹部。病理状态下，可见于肺内空洞、气胸或气腹等。

5. 过清音（hyperresonance） 是一种介于鼓音与清音之间的类乐音，与清音相比音调较低，音响较强。临床上主要见于肺组织含气量增多，弹性减弱时，如肺气肿。正常儿童的肺部可叩出相对过清音。

三、注意事项

1. 尽量保持周围环境安静，以免噪音干扰对叩诊音的辨别。
2. 根据叩诊部位的不同，选择适当的叩诊方法和体位。病灶小，部位浅表时宜轻叩；病灶范围大，部位深时叩诊力量要稍重些。如叩诊胸部可取坐位或卧位，叩诊腹部则常取卧位。
3. 充分暴露被评估部位，肌肉放松，并注意对称部位的比较。
4. 除注意辨别叩诊音的变化外，还要注意指下振动感的差异。

第四节　听　诊

听诊（auscultation）是评估者用耳直接或借助听诊器听取身体各部发出的声音进行评估的方法。广义的听诊包括听被评估者发出语音、咳嗽、呃逆、嗳气、呼吸音、肠鸣音、关节活动音、呼叫等任何声音，这些声音均可为评估者提供有价值的线索。一般而言，则指借助听诊器或直接用耳经被评估者体表听取体内或有关部位所发出的声音。

一、听诊方法

根据使用听诊器与否，分为直接听诊法和间接听诊法。

（一）直接听诊法

直接听诊法（direct auscultation）是用耳直接贴附在被评估者的体表进行听诊，为听诊器发明前所使用的听诊法。因此法听得的体内声音微弱，目前仅用于某些特殊或紧急情况下。

（二）间接听诊法

间接听诊法（indirect auscultation）是借用听诊器进行听诊的方法。此法方便，可在任何体位时使用，而且能减少外界杂音的干扰，对听诊部位的声音还有一定的放大作用。间接听诊法除可用于心、肺、腹部听诊外，还可听取血管音、关节活动音、骨摩擦音等，使用范围很广。

听诊器由耳件、体件和软管3部分组成。体件常用的有钟型和膜型两种。钟型适于听取低调的声音，如二尖瓣狭窄时的舒张期隆隆样杂音。膜型适于听取高调声音，如呼吸音、心音、肠鸣音等（图3-1-4）。

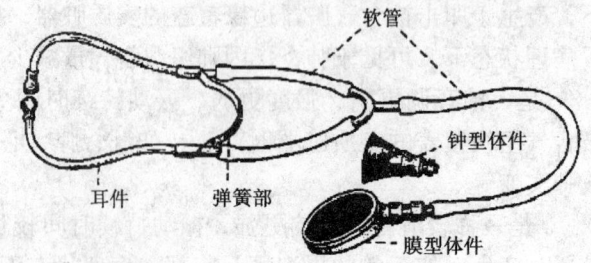

图3-1-4 听诊器模式图

二、注意事项

1. 环境要安静、温暖、避风。寒冷可引起肌束震颤，产生附加音，影响听诊效果。
2. 根据病情采取适当体位，充分暴露被评估部位，并使肌肉放松。
3. 听诊前应检查听诊器耳件方向是否正确，软、硬管腔是否通畅。
4. 听诊时，体件要紧贴被检查部位，避免与皮肤摩擦而产生附加音。
5. 听诊时注意力要集中，听肺部时要屏除心音的干扰，听心脏时要屏除呼吸音的干扰。

第五节 嗅 诊

嗅诊（smelling）是用嗅觉来辨别发自被评估者的各种气味及与其健康状况关系的一种检查方法。这些气味可来自皮肤、粘膜、呼吸道、胃肠道、分泌物、呕吐物、排泄物、脓液或血液等。嗅诊时，评估者用手将发自被评估者的气味轻轻扇向自己的鼻部，仔细辨别气味的特点和性质（图3-1-5）。通过嗅诊可为临床护理提供有价值的线索。

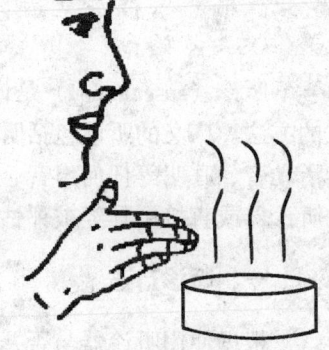

1. 汗液味　正常人的汗液无强烈刺激性气味。如闻到酸性汗味，见于服用水杨酸、阿司匹林等解热镇痛药者。特殊的狐臭味见于腋臭等。脚臭味可见于出汗多或脚癣合并感染者。
2. 呼气味　浓烈的酒味见于酒后。刺激性大蒜味见于有机磷中毒者。烂苹果味见于糖尿病酮症酸中毒者。氨味见于尿毒症者；肝腥味见于肝性昏迷。
3. 呕吐物　单纯食物性胃内容物略带酸味，若酸味过浓提示食物在胃内滞留时间过长。酒味见于酒后。

图3-1-5 嗅诊方法示意图

4. 痰液味　正常痰液无特殊气味。血腥味见于大量咯血者，恶臭味提示可能为厌氧菌感染。
5. 脓液味　有恶臭者提示有气性坏疽的可能。
6. 粪便味　有腐败性臭味多因消化不良而引起；腥臭味见于细菌性痢疾；肝腥味见于阿米巴痢疾。
7. 尿液味　浓烈的氨味见于膀胱炎，因尿液在膀胱内被细菌发酵所致。

（孙玉梅）

第二章 一般评估

一般评估是全身评估的第一步，是对被评估者全身状态的概括性观察。评估方法以视诊为主，配合触诊、听诊和嗅诊完成。评估内容包括性别、年龄、生命体征、生长发育、营养状态、意识状态、面容与表情、体位、姿势与步态、皮肤和浅表淋巴结等。

第一节 全身状态评估

一、性别

性别（sex）通常以性征来区别。性征的发育与性激素的影响有关。女性受雌激素影响出现乳房、女阴、子宫及卵巢的发育；受雄激素影响出现大阴唇、阴蒂、腋毛和阴毛的发育。男性仅与雄激素有关。正常成人的性征很明显，性别不难判断。而某些疾病可引起性征发生改变，如肾上腺皮质肿瘤可导致男性女性化。性染色体的数目和结构异常可影响性器官和性征的发育，导致两性畸形。某些疾病的发生与性别有一定的关系，如甲状腺疾病和系统性红斑狼疮以女性多见，而甲型血友病则仅见于男性。

二、年龄

随年龄的增长，人体机能出现生长、发育、成熟和衰老等一系列变化，年龄与健康状况、疾病发生、发展和预后等有着密切关系。年龄一般通过交谈获得，亦可通过观察进行估计。后者主要通过观察皮肤粘膜的弹性与光泽、肌肉状态、毛发的颜色及分布情况、牙齿状态等进行大致的判断。由于发育和衰老速度存在着个体差异，以及疾病对机体状态的影响等均可影响对年龄的准确判断。

三、生命体征

生命体征（vital sign）是评价生命活动存在与否及其质量的重要指标，包括体温、脉搏、呼吸和血压，为身体评估时必须检查的项目之一。各项指标的检查方法、正常值范围及常见异常等见《护理学基础》。

四、发育与体型

（一）发育

发育（development）状态通常以年龄与智力、体格成长状态（如身高、体重、第二性征）的关系进行综合判断。发育正常者，其年龄与智力水平、体格成长状态之间的关系是均衡一致的。成年前，体格随年龄增长而不断成长，在青春期可出现急速成长期，至成年期则基本发育成熟。成人体格发育正常的常用指标包括：头部的长度约为身高的 1/7～1/8；胸围约为身高的 1/2；双上肢展开的长度约等于身高；坐高约等于下肢的长度。智力亦随着年龄的增长而提高。

机体的发育与种族遗传、内分泌、营养代谢、体育锻炼等因素密切相关。临床上发育异常主要见于内分泌系统疾病以及营养不良等。

在发育成熟前，若患甲状腺功能减退，则可导致体格矮小以及智力低下，称呆小症（cretinism）；若发生垂体功能减退，可导致体格异常矮小，称侏儒症（pituitary dwarfism）；若患垂体功能亢进，可导致体格发育异常高大，称巨人症（gigantism）。而性激素分泌异常可导致第二性征的改变，男性患者可出现女性化表现，如无须、少毛、外生殖器发育不良等；女性患者可出现乳房发育不良、闭经、多毛等男性化表现。此外，性激素对体格发育亦有一定的影响，性早熟儿童由于其骨骺愈合过早而影响其后期的体格发育。

（二）体型

体型（habitus）是身体各部发育的外观表现，包括骨骼、肌肉的成长与脂肪分布状态等。正常成人的体型可分为以下三种类型：

1. 无力型（瘦长型）　身高肌瘦、颈细长、肩窄下垂、胸廓扁平、腹上角小于90°。
2. 超力型（矮胖型）　体格粗壮、颈粗短、肩宽、胸廓宽厚、腹上角大于90°。
3. 正力型（均称型）　身体各部分结构匀称适中，腹上角接近90°，见于多数正常人。

五、营养状态

营养状态（nutrition）与食物的摄入、消化、吸收和代谢等多种因素有关，是判断机体健康状况、疾病程度以及转归的重要指标之一。

（一）评估方法

营养状态通常根据皮肤粘膜、皮下脂肪、肌肉、毛发的发育情况综合判断。临床上分为良好、中等和不良三个等级。

1. 营养良好　粘膜红润、皮肤光泽、弹性良好、皮下脂肪丰满、肌肉结实、毛发和指甲润泽。
2. 营养不良　皮肤粘膜干燥、弹性减退、皮下脂肪菲薄、肌肉松弛无力、毛发稀疏、干枯、易脱落、指甲粗糙无光泽。
3. 营养中等　介于良好与不良两者之间。

最简便和迅速的方法是判断皮下脂肪的充实程度。常用的评估部位有三头肌下缘、肩胛骨下缘以及脐旁的皮下脂肪厚度。因脂肪的分布存在着个体差异，男女之间也各有不同，而以前臂屈侧、上臂背侧下1/3处脂肪分布的个体差异最小，成为判断脂肪充实程度最方便、最适宜的部位。评估方法是以拇指和食指张开3cm的距离，沿肢体长轴方向，捏起被检查部位的皮下脂肪，以皮脂卡测量被捏起的皮肤皱襞的厚度。

此外，根据身高与体重的关系判断营养状态也是临床上的常用方法之一。首先根据被评估者的身高计算出其标准体重，再将实际体重与标准体重进行比较。实际体重在标准体重±10%范围内属于正常。

标准体重的计算方法为：标准体重（kg）＝[身高（cm）－100]×0.9（男性）

标准体重（kg）＝[身高（cm）－100]×0.85（女性）

亦可采用如下简化方式计算：标准体重（kg）＝身高（cm）－105（男性）

标准体重（kg）＝身高（cm）－107.5（女性）

（二）营养状态异常

临床上常见的营养状态异常包括营养不良和营养过度两方面。

1. 营养不良　　主要因长期或严重的疾病引起食物的摄入不足、消化吸收障碍和/或消耗增加所致。如食道、胃肠道等疾病引起的严重恶心、呕吐导致摄食不足；胃肠道、胰腺、肝脏疾病等引起的消化吸收障碍；长期活动性肺结核、恶性肿瘤以及代谢性疾病等慢性消耗性疾病引起的消耗过多均可导致营养不良的发生。当体重低于标准体重达 10% 以上时，称为消瘦（emaciation），极度消瘦者，称恶病质（cachexia）。

2. 营养过度　　因摄食过多，超过机体需要量，进而导致体内的中性脂肪积聚过多。营养过度的主要表现为体重增加。当实际体重高于标准体重达 20% 以上时，称为肥胖（obesity/corpulence）。单纯性肥胖（外源性肥胖），主要因摄食过多或运动过少所致，并可能与遗传因素有关，其全身脂肪分布均匀，儿童期生长较快，青少年时期可见外生殖器发育迟缓，一般无其他异常表现。继发性肥胖（内源性肥胖）多见于内分泌疾病，其脂肪分布多有特征性表现。如肾上腺皮质功能亢进者呈向心性肥胖，脂肪积聚以面颈、躯干及臀部最显著。

六、意识状态

意识状态（consciousness）是大脑功能活动的综合表现，是对环境的知觉状态。正常人意识清晰，定向力正常，反应敏捷、准确，思维和情感活动正常，语言流畅、准确，有良好的表达能力。凡能影响大脑功能活动的疾病均可引起不同程度的意识改变，称为意识障碍（disturbance of consciousness）。根据意识障碍的程度，临床上可分为嗜睡、意识模糊、谵妄、昏睡及昏迷（详见第二篇第十二章）。

意识状态多通过交谈了解其思维、反应、情感活动、计算力以及定向力等情况进行判断。必要时，可进行痛觉试验、瞳孔对光反射、腱反射等检查以确定意识障碍的程度。

七、语调与语态

语调（tone）指言语过程中的音调。语态（voice）指言语过程中的节奏。当某些病变侵及语言中枢、神经或发音器官时，则可引起语调、语态的改变。如语言中枢病变可引起失声、失语和口吃；喉部病变可引起声音嘶哑；脑血管意外可引起发音困难；语言节奏紊乱、音节不清可见于震颤麻痹、舞蹈症等。

八、面容与表情

健康人表情自然、神态安逸。疾病及情绪变化等可引起面容与表情（facial features and expression）的变化。患病后，因病痛的困扰可出现痛苦、忧虑或疲惫的面容与表情。特别是某些疾病发展到一定程度时可呈现出特征性的面容与表情。

面容与表情的评估通过视诊即可完成。临床常见的典型病容有：

1. 急性病容　　面颊潮红、呼吸急促、鼻翼扇动、口唇疱疹、表情痛苦。见于急性感染性疾病如疟疾、大叶性肺炎等。

2. 慢性病容　　面色灰暗或苍白、面容憔悴、目光暗淡、消瘦无力。见于慢性消耗性疾病如恶性肿瘤、肝硬化、严重结核病等。

3. 贫血面容　　面色苍白、唇舌色淡、表情疲惫。见于各种原因引起的贫血。

4. 二尖瓣面容　　双颊紫红、口唇紫绀。见于风湿性心脏病二尖瓣狭窄。

5. 甲状腺机能亢进面容　　眼裂增宽、眼球突出、目光炯炯、兴奋不安、烦躁易怒、呈惊愕貌（图 3-2-1）。见于甲状腺机能亢进症。

6. 满月面容　面圆如满月、皮肤发红、常伴痤疮和小须（图3-2-2）。见于Cushing综合征及长期应用糖皮质激素者。

7. 肢端肥大症面容　头颅增大、面部变长、下颌增大前突、眉弓及两颧隆起，唇舌肥厚、耳鼻增大（图3-2-3）。见于肢端肥大症。

8. 脱水面容　眼窝凹陷、颧弓及鼻梁突显、唇干、皮肤干燥并松弛。见于严重休克及脱水者。

9. 面具面容　面容呆板、无表情，似面具样。见于震颤性麻痹、脑炎等。

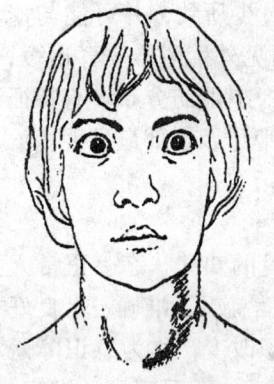 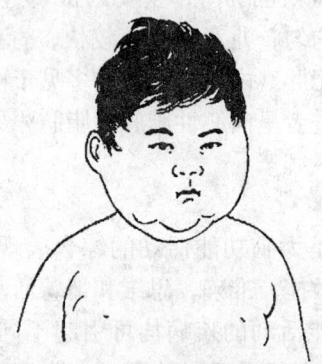 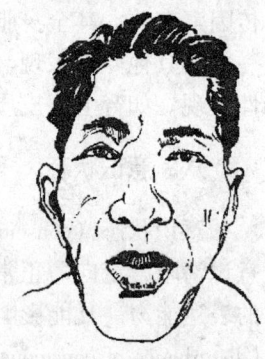

图3-2-1　甲状腺机能亢进症面容　　图3-2-2　满月面容　　图3-2-3　肢端肥大症面容

九、体位

体位（position）指身体在休息时所处的状态。疾病常可使体位发生改变。临床常见的体位有以下几种：

1. 自动体位（active position）　身体活动自如、不受限制。见于正常人或轻病人。

2. 被动体位（positive position）　不能自己调整或变换肢体位置。见于昏迷或瘫痪病人。

3. 强迫体位（compulsive position）　为减轻疾病痛苦而被迫采取的某种体位。临床常见的强迫体位有：

（1）强迫仰卧位：病人仰卧，双腿屈曲，以减轻腹部肌肉的紧张度。见于急性腹膜炎等。

（2）强迫俯卧位：病人俯卧以减轻背部肌肉的紧张度，见于脊柱疾病等。

（3）强迫侧卧位：如一侧胸膜或肺脏疾病，病人多采取患侧卧位，以减轻疼痛，并有利于健侧代偿性呼吸。

（4）强迫坐位（端坐呼吸）：病人坐位，双手置于膝盖上或床边，上身稍前倾。此体位既有利于膈肌下移，增加肺换气量，又可减少下肢回心血量，减轻心脏负担。见于心、肺功能不全者。

（5）强迫蹲位：病人在活动过程中，因呼吸困难和心悸而采取蹲位或胸膝位以缓解症状。见于发绀型先天性心脏病。

（6）强迫停立位：病人在步行中突发心前区疼痛，而被迫立即站立，并以右手按扶心前区。见于心绞痛。

（7）辗转体位：病人辗转反侧，坐卧不安。见于胆石症、胆道蛔虫症、肾绞痛等。

（8）角弓反张位：病人颈及脊背肌肉强直，头向后仰，背过伸，胸腹前凸，躯干呈弓状。见于破伤风及小儿脑膜炎。

十、姿势与步态

(一) 姿势

姿势（posture）指一个人的举止状态，主要靠骨骼结构和各部分肌肉的紧张度来保持，并受健康状况及精神状态的影响。健康成人躯干端正，肢体动作灵活自如。疲劳或情绪低落时可表现为垂肩、弯背、步态拖拉等。某些疾病时可出现特殊的姿势，如胃肠痉挛性疼痛者常捧腹而行，颈椎病变者多呈颈部活动受限姿势等。

(二) 步态

步态（gait）指一个人走路时的姿态。健康人的步态因年龄、所受训练等因素影响，可有不同表现，如小儿多喜急行或小跑，青壮年步伐矫健快速，老年人则多小步慢行。某些疾病可使步态发生显著变化，并可具有一定的特征性。临床常见的异常步态有：

1. 蹒跚步态（wadding gait） 行走时身体左右摇摆，似鸭行，故又称鸭步。见于佝偻病、大骨节病、进行性肌营养不良、双侧先天性髋关节脱位等。

2. 醉酒步态（drunken man gait） 行走时躯干重心不稳，步态紊乱不准确，如醉酒状。见于小脑疾病、酒精或巴比妥中毒者。

3. 共济失调步态（ataxic gait） 起步时一足高抬，骤然垂落，且双目向下注视，两足间距宽，以防身体倾斜，闭目则无法保持平衡。见于脊髓病变者。

4. 慌张步态（festinating gait） 起步后小步急速前冲，身体前倾，难以止步。见于震颤性麻痹（图 3-2-4）。

5. 剪刀步态（scissors gait） 移步时下肢内收过度，两腿交叉前行呈剪刀状，因双下肢肌张力增高，特别是伸肌及内收肌张力明显增高所致。见于脑瘫、截瘫者（图 3-2-5）。

6. 间歇性跛行（intermittent claudication） 行走中常因下肢突发酸痛乏力而被迫停止行进，需休息片刻方能继续。见于高血压、动脉硬化者。

7. 保护性跛行（protective claudication） 行走时患侧足刚一点地，健侧足便迅速起步前移。因而，患足着地时间短，健侧足着地时间长；患肢负重小，健肢负重大。多见于下肢损伤或疼痛者。

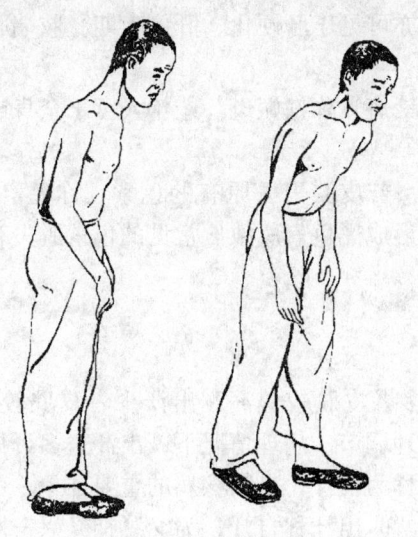
图 3-2-4 慌张步态

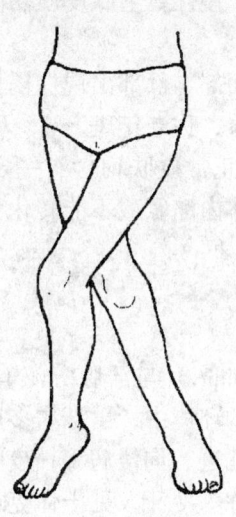
图 3-2-5 剪刀步态

（孙玉梅）

第二节 皮肤评估

皮肤本身的疾病很多，而许多疾病在病程中可伴有皮肤病变和反应。皮肤评估以视诊为主，必要时需结合触诊。评估内容主要包括颜色、湿度、弹性、皮疹、皮下出血、水肿等。

一、颜色

皮肤颜色除与种族有关外，还与毛细血管的分布、血液充盈程度、色素的多少、皮下脂肪的厚薄有关。常见的皮肤颜色改变有：

1. 苍白（pallor） 皮肤粘膜苍白是由于贫血、末梢血管痉挛或充盈不足所致。如寒冷、惊恐、休克、虚脱以及主动脉瓣关闭不全等。常检查的部位有颜面、结膜、口唇、指甲等。

2. 发红（redness/flushing） 指皮肤颜色变红，是由于毛细血管扩张充血、血流加速以及红细胞量增多所致。生理情况下见于酒后、情绪激动、运动后等；病理情况下见于发热性疾病、阿托品或一氧化碳中毒等。

3. 紫绀（cyanosis） 皮肤粘膜呈青紫色，主要因单位容积血液中还原血红蛋白增高所致。常见部位有口唇、面颊、指端、耳垂等（详见第二篇第七章）。

4. 黄染（stained yellow） 皮肤粘膜呈黄色。主要见于黄疸，即血中胆红素浓度超过 $34\mu mol/L$ 所致。初期仅见于巩膜和软腭粘膜，黄疸明显时才见于皮肤。常见于胆道梗阻、肝细胞损害或溶血性疾病。

此外，过多食用胡萝卜、南瓜等可引起手掌、足底、前额及鼻部皮肤黄染，一般不发生于巩膜及口腔粘膜；长期服用阿的平、呋喃类等含黄色素的药物可引起皮肤黄染，严重者可出现巩膜黄染，但以角膜周围最明显。

5. 色素沉着（pigmentation） 指部分或全身皮肤色泽加深，是由于表皮基底层的黑色素增多所致。生理情况下，身体外露部位，以及乳头、腋窝、生殖器、关节、肛门周围等部位皮肤色泽较深。若这些部位的色泽明显加深或其他部位出现色素沉着，才有临床意义。全身性色素沉着常见于慢性肾上腺皮质功能减退症，亦可见于肝硬化、肝癌晚期、肢端肥大症等。

妊娠妇女可于面部、额部出现棕褐色对称性色素斑，称妊娠斑。老年人可于全身或面部出现散在的色素沉着，称老年斑。

6. 色素脱失 正常皮肤均含有一定量的色素。若皮肤失去原有的色素，称色素脱失，为酪氨酸酶缺乏致体内酪氨酸不能转化为多巴胺而形成黑色素所致。常见的色素脱失有白癜风、白斑及白化症。

二、湿度

皮肤湿度（humidity）与汗腺分泌有关。出汗多者皮肤较湿润，出汗少者皮肤较干燥。在气温高、湿度大的环境中，出汗增多属正常的生理调节。病理情况下，出汗过多可见于风湿病、甲状腺功能亢进、佝偻病等；夜间睡后出汗称为盗汗，是结核病的重要征象；手脚皮肤发凉而大汗淋漓称为冷汗，见于休克或虚脱；清醒时出汗称自汗，为交感神经兴奋性增高所致；少汗或无汗见于维生素 A 缺乏、硬皮病、尿毒症以及脱水等。

三、弹性

皮肤弹性（elasticity），即皮肤的紧张度，与年龄、营养状况、皮下脂肪及组织间隙液体量有关。儿童及青年人皮肤富有弹性，中年以后皮肤弹性逐渐减低，老年人皮肤弹性差。常检查部位为手背或前臂内侧。检查时，以示指和拇指将皮肤捏起，然后松开观察皮肤平复的情况。弹性良好者于松手后皮肤皱褶立即复原。弹性减弱时，皮肤皱褶平复缓慢，见于长期慢性消耗性疾病或严重脱水者。

四、皮疹

皮疹（skin eruption）多为全身性疾病的征象之一，常见于传染病、皮肤病、药物及其他物质的过敏反应等。不同原因的皮疹，其出现规律和形态常有一定的特异性。发现皮疹时，应注意其出现和消失的时间、发展顺序、分布部位、形态大小、平坦或隆起、颜色、压之是否褪色及有无瘙痒、脱屑等。临床上常见的皮疹有以下几种：

1. 斑疹（maculae） 仅局部皮肤颜色改变，一般不隆起亦不凹陷。常见于斑疹伤寒、丹毒、风湿性多形性红斑等。

2. 玫瑰疹（roseolas） 为一种鲜红色的圆形斑疹，直径2~3mm，为病灶周围血管扩张所致，多出现于胸、腹部，为伤寒和副伤寒的特征性皮疹。

3. 丘疹（papules） 局部皮肤颜色改变且坚实而突出于皮面。见于药物疹、麻疹及湿疹等。

4. 斑丘疹（maculopapulae） 在丘疹周围有皮肤发红的底盘。见于风疹、猩红热及药物疹等。

5. 荨麻疹（urticaria） 为隆起皮面苍白色或红色的局限性水肿，为速发性皮肤变态反应所致。见于各种食物或药物过敏反应。

五、皮下出血

皮肤或粘膜下出血为常见体征，主要见于出血性疾病、重症感染、某些中毒及外伤等。根据出血直径大小及伴随情况可分为以下几种：直径小于2mm者，称淤点（petechia）；直径3~5mm者，称紫癜（purpura）；直径5mm以上者，称淤斑（ecchymosis）；片状出血伴皮肤显著隆起者，称血肿（hematoma）。较小的皮下出血应注意与红色的皮疹或小红痣进行鉴别，皮疹受压时可褪色或消失，淤点、紫癜及小红痣压之不褪色，但小红痣触之稍高于皮面且表面光滑。

六、蜘蛛痣与肝掌

蜘蛛痣（spider angioma），为皮肤小动脉末端分支性扩张所形成的血管痣，因形似蜘蛛而得名。主要出现于面、颈、手背、上臂、前胸和肩部等上腔静脉分布的区域内。直径可从帽针头至数厘米不等，以棉签或火柴头等压迫痣的中心，可见辐射状小血管网消失，去除压力后又复出现（图3-2-6）。一般认为其发生与体内雌激素增高有关，见于急、慢性肝炎或肝硬化。

慢性肝病病人常可见手掌的大、小鱼际处发红，压之褪色，称为肝掌（liver palms）。其发生机制同蜘蛛痣。

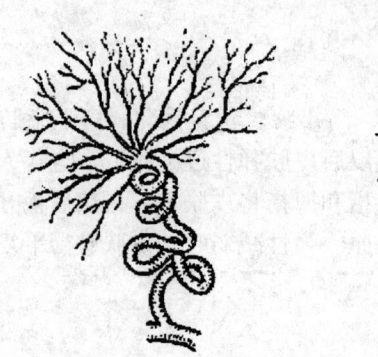
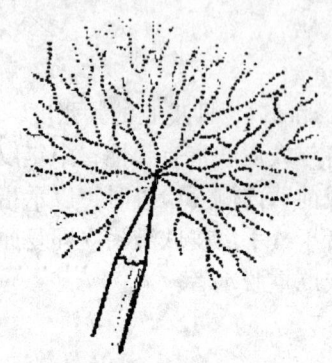

图 3-2-6 蜘蛛痣

七、水肿

水肿（edema）为皮下组织的细胞内和组织间隙液体潴留过多所致。轻度水肿视诊不易发现，以手指按压局部组织可出现凹陷者，称凹陷性水肿（pitting edema）。而粘液性水肿及象皮肿，尽管肿胀明显，但受压后无组织凹陷，可资此加以鉴别。检查时，指压后应停留片刻，观察有无凹陷及平复情况。常用检查部位有：胫骨前、踝部、足背、腰骶部及额前等浅表骨面部位。根据水肿的程度可分为：

1. 轻度　仅见于眼睑、眶下软组织、胫骨前、踝部皮下组织，指压后可见轻度凹陷，平复较快。
2. 中度　全身软组织均可见明显水肿，指压后可见明显凹陷，平复缓慢。
3. 重度　全身组织明显水肿，身体低垂部位皮肤紧张发亮，甚至有液体渗出，胸、腹腔可有积液，外阴部可见明显水肿。

水肿的原因与发生机制见第二篇第三章。

第三节　淋巴结评估

淋巴结分布于全身，评估时仅能发现身体各浅表部位的淋巴结。正常人浅表淋巴结很小，直径多 0.2~0.5cm，质地柔软，表面光滑，与周围组织无粘连，无压痛，不易触及。

一、浅表淋巴结的分布

浅表淋巴结呈组群分布，每个组群收集一定区域淋巴液（图 3-2-7）。耳后、乳突淋巴结收集头皮范围内的淋巴液；颈深淋巴结上群（胸锁乳突肌上部）收集鼻咽部淋巴液，颈深淋巴结下群（胸锁乳突肌下部）收集咽喉、气管、甲状腺等处的淋巴液；颌下淋巴结收集口底、颊粘膜、齿龈等处的淋巴液；颏下淋巴结收集颏下三角区内组织、唇、舌部的淋巴液；左侧锁骨上淋巴结收集食管、胃等器官的淋巴液，右侧收集气管、胸膜和肺等处的淋巴液；腋窝淋巴结收集躯干上部、乳腺、胸壁等处的淋巴液；腹股沟淋巴结收集会阴部及下肢的淋巴液。

二、评估方法与内容

浅表淋巴结的评估方法主要为滑动触诊。评估时，应自上而下按顺序进行，以免遗漏。

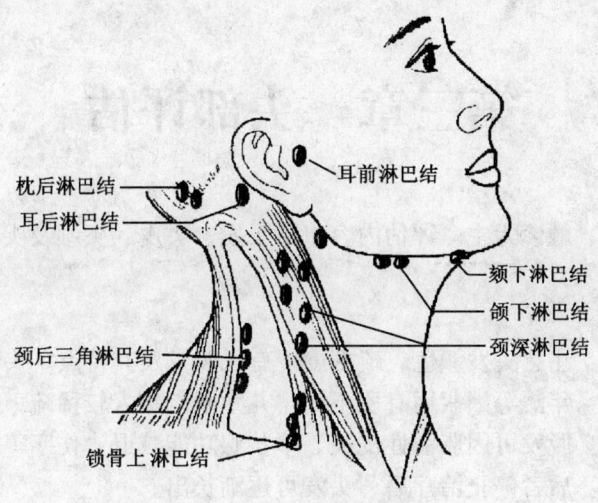

图 3-2-7 颈部淋巴结分布

一般顺序为：耳前、耳后、乳突区、枕骨下区、颈后三角、颈前三角、锁骨上窝、腋窝、滑车上、腹股沟、腘窝等。

常用部位评估方法：

1. 颈部淋巴结　被评估者最好取坐位，头稍低或偏向评估侧，以使检查部位皮肤或肌肉放松。评估者可面对被评估者，用双手进行触诊，四指并拢，紧贴检查部位，左手触诊右侧，右手触诊左侧，由浅及深进行滑动触诊。

2. 锁骨上窝淋巴结　被评估者可取坐位或仰卧位，评估者面对被评估者，双手进行触诊，左手触诊右侧，右手触诊左侧，示指与中指并拢，由浅入深逐渐触摸至锁骨后部。

3. 腋窝淋巴结　评估者面对被评估者，以左（右）前臂扶持被评估者左（右）前臂使其放松并稍外展，右（左）手手指并拢微曲触诊左（右）侧腋窝，先由浅入深达腋窝顶部，再沿腋窝侧壁向下滑动触诊。

触及肿大的淋巴结时应注意其大小、数目、硬度、压痛、活动度、有无粘连，局部皮肤有无红肿、瘢痕、瘘管等，同时寻找引起淋巴结肿大的原发病灶。

三、淋巴结肿大的临床意义

（一）局限性淋巴结肿大

淋巴结肿大仅限于局部，常见于以下几种情况：

1. 非特异性淋巴结炎　因引流区域的急、慢性炎症引起，如口腔炎症可引起颌下淋巴结肿大。急性炎症初期，肿大的淋巴结一般质软、表面光滑、有压痛、无粘连。慢性炎症时，肿大淋巴结质地较硬，最终可缩小或消失。

2. 淋巴结结核　常发生在颈部血管周围，呈多发性，质稍硬，大小不等，可相互粘连，或与周围组织粘连，晚期破溃后形成瘘管，愈后可形成瘢痕。

3. 恶性肿瘤淋巴结转移　肿大淋巴结质地坚硬，与周围组织粘连，一般无压痛。如肺癌多向右锁骨上淋巴结转移；胃癌或食管癌多向左锁骨上淋巴结转移。

（二）全身性淋巴结肿大

淋巴结肿大的部位遍及全身，大小不等，无粘连。可见于急、慢性淋巴腺炎，淋巴瘤，白血病，传染性单核细胞增多症等。

（孙玉梅）

第三章 头部评估

头部评估以视诊、触诊为主。评估内容包括头发、头皮、头颅及头部器官等。

一、头发与头皮

1. 头发（hair） 注意头发颜色、疏密度、有无脱发及其特点。头发的颜色、曲直及疏密度可因种族、遗传、年龄等因素而有所不同。儿童及老年人较稀疏，进入老年期头发逐渐变白为正常生理改变。脱发可因脂溢性皮炎、甲状腺功能减退、伤寒等疾病引起，亦可因放疗和化疗药物后引起。后者停止治疗后，头发可逐渐长出。

2. 头皮（scalp） 应分开头发观察头皮颜色、头皮屑、有无头癣、疖肿、外伤及瘢痕等。

二、头颅

头颅（skull）视诊应注意其大小、外形及有无异常运动。以触诊检查头颅有无压痛及异常隆起。

（一）头颅大小及外形

头颅大小以头围来衡量，测量时以软尺自眉间绕到颅后通过枕骨粗隆一周的长度。新生儿头围平均34cm，出生后前半年增加8cm，后半年增加2cm，第二年增加2cm，第三、四年增加1.5cm，至18岁后达53cm或以上，以后则不再变化。

头颅大小异常或畸形常见者有以下几种：①小颅（microcephalia），头围小于正常平均值2个标准差以上，为囟门过早闭合所致，常伴智力障碍。②巨颅（large skull），额、顶、颞及枕部突出膨大呈球形，头皮静脉怒张，对比之下颜面很小（图3-3-1），见于脑积水。由于颅内压增高，压迫眼球，形成双目下视，巩膜外露的特殊表情，称落日现象（setting sun phenomenon）。③方颅（squared skull），前额左右突出，头顶平坦呈方形，见于佝偻病、先天性梅毒等。

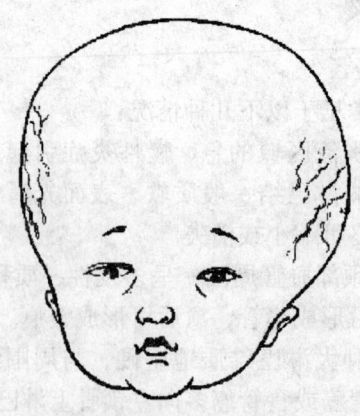

图3-3-1 巨颅

（二）头部运动异常

运动受限见于颈椎疾病；头部不随意地颤动见于震颤性麻痹；与颈动脉搏动一致的点头运动称 Musset 征，见于重度主动脉瓣关闭不全。

三、头部器官

头部器官主要包括眼、耳、鼻及口腔。

（一）眼

评估时应按由外向内，先右后左的顺序依次进行。

1. 眉毛（eyebrow）　正常人眉毛的疏密有所差异，一般内侧及中部较浓密，外侧较稀疏。眉毛外 1/3 过于稀疏或脱落，见于粘液性水肿、垂体前叶功能减低症或麻风病。

2. 眼睑（eyelids）　评估眼睑时应注意有无眼睑水肿、上睑下垂、闭合障碍等。

（1）眼睑水肿：眼睑组织疏松，轻度水肿即可在眼睑表现出来，常见于肾炎、贫血、营养不良、血管神经性水肿等。

（2）上睑下垂：双侧上睑下垂见于重症肌无力；单侧上睑下垂见于各种原因引起的动眼神经麻痹；若一侧上睑下垂，眼球下陷，瞳孔缩小及同侧面部无汗称 Horner 综合征，为该侧颈部及胸部交感神经麻痹所致。

（3）眼睑闭合障碍：双侧眼睑闭合障碍见于甲状腺功能亢进症；单侧闭合障碍见于面神经麻痹。

3. 结膜（conjunctive）　结膜分睑结膜、穹窿部结膜和球结膜三部分。评估时注意观察结膜有无充血、出血、苍白等。

评估上睑结膜时，嘱被评估者向下看，用示指和拇指捏起上睑中部边缘，轻轻向前下方牵拉，然后拇指将睑缘向上捻转的同时示指轻向下压，即可使上眼睑翻开。注意动作要轻柔，检查毕，轻轻向下牵拉上睑，并嘱被评估者向上看，即可复位。评估下眼睑结膜时，嘱被评估者向上看，以示指将下眼睑向下翻开，即可暴露下睑结膜。

结膜充血时，粘膜发红，可见血管充盈，见于结膜炎、角膜炎；出血，可见于亚急性感染性心内膜炎、败血症等；苍白，见于贫血；颗粒与滤泡，见于沙眼。

4. 巩膜（sclera）　巩膜为不透明、瓷白色。黄疸时，以巩膜部黄染最明显。

5. 角膜（cornea）　检查时，采用斜照光更易观察角膜透明度，并注意有无白斑、云翳、溃疡、软化及新生血管等。

白斑和云翳若发生在瞳孔部位可影响视力；角膜软化见于维生素 A 缺乏；角膜周围血管增生见于严重沙眼。角膜边缘及周围出现灰白色混浊环，多见于老年人，故称老年环，是类脂质沉着的结果。

6. 眼球（eyeball）　评估时应注意眼球的外形和运动。

（1）眼球突出（exophthalmos）：双侧眼球突出，见于甲状腺功能亢进症；单侧眼球突出，多见于局部炎症或眶内占位性病变。

（2）眼球下陷（enophthalmos）：双侧眼球下陷，见于严重脱水或眼球萎缩；单侧眼球下陷见于 Horner 综合征。

（3）眼球运动：眼球运动受动眼、滑车、外展三对脑神经支配，由六条眼外肌的协调运动实现。评估时，嘱被评估者固定头部，眼球随置于其眼前 30~40cm 处的目标物（手指或棉签等）移动。一般按被评估者左→左上→左下，右→右上→右下 6 个方向依次进行，观察有无斜视、复视或震颤。

当支配眼肌运动的神经麻痹时，会出现眼球运动障碍，并伴复视（diplopia）。由支配眼肌运动的神经麻痹所致的斜视，称麻痹性斜视（paralytic squint），多由颅内炎症、肿瘤、脑血管病变或外伤所致。

眼球震颤（nystagmus）是指眼球发生的一系列有节律的快速往返运动。运动方向以水平方向多见，垂直和旋转方向少见。评估方法为：嘱被评估者随评估者所示方向运动数次，观察是否出现震颤。自发的眼球震颤见于耳源性眩晕、小脑疾患。

7. 瞳孔（pupil） 评估时应注意瞳孔大小、形状，双侧是否对称，同时检查对光反射、调节反射及集合反射。

（1）大小：瞳孔大小由瞳孔括约肌和瞳孔开大肌调节，前者由动眼神经的副交感神经支配，后者由交感神经支配。正常人两侧瞳孔等大，自然光线下成人直径一般为 3~4mm，婴幼儿及老年人稍小，青年人较大。

瞳孔缩小，见于虹膜炎症、有机磷农药中毒、吗啡、氯丙嗪等药物过量；瞳孔扩大，见于青光眼、视神经萎缩、阿托品药物反应等；双侧瞳孔大小不等，提示为颅内病变，如脑外伤、脑肿瘤、脑疝等。

（2）形状：正常为圆形。青光眼或眼内肿瘤时可呈椭圆形；虹膜粘连可致形状不规则。

（3）对光反射：正常人瞳孔受到光线照射后立即缩小，移开光源后瞳孔迅速复原。检查对光反射时，评估者用手电光突然迅速照射一侧瞳孔，该侧瞳孔立即缩小，移开光源后，瞳孔迅速复原，称直接对光反射；另一侧瞳孔亦发生同样的动态变化，称间接对光反射。检查间接对光反射时，为避免光线照射被检查眼，应以一手置于两眼之间加以遮挡。

瞳孔对光、调节、集合反射以迅速/灵敏、迟钝、消失加以描述。瞳孔对光反射迟钝或消失，见于昏迷病人；两侧瞳孔散大并伴对光反射消失为濒死的表现。

（4）调节与集合反射：嘱被评估者注视 1m 外评估者的目标，然后将目标迅速移近眼球约 10cm 处。正常人瞳孔立即缩小，称调节反射；同时双侧眼球内聚，称集合反射。甲状腺功能亢进症时，集合反射减弱；动眼神经功能受损时，调节和集合反射均消失。

8. 视功能检查 包括视力、视野、色觉等。

（1）视力（visual acuity）：检查通用国际标准视力表。常用的有两种：①远距离视力表，在距视力表 5m 处能看清"1.0"行视标者为正常视力；②近距离视力表，在距视力表 33cm 处能看清"1.0"行视标者为正常视力。检查视力时，应遮盖未检查眼。若不能在一米处看见视力表上最大一行视标，则检查其能否数清手指或判断手动。若仍不能，则可用手电筒直接照射眼球，询问有无光感。

（2）视野（visual fields）：当眼球向正前方固视不动所见的空间范围，为黄斑中心凹以外的视力。可采用对比检查法粗略测定。方法为：评估者与被评估者相对而坐，距离 1m。检查右眼时，嘱被评估者用手遮住左眼，右眼注视评估者左眼，评估者遮住自己的右眼，将手指置于两者中间等距离处，分别以不同的方向自外周逐渐移向中央，嘱被评估者发现手指时立即示意。若被评估者在各个方向均与评估者同时看见手指，可大致判断视野正常。同理检查左眼。

（3）色觉（color sensation）：色觉异常可分为色弱（对某种颜色的识别能力降低）和色盲（对某种颜色的识别能力完全丧失）两种。先天性色盲为遗传性疾病，以红绿色盲最常见，男性发病率高于女性；后天性色盲多由视网膜病变、视神经萎缩和球后神经炎所致。

9. 眼底检查 眼底需借助眼底镜方可进行。评估眼底时重点观察视神经乳头、眼底血管、黄斑区、视网膜颜色以及有无水肿、出血等。视神经乳头水肿见于颅内压增高。视网膜动脉痉挛变细，反光增强，有动静脉交叉压迫现象，见于原发性高血压、糖尿病、慢性肾炎及白血病。

（二）耳

1．外耳 注意耳廓有无畸形、外耳道是否通畅，有无分泌物、耵聍或异物。痛风病人可在耳廓上触及痛性小结，为尿酸钠沉积所致，称痛风结节。外耳道如有脓性分泌物为中耳炎；有血液或脑脊液流出，提示颅底骨折；有黄色液体流出并有痒痛者为外耳道炎。外耳道内有局部红肿、疼痛，并有耳廓牵拉痛者，为疖肿的表现。

2．乳突 其内为大小不等的骨松质小房，并与中耳道相通。化脓性中耳炎引流不畅时，可蔓延至乳突引起乳突炎，此时耳廓后方皮肤可有红肿，乳突有明显压痛。严重时可继发耳源性脑膜炎。

3．听力 可先采用粗略评估法。方法为：在静室内嘱被评估者闭目坐于椅上，用手指堵塞一侧耳道，评估者手持机械手表或以捻指声自 1m 以外逐渐移向被检查侧耳部，嘱被评估者听到声音即刻示意。同样方法检查另一侧耳。比较两耳的检测结果并与评估者的听力比较。听力正常时约在 1m 处即可听到机械表声或捻指声。精确法为使用规定频率的音叉或电子测听器设备进行的测试，对明确诊断更有价值。

听力减退见于外耳道耵聍或异物堵塞、听神经损害、局部或全身血管硬化等。

（三）鼻

检查时注意鼻有无畸形及鼻翼扇动，鼻道是否通畅，有无脓性或血性分泌物，鼻中隔有无偏曲，鼻窦有无压痛等。

1．鼻外形 注意皮肤颜色及外形有无改变。鼻梁部皮肤出现红色斑块，病损处高于皮面并向两侧面颊部扩展，呈蝶状，见于系统性红斑狼疮。鼻尖和鼻翼皮肤发红，伴毛细血管扩张和组织肥厚，称酒渣鼻（rosacea）。肥大的鼻息肉使鼻腔部分或完全阻塞，外鼻变形，鼻梁宽平，如蛙状，称蛙状鼻。鼻梁塌陷，称鞍鼻（saddle nose），见于鼻骨骨折或先天性梅毒。

2．鼻翼扇动 吸气时鼻孔开大，呼气时回缩，称鼻翼扇动（nasal ala flap），为呼吸困难的表现，见于大叶性肺炎、支气管哮喘、心源性哮喘发作等。

3．鼻出血（epistaxis） 多为单侧，常见于外伤、鼻腔感染、鼻咽癌等。双侧出血多因全身性疾病所致，如血液系统疾病、某些传染病、高血压、肝硬化、维生素 C 或 D 缺乏等。

4．鼻腔粘膜 鼻腔粘膜充血肿胀，伴有粘液性分泌物者，见于急性鼻炎。慢性粘膜组织肥厚，见于各种原因的慢性鼻炎。而慢性萎缩性鼻炎则表现为粘膜萎缩、鼻腔分泌物减少、鼻甲缩小、鼻腔增大。

5．鼻腔分泌物 鼻腔粘膜受到各种刺激时可致分泌物增多。清稀无色的分泌物为卡他性炎症，粘稠发黄的脓性分泌物为鼻或鼻窦化脓性炎症。

6．鼻呼吸通畅性 检查时按住一侧鼻孔，让被评估者闭口用另一鼻孔呼吸。正常人气流通畅无阻。通气不畅，见于鼻中隔重度偏曲、鼻息肉、鼻炎及鼻粘膜肿胀等。

7．鼻窦 鼻窦共四对（图 3-3-2），均有窦口与鼻腔相通，引流不畅时易发生鼻窦炎，表现为鼻塞、流涕、头痛和鼻窦压痛。评估上颌窦时，双手拇指置于鼻侧颧骨下缘向后按压，其余4指固定在两侧耳后。评估额窦时，评估者双手拇指置于眉骨内下缘，用力向后向上按压，其余4指固定在头颅颞侧作为支点。评估筛窦时，双侧拇指分置于鼻根部与眼内眦之间向后按压，其余4指固定在两侧耳后。

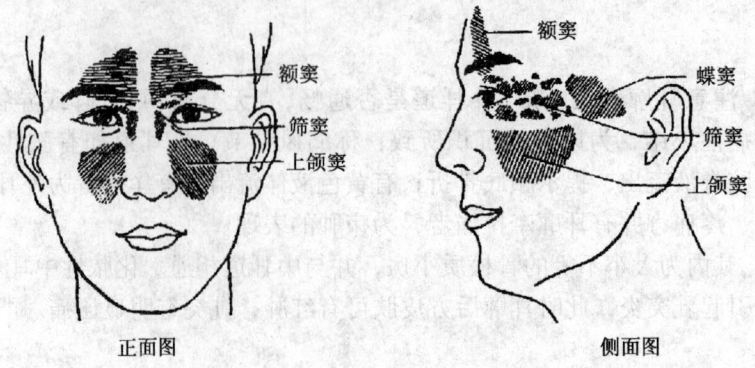

图3-3-2 鼻窦

（四）口

口（mouth）的评估从外向内依次进行，内容包括口唇、口腔粘膜、口内器官、口腔气味等。

1. 口唇 注意口唇颜色，有无干裂、疱疹及口角糜烂等。健康人口唇红润有光泽。口唇苍白，为毛细血管充盈不足或血红蛋白含量减少所致，见于贫血、虚脱、休克等；口唇发绀，为血液中还原血红蛋白增多所致，见于心、肺功能不全等。口唇干裂，见于严重脱水。口唇疱疹为口唇粘膜与皮肤交界处发生的成簇小水疱，半透明，伴痒痛感，1周左右结痂，愈后不留疤痕，见于大叶性肺炎、流行性脑脊髓膜炎等急性感染性疾病，多为单纯疱疹病毒感染所致。口角糜烂，见于核黄素缺乏。口角歪斜，见于面神经瘫痪或脑血管意外。

2. 口腔粘膜 检查应在充分的自然光下进行，或借助手电照明，注意观察口腔粘膜颜色，有无出血、溃疡等。正常口腔粘膜光洁而呈粉红色。粘膜淤点或淤斑，见于各种出血性疾病或维生素C缺乏。若在相当于第二磨牙的颊粘膜处出现帽针头大小白色斑点，周围有红晕，称麻疹粘膜斑（Koplik斑），为麻疹的早期特征。粘膜溃疡，伴红、痛，多为复发性口疮。粘膜上出现不规则的白色凝乳块状物，称为鹅口疮，为白色念珠菌感染所引起，多见于重病衰弱者或长期使用广谱抗生素和抗肿瘤药物后。

3. 牙齿 评估时注意牙齿颜色，有无龋齿、缺齿、义齿或残根等。正常牙齿呈瓷白色。若牙齿呈黄褐色，称斑釉牙，为长期饮用含氟量过高的水所致。单纯性牙间隙过宽见于肢端肥大症。有牙患时可按下列方式标明部位：

上

右 $\dfrac{8\ 7\ 6\ 5\ 4\ 3\ 2\ 1\ |\ 1\ 2\ 3\ 4\ 5\ 6\ 7\ 8}{8\ 7\ 6\ 5\ 4\ 3\ 2\ 1\ |\ 1\ 2\ 3\ 4\ 5\ 6\ 7\ 8}$ 左

下

1. 中切牙　　2. 侧切牙　　3. 尖牙　　4. 第一前磨牙
5. 第二前磨牙　6. 第一磨牙　7. 第二磨牙　8. 第三磨牙

如右上第1磨牙为龋齿，则记录为 6│龋齿。

4. 牙龈 注意牙龈颜色，有无肿胀、溢脓及出血等。正常牙龈呈粉红色，质地坚韧，与牙颈部紧密贴合，压迫后无出血及溢脓。

牙龈游离缘出现蓝灰色点线，称铅线，为铅中毒的特征。牙龈肿胀、溢脓，见于慢性牙周炎。牙龈出血，见于牙石，或维生素C缺乏、血液系统疾病等。

5. 舌 注意观察舌质颜色、舌苔厚薄、舌体大小及舌的运动状态等。正常人舌质红润，舌苔薄白，舌体活动自如，伸舌居中。

舌体增大，可见于舌炎、血管神经性水肿、粘液性水肿等。舌乳头萎缩，舌体较小，舌面光滑，呈粉红色或红色，称镜面舌，也称光滑舌，见于缺铁性贫血、恶性贫血或慢性萎缩性胃炎。舌色发紫，见于心、肺功能不全。舌色鲜红伴舌乳头肿胀凸起，似草莓状，称草莓舌，见于猩红热或长期发热病人。舌面干燥，舌体缩小，称干燥舌，见于严重脱水、阿托品作用或放射治疗后。伸舌有细微震颤，见于甲状腺功能亢进症。伸舌偏斜，见于舌下神经麻痹。

6. 咽部及扁桃体 咽部分为鼻咽、口咽及喉咽三部分，主要评估口咽部。评估时，嘱被评估者坐于椅上，头稍后仰，张口发"啊"时，评估者用压舌板于舌前2/3与舌后1/3交界处迅速下压。此时，软腭上抬，在照明的配合下，即可见软腭、腭垂、扁桃体、咽后壁等。注意观察粘膜颜色，有无充血、肿胀及分泌物，扁桃体有无肿大等。

咽部粘膜充血、红肿、粘液腺分泌增多，见于急性咽炎。咽部粘膜充血，表面粗糙，并可见淋巴滤泡呈簇状增殖，见于慢性咽炎。

扁桃体发炎时，可见腺体肿大，扁桃体隐窝内有黄白色分泌物，或渗出物形成苔状假膜，但易于拭去，藉此可与咽白喉相鉴别。

扁桃体肿大一般分为三度（图3-3-3）：不超过咽腭弓者为Ⅰ度；超过咽腭弓，但未达咽后壁中线者为Ⅱ度；达到或超过咽后壁中线者为Ⅲ度。

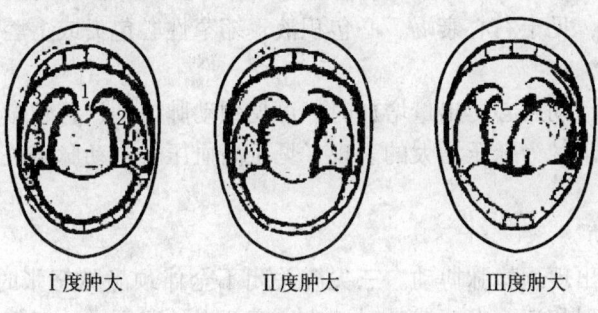

Ⅰ度肿大　　Ⅱ度肿大　　Ⅲ度肿大

图3-3-3　扁桃体位置及其肿大分度
1. 腭垂　2. 咽腭弓　3. 舌腭弓

6. 口腔气味 健康人口腔无特殊气味。吸烟、饮酒者可有烟、酒味。口腔若有特殊气味，称为口臭，可因牙龈炎、牙周炎、龋齿、消化不良等引起。其他，如糖尿病酮症酸中毒者有烂苹果味；尿毒症者有尿味；有机磷农药中毒者有大蒜味等。

7. 腮腺 腮腺位于耳屏、下颌角、颧弓所构成的三角区内。腮腺导管开口位于上颌第二磨牙对面的颊粘膜上。评估时，注意腮腺有无肿大，导管开口有无红肿及分泌物。

正常腺体薄而软，不能触及其轮廓。腮腺肿大时可见以耳垂为中心的隆起，并可触及边缘不清的包块。急性流行性腮腺炎时，腮腺迅速肿胀，先单侧，继而累及对侧，有压痛。急性化脓性腮腺炎时，腮腺肿大多为单侧，导管口可红肿，加压后可有脓性分泌物溢出。腮腺混合瘤，质韧呈结节状，边界清楚，可移动。

（孙玉梅）

第四章 颈部评估

颈部评估时,应充分暴露整个颈部及肩部。评估内容包括颈部外形与运动、颈部血管、甲状腺及气管等。

一、颈部外形与运动

正常人坐位时,颈部端正直立,两侧对称,伸屈、转动自如。无力型者较细长,超力型者较短粗。男性甲状软骨较突出,女性则不明显。转头时可见胸锁乳突肌突起。以胸锁乳突肌为界,每侧颈部可分为颈前三角、颈后三角两部分。

头部向一侧偏斜,称斜颈(torticollis),见于颈肌外伤、瘢痕收缩、先天性颈肌挛缩或斜颈。颈向前倾,甚至头不能抬起,见于严重消耗性疾病晚期、重症肌无力等。颈部活动受限伴疼痛,见于颈肌扭伤、软组织炎症、颈椎病变等。颈项强直为脑膜刺激征之一,见于脑膜炎、蛛网膜下腔出血等。

二、颈部血管

注意观察有无颈静脉怒张、颈动脉搏动、颈静脉搏动和血管杂音等。

(一)颈静脉怒张

正常人立位或坐位时,颈外静脉不显露,平卧位时,稍见充盈,但限于锁骨上缘至下颌角距离的下 2/3 内。若取 30°~45°半卧位时,颈静脉充盈度超过正常水平,称为颈静脉怒张,提示静脉压增高,见于右心衰竭、心包积液、缩窄性心包炎或上腔静脉阻塞综合征。

(二)颈动脉搏动

正常人仅在剧烈活动后心搏出量增加时,可见颈动脉搏动,且较微弱。若在静息状态下出现明显的颈动脉搏动,为脉压增大的表现,见于高血压、主动脉瓣关闭不全、甲状腺功能亢进及严重贫血者。

(三)颈静脉搏动

正常情况下不会出现颈静脉搏动。三尖瓣关闭不全伴颈静脉怒张时,可见颈静脉搏动。因颈静脉与颈动脉位置相近,发现搏动时,应注意两者的鉴别。一般静脉搏动较柔和,范围弥散,触之无搏动感;动脉搏动有力,有膨胀性,触之有搏动感。

(四)血管杂音

血管杂音多见于动脉炎或动脉硬化引起的颈动脉狭窄或椎动脉狭窄。

三、甲状腺

甲状腺(thyroid)位于甲状软骨下方及两侧(图 3-4-1),正常约 15~25g,表面光滑,柔软而不易触及,在做吞咽动作时可随吞咽动作向上移动。

(一)甲状腺检查方法

甲状腺检查包括视诊、触诊和听诊,应依次进行。

1. 视诊 主要观察甲状腺大小及对称性。正常人甲状腺外观不突出,女性在青春发育

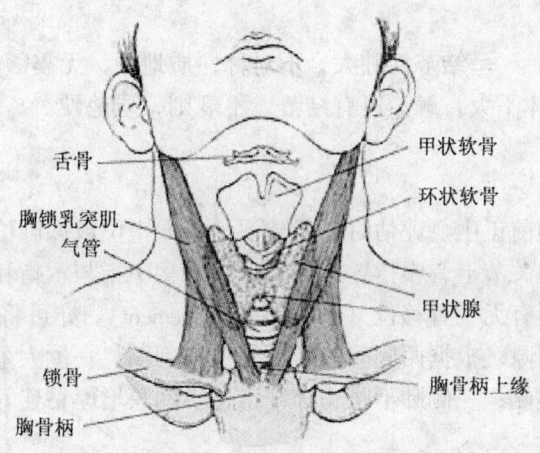

图 3-4-1 甲状腺位置

期可略增大。评估时,嘱被评估者取坐位,做吞咽动作,以便观察。如不易辨认,可嘱被评估者双手放于枕后,头稍后仰。

2. 触诊 较视诊更容易明确甲状腺轮廓及病变性质。评估时可采用后面触诊,即评估者立于被评估者背后,双手拇指置于被评估者颈后,一手示指及中指将气管推向对侧,另一手示指及中指在胸锁乳突肌前缘触摸甲状腺(图3-4-2)。亦可采用前面触诊,即评估者立于病人前面,一手拇指置于一侧甲状软骨下方将气管推向对侧,另一手示指和中指在对侧胸锁乳突肌后缘向前推挤,拇指在胸锁乳突肌前缘触摸(图3-4-3)。触及肿大的甲状腺时,嘱病人做吞咽动作,则其可随吞咽上下移动,并应注意肿大的程度、质地、表面是否光滑、有无震颤及压痛等。

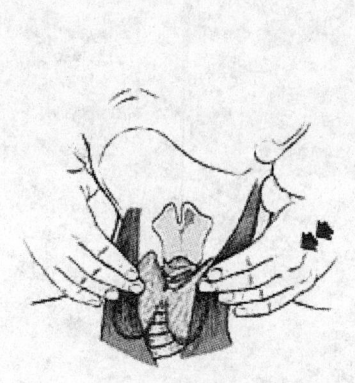

图 3-4-2 从后面触诊甲状腺

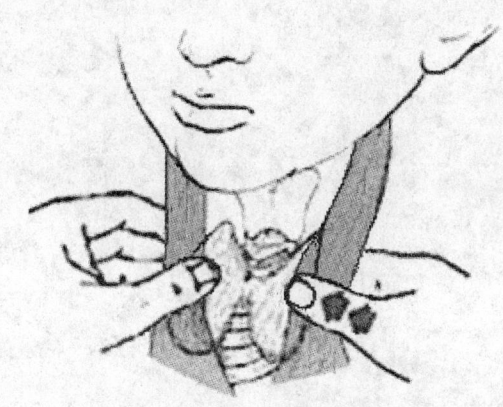

图 3-4-3 从前面触诊甲状腺

甲状腺肿大可分为三度:Ⅰ度为不能看到但能触及者;Ⅱ度为既能看到肿大又能触及,但在胸锁乳突肌以内者;Ⅲ度为超过胸锁乳突肌外缘者。

3. 听诊 当触及肿大甲状腺时,应以钟型听诊器置于肿大的甲状腺上进行听诊。甲状腺功能亢进时,可闻及连续性血管杂音,为血管增生、增粗,血流加速所致。

(二)常见甲状腺疾病的体征特点

1. 甲状腺功能亢进症 呈弥漫性肿大,肿大的甲状腺质地柔软,可触及震颤,听诊可闻及"嗡鸣"样血管杂音。

2. 单纯性甲状腺肿 腺体肿大明显,多为弥漫性,亦可为结节性,不伴甲状腺功能亢进体征。

3. 结节性甲状腺肿　呈结节性肿大，不对称，质地硬，无震颤及血管杂音。

4. 甲状腺癌　腺体不大，触诊可有结节，不规则，质地硬。

四、气管

正常人气管位于颈前正中。评估时，嘱被评估者取坐位或仰卧位，评估者将右手示指与无名指分置于两侧胸锁关节上，中指置于气管上，观察中指与示指和无名指间的距离。根据两者距离是否相等判断有无气管移位（tracheal displacement）。亦可将中指分别置于气管与两侧胸锁乳突肌之间的间隙，根据两侧间隙是否等宽来判断。一侧大量胸腔积液、积气、纵隔肿瘤等可使气管移向健侧；一侧肺不张、肺纤维化、胸膜增厚粘连等可使气管移向患侧。

（孙玉梅）

第五章 胸部评估

胸部是指颈部以下和腹部以上的区域。胸部检查的内容很多，如胸廓外形、胸壁、乳房、支气管、肺及心脏等，为身体评估中最重要的部分之一。应在安静、温暖和光线充足的环境下进行，尽可能暴露全部胸廓，被评估者可依具体情况取坐位或卧位。评估时，按视、触、叩、听顺序，先评估前胸部和侧胸部，再评估背部，并应注意左右对称部位的对比。

第一节 胸部的体表标志

为准确描述正常胸廓内脏器的轮廓和位置，以及异常体征的部位及范围，必须首先熟悉体表的一些自然标志及人工划线。

一、胸部的自然标志

胸部的自然标志包括骨骼标志、自然陷窝及解剖区域。

（一）骨骼标志

胸部常用的骨骼标志有（图3-5-1）：

1. **胸骨** 位于前胸壁正中，由胸骨柄、胸骨体和剑突三部分组成。其重要标志有：

（1）胸骨柄（sternal manubrium）：为胸骨上端略呈六角形的骨块，其上部两侧与左右锁骨的胸骨端相连接，形成胸锁关节，向下则与胸骨体相连。

（2）胸骨角（sternal angle）：为胸骨柄与胸骨体连接处向前突起而成，两侧分别与左右第2肋软骨相连接，成为前胸壁计数肋骨的主要标志。其水平相当于左右主支气管分叉部、主动脉弓下缘、上下纵隔交界处及第五胸椎水平。

（3）剑突（xiphoid process）：为胸骨体下端的突出部分，呈三角形。正常人剑突的长短有很大差异。

2. **胸骨下角**（infrasternal angle） 为左右肋弓在胸骨下端会合所形成的夹角，又称腹上角。正常约为70°～110°，瘦长体型者较锐，矮胖体型者较钝，深吸气时可稍增宽。其后为肝左叶、胃及胰腺的所在区域。

3. **肋骨与肋间隙** 肋骨（rib）共12对，第1~7肋骨在前胸部通过各自的肋软骨与胸骨相连，第8~10肋骨的肋软骨融合在一起，再与胸骨相连，构成胸廓的骨性支架。第11、12肋骨前端为游离缘，不与胸骨相连，称为浮肋。除第1肋骨因与锁骨重叠，常不能触及外，大多数肋骨均可在胸壁上触及。两个肋骨之间的间隙，称肋间隙（intercostal space）。第1肋骨下面的间隙为第1肋间隙，第2肋骨下面的间隙为第2肋间隙，余依此类推。

4. **肩胛骨**（scapula） 位于后胸壁第2~8肋骨之间，肩胛冈及其肩峰端均易触及。肩胛骨呈三角形，其下部尖端称肩胛下角。被评估者直立位两上肢自然下垂时，肩胛下角相当于第7或第8肋骨水平或第8胸椎水平。以此可作为后胸部计数肋骨的标志。

5. **脊柱棘突**（spinous process） 为后正中线的标志。位于颈根部的第7颈椎棘突最为突出，其下即为第1胸椎，常以此处作为计数胸椎的标志。

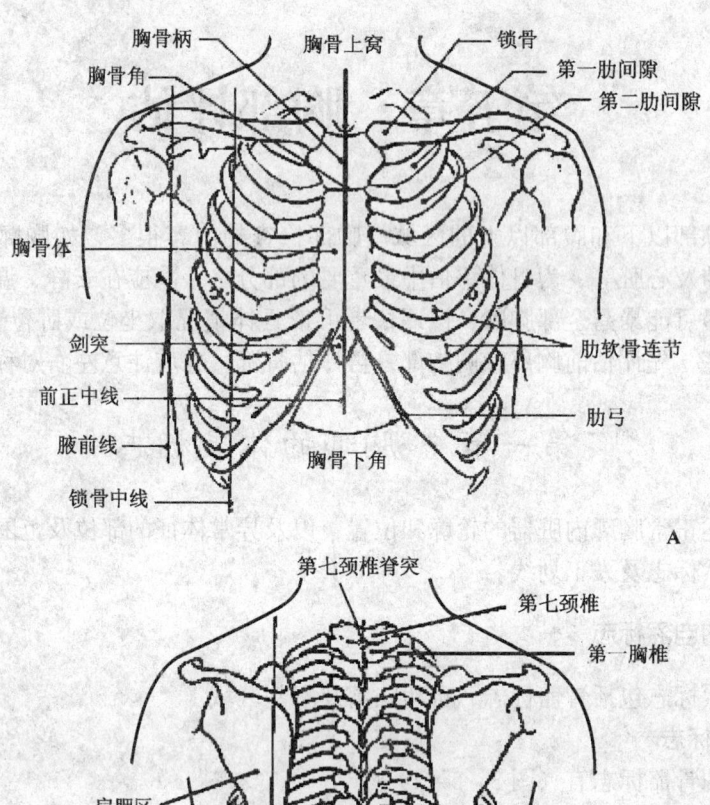

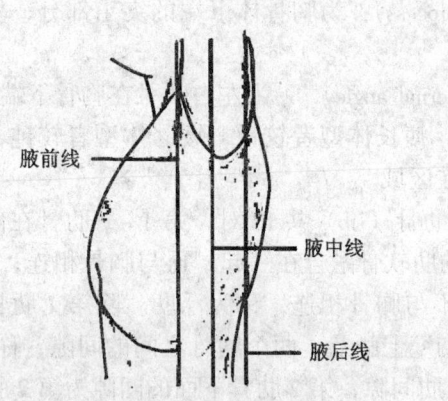

图3-5-1 胸部体表标志
A.前面 B.背面 C.侧面

6.肋脊角（costalspinal angle） 为第12肋骨与脊柱所构成的夹角，其前方为肾和输尿管所在区域。

(二) 自然陷窝和解剖区域

1. **胸骨上窝** 为胸骨柄上方的凹陷,气管位于其后正中。
2. **锁骨上窝、下窝** 为分别位于锁骨上方、下方的凹陷。
3. **腋窝** 上肢内侧与胸壁相连的凹陷部。
4. **肩胛上区** 为肩胛冈上方区域,其外上方为斜方肌上缘。
5. **肩胛下区** 两肩胛下角连线至第12胸椎水平线之间的区域,以后正中线为界,分为左右两部分。
6. **肩胛间区** 两肩胛骨内缘之间的区域,后正中线将其分为左右两部分。
7. **肩胛区** 肩胛冈以下的肩胛骨所在区域。

二、人工划线

1. **前正中线(anterior midline)** 即胸骨中线,为通过胸骨正中的垂线。
2. **锁骨中线(midclavicular line)(左、右)** 为通过锁骨的肩峰端与胸骨端两者中点的垂直线。
3. **腋前线(anterior axillary line)(左、右)** 为通过腋窝前皱襞沿前侧胸壁向下的垂直线。
4. **腋后线(posterior axillary line)(左、右)** 为通过腋窝后皱襞沿后侧胸壁向下的垂直线。
5. **腋中线(midaxillary line)(左、右)** 为自腋窝顶端于腋前线和腋后线之间中点向下的垂直线。
6. **后正中线(posterior midline)** 即脊柱中线,为通过椎骨棘突或沿脊柱正中下行的垂直线。
7. **肩胛线(scapular line)(左、右)** 为双臂自然下垂时通过肩胛下角的垂直线。

第二节 胸壁、胸廓及乳房评估

一、胸壁

主要通过望诊和触诊进行。评估胸壁(chest wall)时,除应注意营养状态、皮肤、淋巴结及肌肉发育等外,还应注意以下内容:

1. **静脉** 正常胸壁无静脉显露。当上腔静脉或下腔静脉阻塞时,胸壁静脉可以充盈、曲张。如血流方向自上而下,提示为上腔静脉阻塞;反之,则提示为下腔静脉阻塞。
2. **皮下气肿** 当皮下组织有气体积存时,称皮下气肿(subcutaneous emphysema)。以手按压气肿部位引起气体在组织内移动,可有一种柔软而带弹性的振动感,似捻发感或握雪感。用听诊器按压皮下气肿部位可听到类似捻动头发的声音。胸部皮下气肿多因肺、气管和胸膜破裂后,气体自病变部位逸出至皮下所致。偶见于因产气杆菌感染而形成。
3. **胸壁压痛** 正常情况下,胸壁无压痛。肋骨骨折、肋软骨炎、胸壁软组织炎、肋间神经炎等可致受累的胸壁局部出现压痛。骨髓异常增生时,胸骨下端可有明显压痛和叩痛,见于白血病病人。

二、胸廓

正常人胸廓的大小和外形个体间有一定的差异。但一般来说,双侧大致对称,双肩在同一水平。成人胸廓前后径较左右径短，两者的比例约为1:1.5，呈椭圆形；小儿和老年人胸廓前后径与左右径接近或等于左右径，呈圆柱形（图3-5-2）。某些疾病可引起胸廓外形改变。常见的有：

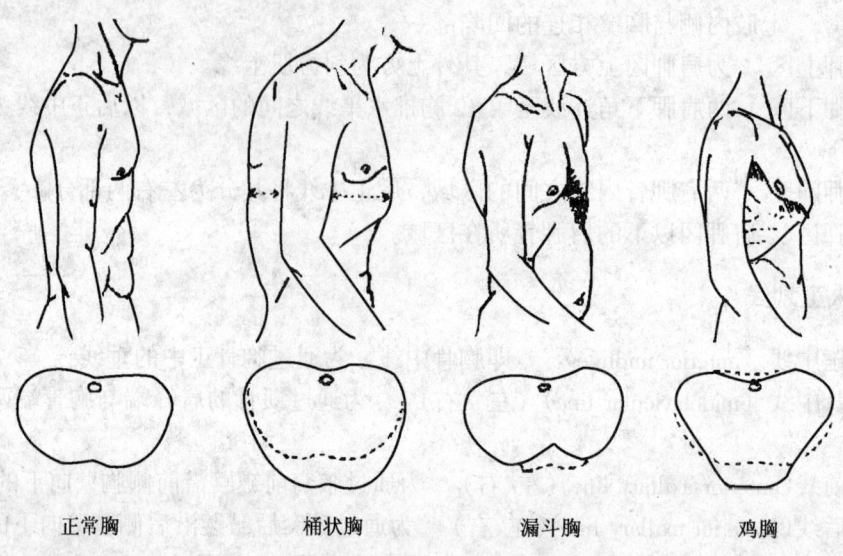

图3-5-2 胸廓外形的改变

1. 扁平胸（flat chest） 胸廓前后径显著缩小，常短于左右径的一半，呈扁平状。见于瘦长体型者，也可见于慢性消耗性疾病，如肺结核、晚期肿瘤等。

2. 桶状胸（barrel chest） 胸廓前后径增加，与左右径几乎相等，甚至超过左右径，呈圆桶状。肋骨的斜度变小，肋间隙增宽且饱满。胸骨下角增大，且呼吸时变化不明显。见于严重肺气肿病人，也可见于老年人或矮胖体型者（图3-5-2）。

3. 佝偻病胸（rachitic chest） 为佝偻病所致的胸廓改变，多见于儿童。常有如下改变：

（1）佝偻病串珠（rachitic rosary）：沿胸骨两侧各肋软骨与肋骨交界处呈球形突起，似串珠状。

（2）鸡胸（pigeon chest）：胸廓前后径略长于左右径，上下距离较短，胸骨下端前突，胸廓前侧胸壁肋骨凹陷（图3-5-2）。

（3）肋膈沟（Harrison's groove）：下胸部前面的肋骨外翻，胸壁沿膈附着的部位向内凹陷形成的沟状带。

（4）漏斗胸（funnel chest）：胸骨剑突处显著凹陷呈漏斗状（图3-5-2）。

4. 胸廓一侧变形 胸廓一侧隆起，多见于大量胸腔积液、气胸等。胸廓一侧平坦或凹陷，常见于肺不张、广泛胸膜增厚或粘连等。

5. 胸廓局部隆起 见于胸壁肿瘤、炎症、肋骨骨折以及心脏增大、心包积液等。

6. 脊柱畸形所致的胸廓变形 可因脊柱前凸、后凸、侧凸，导致胸廓两侧不对称，肋间隙增宽或变窄，胸腔内器官与体表标志关系发生改变。严重者可引起呼吸、循环功能障碍。常见于脊柱结核、外伤等（图3-5-3）。

三、乳房

正常儿童及男子乳房（breast）一般不明显，乳头大致位于双侧锁骨中线第4肋间隙。

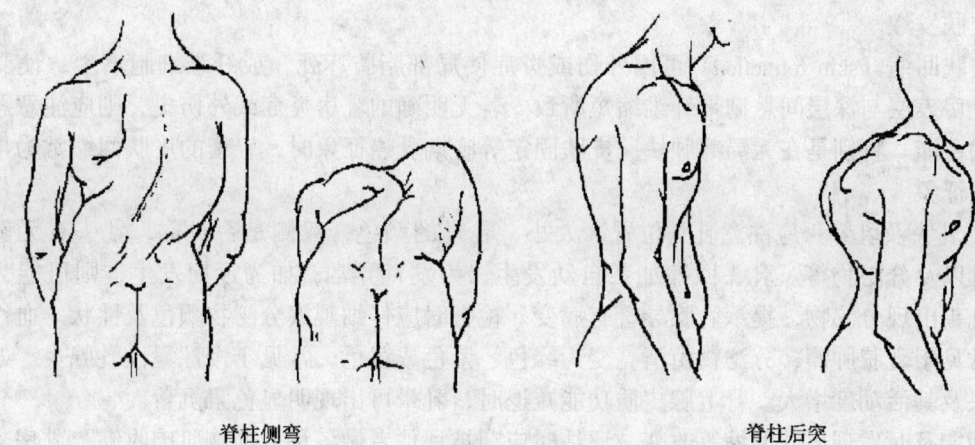

脊柱侧弯　　　　　　　　　　　脊柱后突

图3-5-3　脊柱畸形所致的胸廓变形

女性乳房自青春期逐渐增大，呈半球形，乳头也逐渐长大呈圆柱形，乳头和乳晕色泽较深。孕妇及哺乳期妇女乳房明显增大，向前突出或下垂，乳晕扩大，色泽加深，腋下丰满，皮肤可见浅表静脉扩张。成年及老年妇女乳房多下垂。

评估乳房时，被评估者可取坐位或仰卧位，在良好的光线下，充分暴露两侧乳房，先视诊，后触诊。为便于描述和记录，以乳头为中心做一水平线和垂直线，将乳房分为外上、外下、内上和内下四个象限（图3-5-4），在外上象限上部有一突出部分为乳房尾部。

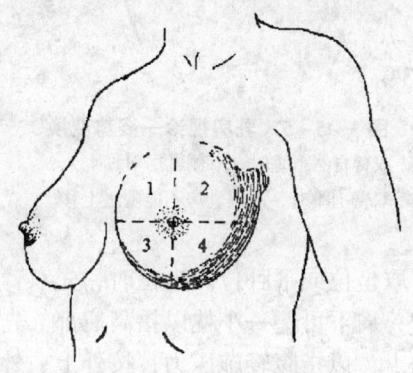

图3-5-4　乳房外观与分区

（一）视诊

1. 对称性　应注意双侧乳房大小、形状及位置是否对称。正常女性双侧乳房基本对称，轻度不对称者可为双侧乳房发育程度不同所致。一侧乳房明显增大，可见于先天畸形、囊肿形成、炎症或肿瘤等。一侧乳房明显缩小，则多为发育不全之故。

2. 表面情况（superficial appearance）　注意乳房皮肤的颜色，有无水肿、溃疡、瘢痕及局部回缩等。

皮肤发红提示局部炎症或癌性淋巴管炎，前者常伴肿、热、痛；后者皮肤呈深红色，不伴热、痛。乳房肿瘤时常因血供增加，使皮肤浅表血管清晰可见。

乳房水肿可使毛囊及毛囊孔明显可见，见于乳腺癌或炎症。癌性水肿为癌细胞堵塞乳房浅表淋巴管而引起淋巴水肿的结果。此时，因毛囊及毛囊孔明显下陷，局部皮肤外观呈"桔皮"或"猪皮"样改变。而炎性水肿则为炎症刺激使毛细血管通透性增加，血浆渗出所致，常伴皮肤发红。

皮肤回缩（skin retraction）可因外伤或炎症使局部脂肪坏死，成纤维细胞增生，使受累区域乳房表层与深层间悬韧带纤维缩短所致。若无明确的乳房炎症或外伤史，则应注意恶性肿瘤的可能。特别是在无局部肿块、皮肤固定等晚期乳癌征象时，轻度的皮肤回缩常为早期乳癌的征象。

3. 乳头及乳晕：应注意乳头位置、大小，乳晕的颜色，双侧是否对称，乳头有无倒置或内翻以及分泌物等。乳头回缩如系自幼发生，为发育异常；如为近期发生，则可能为癌变。乳头出现分泌物，提示乳腺导管有病变。检查时应仔细观察分泌物颜色及性状。血性分泌物常见于乳腺肿瘤，分泌物由清亮变为绿色、紫色或黄色，常见于慢性囊性乳腺炎。妊娠期乳头及其活动度增大。肾上腺皮质功能减退时，乳晕可出现明显色素沉着。

为能及时发现皮肤回缩等改变，评估时应嘱被评估者做各种使前胸肌肉收缩、乳房悬韧带拉紧的上肢运动，如双臂上举过头、两手叉腰或相互推压双手掌面、背部后伸等（图3-5-5），均有助于发现乳房皮肤或乳头回缩的征象。

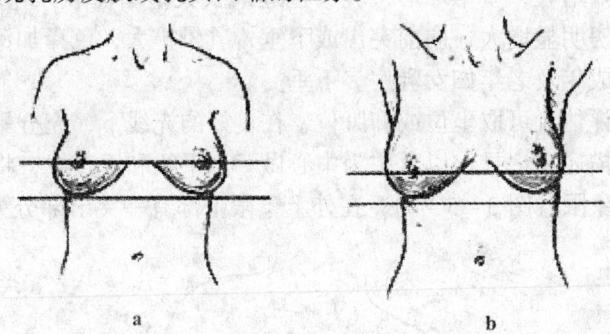

图3-5-5 乳房视诊—姿势变换
a. 双臂自然下垂时，双侧乳房对称
b. 双臂上举时，右侧乳房不能随之上移

（二）触诊

触诊乳房时，被评估者可取坐位或平卧位。坐位时，先双臂自然下垂，然后高举过头或双手叉腰再行评估。平卧位时，肩下可垫一小枕以抬高肩部。先查健侧乳房，后查患侧。评估者将手指或手掌平放在乳房上，以指腹轻施压力，按外上、外下、内下、内上四个象限的顺序，由浅入深，进行旋转或来回滑动触诊。切忌抓捏乳腺。触诊时注意乳房质地、弹性，有无热、痛及包块等。然后检查乳头，注意有无硬结及分泌物等（图3-5-6）。

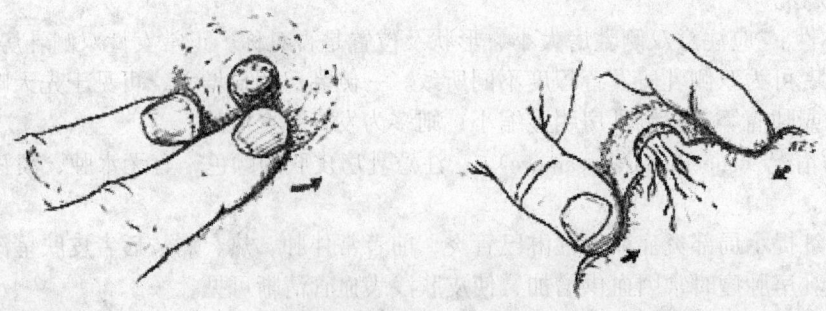

图3-5-6 乳房触诊方法

1. 质地与弹性：正常乳房呈模糊的颗粒感。触诊的感觉可因年龄和女性生殖周期的不同而有所区别。青年人皮下脂肪丰满，乳房触之柔软，质地均匀一致；老年人皮下脂肪减少，多呈结节感。月经期乳房小叶充血、有紧张感。妊娠期乳房增大饱满有柔韧感；哺乳期呈结节感。乳房由乳腺小叶组成，切勿将触及的乳腺小叶误认为肿块。乳房炎症和新生物浸润时可致受累区域硬度增加，弹性消失。注意乳晕下有癌肿时可致乳头处皮肤弹性消失。

2. 压痛：正常人月经前可有轻压痛；某一局部明显压痛提示其下有炎症存在，而恶性病变则较少出现压痛。

3. 包块：触及包块时应注意其部位、大小、外形、质地、活动度、有无压痛，与周围组织有无粘连等。一般包块的位置以乳头为中心，按时钟钟点的方位和轴向，以及与乳头间的距离予以描述和记录。应记录包块的长、宽及厚度，以便于前后比较。

多数良性肿瘤外形规则、表面光滑，质地柔软或呈囊性感，与周围组织无粘连，活动度大。恶性肿瘤外形多不规则，表面凸凹不平，质地坚硬，因与周围组织粘连而活动度小，甚至固定不动。值得注意的是炎性包块亦可呈不规则外形，质地较硬，较固定，但常有明显压痛，而多数恶性病变压痛不明显。

乳房触诊后还应常规检查双侧腋窝、锁骨上窝及颈部的淋巴结有无肿大或其他异常。因这些部位常为乳腺炎症或恶性肿瘤扩展和转移的所在。

（三）乳房的常见病变

1. 急性乳腺炎　病变常局限于某一象限，有明显的红、肿、热、痛，触诊有硬结包块。
2. 良性肿瘤　可触及边界清楚、表面光滑、质地较软、并有一定活动度的包块。常见的有乳腺囊性增生、乳腺纤维腺瘤。
3. 乳腺癌　多为单发，一般无炎症表现，局部皮肤可呈桔皮样，乳头常回缩，触诊病变部位皮肤硬度增加，弹性下降，常可触及外形不规则、质地较硬、较固定的包块。

（孙玉梅）

第三节　肺部和胸膜评估

肺及胸膜为胸部评估的重点之一。评估时病人一般取坐位或仰卧位，脱去上衣以充分暴露胸部，室内要温暖、安静、有良好的光线。评估一般按视、触、叩、听的顺序进行，先评估前胸壁，再评估侧胸壁及背部，并注意左右对称部位的比较。

一、视诊

肺部及胸膜视诊的主要内容为呼吸运动。呼吸运动受中枢神经和神经反射的调节控制，通过膈肌和肋间肌的收缩和松弛完成，表现为胸廓随呼吸运动而扩大和缩小，从而带动肺的扩张和回缩。吸气时，肋间肌收缩，肋骨前部向上外方移动，胸廓扩张，同时膈肌收缩、膈下降、腹壁外隆；呼气时，肋间肌及膈肌放松，肋骨及膈肌复位，胸廓缩小，腹壁回缩。健康人呼吸运动稳定而有节律，双侧幅度对称。视诊时应注意观察呼吸运动的型态、有无呼吸困难、呼吸的频率、幅度及节律等。

（一）呼吸运动类型

呼吸运动有胸式呼吸和腹式呼吸两种类型。以肋间肌运动为主的呼吸，称为胸式呼吸，表现为胸廓上部动度较大；以膈肌运动为主的呼吸，称为腹式呼吸，表现为胸廓下部及上腹部的动度较大。成年女性以胸式呼吸为主，成年男性和儿童以腹式呼吸为主。实际上两种呼吸类型均不同程度同时存在。

某些疾病可使呼吸类型发生改变,如肺炎、重症肺结核、胸膜炎、肋骨骨折等肺、胸膜或胸壁疾病,可使胸式呼吸减弱,腹式呼吸代偿性增强;而急性腹膜炎、大量腹水、腹腔巨大肿瘤及妊娠晚期等,可使腹式呼吸减弱,胸式呼吸代偿性增强。

(二)呼吸频率

正常成人静息状态下,呼吸频率为 16~20 次/分,呼吸与脉搏之比为 1:4,新生儿呼吸频率约 44 次/分,随年龄的增长而逐渐减慢。常见的呼吸频率改变有:

1. 呼吸过速　指呼吸频率超过 24 次/分(图 3-5-7)。见于发热、贫血、甲亢以及心、肺功能不全等。一般体温每升高 1℃,呼吸大约增加 4 次/分。

2. 呼吸过缓　指呼吸频率低于 12 次/分(图 3-5-7)。呼吸浅慢见于颅内高压、镇静药过量。

(三)呼吸幅度

正常人呼吸幅度适中,双侧对称。某些疾病可引起呼吸幅度改变,常见的有:

1. 呼吸浅快　由于呼吸幅度减小,呼吸频率代偿性增加。见于呼吸肌麻痹、肺炎、胸膜炎、胸腹腔积液或积气等(图 3-5-7)。

2. 呼吸深快　见于剧烈运动时,为机体需氧量增加促使肺内气体交换增加所致。亦可见于情绪激动或过度紧张时,常可因过度通气引起呼吸性碱中毒而出现口周及肢端发麻,严重者可出现手足搐搦及呼吸暂停(图 3-5-7)。

3. 呼吸深大　严重代谢性酸中毒时,机体通过肺排出二氧化碳以调节细胞外的酸碱平衡,可出现深而慢呼吸,又称 Kussmaul 呼吸。见于糖尿病酮症酸中毒、尿毒症等(图 3-5-7)。

4. 呼吸浅慢　呼吸浅而缓慢,见于休克、昏迷、脑膜炎等。

(四)呼吸节律

正常成人静息状态下,呼吸节律基本上均匀而整齐。常见的呼吸节律改变有:

1. 潮式呼吸(tidal respiration)　又称 Cheyne-Stokes 呼吸,是一种呼吸由浅慢逐渐变得深快,再由深快转为浅慢,随之出现一段呼吸暂停后,再次重复上述变化,如此周而复始的周期性呼吸(图 3-5-7)。其发生是由于呼吸中枢的兴奋性降低,使呼吸调节反馈失常的结果。只有当缺氧和二氧化碳潴留达到一定程度时,才能刺激呼吸中枢使呼吸恢复和加强;当缺氧和二氧化碳潴留得到缓解后,呼吸中枢失去有效的兴奋性,使呼吸逐渐减慢至暂停。此种呼吸多见于脑炎、脑膜炎、颅内压增高及某些中毒等中枢神经系统病变。此外,老年人在深睡时也可出现潮式呼吸,为脑动脉硬化,中枢神经供血不足的表现。

2. 间停呼吸(intermittent respiration)　又称 Biot 呼吸,其特点是在几个规则的呼吸后突然停止一段时间,又开始规则呼吸(图 3-5-7)。其发生原因同潮式呼吸,但较之更为严重,常在临终前出现。

3. 双吸气呼吸(biaspiral respiration)　表现为连续两次吸气,很似哭后的抽泣,因而又称抽泣样呼吸(图 3-5-7),常提示病情严重,见于颅内高压和脑疝前期。

4. 抑制性呼吸(restrained respiration)　因胸部剧烈疼痛导致吸气相突然中断,表情痛苦,呼吸较正常浅而快。见于急性胸膜炎、恶性肿瘤、肋骨骨折及胸部外伤等。

5. 叹息样呼吸(sighing respiration)　表现在一段正常呼吸中插入一次深大呼吸,常伴有叹息声,多为功能性改变(图 3-5-7)。见于神经衰竭、精神紧张或抑郁症。

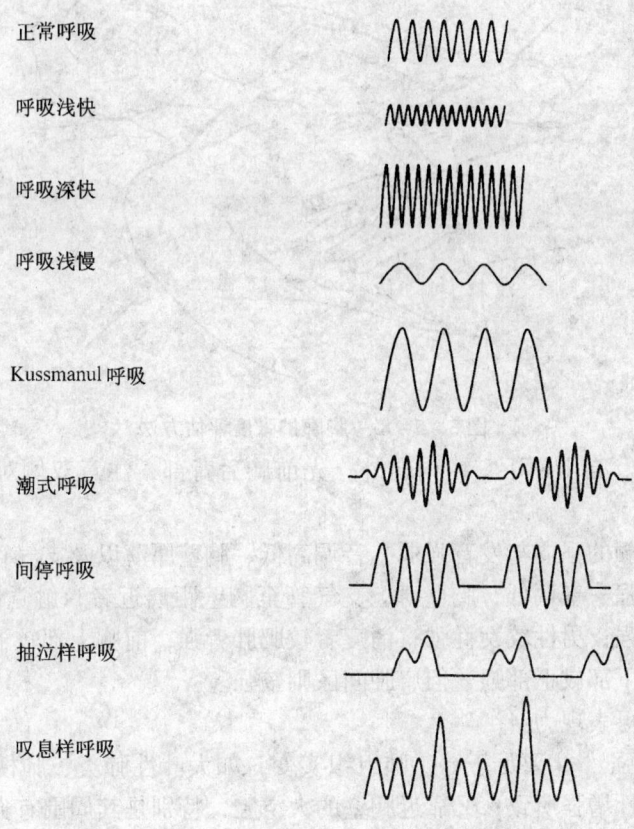

图 3-5-7 呼吸频率、幅度及节律变化示意图

二、触诊

(一) 胸廓扩张度

胸廓扩张度（thoracic expansion）即呼吸时胸廓的动度。因胸廓前下部呼吸时动度最大，一般多于该处检查。评估时，评估者双手置于胸廓前下部对称部位，左右拇指沿肋缘上方指向剑突，手掌及其余四指伸展置于胸壁两侧，嘱被评估者深呼吸，比较两手的动度是否一致（图3-5-8）。此外，也可评估后胸廓扩张度。评估时，将双手分别对称置于两侧背部约第10肋骨水平，两拇指将两侧皮肤向中线轻推，嘱被评估者深呼吸，观察两手动度是否一致。（图3-5-8）。此外，也可评估后胸廓扩张度。评估时，将双手分别对称置于两侧背部约第10肋骨水平，两拇指将两侧皮肤向中线轻推，嘱被评估者深呼吸，观察两手动度是否一致。

若一侧扩张度降低见于该侧大量胸腔积液、气胸、胸膜粘连增厚、肺不张等；若双侧扩张度降低则提示病变累及双侧肺脏、胸膜或胸壁，如肺气肿、双侧胸膜粘连增厚、呼吸肌麻痹等。

(二) 触觉语颤

触觉语颤（tactile fremitus）是指被评估者喉部发出声音时，其声波沿气管、支气管及肺泡，传到胸壁所引起的共鸣振动，用评估者的手掌可触及，也称语音震颤（vocal fremitus）。根据其强度变化，可判断胸内病变性质。

评估方法为：评估者将双手掌的尺侧缘轻放在胸壁的对称部位，嘱被评估者用同等的强

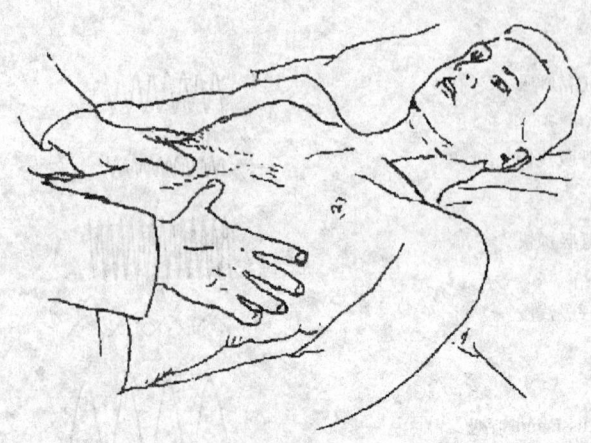

图3-5-8 胸廓扩张度评估方法

度重复发长音"yi",自上而下,由内向外,先前胸后背部,注意双侧对称部位的比较,有无增强或减弱。

正常人触觉语颤的强弱与发音强弱、音调高低、胸壁厚薄以及支气管与胸壁距离的差异等因素有关。发音强、音调低、胸壁薄、支气管至胸壁距离近者,触觉语颤强;反之则弱。因此,成人较儿童强;男性较女性强;消瘦者较肥胖者强;前胸上部较下部强;右胸上部较左胸上部强;后背下部较上部强,但肩胛间区则较强。

触觉语颤异常可表现为:

1. **触觉语颤增强** 主要见于:①肺组织实变,如大叶性肺炎、肺梗死等,因实变的肺组织对语颤的传导性增强所致;②靠近胸壁的大空腔,特别是其周围有炎性浸润者,如肺脓肿、肺结核空洞等,因声波在空腔内产生共鸣,加之周围有炎症浸润而有利于声波传导所致。

2. **触觉语颤减弱或消失** 主要见于:①肺泡含气量增多,如肺气肿;②支气管阻塞,如阻塞性肺不张;③大量胸腔积液或气胸;④胸膜高度增厚粘连;⑤胸壁皮下气肿。

(三)胸膜摩擦感

正常人胸膜腔内有少量浆液起润滑作用,呼吸时胸膜脏层与壁层之间不产生摩擦。当胸膜有炎症时,因纤维蛋白沉着于两层胸膜,使其表面变得粗糙,呼吸时脏层和壁层胸膜相互摩擦,可由评估者的手触到似皮革相互摩擦的感觉,称胸膜摩擦感(pleural friction fremitus),多见于胸膜炎早期和晚期。一般于吸、呼两相均可触及,但有时仅在吸气末触及。评估时,常选择胸廓的下前侧部,因该处为呼吸时胸廓动度最大的部位。

三、叩诊

叩诊的主要内容为胸部叩诊音及肺界叩诊。

(一)评估方法

肺部叩诊以间接叩诊法最常用。被评估者可取坐位或仰卧位,双臂垂放,肌肉放松,做均匀呼吸。先评估前胸,再评估侧胸及背部。

评估前胸时,嘱被评估者胸部稍前挺,评估者以叩诊板平贴肋间隙,并与肋骨平行,由锁骨上窝开始,然后自第1肋间隙向下逐一肋间隙进行叩诊。

评估侧胸时,嘱被评估者上臂抱头,自腋窝开始直至肋缘。

评估背部时，嘱被评估者上身稍前倾，头稍低，双手交叉抱肘，使肩胛骨尽可能向外侧方移位。自肺尖逐渐向下叩诊，叩诊肩胛间区时，叩诊板平行于脊柱，至肩胛下区则应与肋骨平行。

（二）影响叩诊音的主要因素

1. 胸壁组织增厚　如皮下脂肪增多、肌肉发达、乳房较大、胸壁水肿等均可致叩诊音变浊。
2. 胸廓骨骼支架的改变　如肋软骨钙化，胸廓变硬，使叩诊的震动向周围扩散的面积增大，叩诊定界较难得出准确的结果。
3. 肺泡含气量、张力及弹性的改变　如深呼气时肺泡张力增加，可使叩诊音调增高。

（三）正常胸部叩诊音

正常胸部叩诊为清音。其音响强弱和音调高低与肺泡含气量、胸壁厚薄以及邻近器官的影响等因素有关。因肺上叶体积较小，含气量较少，加之上胸部肌肉较厚，故前胸上部叩诊音比下部稍浊；因右肺上叶较左肺上叶小，且惯用右手者右侧胸部肌肉较厚，故右上肺叩诊音较左上肺稍浊；背部因肌肉、骨骼层次较多，叩诊音较前胸部稍浊；右侧腋下部因受肝影响叩诊音稍浊；左侧3、4肋间处因受心脏影响，叩诊音稍浊；左侧腋前线下方胃泡所在区叩诊呈鼓音（图3-5-9）。

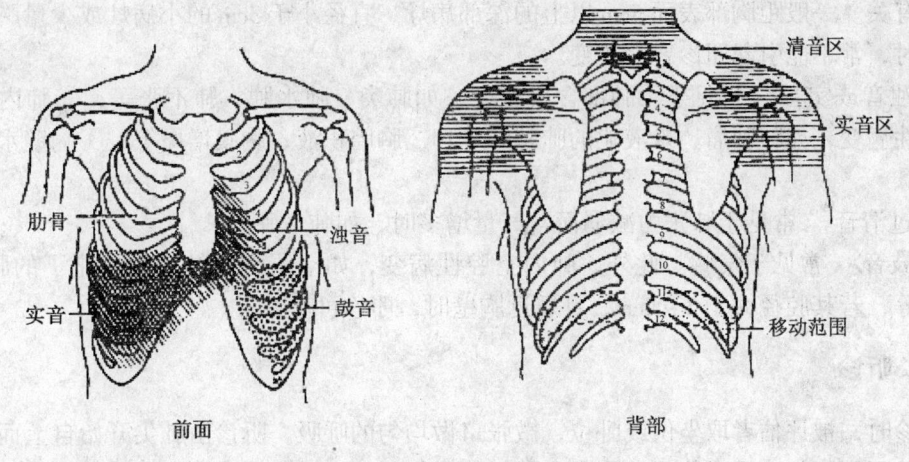

图3-5-9　正常胸部叩诊音

（四）肺界的叩诊

1. 肺上界　肺上界即肺尖的宽度。叩诊方法为：自斜方肌前缘中央开始叩诊为清音，逐渐向外侧叩诊至变为浊音时，即为肺上界的外侧终点。然后再由斜方肌中央向内侧叩诊至清音变为浊音处，即为肺上界的内侧终点。内外侧终点之间的宽度即为肺上界的宽度，正常为5cm，又称Kronig峡。因右肺尖位置较低，且右侧肩胛带肌肉较发达，右侧宽度较左侧稍窄。肺上界变窄或消失可见于肺尖结核、肿物及胸膜增厚；肺上界增宽可见于肺气肿或气胸。

2. 肺前界　正常的肺前界相当于心脏的绝对浊音界。右肺前界相当于胸骨右缘位置；左肺前界在胸骨旁线第4～6肋间隙处。当心脏增大、心包积液、主动脉瘤、肺门淋巴结肿大时，可致左右两肺前界的浊音区扩大；肺气肿时，则可使其缩小。

3. 肺下界　正常人两侧肺下界大致相同。平静呼吸时，肺下界位于锁骨中线第6肋间隙，腋中线第8肋间隙，肩胛线第10肋间隙。肺下界的位置可因体型、发育情况不同而稍有差异，如矮胖者可上移1个肋间隙，瘦长者可下移1个肋间隙。

病理情况下，肺下界下移见于肺气肿、腹腔内脏下垂等；肺下界上移见于肺不张、腹水、肝脾肿大、腹腔巨大肿瘤及膈肌麻痹等。

（五）肺下界移动度

肺下界移动度相当于呼吸时膈肌的移动范围。评估方法为：先于平静呼吸时于肩胛线上叩出肺下界的位置，然后嘱被评估者深吸气后屏住呼吸，沿该线继续向下叩出肺下界的最低点。待被评估者恢复平静呼吸后，嘱其深呼气后屏住呼吸，沿该线自上向下叩出肺下界的最高点。最高点与最低点之间的距离即肺下界移动度。同样方法可叩出锁骨中线、腋中线的肺下界移动度。正常肺下界移动度为 6～8cm。

肺下界移动度减弱见于：①肺组织弹性消失，如肺气肿；②肺组织萎缩，如肺纤维化、肺不张；③肺组织炎症和水肿；④局部胸膜粘连。

大量胸腔积液、气胸及广泛胸膜增厚粘连时，肺下界及其移动度不能叩出。膈肌麻痹可致肺下界移动度消失。

（六）胸部病理性叩诊音

正常胸部叩诊清音区内，若出现浊音、实音、鼓音或过清音均为病理性叩诊音，提示肺、胸膜、膈肌或胸壁存在病理改变。病理性叩诊音的性质与病变的性质、范围大小及部位的深浅有关。一般距胸部表面 5cm 以上的深部病灶、直径小于 3cm 的小病灶或少量胸腔积液或积气时，常不能引起叩诊音的改变。

1. 浊音或实音　可见于①肺部含气减少，如肺炎、肺水肿、肺不张等；②肺内不含气的占位性病变，如肺肿瘤、未液化的肺脓肿等；③胸腔积液、胸膜增厚等；④胸壁水肿或肿瘤等。

2. 过清音　常见于肺张力减弱而含气量增多时，如肺气肿。

3. 鼓音　常见于气胸。此外，肺内空腔性病变，如空洞型肺结核、液化了的肺脓肿、肺囊肿等，若其腔径大于 3～4cm，且靠近胸壁时，叩诊可呈鼓音。

四、听诊

听诊时，被评估者取坐位或卧位，微张口做均匀的呼吸。听诊由肺尖开始自上而下，先前胸部，再侧胸部，最后背部，注意左右对称部位以及上下比较。肺部听诊的评估内容包括呼吸音、啰音、语音共振及胸膜摩擦音等。

（一）正常肺部呼吸音

呼吸时，气流进出呼吸道及肺泡时，形成湍流，引起振动而发出的声音，通过肺组织传至胸壁，可在体表听到，即为呼吸音（breath sound）。正常呼吸音可根据其性质不同分为以下三种：

1. 支气管呼吸音（bronchial breath sound）　为呼吸时，气流进出声门、气管及主支气管时形成湍流所产生的声音，颇似抬舌后经口腔呼气所发出的"哈—"音，该呼吸音具有音响强而音调较高的特点。呼气相较吸气相长、音响强、音调高，是由于吸气为主动运动，吸气时声门增宽，气流通过快；而呼气为被动运动，声门较窄，气流通过慢之故（图 3-5-10）。正常人可在喉部、胸骨上窝、背部 6、7 颈椎及第 1、2 胸椎附近均可听到，越靠近气管区，音响越强，音调越低。

2. 肺泡呼吸音（vesicular breath sound）　为呼吸时，气流进出细支气管和肺泡，引起肺泡弹性变化和气流振动所形成的声音，似上齿咬下唇吸气时发出的"夫—"音。肺泡呼吸音较柔和，音调较低。与呼气相相比，吸气相较长、音响较强、音调较高（图3-5-10）。此系由于吸气为主动运动，气流量较大、流速较快，肺泡维持紧张的时间较长；呼气为被动运动，气流量逐渐减少、流速逐渐减慢，肺泡随之转为松弛状态所致。

正常人在大部分肺野均可听到肺泡呼吸音，其强弱与年龄、性别、呼吸深浅、肺组织弹性大小以及胸壁厚薄等因素有关。男性的肺泡呼吸音较女性强，此系因男性呼吸运动力量较强、胸壁皮下脂肪较少之故；儿童的肺泡呼吸音较老年人为强，则是由于儿童胸壁较薄，肺泡富有弹性之故；瘦长者肺泡呼吸音较矮胖者强；肺泡组织较多、胸壁较薄的部位，如乳房下部、肩胛下部和腋窝下部的肺泡呼吸音较强，而肺尖和肺下缘则较弱。

3. 支气管肺泡呼吸音（bronchovesicular breath sound） 为兼有支气管呼吸音与肺泡呼吸音特点的混合性呼吸音。吸气音的性质与肺泡呼吸音相似，但音响较强、音调较高；呼气音与支气管呼吸音相似，但强度较弱、音调较低；吸气相与呼气相大致相等（图3-5-10）。

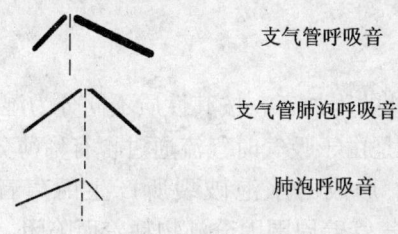

图3-5-10 三种正常呼吸音示意图

正常人于胸骨两侧第1、2肋间、肩胛间区第3、4胸椎水平及肺尖前后部可听到支气管肺泡呼吸音。

(二) 异常肺部呼吸音

1. 异常肺泡呼吸音

(1) 肺泡呼吸音减弱或消失：由于肺泡通气量减少，气体流速减慢或呼吸音传导障碍所致。可在局部、单侧或双侧肺部出现。常见原因有：①压迫性肺膨胀不全，如胸腔积液、气胸等；②支气管阻塞，如喉头水肿、气管肿瘤、慢性支气管炎及支气管狭窄等；③胸壁外伤、疼痛引起胸廓活动受限，如胸痛、肋间神经痛、肋骨骨折等；④腹部疾病影响膈肌上升，如大量腹水、肠胀气、腹腔内巨大肿瘤等；⑤呼吸肌疾病，如重症肌无力、膈肌麻痹及膈肌痉挛等。

(2) 肺泡呼吸音增强：由于呼吸运动及通气功能增强，使进出肺泡的气流量增加或流速加快所致。如运动、发热、贫血、代谢功能亢进、情绪紧张等可表现为双侧肺泡呼吸音增强；一侧肺组织病变，使健侧肺通气量代偿性增强可表现为一侧肺泡呼吸音增强。

(3) 呼气音延长：由于下呼吸道阻力增加或肺泡弹性回缩力减弱所致。见于慢性支气管炎、支气管哮喘、阻塞性肺气肿等。

(4) 断续性呼吸音：又称齿轮呼吸音（cogwheel breath sound），听诊时呼吸音断续或有短暂间歇，因肺内局部性炎症或支气管狭窄，使气体不能均匀地进入肺泡所致。常见于肺结核、肺炎等。寒冷、疼痛或精神紧张时，由于断续性肌肉收缩所引起的附加音与断续性呼吸音类似，但与呼吸运动无关，藉此可加以鉴别。

(5) 粗糙性呼吸音：由于支气管粘膜轻度水肿或炎症浸润，使内壁不光滑或狭窄，气流通过不畅所致，见于支气管或肺部炎症的早期。

2. 异常支气管呼吸音 为在正常肺泡呼吸音区域听到支气管呼吸音，即为异常支气管呼吸音，又称管状呼吸音。常见原因有：

（1）肺组织实变：因实变的肺组织对音响的传导性好，支气管呼吸音通过较致密的肺组织很容易传导到体表而被听到，如大叶性肺炎实变期。

（2）肺内大空腔：肺内较大空腔与支气管相连，且其周围有炎症浸润时，支气管呼吸音传入空腔，在空腔中发生共鸣，加之周围为具有良好传导性的实变组织，故而可在体表听及清晰的支气管呼吸音，常见于肺脓肿或空洞型肺结核。

（3）压迫性肺不张：胸腔积液时，肺组织因受压而变得致密，有利于支气管呼吸音的传导，在积液区上方有时可听到较弱的支气管呼吸音。

3. 异常支气管肺泡呼吸音　为在正常肺泡呼吸音的部位听到支气管肺泡呼吸音，即为异常支气管肺泡呼吸音。此系由于肺部实变区域较小且与正常肺组织掺杂，或肺部实变区域较深而被正常肺组织遮盖所致。常见于支气管肺炎、肺结核、大叶性肺炎早期或在胸腔积液上方膨胀不全的区域。

（三）啰音

啰音（rale）为呼吸音以外的附加音，按其性质不同分为湿啰音和干啰音两种。

1. 湿啰音（moist rale）　是由于吸气时气流通过含有稀薄分泌物（如渗出液、痰液、血液、粘液、脓液等）的气道，形成的水泡破裂所产生的声音，故而又称水泡音（bubble sound）；也有认为是由于小支气管壁周围因分泌物粘着而陷闭，当吸气时突然张开重新充气所产生的爆裂音（crackles）。

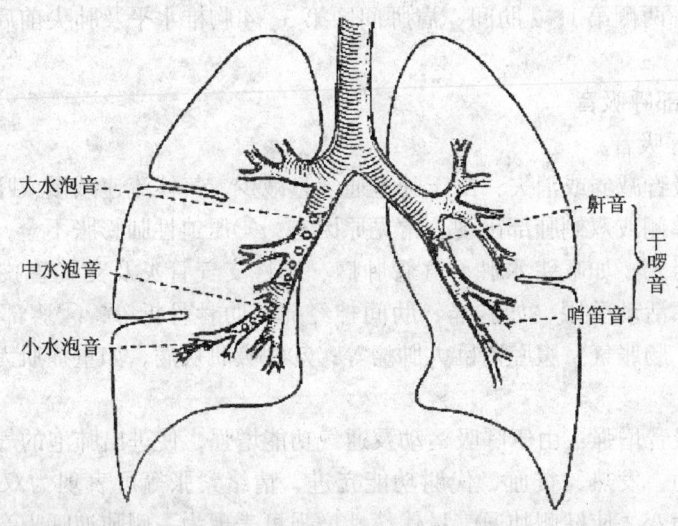

图 3-5-11　啰音的发生机制

（1）湿啰音的特点：①多见于吸气相，以吸气末最清楚，也可见于呼气早期；②断续而短暂，一次常连续多个出现；③部位较固定，性质不易变化；④中、小水泡音可同时存在；⑤咳嗽后可减轻或消失。

（2）湿啰音的分类及临床意义：根据其产生的部位及呼吸道腔径大小可分为粗、中、细湿啰音和捻发音四种（图3-5-11）。①粗湿啰音：又称大水泡音，发生于气管、主支气管或空洞部位，多出现在吸气早期。见于支气管扩张、肺水肿、肺脓肿或肺结核空洞。昏迷或濒死者因无力咳痰，于气管处可听及粗湿啰音，有时不用听诊器即可听到，称为痰鸣。②中湿啰音：又称中水泡音，发生于中等大小支气管，多出现在吸气的中期。见于支气管炎、支气管肺炎。③细湿啰音：又称小水泡音，发生于小支气管，多在吸气后期出现。见于支气管肺炎、肺淤血、肺梗死等。④捻发音：是一种极细而均匀一致的湿啰音，多出现在吸气终末，如同用手指在耳旁搓捻一束头发所发出的声音。此系由于细支气管和肺泡壁有分泌物存在而相互粘着陷闭，当吸气时被气流冲开重新充气所发出的细小爆裂音（图3-5-12）。常见于肺淤血、肺炎早期、肺泡炎等。正常老年人或长期卧床者，于肺底亦可听及捻发音，但深呼吸数次或咳嗽后可消失，一般无临床意义。

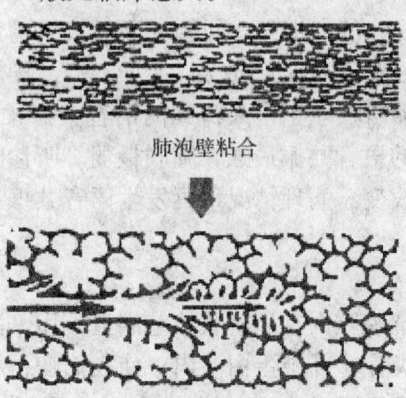

图3-5-12 捻发音的发生机制

湿啰音出现在局部，提示为该处的局部病变，见于肺炎、肺结核或支气管扩张等。两侧肺底湿啰音，多见于心功能不全所致的肺淤血、支气管肺炎等。两肺满布湿啰音，则见于急性肺水肿、严重支气管肺炎。

此外，根据湿啰音音响强度可分为响亮性和非响亮性两种。①响亮性湿啰音：声音响亮清晰，因周围有良好的传导介质或因空洞的共鸣作用所致，见于肺炎、肺脓肿或空洞型肺结核；②非响亮性湿啰音：音响较低远，因病变周围有较多正常肺组织，使声波传导减弱所致。

2. 干啰音（rhonchi） 是由于气流通过狭窄或部分阻塞的气道时产生湍流所发出的声音。引起气道狭窄或部分阻塞的病理基础可有：①气管、支气管炎症使管壁粘膜充血、肿胀、分泌物增加；②支气管平滑肌痉挛；③管腔内肿瘤或异物阻塞；④管壁外肿大的淋巴结或肿瘤压迫引起管腔狭窄（图3-5-13）。

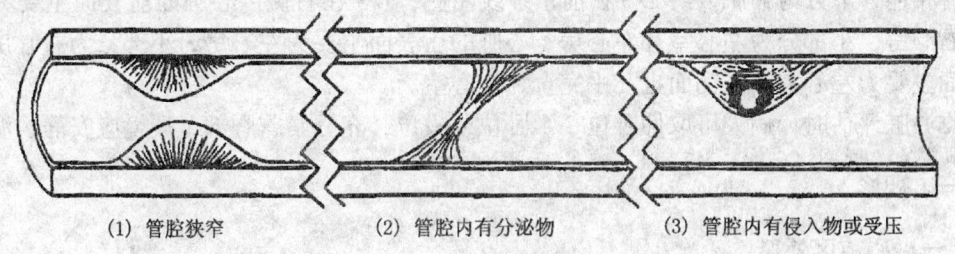

(1) 管腔狭窄　　　　(2) 管腔内有分泌物　　　　(3) 管腔内有侵入物或受压

图3-5-13 干啰音的发生机制

(1) 干啰音的特点：①吸气与呼气均可听到，但以呼气时明显；②持续时间较长；③强度、性质和部位具有易变性。

(2) 干啰音的分类：根据其音调的高低可分为低调和高调两种。①低调干啰音：音调较低，似熟睡时的鼾声，又称为鼾音（sonorous sound），多发生气管或主支气管。②高调干啰音:音调较高,似乐音,常被形容为哨笛音(sibilant sound)、哮鸣音、鸟鸣音或飞箭音等,多发生在较小支气管或细支气管(图 3-5-11)。

(3) 干啰音的临床意义:局限分布的干啰音,为局部支气管狭窄所致,常见于支气管内膜结核、肿瘤等。两肺广泛分布的干啰音,常见于支气管哮喘、慢性支气管炎、心源性哮喘等。

(四)语音共振

语音共振(vocal resonance)的产生方式同触觉语颤,但更为敏感。检查时,将听诊器体件放在胸壁上,嘱被评估者发长音"yi",或发"1、2、3",喉部发出的声音经气管、支气管及肺泡传至胸壁,可由听诊器听及。正常人听到的语音共振柔和而非响亮,音节含糊难辨。一般于气管和大支气管附近的语音共振最强,肺底最弱。听诊时应注意左右对称部位及上下的比较,有无强弱及性质的改变。病理情况下可发生语音共振增强、减弱或消失,其发生机理及临床意义同触觉语颤。

(五)胸膜摩擦音

正常胸膜表面光滑,且胸膜腔内有少量浆液起润滑作用,故而呼吸时两层胸膜相互滑动并无音响发生。当胸膜由于炎症、纤维蛋白渗出,使表面变得粗糙时,随着呼吸两层胸膜相互摩擦而产生声音,称胸膜摩擦音(pleural friction rub)。用听诊器可于体表听及,很似以一手掩耳,以另一手指在其手背上摩擦所听到的声音,吸气相和呼气相均可听到,一般于吸气末或呼气开始最明显,屏气时即消失。深呼吸或在听诊器体件加压时,摩擦音可增强。摩擦音可在胸膜任何部位出现,但以前下侧胸壁最常听到,因该处呼吸时的呼吸动度最大。胸膜摩擦音可随体位变动而消失或复现。当胸腔积液较多而使两层胸膜分开时,摩擦音可消失;随着积液的逐渐吸收,两层胸膜又再接触时,可再出现。当纵隔胸膜炎时,于呼吸及心脏搏动时均可听及胸膜摩擦音。胸膜摩擦音常发生于纤维素性胸膜炎、肺梗死、胸膜肿瘤、尿毒症及严重脱水胸膜高度干燥时。

(孙玉梅)

第四节 心脏评估

心脏位于胸腔中纵隔内,在胸骨体和第 2~6 肋软骨后方,第 5~8 胸椎前方,其上方与大血管相连,下方为膈肌,约 2/3 在前正中线左侧,1/3 在右侧。心脏的前表面主要为右心室和右心房,小部分为左心室和左心房;心脏的后表面主要为左心房,小部分为右心房;心脏膈面主要为左心室;左侧面也几乎完全为左心室。

作心脏评估时,病人可取仰卧位、半卧位或坐位,充分暴露胸部,环境应安静、温暖。

一、视诊

(一)心前区外形

正常人心前区外形与右侧相应部位对称。心前区隆起主要见于某些先天性心脏病,如法洛四联症,或在儿童期患风湿性心脏病伴有右心室增大者,由于胸壁骨骼尚软所致。成人有大量心包积液时,心前区外观饱满。

(二)心尖搏动

心脏收缩时,心尖冲击心前区左前下方胸壁,使局部肋间软组织向外搏动,称为心尖搏动（apical impulse）。正常成人心尖搏动位于左侧第 5 肋间锁骨中线内 0.5～1.0cm 处，搏动范围的直径为 2.0～2.5cm。有相当一部分正常人心尖搏动不明显。

1. 心尖搏动位置的改变　生理情况下，心尖搏动位置可因体型、体位、年龄、呼吸等而有所改变。超力型者心脏呈横位，心尖搏动向外上方移位可达第 4 肋间；无力型者心脏呈悬垂位，心尖搏动向内下方移位可达第 6 肋间。仰卧位时横膈升高，心尖搏动的位置稍上移；左侧卧位时，心尖搏动可向左移 2～3cm；右侧卧位时，心尖搏动可向右移 1.0～2.5cm。小儿横膈位置较高，使心脏呈横位，心尖搏动的位置可在第 4 肋间左锁骨中线外。

引起心尖搏动位置改变的病理因素是：

（1）心脏疾患：左心室增大时，心尖搏动向左下移位；右心室增大时，因左心室被推向左后，心尖搏动只向左移位。

（2）胸部疾病：一侧胸腔积液或气胸，心尖搏动移向健侧；一侧肺不张或胸膜粘连，心尖搏动移向患侧。脊柱或胸廓畸形时，也可影响心尖搏动位置。

（3）腹部疾患：大量腹水或腹腔巨大肿物，心尖搏动向上移位。

2. 心尖搏动强弱和范围变化　生理情况下，胸壁厚或肋间隙窄者，心尖搏动减弱，搏动范围减小。胸壁薄或肋间隙宽者，心尖搏动强，范围大。

病理情况下，左心室肥大时，心尖搏动增强，范围也较大，明显者则强而有力，用手指触诊，在心脏收缩时，可使手指抬起片刻，称为抬举性心尖搏动，它是左心室肥大的可靠证据。甲状腺功能亢进症、高热和严重贫血时，心尖搏动也增强。心肌炎、急性心肌梗死，由于心肌收缩力减弱，心尖搏动减弱。心包积液、左侧胸腔大量积液、气胸或肺气肿时，心尖搏动减弱或消失。

（三）心前区其他部位的搏动

胸骨左缘第 2 肋间搏动，见于肺动脉高压，有时也可见于正常青年人。胸骨左缘第 3、4 肋间搏动，见于右心室肥大。剑突下搏动见于肺气肿或肺气肿伴右心室肥大，或腹主动脉瘤。

二、触诊

心脏触诊是为了进一步证实视诊所见，并可发现视诊所未能发现的体征。通常先以全手掌放在被检查的部位进行触诊，为了进一步确定体征的部位，再用手掌尺侧或 2～4 指指腹进行触诊。

（一）心前区搏动

对于确定心尖搏动的位置、强弱和范围，触诊较视诊更准确。特别是当心尖搏动在视诊不能看出时，常需用触诊确定。心尖搏动开始冲击手掌的时间标志着心室收缩期的开始，故可利用心尖搏动的触诊来确定震颤、心音和杂音出现的时期。

（二）震颤

是用手触诊时感觉到的一种微细的震动感，称为震颤（thrill），似猫喘时在其喉部触到的震动，故又称"猫喘"。

震颤的发生是血液经口径狭窄处流向宽大部位或循不正常通道流动，产生湍流场（旋涡），使瓣膜、心壁或血管壁产生振动，传至胸壁所致。震颤的强度与瓣膜狭窄的程度、血流速度及心脏两腔室之间压力差的大小有关。

触到震颤即提示有器质性心血管疾病，多见于心脏瓣膜狭窄及某些先天性心脏病。发现震颤相当于听诊发现的杂音，但听到杂音不一定触到震颤，这是因为触觉对频率较低声波的振动较敏感，所以听到音调较高的杂音时，可能触不到震颤。

发现震颤时，应注意其部位、出现时期和临床意义。按震颤出现的时期，可分为收缩期、舒张期和连续性三种。如在心尖部发现舒张期震颤，提示有二尖瓣狭窄；在胸骨右缘第二肋间发现收缩期震颤，提示有主动脉瓣狭窄；在胸骨左缘第二肋间及其附近发现连续性震颤，提示有动脉导管未闭。

（三）心包摩擦感

当心包发生炎症时，心包膜表面粗糙，心脏跳动时，两层粗糙的心包膜互相摩擦，产生振动，传至胸壁，可在心前区触知一种连续性振动感，即心包摩擦感。在胸骨左缘第4肋间处最易触及，收缩期与舒张期均可触到，但以收缩期明显，坐位前倾或深呼气末更明显。当心包渗出液较多时，摩擦感消失。

三、叩诊

通过心脏叩诊可确定心脏的大小、形状及其在胸腔中的位置。

（一）心脏叩诊方法

心脏为不含气器官，叩诊呈绝对浊音（实音），但心左、右缘被肺遮盖的部分（图3-5-14）叩诊呈相对浊音。进行心脏叩诊时，如被评估者取坐位，检查者左手板指应与心缘平行（图3-5-15）；仰卧位时板指与肋间平行。叩诊用力要均匀，并尽可能的轻叩。一般先叩左界，后叩右界，由外而内，由下而上顺序进行。叩心左界时，从心尖搏动外2~3cm处由外向内叩，至叩诊音由清音变为相对浊音时，表示已达心脏边界，用笔作一标记，再依次按肋间上移至第2肋间。叩诊心右界时，自肝浊音界的上一肋间（通常为第4肋间）开始，由外向内叩出浊音界，再依次上移至第2肋间。此界为心脏的相对浊音界，它相当于心脏在前胸壁的投影，代表心脏的真正大小和形状。再继续向内叩，叩诊音变为实音时，表示已达心脏未被肺遮盖的部分，称为心脏绝对浊音界（图3-5-16）。

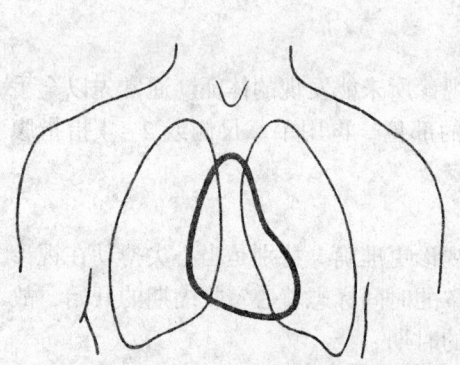

图3-5-14 心脏与肺脏相互重叠关系示意图

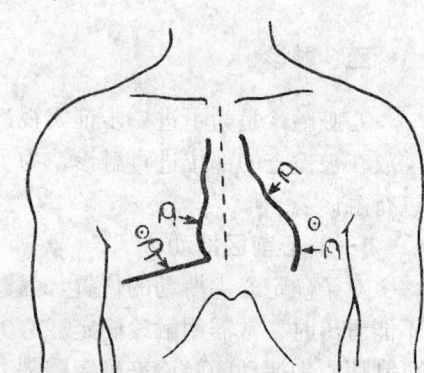

图3-5-15 叩诊心脏浊音界时板指位置

（二）正常心脏浊音界

正常人心左界在第2肋间几乎与胸骨左缘相合，第3肋间以下向左下逐渐形成一向外凸起的弧形。心右界几乎与胸骨右缘相合，但在第4肋间处可在胸骨右缘稍外方。正常成人心脏左右相对浊音界与前正中线的平均距离见表3-5-1。正常成人左锁骨中线距前正中线为8~10cm。

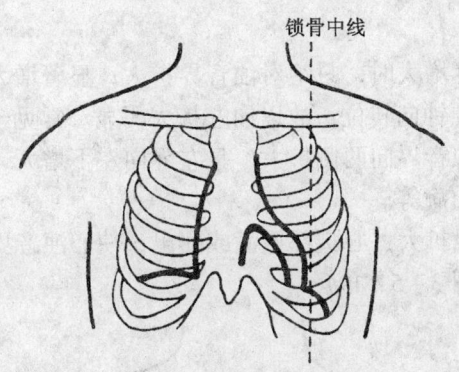

图 3-5-16 心脏的绝对浊音界和相对浊音界

表 3-5-1 正常心脏相对浊音界

右（cm）	肋间	左（cm）
2~3	Ⅱ	2~3
2~3	Ⅲ	3.5~4.5
3~4	Ⅳ	5~6
	Ⅴ	7~9

左锁骨中线至前正中线距离为 8~10cm

（三）心浊音界的各部组成

心左界第2肋间处相当于肺动脉段，第3肋间为左心耳，第4、5肋间为左心室。心右界自右侧第1肋间向下，首先为上腔静脉，接着为升主动脉，自第3肋间以下为右心房。心上界相当于第3肋骨前端下缘水平，心下界除心尖部分为左心室外均由右心室组成。位于第1、2肋间隙水平的胸骨部分的浊音区，一般称为心底部浊音区，相当于大血管在胸壁上的投影区。主动脉结与左心缘间的轻度凹陷部分称为心腰部（图3-5-17）。

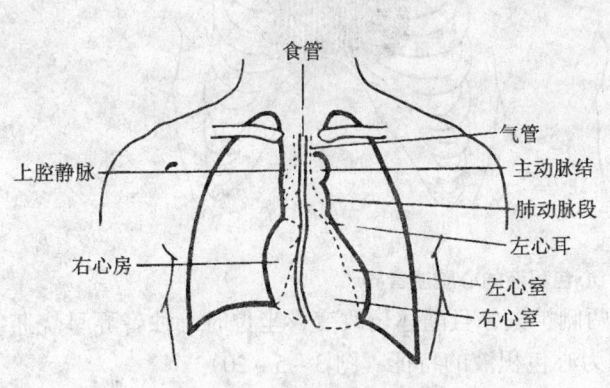

图 3-5-17 心脏各部在胸壁的投影

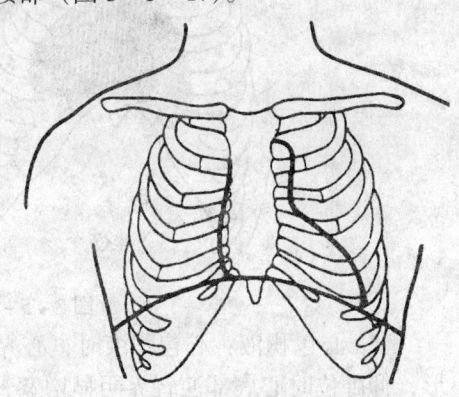

图 3-5-18 主动脉瓣关闭不全的心脏浊音界（靴形心脏）

（四）心脏浊音界的改变

心浊音界的大小、形态、位置可因心脏本身因素或心外因素而发生改变。

1. 心脏本身因素

（1）左心室增大：心脏浊音界向左、向下扩大，心腰部由钝角变为近似直角，使心浊音界呈靴形。因其常见于主动脉瓣关闭不全，故称主动脉型心脏（图3-5-18）。亦可见于高血压性心脏病。

（2）右心室增大：轻度增大时，只绝对浊音界扩大；显著增大时，相对浊音界向左右两侧扩大，由于心脏沿长轴顺钟向转位，故以向左扩大明显。常见于肺心病。

（3）双心室增大：心浊音界向两侧扩大，且左界向左下增大，称普大型心。常见于扩张型心肌病、全心衰竭、克山病等。

（4）左心房与肺动脉段扩大：心腰部饱满或膨出，使心浊音界呈梨形，常见于二尖瓣狭窄，也称二尖瓣型心脏（图3-5-19）。

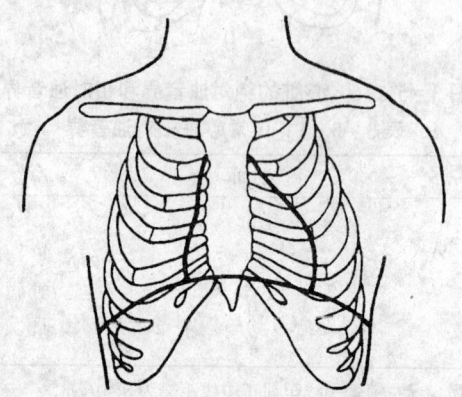

图3-5-19 二尖瓣狭窄的心脏浊音界（梨形心脏）

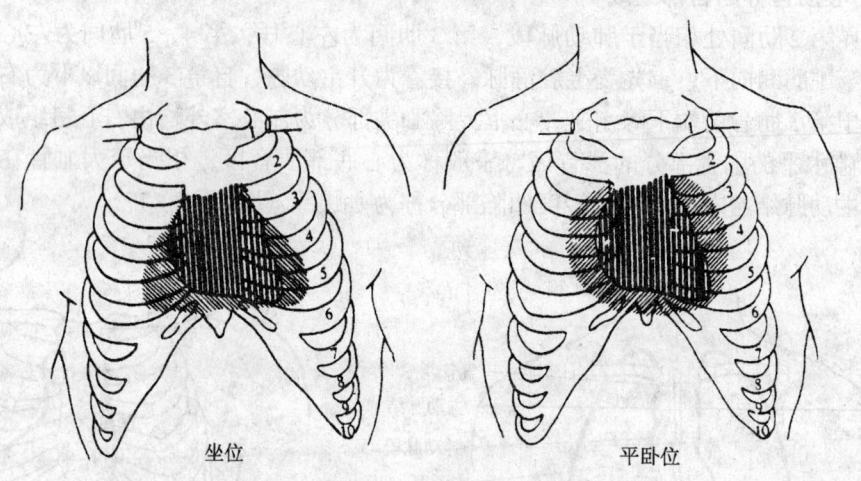

坐位　　　　　　　　　　平卧位

图3-5-20 心包积液的心脏浊音界

（5）心包积液：心包积液时，心界向两侧扩大，且随体位改变，坐位时心浊音界呈烧瓶形，仰卧位时心底部浊音界明显增宽，此为心包积液的特征（图3-5-20）。

2. 心外因素　肺气肿时，心浊音界缩小或叩不出；大量胸腔积液或气胸时，患侧心界叩不出，健侧心界向外移位；肺实变、肺肿瘤等，如与心浊音界重叠，真正的心浊音界不易叩出；腹腔大量积液或巨大肿瘤，使膈肌上升，心脏呈横位，心脏左右界均可稍扩大。

四、听诊

是评估心脏的重要方法，听诊时被评估者取仰卧位或坐位，为了更好地辨别心音或杂音，有时需改变体位，或作适当运动。

(一) 心脏瓣膜听诊区

心脏跳动时，心脏各瓣膜产生的声音，常沿血流方向传导至胸壁不同部位，在该处听诊最清楚，则称为该瓣膜的听诊区。心脏各瓣膜听诊区与其瓣膜口在胸壁上的投影并不完全一致（图3-5-21）。

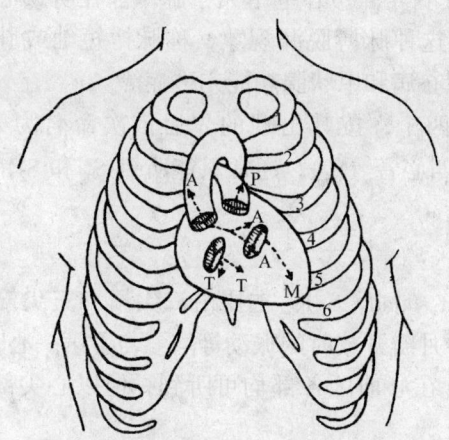

图3-5-21 心脏瓣膜解剖部位及瓣膜听诊区
M：二尖瓣区　A：主动脉瓣区
P：肺动脉瓣区　T：三尖瓣区

1. 二尖瓣区　正常在心尖部，即左侧第5肋间锁骨中线稍内侧。心脏增大时，心尖搏动移位，可选择心尖搏动最强点为二尖瓣听诊区。

2. 主动脉瓣区　在胸骨右缘第2肋间及胸骨左缘第3、4肋间，后者称为主动脉瓣第二听诊区，主动脉瓣关闭不全的舒张期杂音在此听诊较清晰。

3. 肺动脉瓣区　在胸骨左缘第2肋间。

4. 三尖瓣区　在胸骨体下端左缘，即胸骨左缘第4、5肋间。

听诊顺序：①按病变好发部位的次序进行，即二尖瓣区→主动脉瓣区→主动脉瓣第二听诊区→肺动脉瓣区→三尖瓣区。②按逆钟向次序，即二尖瓣区→肺动脉瓣区→主动脉瓣区→主动脉瓣第二听诊区→三尖瓣区。③为有利于区别第一、第二心音，也可从心底部开始，按肺动脉瓣区→主动脉瓣区→主动脉瓣第二听诊区→二尖瓣区→三尖瓣区的顺序进行听诊。

(二) 听诊内容

1. 心率（heart rate）　为每分钟心跳的次数，以第一心音为准计数。正常成人心率为60～100次/min，3岁以下儿童多在100次/min以上，老年人偏慢。成人心率超过100次/min（<160次/min），婴幼儿心率超过150次/min，称为窦性心动过速（sinus tachycardia）。成人心率低于60次/min（>40次/min）称为窦性心动过缓（sinus bradycardia）。

2. 心律（cardiac rhythm）　正常成人心跳节律规整，但在部分青年和儿童可出现窦性心律不齐（sinus arrhythmia），表现为吸气时心率增快，呼气时心率减慢，一般无临床意义。临床上最常见的心律失常是期前收缩（早搏）和心房颤动：

（1）期前收缩（premature beat）：是在原来规则心律基础上，突然提前出现一次心跳。期前收缩按其异位起搏点的不同，可分为房性、房室交界性及室性三种类型，而以室性多见。期前收缩听诊特点为：①心音提前出现，其后有一较长代偿间歇；②期前收缩的第一心音增强，第二心音减弱，有时甚至消失。如每隔一次正常心搏后出现一次期前收缩，称为二联律；如每隔两次正常心搏后出现一次期前收缩，或每个正常心搏后连续出现两次期前收缩，则称为三联律。二联律和三联律多为病理性。这种心律常见于器质性心脏病、洋地黄中毒、低血钾、心导管检查时等。

(2) 心房颤动 (atrial fibrillation)：是临床最常见的心律失常。听诊特点为：①心室律绝对不规则；②第一心音强弱不等；③心室率大于脉率。在听诊心脏时，同时计数心率和脉率，可发现脉率少于心率，这种脉搏脱漏现象，称脉搏短绌或脉短绌 (pulse deficit)。心房颤动常见于二尖瓣狭窄、冠心病和甲状腺功能亢进症等。

3. 心音 正常心音有四个，按其出现的先后依次命名为第一心音 (S_1)、第二心音 (S_2)、第三心音 (S_3) 和第四心音 (S_4)，通常只能听到 S_1 和 S_2，儿童和青少年期也可听到 S_3，S_4 一般不易听到。

(1) 心音类型

1) 第一心音 (first heart sound, S_1)：主要由二尖瓣和三尖瓣关闭时的振动所产生；其次，两心室的收缩，以及半月瓣开放时的振动等均参与了第一心音的形成。第一心音的出现标志着心室收缩期的开始，在心前区各部均可听到，但以心尖部最强，音调较第二心音低钝，持续时间较第二心音长。

2) 第二心音 (second heart sound, S_2)：主要由主动脉瓣和肺动脉瓣关闭时的振动所产生；其次，大血管受血流冲击，以及房室瓣开放时所产生的振动等均参与了第二心音的形成。第二心音的出现标志着心室舒张期的开始，在心前区各部均可听到，但以心底部最强，其音调较第一心音高且清脆，持续时间较第一心音短。正常儿童及青少年肺动脉瓣区第二心音 (P_2) 较主动脉瓣区第二心音 (A_2) 强 ($P_2 > A_2$)；老年人则相反 ($A_2 > P_2$)；中年人二者几乎相等 ($A_2 = P_2$)。

3) 第三心音 (third heart sound, S_3)：部分正常儿童及青少年，于第二心音后 $0.12 \sim 0.18s$ 可听到一个短而弱的声音，酷似第二心音的回声，称为第三心音。其产生是由于在心室舒张早期，血液自心房快速流入心室，使心室壁、房室瓣、腱索等突然紧张产生的振动所致。通常在心尖部或其内上方听诊最清楚。

(2) 第一心音和第二心音的区别：正确区别第一心音和第二心音是心脏听诊的重要环节，只有先确定第一、第二心音之后，才能确定心室收缩期和舒张期；确定异常心音或杂音出现的时期；以及第一心音和第二心音的时间关系。第一心音和第二心音的区别见表 3-5-2：

表 3-5-2 第一心音与第二心音的区别

	第一心音	第二心音
音调	较低	较高
所占时间	较长，持续约 0.1s	较短，持续约 0.08s
听诊部位	心尖部最清晰	心底部最清晰
S_1 与 S_2 间隔	S_1 与 S_2 间隔较短	S_2 与下一个心动周期 S_1 间隔较长
与心尖搏动关系	同时出现	在心尖搏动之后出现

(3) 心音的改变

1) 心音强度改变

①第一心音改变：与心室肌收缩力、心室充盈情况、瓣膜弹性及位置有关。

A. 第一心音增强：见于心室肌收缩力增强时，如高热、甲状腺功能亢进症等。也可见于二尖瓣狭窄，系由于左心室充盈减少，于舒张期二尖瓣位置较低，收缩时间亦相应缩短，左心室内压迅速上升，致低位的二尖瓣突然紧张关闭，产生较大振动所致。此时，在心尖部可闻高调、清脆、呈拍击声的第一心音，称"拍击性"第一心音。

B. 第一心音减弱：见于心室肌收缩力减弱时，如心肌炎、心肌病、心肌梗死和左心衰竭等。也可见于二尖瓣关闭不全时，由于左室过度充盈，二尖瓣位置较高，活动幅度减小所致。

②第二心音改变：影响第二心音强度的主要因素为主动脉、肺动脉内的压力及半月瓣的情况。

A. 主动脉瓣区第二心音（A_2）变化：主动脉内压力增高时，A_2增强，并带有高调金属性音调，主要见于高血压、主动脉粥样硬化等。主动脉内压力降低时，A_2减弱，主要见于主动脉瓣狭窄或关闭不全等。

B. 肺动脉瓣区第二心音（P_2）变化：肺动脉内压力增高时，P_2增强，主要见于二尖瓣狭窄、左心衰竭等。肺动脉内压力降低时，P_2减弱，主要见于肺动脉瓣狭窄或关闭不全等。

③第一、第二心音同时改变：同时增强，见于胸壁薄或心脏活动增强时，如运动后、情绪激动、贫血等。同时减弱，见于肥胖、心肌炎、心肌梗死、左侧胸腔大量积液、肺气肿或休克等。

2) 心音性质改变：当心肌有严重病变时，第一心音失去原有低钝特征而与第二心音相似，且多有心率增快，致收缩期与舒张期时间几乎相等，听诊有如钟摆的"的答"声，称钟摆律。如同时伴有心动过速，心率 > 120 次/min，酷似胎儿心音，又称胎心律。二者均可见于急性心肌梗死和重症心肌炎。

3) 心音分裂（splitting of heart sounds）：第一、第二两个心音的各两个主要组成成分间的间隔延长，在听诊时出现一个心音分成两个心音的现象，称为心音分裂。

①第一心音分裂：在生理情况下，心室收缩时，构成第一心音的两个主要成分，即二尖瓣和三尖瓣的关闭不是同步的，三尖瓣关闭时间略迟于二尖瓣，当二者关闭时间差超过0.04s时，即可出现第一心音分裂。第一心音分裂偶见于健康儿童和青年。病理情况下，可见于完全性右束支传导阻滞。

②第二心音分裂：临床较常见。在心室舒张时，构成第二心音的两个主要成分，即主动脉瓣和肺动脉瓣的关闭也不完全同步，肺动脉瓣的关闭略迟于主动脉瓣，当二者关闭时间差超过0.035s时，即可出现第二心音分裂，在肺动脉瓣区听诊最清楚。生理性第二心音分裂，常见于健康儿童和青年，于深吸气末可闻及。由于某些疾病，右室排血时间延长，使肺动脉瓣关闭明显迟于主动脉瓣（如二尖瓣狭窄、肺动脉瓣狭窄等）；或左心室射血时间缩短，主动脉瓣关闭时间提前（如二尖瓣关闭不全、室间隔缺损等），则出现第二心音分裂。

4) 额外心音（extra cardiac sound）：又称三音律，指在正常两个心音之外，额外出现的病理性附加音，可出现于收缩期，也可出现于舒张期，其中大部分出现于舒张期。

①舒张期额外心音

A. 奔马律（gallop rhythm）：系在S_2之后出现的响亮额外音，在心率 > 100 次/min 时，与原有的S_1、S_2共同组成的韵律，犹如马奔跑的蹄声，故称奔马律。

（a）舒张早期奔马律：又称室性奔马律，是病理性的S_3。临床最常见，意义也较大。其发生机理一般认为是在心室舒张早期，由于心房血液快速注入到心肌松弛、无力及扩大的心室，引起心室壁的振动所致。其中左心室舒张期奔马律较多见，听诊特点为音调较低，强度较弱，在 S_2 之后，与 S_1 和 S_2 的间距相仿。在心尖部或其内上方易听到，呼气末最清楚。它的出现标志着左心房压升高、左心室充盈急促和室壁顺应性减退；反映左心室功能低下、心肌功能严重损害。常见于心功能不全、急性心肌梗死、严重心肌炎及心肌病、高血压性心脏病等。右心室舒张期奔马律较少见，常见于肺源性心脏病和肺动脉高压。

(b) 收缩期前奔马律：又称舒张晚期奔马律或房性奔马律，是病理性的 S_4。此音出现于 S_1 之前，音调低钝，在心尖部或胸骨左缘3、4肋间易听到，深吸气时更明显，常见于急性心肌梗死、心肌炎、心肌病等。

B. 二尖瓣开放拍击音（opening snap）：也称开瓣音。在二尖瓣狭窄时，于第二心音之后出现的一个音调较高而清脆的附加音。它的出现表示瓣膜尚有一定弹性，可为作二尖瓣分离术适应证的参考条件之一。

C. 心包叩击音（pericardial knock）：它的出现是由于在心室舒张早期，心室快速充盈时，心室的扩张被缩窄并失去弹性的心包骤然遏止，使室壁振动所致。该音在心尖部和胸骨下段左缘处听诊最清楚，见于缩窄性心包炎。

②收缩期额外心音

A. 收缩早期喷射音：又称收缩早期喀喇音（early systolic click）。正常情况下，在心脏收缩时，两心腔血液被喷射到大动脉时，均产生声音，但因声音很弱，故听不到。在病理情况下，如主动脉或肺动脉扩张，当心室收缩射血时，扩张的主动脉或肺动脉突然扩张振动，或在主动脉、肺动脉内压力增高的情况下，半月瓣有力地开放，产生振动，则该音增强，即可听到。临床上又分为肺动脉收缩早期喷射音及主动脉收缩早期喷射音。

B. 收缩中期、晚期喀喇音：出现于 S_1 之后 0.08s 以内者，称为收缩中期喀喇音；在 0.08s 以上者，称为收缩晚期喀喇音。听诊特点为高调、短促、清脆，如关门落锁的 Ka-Ta 声。在心尖部或胸骨左缘下端听诊最清楚。该喀喇音的产生是由于某些腱索、乳头肌或瓣膜有功能或解剖上的异常，在收缩中骤然被拉紧或瓣膜突然紧张的振动所致。收缩中期、晚期喀喇音之后伴有一收缩晚期杂音，称为"二尖瓣脱垂综合征"，见于特发性二尖瓣脱垂、肥厚性心肌病等。

③医源性额外音：由于心血管病治疗技术的进展，人工器材置入心脏后可产生额外音，常见的有人工起搏音和人工瓣膜音。

4. 心脏杂音（cardiac murmurs） 是指在心音以外出现的一组不同频率、不同强度、持续时间较长的夹杂声音，它可以与心音完全分开，也可以与心音连续，甚至完全掩盖心音。

(1) 杂音产生的机制：杂音是由于血流加速或血流紊乱，产生湍流，并形成湍流场（旋涡），使心壁或大血管壁产生振动所致（图3-5-22）。

1) 血流加速：在正常情况下，血液在血管中的流动为层流，其中央部流速最快，越远离中央部越慢，这称为层流。在一定管径、一定粘性系数下，从层流变为湍流的速度是固定的。如血流速度超过层流变为湍流的速度时，则产生湍流场，使心壁和血管壁发生振动，则产生杂音。可见于运动后、贫血、甲状腺功能亢进症等。

2) 瓣膜口狭窄：血流通过狭窄部位产生湍流，出现杂音。器质性狭窄，如二尖瓣狭窄、主动脉瓣狭窄等。相对性狭窄，如心室腔扩大或大血管扩张所引起的瓣膜口相对性狭窄，而瓣膜并无病变。

3) 瓣膜关闭不全：血液通过关闭不全的瓣膜而逆流，产生湍流场。器质性关闭不全，见于风湿性二尖瓣关闭不全、主动脉瓣关闭不全等。也可由于心室腔扩大导致相对性瓣膜关

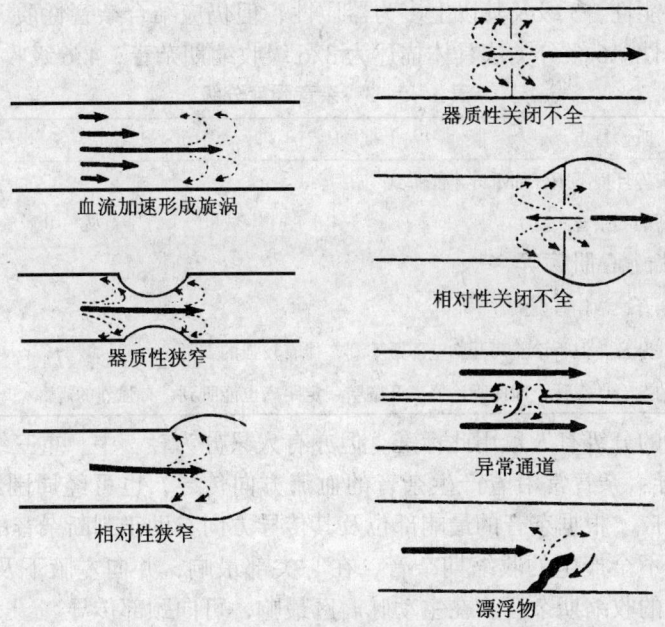

图 3-5-22 杂音的产生机理示意图

闭不全,如高血压性心脏病左心室扩大导致的二尖瓣相对关闭不全。

4) 异常通道:心脏或大血管间有异常通道,血流通过异常通道时会形成旋涡而产生杂音,如室间隔缺损、动脉导管未闭等。

5) 心腔内有漂浮物:如心内膜炎时心内膜上的赘生物或乳头肌断裂的腱索,干扰血流,产生湍流场,而引起杂音。

6) 血管腔扩大:血液从正常血管腔流入扩大的部分时,产生湍流场,而引起杂音,如动脉瘤。

(2) 杂音听诊要点

1) 最响部位:杂音的最响部位因病变部位和血流方向不同而不同。一般来说,杂音在某瓣膜听诊区最响,病变就在该区相应的瓣膜。如杂音在心尖部最响,提示病变就在二尖瓣;在主动脉瓣区最响,提示主要为主动脉瓣病变。

2) 出现的时期:发生在第一心音和第二心音之间的杂音,称为收缩期杂音(systolic murmur, SM);发生在第二心音与下一个心动周期的第一心音之间的杂音,称为舒张期杂音(diastolic murmur, DM);连续出现在收缩期和舒张期的杂音,称为连续性杂音(continuous murmur);收缩期与舒张期均出现但不连续,则称为双期杂音。舒张期和连续性杂音均为器质性杂音,而收缩期杂音有功能性和器质性两种,应注意区分。

3) 杂音性质:由于病变不同,杂音的性质也不一样,按音色区分可分为吹风样、隆隆样(雷鸣样)、叹气样、机器样、乐音样等。按音调区分又可分为柔和、粗糙两种。功能性杂音较柔和,器质性杂音较粗糙。二尖瓣区收缩期粗糙的吹风样杂音,提示二尖瓣关闭不全;二尖瓣区舒张期雷鸣样杂音是二尖瓣狭窄的特征性杂音;主动脉瓣区舒张期叹气样杂音,为主动脉瓣关闭不全;机器样杂音主要见于动脉导管未闭。

4) 杂音强度:一般来说,狭窄越重、血流速度越快、狭窄口两侧压力差越大,则杂音越强。收缩期杂音强度通常采用 Levine 6 级分级法(表 3-5-3)。一般来说,2 级及其以下收缩期杂音多为功能性，3级及其以上多为器质性，但仍应结合杂音性质、粗糙程度等来判断功能性抑或器质性。6级分类法具体描述为3/6级收缩期杂音，4/6级收缩期杂音等。

表3-5-3 杂音强度分级

级别	听诊特点
1	微弱、安静环境下须仔细听诊才能听到
2	较易听到的弱杂音
3	中等响度的杂音
4	响亮的杂音，常伴有震颤
5	很响亮的杂音，但听诊器离开胸壁即听不到，伴有较强的震颤
6	极响亮的杂音、震耳，即使听诊器离开胸壁一定距离也能听到，有强烈的震颤

对舒张期杂音的分级有人也用此标准，但亦有人只分为轻、中、重三级。

5）杂音的传导：杂音常沿着产生杂音的血流方向传导，也可经周围组织向四周扩散。杂音越响，传导越广。根据杂音的最响部位及其传导方向有助于判断杂音的来源及其病理性质。如二尖瓣关闭不全产生的收缩期杂音，在心尖部最响，并向左腋下及左肩胛下角处传导；主动脉瓣狭窄的收缩期杂音，在主动脉瓣区最响，可向颈部传导。

6）杂音与体位、运动、呼吸的关系：

①体位：改变体位可使某些杂音的强度发生变化。如二尖瓣狭窄的舒张期杂音在左侧卧位更明显；主动脉瓣关闭不全的舒张期杂音在坐位上身稍前倾时更明显。

②呼吸：呼吸可改变心脏的位置及左、右心室的排血量，从而影响杂音的强度。如深呼气时，可使二尖瓣关闭不全及主动脉瓣关闭不全的杂音增强。

③运动：运动时可使血流速度加快，心肌收缩力增强，故使杂音增强，如二尖瓣狭窄的舒张期杂音，在活动后增强。

5. 心包摩擦音（pericardial friction sound） 在心包炎时，心包的壁层和脏层因有纤维蛋白沉着而变得粗糙，在心脏搏动时，两层粗糙的心包互相摩擦而产生心包摩擦音。其与心搏一致，在心脏收缩期及舒张期均可听到，而与呼吸运动无关，音质粗糙，似用指腹摩擦耳壳声。通常在胸骨左缘3、4肋间处较易听到，在坐位前倾、屏住呼吸时更清楚。心包摩擦音见于风湿性、结核性及化脓性心包炎，亦可见于心肌梗死、尿毒症等。

第五节 血管评估

一、视诊

（一）肝颈静脉回流（hepatojugular reflux）征

右心功能不全病人，用手压迫其右上腹肿大的肝脏时，则颈静脉充盈更为明显，称为肝颈静脉回流征阳性。是右心功能不全的重要体征之一，亦可见于渗出性或缩窄性心包炎。其发生机制是：当压迫右心功能不全或心包炎病人的肝脏时，可使回流至下腔静脉及右心房的血量增加，但因右心房淤血与右心室舒张末压增高或右心室舒张受限，不能完全接受回流的血量，因而使颈静脉血量增多，充盈更为明显。

（二）毛细血管搏动（capillary pulsation）征

用手指轻压病人甲床末端，或以清洁玻片轻压其口唇粘膜，如见到受压部分的边缘有红、白交替的节律性微血管搏动现象,称为毛细血管搏动征阳性。主要见于脉压增大的疾病,如主动脉瓣关闭不全、甲状腺功能亢进症和严重贫血等。

二、触诊

本节仅叙述动脉血管的触诊,即进行脉搏触诊。进行脉搏触诊时,一般选择桡动脉,也可选择颞动脉、颈动脉、肱动脉、股动脉、腘动脉、足背动脉等。通常用示指、中指、无名指的指腹进行触诊,比较两侧动脉的强弱及出现时间是否相同,一般两侧脉搏差异很小。在病理情况下,可有明显差异。一般在确定两侧桡动脉脉搏相同后,即可利用一侧进行评估。

(一) 速率

正常人脉率因年龄、性别而有不同。正常成人脉率60~100次/分。进食后、劳动、情绪激动时脉率可增快。在病理情况下,脉搏可增加或减慢,如发热、贫血、甲状腺功能亢进症、心力衰竭、休克、心肌炎等脉搏增加;颅内压增高、阻塞性黄疸、Ⅱ度以上房室传导阻滞、甲状腺功能减退等脉率减慢。

(二) 节律

正常人脉搏的节律是规则的,且强弱相等。但正常青年及儿童可有窦性心律不齐,即吸气时脉搏增快,呼气时减慢。各种心律失常可伴有脉律不整,有时有一定规律,如二联脉、三联脉;有时完全无规律,如心房颤动。

(三) 强弱或大小

脉搏强弱或大小与心搏出量、脉压和周围血管阻力有关。心搏出量增加、脉压增大、周围动脉阻力减低时,脉搏强而振幅大,称为洪脉,见于高热、甲状腺功能亢进、主动脉瓣关闭不全等。反之,脉搏减弱而振幅小,称为细脉,见于心功能不全、休克、主动脉瓣狭窄等。

(四) 波形

波形是用脉波计描记出来的曲线,也可借助脉搏触诊粗略地估计其波形。

1. 水冲脉(water hammer pulse)　脉搏骤起骤落、急促而有力。因脉压增大所致,主要见于主动脉瓣关闭不全、甲状腺功能亢进症、严重贫血等。检查时将病人手臂抬高过头,并紧握其腕部掌面,可感到急促有力的冲击。

2. 交替脉(pulse alternans)　为节律规则而强弱交替出现的脉搏,由于左心室收缩强弱交替所致,是心肌受损的表现。见于高血压性心脏病、急性心肌梗死等。

3. 奇脉(paradoxical pulse)　吸气时脉搏显著减弱或消失的现象称为奇脉。见于心包积液和缩窄性心包炎,是心包填塞的重要体征之一。其产生主要与左心室排血量减少有关。正常人吸气时由于胸腔负压增大,回心血量增多,肺循环血流量也增加,因而对左心搏出血量无明显影响,因此脉搏强弱无明显变化。当有心包积液或缩窄性心包炎时,吸气时由于右心舒张受限,回心血量减少,继而使右心排血量也减少,致使肺静脉血液流入左心房血量减少,因而左心室排血量也减少,形成脉搏减弱或消失。

4. 无脉(pulseless)　脉搏消失,主要见于严重休克和多发性大动脉炎,前者血压测不到,脉搏随之消失;后者因某一部位动脉闭塞,相应部位脉搏消失。

(五) 动脉壁的情况

正常时,桡动脉管壁光滑、柔软、有一定弹性。如用手指压迫动脉使其血液阻断时,其远端的动脉管不能触及。如能触及,则提示有动脉硬化。动脉硬化明显时,动脉壁变硬、弹性消失、呈索条状，甚至有结节。

三、听诊

主要进行动脉听诊。在正常人，颈动脉及锁骨下动脉可听到相当于第一、二心音的两个声音，称为正常动脉音。以下为异常动脉音：

（一）枪击音（pistol shot sound）**及 Duroziez 双重杂音**

将听诊器体件置于肱动脉或股动脉处，可听到一种短促如射枪的"Ta-Ta-"声音，称为枪击音。主要见于主动脉瓣关闭不全，因脉压增大，脉波冲击动脉壁所致。如再稍加压力，则可听到收缩期与舒张期双重杂音，呈吹风样，称 Duroziez 双重杂音。这是由于脉压增大，血流往返于听诊器体件下所造成的人工动脉狭窄所致。

（二）病理性动脉杂音

临床上常见的有：甲状腺功能亢进症病人，在肿大的甲状腺上，可听到连续性动脉杂音。多发性大动脉炎的部分病人，可在两侧锁骨上及颈后三角区听到收缩期杂音。肾动脉狭窄所致的高血压病人，可在腹部及腰背部听到收缩期杂音。

四、血压测量

测量方法及正常值范围见《护理学基础》。此节仅叙述血压变化及其临床意义。

（一）高血压

成人收缩压达 18.6kPa（140mmHg）或以上，和（或）舒张压达 12kPa（90 mmHg）或以上，称为高血压。主要见于原发性高血压，也可见于肾脏疾病、肾上腺皮质或髓质肿瘤、颅内压增高等，称继发性高血压。

（二）低血压

血压低于 12/8kPa（90/60mmHg），称为低血压。常见于休克、急性心肌损害、心力衰竭等，也可见于极度衰弱者及少数正常人。

（三）脉压增大或减小

脉压 > 5.3kPa（40mmHg）为增大，见于主动脉瓣关闭不全、甲状腺功能亢进症等。脉压 < 3.9kPa（30mmHg）为脉压减小，主要见于主动脉瓣狭窄、重度心功能不全、心包积液、缩窄性心包炎等。

（吴光煜）

第六章 腹部评估

腹部的范围是膈肌为顶，骨盆为底，前面及侧面为腹壁，后面为脊柱及腰肌，其内为腹膜腔及腹腔脏器等。

第一节 腹部的体表标志与分区

作腹部评估前必须首先熟悉腹部脏器的部位及其体表投影。为准确描述和记录脏器及病变的位置，需要借助某些体表标志，并对腹部进行适当分区。

一、体表标志

常用的体表标志有（图3-6-1）：

1. 肋弓下缘 肋弓由8~10肋软骨构成，其下缘为体表腹部的上界，常用于腹部分区、肝脾测量等。
2. 脐 为腹部中心，平3~4腰椎间隙，常作为腹部四区法及阑尾压痛点的定位标志。
3. 髂前上棘 髂嵴前方的突出点，常作为腹部九区法及阑尾压痛点的定位标志。
4. 腹直肌外缘 相当于锁骨中线的延续，右侧腹直肌外缘与肋弓下缘的交界处为胆囊点。
5. 腹中线（腹白线） 为前正中线的延续，为腹部四区法的垂直线。
6. 耻骨联合 为腹中线最下部的骨性标志。
7. 腹股沟韧带 两侧腹股沟韧带与耻骨联合上缘共同构成腹部体表下界，此处常作为寻找股动、静脉标志。
8. 脊肋角（肋脊角） 背部两侧第12肋与脊柱的交角，为肾区叩击痛的位置。

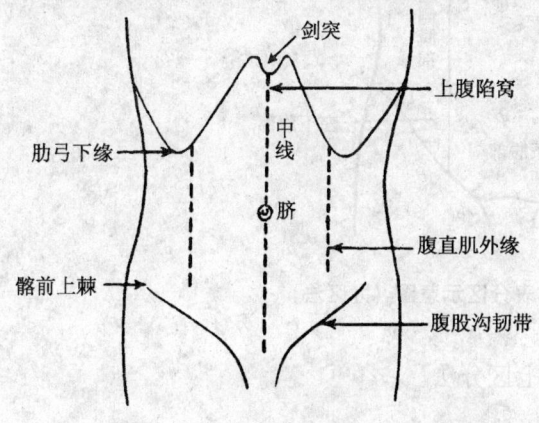

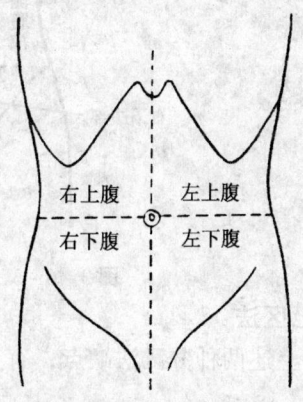

图3-6-1 腹部前面体表标志示意图　　图3-6-2 腹部体表分区示意图（四区法）

二、腹部分区

为描述症状及体征的正确部位及范围，常人为地将腹部分为几个区域，临床上常用的腹部分区法为四区法和九区法。

（一）四区法

通过脐做一水平线和一垂直线，将腹部分为右上腹、右下腹、左上腹和左下腹四区（图3-6-2）。各区所包含的主要脏器有：

1. 右上腹部（right upper quadrant） 肝脏、胆囊、胃幽门、胰头、右肾及右肾上腺、十二指肠、小肠、结肠肝曲、部分横结肠、腹主动脉。

2. 右下腹部（right lower quadrant） 盲肠、阑尾、部分升结肠、小肠、右输尿管、膨胀的膀胱、增大的子宫、女性右侧卵巢及输卵管、男性右侧精索。

3. 左上腹部（left upper quadrant） 肝左叶、胃、脾、胰体及胰尾、左肾及左肾上腺、小肠、结肠脾曲、部分横结肠、腹主动脉。

4. 左下腹部（left lower quadrant） 部分降结肠、乙状结肠、小肠、左输尿管、膨胀的膀胱、增大的子宫、女性左侧卵巢及输卵管、男性左侧精索。

（二）九区法

由两条水平线和两条垂直线将腹部分为九区。上面的水平线为两肋弓下缘连线，下面的水平线为两侧髂前上棘连线，两条垂直线分别为通过左、右髂前上棘至腹中线连线中点所作的垂直线。上述四线相交将腹部分为九区，即左、右上腹部（季肋部）；左、右侧腹部（腰部）；左、右下腹部；上腹部；中腹部及下腹部（图3-6-3）。

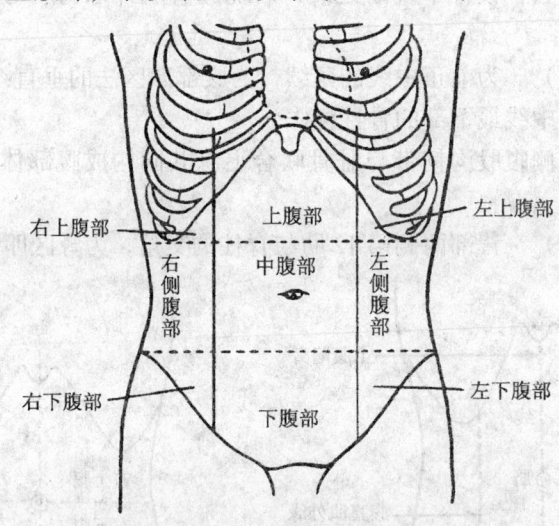

图3-6-3 腹部体表分区示意图（九区法）

（三）七区法

为避免上述两种分区法缺点，有人提出七区分法。

第二节 视　诊

进行腹部视诊时，被评估者应取仰卧位，充分暴露全腹，光线宜来自头侧或脚侧。评估者立于被评估者的右侧，自上而下进行视诊。有时为观察腹部小的隆起或蠕动波，评估者需俯身或蹲下以使眼睛与被评估者腹部在同一水平，从侧面呈切线方向观察。

一、腹部外形

正常人腹部双侧对称。正力型成年人平卧位时，前腹壁处于肋缘至耻骨联合平面或略低，称腹部平坦，坐起时脐以下部分稍前凸。肥胖者及小儿腹部外形可高于肋缘至耻骨联合的平面，称腹部饱满。消瘦者皮下脂肪少，腹部下凹，称腹部低平。老年人腹肌松弛，但皮下脂肪较多，腹形稍大或宽扁。腹部明显膨隆或凹陷具有病理意义。

（一）腹部膨隆（abdominal bulge）

平卧位时前腹壁呈隆起状，明显高于肋缘至耻骨联合平面，称腹部膨隆。

1. 全腹膨隆　腹部弥漫性隆起，呈球形或扁圆形。

（1）腹腔积液：当腹腔有大量积液（腹水），在平卧位时，因腹壁松弛，液体沉积于腹腔两侧，致腹部呈扁平状，并向两侧隆起，称为蛙腹（frog belly）。坐位时，致下腹部膨隆。常见于肝硬化门脉高压症、严重心功能不全、缩窄性心包炎、肾病综合征等。

（2）腹内积气：胃肠道内有大量积气时可引起全腹膨隆，使腹部呈球形，腹部形状不随体位改变而改变。常见于肠梗阻或中毒性肠麻痹等。

腹腔内有积气时称为气腹，常见于胃肠穿孔及治疗性人工气腹。

（3）腹内巨大包块：如巨大卵巢囊肿、畸胎瘤等。

全腹膨隆时，为观察其程度和变化，常需测量腹围。方法是让被评估者排尿后平卧，用软尺经脐绕腹一周，所得周长为脐周腹围，通常以 cm 为单位；还可以同时测其腹部最大周长，即最大腹围。

2. 局部膨隆　腹部局部膨隆常见于腹腔内有肿大的脏器、腹内肿瘤、炎症性包块及腹壁上的肿物等。右上腹膨隆可见于肝肿瘤、肝脓肿、胆囊肿大等；左上腹膨隆多见于巨脾；上腹中部膨隆见于幽门梗阻、胰腺肿瘤等；下腹部膨隆见于子宫增大、膀胱胀大，后者排尿后可以消失。

（二）腹部凹陷（abdominal retraction）

仰卧位时前腹壁明显低于肋缘至耻骨联合平面，称腹部凹陷。

1. 全腹凹陷　主要见于严重脱水和极度消瘦者。严重时，前腹壁凹陷几乎贴近脊柱，肋弓、髂嵴和耻骨联合显露，腹外形如舟状，称舟状腹（scaphoid abdomen）。

2. 局部凹陷　较少见，多因腹部外伤或手术后瘢痕收缩所致。

二、呼吸运动

正常人腹壁随呼吸而上下起伏，男性及儿童以腹式呼吸为主，女性则以胸式呼吸为主。腹膜炎、剧烈腹痛、大量腹水及膈肌麻痹等均可致腹式呼吸运动减弱或消失。

三、腹壁静脉（abdominal wall vein）

正常人腹壁皮下静脉一般不显露，在较瘦或皮肤白皙者可隐约看到腹壁静脉，但无扩张及迂曲。正常情况下，脐水平以上的腹壁静脉血流自下向上，经胸壁静脉和腋静脉进入上腔静脉；脐水平以下的腹壁静脉血流自上向下，经大隐静脉进入下腔静脉。

在门静脉高压致循环障碍或上、下腔静脉回流受阻时，由于侧支循环形成，此时腹壁静脉明显可见或迂曲变粗,则称腹壁静脉曲张(abdominal wall varicosis)。门静脉高压时,可见曲张的静脉以脐为中心向四周伸展,称水母头(caput medusae),常在此处听到静脉血管杂音。血液从附脐静脉经脐孔进入腹壁浅静脉而流向四周。其血流方向与正常人相同(图3-6-4)。

腔静脉阻塞时,曲张静脉多分布于腹壁及胸壁两侧。上腔静脉阻塞时,血流方向为自上而下流入大隐静脉。下腔静脉阻塞时,脐水平以下腹壁静脉血流方向自下而上流入胸壁静脉和腋静脉(图3-6-5)。

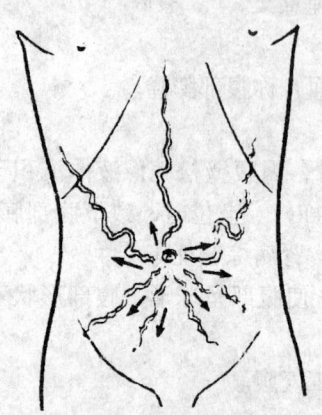

图3-6-4 门静脉梗阻腹壁浅静脉血流分布和方向

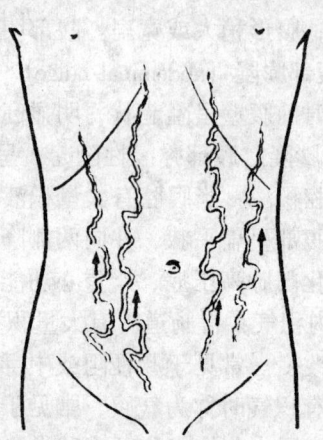

图3-6-5 下腔静脉梗阻腹壁浅静脉血流分布和方向

根据腹壁静脉曲张分布及血流方向可判断静脉曲张的来源。

判断血流方向的方法:选择一段无分支的曲张静脉,检查者将右手示指和中指并拢压在该静脉上以阻断血流,然后一手指紧压静脉向外滑动,挤出该段静脉内血液,至一定距离后放松该手指,观察静脉是否迅速充盈,再以同样方法放松另一手指,根据充盈情况即可判断出血流方向(图3-6-6)。

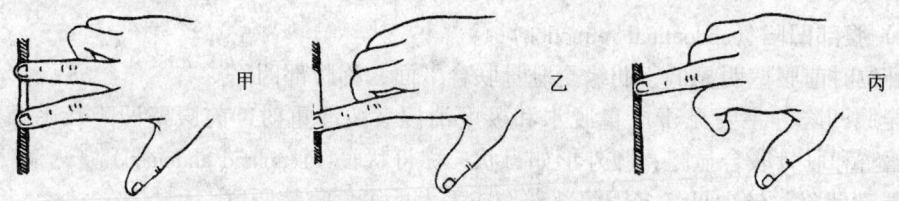

图3-6-6 检查静脉血流方向示意图

四、胃肠型及蠕动波(gastral or intestinal pattern、peristalsis)

除腹壁菲薄或松弛的老年人和极度消瘦者外,正常人腹部一般看不到胃或肠型及蠕动波。

胃肠道梗阻时,梗阻近端的胃或肠道因内容物聚积而饱满隆起,在腹壁可见到各自的轮廓,称胃型或肠型。同时,由于该部位蠕动加强,可在腹壁见到蠕动波。当幽门梗阻时,可见胃蠕动波自左肋缘下开始,缓慢向右推进,达右腹直肌下消失,为正蠕动波,有时可见自右向左的逆蠕动波。小肠梗阻时,在脐部可见到呈梯形排列的肠型及方向不定的蠕动波。结肠远端梗阻时,其肠型多位于腹部周边。若发生肠麻痹时,蠕动波消失。

五、腹壁皮肤

注意有无皮疹、色素沉着、腹纹、瘢痕及脐部情况。

第三节 触　诊

触诊是腹部评估的主要方法。触诊时，病人应取仰卧位，两上肢平伸放于躯干两侧，双腿屈曲稍分开，使腹部放松，并做均匀的腹式呼吸。评估者立于右侧，检查时，手要温暖，动作轻柔，一般自左下腹开始，以逆时针方向，先左后右，自下而上，由浅入深，触诊全腹各部。若病人已诉有痛疼部位，则应由健侧逐渐移向痛疼部位。边触诊边观察病人的反应与表情，或与病人交谈，可转移其注意力而减少腹肌紧张。

一、腹壁紧张度

正常人腹壁有一定的张力，但触之柔软，较易压陷，称腹壁柔软。某些病理情况下，可致腹肌紧张度增加或减弱。

（一）腹壁紧张度增加

主要为腹膜炎症刺激引起腹肌痉挛所致。

1. 全腹紧张度增加　多见于急、慢性腹膜炎。胃肠道穿孔或脏器破裂所致的急性弥漫性腹膜炎，全腹腹肌明显紧张，甚至强直，触诊硬如木板，称板状腹（boardlike abdomen）。慢性弥漫性结核性腹膜炎及癌性腹膜炎，腹肌紧张度增高，触诊时腹壁柔韧且有抵抗力，不易压陷，如揉面团一样，称揉面感（dough kneading sensation）或柔韧感。

2. 局部腹壁紧张度增加　因腹内脏器炎症累及腹膜所致，如急性胆囊炎可致右上腹壁局限性紧张，急性阑尾炎可致右下腹壁局限性紧张。

（二）腹壁紧张度减弱

多因腹肌张力减低或消失所致，按压腹壁时感到腹壁松弛无力，失去弹性。多见于年老体弱、经产妇、慢性消耗性疾病及大量放腹水后的病人等。

二、压痛及反跳痛

（一）压痛（tenderness）

在正常人，进行腹部触诊时一般不引起疼痛，重按时仅有一种压迫感。若由浅入深按压腹部引起疼痛，称腹部压痛。腹膜炎症刺激、脏器发炎、空腔脏器痉挛及腹壁病变等均可引起压痛。压痛部位常为病变所在部位。压痛局限于一点，则称压痛点。某些位置较固定的压痛点常反映特定的疾病，如急性胆囊炎时，右上腹常有压痛；急性阑尾炎时，位于脐与右髂前上棘连线中、外1/3交界处常有压痛，为阑尾压痛点。

（二）反跳痛（rebound tenderness）

触诊发现压痛后，手指在该处稍停片刻，然后将手迅速抬起，若病人感觉疼痛加剧，并伴有痛苦表情，称为反跳痛。反跳痛为壁层腹膜受炎症累及的征象，是腹膜刺激体征之一。

三、腹部肿物

腹部触及肿物时，要鉴别此肿物是实质性还是空腔脏器；是炎症性还是非炎症性；是良性还是恶性,因此触诊肿物时要注意部位、大小、表面形态、有无压痛、移动性及与腹壁的关系等,进行综合分析、判断。如肿块位于右上腹部、随呼吸上下移动,可能是肿大的肝脏或胆囊;如肿块与周围组织粘连、压痛明显者,以炎性肿块可能性大;如肿块巨大或增长迅速、质地坚硬、边界不清、表面不平、活动度差者,则应怀疑恶性肿瘤。

四、波动感

腹腔内有大量游离液体时,用手触击腹部,可感到有波动感(fluctuation)。评估方法是:让病人平卧,评估者以一手掌面贴于病人一侧腹壁,用另一手手指迅速叩击腹壁另一侧,如腹腔内有大量游离液体,则贴于腹壁的手掌就有被液体波动冲击的感觉,称波动感。为了防止腹壁脂肪层震动而引起的波动感,可请助手将一手手掌的尺侧缘压在腹壁正中线上,即可阻止腹壁震动的传导(如图3-6-7)。

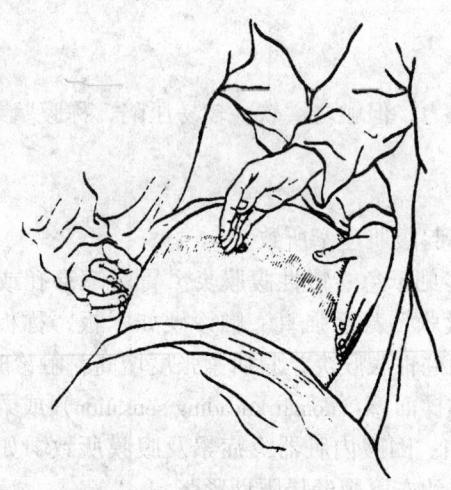

图3-6-7 波动感评估法示意图

五、肝脏触诊

(一)触诊方法

1. **单手触诊法** 较为常用,让病人取仰卧位,两腿屈曲,使腹部放松。评估者站在病人右侧,将右手平放于病人脐部右侧,中间三指并拢,掌指关节伸直,示指与中指的指端指向右肋缘或示指前端的桡侧与右肋缘平行,与病人的呼吸运动紧密配合进行触诊。病人深吸气时,腹壁隆起,触诊的手随腹壁抬起,并以指端向前上迎触随膈肌下移的肝脏;深呼气时,腹壁松弛下陷,指端随之压向深部。如此反复,自下而上逐渐移向肋缘,直到触及肝缘或肋缘为止。以同样的方法于前正中线上触诊肝左叶。触及肝脏者,需分别在右锁中线及前正中线上测量肝缘至肋缘或剑突根部的距离,并以 cm 表示。

2. **双手触诊法** 评估者右手位置同单手触诊法,同时左手手掌置于病人右腰背部,将肝脏向上托起,大拇指固定于右肋下缘,限制右下胸扩张,以增加膈肌下移的幅度,进而使吸气时下移的肝脏更易被触及(图3-6-8)。

(二)触诊内容

1. **大小** 正常人在右锁骨中线肋缘下一般触不到肝脏,少数可触及,但应在1.0cm以内;剑突基底下可触及肝下缘,多在3.0cm以内。肝下缘超出上述标准,其肝上界正常或升

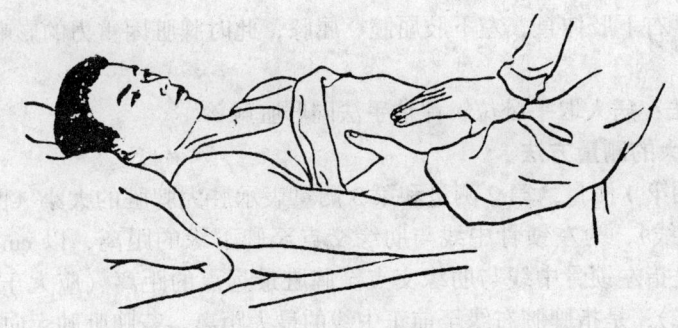

图 3-6-8 肝脏触诊示意图

高，提示肝肿大。弥漫性肝肿大，可见于肝炎、肝淤血、早期肝硬化、肝癌等。

2. 质地　肝脏质地一般分为三度，一度（Ⅰ°）：质软，如触口唇感，见于正常肝脏或急性肝炎；二度（Ⅱ°）：中等硬度，如触鼻尖感，见于慢性肝炎或脂肪肝；三度（Ⅲ°）：质硬，如触前额感，见于肝硬化、肝癌。

3. 表面及边缘　正常肝脏表面光滑、边缘整齐、较薄或稍钝。肝硬化时，表面不光滑、呈不均匀的结节状、边缘锐薄、不整齐；肝淤血、脂肪肝时，表面光滑、边缘圆钝；肝癌则表面高低不平呈大结节状，且边缘厚薄不一。

4. 压痛　正常肝脏无压痛。肝炎或肝淤血时，可因肝包膜有炎症反应或肝包膜膨胀而有肝脏弥漫性压痛。

六、脾脏触诊

正常脾脏不能触及。内脏下垂、左侧胸腔积液或积气等可导致膈肌下降，使脾脏随之向下移位，深吸气时可在左肋缘下触及脾脏边缘。除此以外，触及脾脏则提示为脾肿大。触诊脾脏时除要注意脾脏大小外，还需注意硬度、质地、表面与边缘、有无压痛等。

（一）触诊方法

若脾脏明显肿大且位置较表浅时，单手触诊轻度用力即可触到；若脾脏轻度肿大、位置较深时，则需采用双手触诊法（图 3-6-9）。

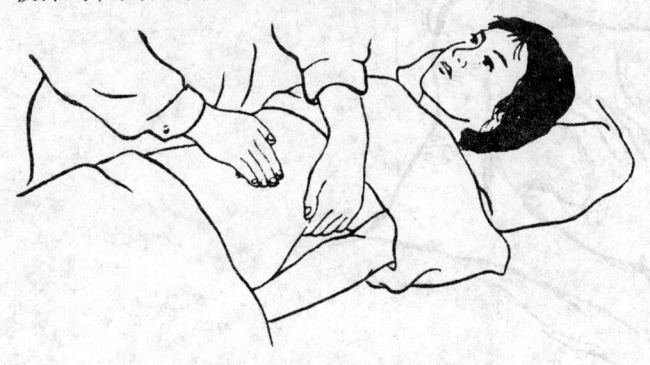

图 3-6-9 脾脏双手触诊示意图

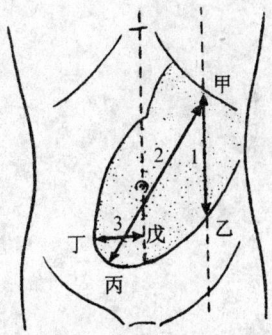

图 3-6-10 脾脏肿大测量法示意图

1. 双手触诊法：病人取仰卧位，双腿屈曲。评估者位于病人右侧，左手绕过病人腹前方，手掌置于其左腰背部第 7~10 肋处，用力将脾脏由后向前托起。右手掌平放于脐左侧腹部，与肋弓呈垂直方向，以稍微弯曲的手指末端轻轻按压腹壁，并随被评估者的腹式呼吸运动逐渐由下向上进行触诊，直至触到脾缘或左肋缘。脾脏轻度肿大而仰卧位不易触及，可嘱病人取右侧卧位，右下肢伸直，左下肢屈髋、屈膝，此时脾脏因重力的影响而向下、向前移位，较易触到。

2. 单手触诊法：病人取平卧位，评估手法同肝脏触诊。

（二）脾脏肿大的测量方法

临床上多采用第1测量、第2测量和第3测量表示肿大脾脏的大小（图3-6-10）。第1测量（又称甲乙线），为左锁骨中线与肋缘交点至脾下缘的距离，以cm表示。第2测量（又称甲丙线），是指左锁骨中线与肋缘交点至脾脏最远点的距离（应大于第1测量）。第3测量（又称丁戊线），是指脾脏右缘至前正中线的最大距离。若脾脏肿大向右超过前正中线，以"+"表示；若未超过前正中线，则以"-"表示。脾脏轻度肿大时，只作第1测量。脾脏明显肿大时，需作第2测量和第3测量。

临床上常将脾脏肿大分为轻、中、高三度。脾脏轻度肿大，即深吸气时脾脏在肋下缘不超过3cm；中度肿大，即脾脏肿大超过肋下缘3cm，但在脐水平线以上；高度肿大，即超过脐水平线或向右超过前正中线。

（三）脾肿大常见病因

急性及慢性肝炎、伤寒、败血症等，脾脏多轻度肿大，质地较柔软；肝硬化、疟疾、慢性淋巴细胞白血病等，脾脏多中度肿大，质地多较硬，边缘厚而圆钝；慢性粒细胞白血病、黑热病、淋巴肉瘤等，脾脏多高度肿大。脾周围炎和脾梗塞时，由于脾包膜有炎症渗出，脾脏可有压痛。

七、胆囊触诊

胆囊触诊可采用单手滑动触诊法进行。正常情况下，胆囊隐藏于肝脏下面的胆囊窝内，不能被触及。胆囊肿大时，可在右肋下腹直肌外缘处触到。肿大的胆囊一般呈梨形或卵圆形、张力较高，随呼吸而上下移动。若肿大的胆囊呈囊性感并有明显压痛者，常见于急性胆囊炎。

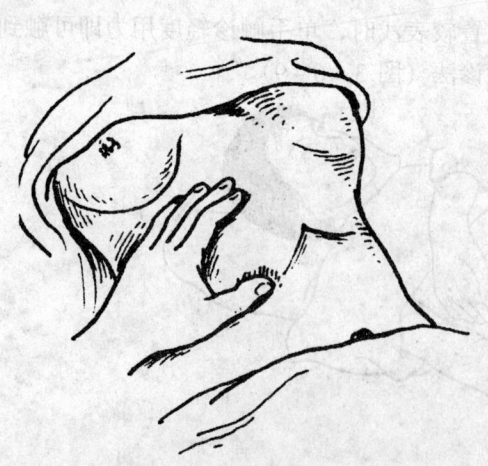

图3-6-11 Murphy征评估方法示意图

急性胆囊炎早期，胆囊尚未肿大或虽已肿大而未达肋缘以下者，则不能触及胆囊，但此时可探及胆囊触痛。其方法为：评估者将左手掌平放在病人的右肋缘部位，拇指指腹以中等度压力按压于右肋弓与腹直肌外缘交界处（胆囊压痛点）。然后，嘱病人缓慢深吸气，在吸气过程中，有炎症的胆囊下移时碰到用力按压的拇指，即可引起疼痛或因剧烈疼痛而突然屏气,称为墨菲(Murphy)征阳性,又称胆囊触痛征(见图3-6-11)。

八、膀胱触诊

正常膀胱空虚时不能触及。当膀胱内有尿液充盈时,在下腹部可触及圆形、有弹性、有压痛、不能移动的肿物,排尿或导尿后此肿物消失。触诊多采用单手滑动触诊法:病人取仰卧位,双下肢屈曲,评估者自脐开始向耻骨联合方向触摸。尿潴留常见于尿道梗阻、昏迷、脊髓疾病等病人。

第四节 叩 诊

腹部叩诊可用于评估某些腹腔实质脏器的大小、位置及有无叩痛;胃肠道充气情况;腹腔内有无肿物、积气或积液等。腹部叩诊多采用间接叩诊法。

一、腹部叩诊音

正常情况下,除肝、脾浊音或实音区外,腹部其余部分叩诊均为鼓音。鼓音明显、范围增大可见于胃肠道高度胀气、人工气腹或胃肠穿孔等;鼓音范围缩小可见于肝脏或脾脏等脏器极度肿大、腹腔内肿瘤或有大量腹水等。

二、肝脏叩诊

(一)肝上界及肝下界

嘱病人平卧位,平静呼吸,自右锁骨中线第2肋间开始,由肺部向下叩诊,叩诊音由清音转为浊音时,即为肝上界,又称肝相对浊音界,相当于被肺脏覆盖的肝顶部。再向下叩由浊音转为实音,称绝对浊音界。由腹部鼓音区沿右锁骨中线向上叩诊,当叩诊音由鼓音转为浊音时,即为肝下界。因肝下缘较薄且与胃、结肠等空腔脏器重叠,很难叩准,故临床上多用触诊法确定肝下界。

肝脏的上下界与体型等有一定的关系。匀称体型者的正常肝脏上界位于右锁骨中线上第5肋间,下界位于右肋下缘,两者之间的距离称肝上下径,一般为9~11cm。矮胖体型者及妊娠妇女肝上、下界可上移一个肋间,瘦长体型者则可下移一个肋间。

病理情况下,肝浊音界扩大,见于肝癌、肝脓肿、肝炎、肝淤血等;肝浊音界缩小,见于肝硬化、急性或亚急性重症肝炎、胃肠胀气等;肝浊音界消失,见于急性胃肠道穿孔、人工气腹等,因气体覆盖于肝脏表面所致。肝浊音界上移,见于右下肺不张、右肺切除术后及腹水等;肝浊音界下移,见于肺气肿、右侧张力性气胸等。

(二)肝区叩击痛

检查者左手掌平放于病人的肝脏所在部位,右手握拳,以轻至中等力量叩击左手手背,如出现叩击痛时,称为肝区叩击痛。正常人肝区无叩击痛。肝区叩击痛阳性者见于肝炎、肝脓肿、肝淤血等。

三、腹水的叩诊

若腹腔内有较多液体积存,液体因重力关系而处于腹腔的低处。病人仰卧位时,腹部两侧因有液体聚积,叩诊呈浊音,腹中部因肠管漂浮于液面上,故叩诊呈鼓音。病人侧卧位时，液体积于下部，肠管上浮，腹部下侧叩诊为浊音，而腹部上侧变为鼓音（图3-6-12）。这种因体位不同而出现浊音区变动的现象，称为移动性浊音（shifting dullness）。当腹腔内游离液体在1000ml以上时，可叩出移动性浊音，是临床上检查腹水的重要方法。

若腹水量少，用上述方法不能检查出时，可让病人取站立位，因下腹部聚积有液体，叩诊呈浊音，肠管漂浮于液面上，故叩诊呈鼓音。也可让病人取肘膝位，腹腔内液体集聚于最低的脐部，叩诊呈浊音，病人仰卧位时，脐部叩诊呈鼓音。

腹水常见于肝硬化、心功能不全、腹膜炎等。

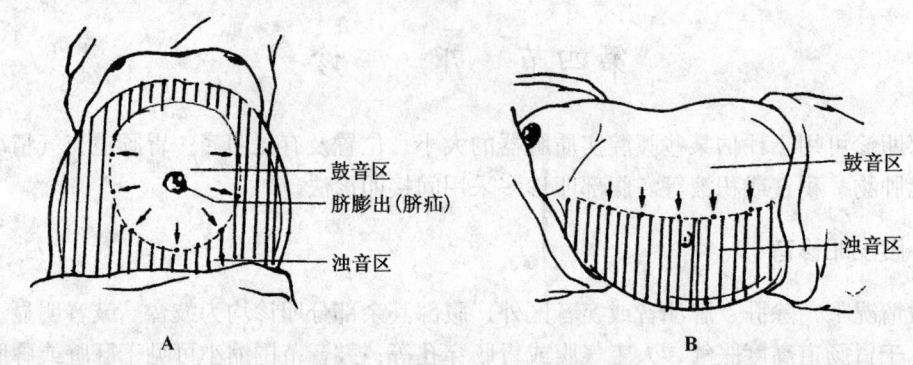

图3-6-12　移动性浊音示意图
A. 仰卧位　B. 右侧卧位

四、肾脏叩诊

肾脏叩诊主要评估脊肋角（肾区）有无叩击痛。评估方法为：病人取坐位或侧卧位，评估者用左手掌平放在病人的脊肋角处（肾区），右手握拳以轻至中等的力量叩击左手手背，如出现叩击痛时，称为脊肋角（肾区）叩击痛。正常人脊肋角处无叩击痛。脊肋角叩击痛可见于肾盂肾炎、肾炎、肾结石、肾结核等。

五、膀胱叩诊

膀胱叩诊主要用于判断膀胱的充盈程度，叩诊部位在耻骨联合上方。当膀胱空虚时，隐于耻骨联合下方，耻骨联合上方为肠管所占据，故叩诊呈鼓音。当膀胱有尿液充盈时，可在耻骨联合上方叩出圆形浊音区。排尿或导尿后，则浊音区转为鼓音。

第五节　听　诊

一、肠鸣音

肠蠕动时，肠腔内的气体和液体随之流动而产生一种断断续续的咕噜声，称肠鸣音（gurgling sound）。正常情况下，肠鸣音4~5次/分，全腹均可听到，其音响及音调变异较大。为准确检查肠鸣音的次数和性质，应在固定部位至少听诊1分钟，通常选在右下腹的某一部位进行听诊。

当肠蠕动增强时，肠鸣音每分钟达10次以上，但音调不特别高亢，称肠鸣音活跃，见于急性胃肠炎、胃肠道大出血或服用泻药后所致的肠蠕动增加；如肠鸣音不但次数增多，而且声音响亮、高亢，甚至呈叮当声或金属声，称肠鸣音亢进，见于机械性肠梗阻；肠鸣音次数明显少于正常，甚至数分钟才能听到1次，称肠鸣音减弱，见于便秘、腹膜炎、低钾血症等；若持续听诊3~5分钟仍未听到肠鸣音，称肠鸣音消失，见于急性腹膜炎、肠麻痹等。

二、振水音

病人取仰卧位，将听诊器体件放于其上腹部，同时评估者用稍弯曲的手指在病人的上腹部作连续、迅速的冲击动作，若胃内有液体积存，则可听到胃内气体与液体相撞击而产生的声音，即为振水音（succussion splash）。

正常人在餐后或饮进较多液体后可出现振水音。若在空腹及餐后6~8h以上仍能听到振水音，则表示胃内有较多液体潴留，见于幽门梗阻、胃扩张等。

三、血管杂音

正常人腹部无血管杂音，若听到腹部血管杂音则有病理意义。

（一）动脉性杂音

肾动脉狭窄在脐周围及其左、右上方可听到收缩期吹风样杂音，肾动脉狭窄可引起肾性高血压。腹主动脉瘤或腹主动脉狭窄在脐部略左侧可听到收缩期吹风样杂音，前者可在该部位触及搏动性包块，后者下肢血压明显低于上肢血压，甚至足背动脉搏动消失。

（二）静脉性杂音

门静脉高压致门静脉与体静脉的侧支循环形成时，在脐周或上腹部可听到连续性静脉"营营音"，为静脉血流增加的表现。

（吴光煜）

第七章 脊柱和四肢评估

第一节 脊柱评估

脊柱是维持人体正常姿势、支持体重的重要支柱。脊柱病变主要表现为疼痛、姿势或形态异常及活动受限。

一、脊柱的弯曲度

（一）生理弯曲

正常人脊柱有 4 个生理弯曲，即颈、腰段向前凸，胸、骶段向后凸，呈 S 状。正常人直立位时脊柱无侧弯。评估脊柱有无侧弯的方法是：让病人取立位或坐位，评估者用手沿其脊柱棘突以适当压力从上向下划压，划压后皮肤即出现一条红色充血线，借此可观察脊柱有无侧弯。

（二）病理性弯曲

1. 脊柱后凸（kyphosis） 表现为脊柱过度后弯，多发生于胸段。小儿脊柱后凸，多为佝偻病引起。儿童、青年脊柱后凸，多为胸椎结核。成年人脊柱胸段呈弧形后凸、脊柱强直固定，多见于类风湿性脊柱炎。老年人脊柱后凸，多发生于胸段上半部，是由于骨质退行性变，导致胸椎椎体压缩所致。

2. 脊柱前凸（lordosis） 表现为脊柱过度向前弯曲，多发生于腰椎部。检查可见腹部明显向前、臀部明显向后突出，多见于妊娠、大量腹水、腹腔巨大肿瘤等。

3. 脊柱侧凸（scoliosis） 表现为脊柱离开正中线向左或右偏曲。姿势性侧凸多见于儿童发育期坐姿不良、椎间盘突出症等。器质性侧凸多见于佝偻病、外伤后等。

二、脊柱活动度

正常脊柱有一定活动度，但各部位不同，颈、腰段活动度较大，胸段活动度小，而骶段几乎不活动。一般情况下，颈段可前屈、后伸、左右侧弯各 45°，旋转 60°。腰段在臀部固定的条件下可前屈 45°，后伸 35°，左右侧弯各 30°，旋转 45°。评估时嘱病人作前弓、后仰、左右侧弯运动，即可发现异常。脊柱活动障碍见于软组织损伤、骨关节病、结核、脱位或骨折等。

三、脊柱压痛和叩击痛

（一）脊柱压痛

患者取坐位，评估者用右手拇指自上向下逐个按压脊柱棘突，观察有无压痛。发生疼痛部位，即为病变部位。

（二）脊柱叩击痛

1. 直接叩诊法 用叩诊锤或人手指直接叩击每个脊柱棘突，观察有无疼痛。

2. **间接叩诊法** 病人取端坐位，评估者左手掌面放置于病人头顶部，右手半握拳以小鱼际部位叩击左手，观察有无疼痛。

正常人脊柱无压痛及叩击痛。脊柱有病变，受损部位可有压痛及叩击痛，常见于脊柱结核、椎间盘突出症、骨折等。

第二节　四肢与关节评估

四肢与关节评估以望诊和触诊为主，两者互相配合。

一、形态异常

（一）指关节变形

多见于类风湿性关节炎，指间关节呈梭状畸形，活动期关节有红肿和疼痛，晚期活动受限，病变多为双侧性。

（二）杵状指（趾）（acropachy）

又称槌状指（图3-7-1），表现为远端指（趾）节呈杵状膨大，特点是末端指节软组织明显增厚、增宽，指（趾）甲呈弧形隆起，使指（趾）端背面皮肤与指（趾）甲所构成的基底角等于或大于180°。杵状指（趾）产生的机制不明，可能与慢性缺氧、代谢障碍和中毒损伤有关。临床上多见于化脓性支气管肺部疾病（支气管扩张、肺脓疡）、慢性阻塞性肺气肿、肺癌、紫绀型先天性心脏病等。

（三）匙状指（koilonychia）

又称反甲，特点是指甲中心部凹陷，边缘翘起，呈匙状，病变指甲变薄、表面粗糙、有条纹。常见于缺铁性贫血（图3-7-2）。

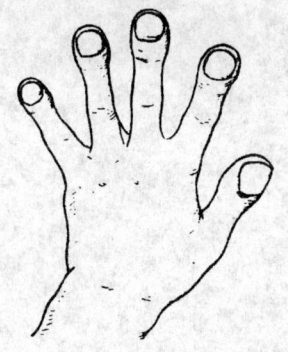

图3-7-1　杵状指

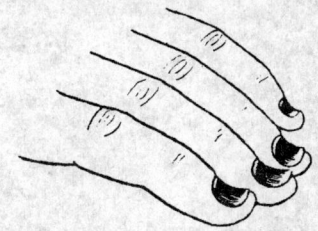

图3-7-2　匙状指

（四）膝关节变形

膝关节出现红、肿、热、痛及功能障碍，多见于风湿性关节炎。膝关节变形也可见于外伤性关节炎、老年性骨关节病、痛风等。当关节腔有积液时可出现浮髌现象。

（五）膝内、外翻畸形

正常人两脚并拢直立时，两膝和两踝可靠拢。如两踝靠拢时，双膝关节却向外分离，称膝内翻，又称O型腿。当两膝靠拢时，两内踝分离，称膝外翻，又称X型腿。此两种畸形见于佝偻病和大骨节病。

（六）足内、外翻畸形

足内翻时，足底部呈固定性内翻、内收畸形；足外翻时，足底部呈固定性外翻、外展畸形。此两种畸形见于脊髓灰质炎后遗症和先天性畸形。

（七）肌肉萎缩

肌肉体积缩小，并有肌肉松弛、无力，可出现于一侧肢体，或双侧肢体的一部分或全部肌肉。常见于脑血管意外后遗症、截瘫、脊髓灰质炎等。

二、运动功能障碍

（一）神经、肌肉组织的损害

可出现不同程度的随意运动障碍，常通过对四肢伸屈、内收、外展、旋转及抵抗能力的检查来判断。肢体随意运动的肌力障碍称为瘫痪（paralysis）。按病变部位和随意运动丧失的部位可分为单瘫、偏瘫、截瘫、交叉瘫等。根据肌张力情况可分为弛缓性和痉挛性瘫痪。

（二）关节的损害

关节的病变可引起关节运动受限和关节的主动和被动运动功能障碍。

（吴光煜）

第八章 肛门、直肠和生殖器官评估

第一节 肛门、直肠评估

一、体位

进行肛门、直肠评估时通常根据需要和病情采取不同体位,常用的有膝胸位(肘膝位),即让病人两膝关节屈曲成直角,跪于检查床上,臀部抬高,胸部尽量贴近床面,两肘关节屈曲,置于检查床上(图3-8-1)。其次还可采取左侧卧位、截石位、蹲位等进行评估(图3-8-2)。

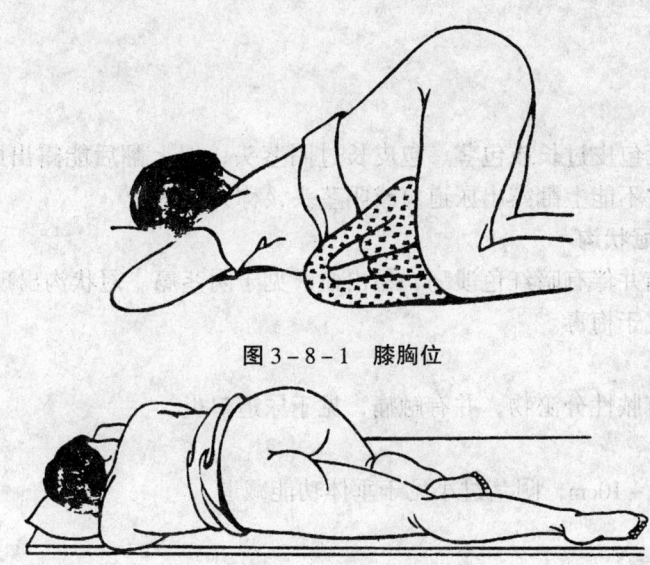

图3-8-1 膝胸位

图3-8-2 左侧卧位

二、评估方法

(一)视诊

正常肛周皮肤颜色较深,皱褶呈放射状。评估时用手分开病人臀部,观察肛门及其周围皮肤颜色及皱褶,并注意有无以下病变:

1. 肛裂(anal fissure) 肛管下段皮肤全层的纵行裂开称肛裂。病人排便时有疼痛或出血。检查时肛门有明显触痛。

2. 痔(hemorrhoid) 为肛门和直肠下端静脉丛扩张而形成的静脉团。以肛门齿状线为分界,分为内痔、外痔和混合痔。内痔位于齿状线以上,表面为粘膜所覆盖,在肛门内口可见到紫红色的柔软包块,病人常有大便带血。外痔位于齿状线以下,表面为皮肤所覆盖,在肛门外口可见到皮赘。兼有内痔、外痔表现者为混合痔。

3. 肛周脓肿　肛门周围有红、肿、压痛，有时可有波动感。

4. 肛瘘（hedrosyrinx）　是直肠、肛管与肛门周围皮肤相通的瘘管，多为肛管或直肠脓肿所致。检查时可见肛门周围皮肤有瘘管外口，并有与之相连的索条。

5. 直肠脱垂（proctoptosis）　又称脱肛，是指直肠粘膜脱出于肛门外。评估时，让病人取蹲位，观察肛门，可见直肠壁完全翻出，表面粘膜有环状皱襞。

（二）触诊

对肛门或直肠的触诊检查称肛门指诊（直肠指诊）。评估者右手示指戴指套或手套，涂以润滑油，用示指在肛门外口轻轻按摩，待肛门括约肌松弛后，再将示指慢慢插入肛门、直肠内。检查肛管、直肠内壁有无触痛、粘膜是否光滑、有无包块、狭窄等。

肛门指诊时如发现触痛，常见于肛裂及感染；触及柔软、光滑而有弹性的包块，常见于直肠息肉；触及坚硬、凹凸不平的包块，应考虑直肠癌。

第二节　男性生殖器官评估

一、阴茎

（一）包皮

评估时注意有无包皮过长或包茎。包皮长过阴茎头，但上翻后能露出尿道口和阴茎头，称为包皮过长。包皮不能上翻露出尿道口或阴茎头，称为包茎。

（二）阴茎头与冠状沟

阴茎头部有硬结并伴有暗红色溃疡，易出血，见于阴茎癌。冠状沟出现单个椭圆形硬质溃疡，称为下疳，见于梅毒。

（三）尿道口

尿道口发红、有脓性分泌物，并有触痛，见于尿道口炎。

（四）阴茎

成人阴茎长约 7~10cm，阴茎过小见于垂体功能减退。

二、阴囊

（一）视诊

注意有无阴囊水肿，阴囊水肿可为全身水肿的一部分，可由右心功能不全、肾病综合征等引起；也可为局部因素所致，如局部炎症、过敏反应等。

（二）触诊

评估时病人取立位或坐位，两腿分开，评估者将两手拇指置于阴囊前面，其余四指放在阴囊后面，双手同时触诊，进行对比。

1. 睾丸　正常睾丸表面光滑、柔韧。评估时应两侧对比，注意其大小、形状、硬度、有无压痛等。睾丸未降入阴囊者称为隐睾症。睾丸急性肿痛可由流行性腮腺炎、外伤等引起。

2. 附睾　位于睾丸后外侧，评估时注意有无肿胀、压痛或结节。

3. 精索　应注意精索是否柔软、光滑、有无压痛。精索有挤压痛，并有局部皮肤红肿，见于精索急性炎症。

三、前列腺

评估前列腺时,病人取膝胸位,评估者常以示指戴指套,慢慢插入肛门,向腹侧进行触诊。正常前列腺质韧、有弹性,左、右两叶之间有一正中沟。良性前列腺肥大时,表面光滑、质韧、无压痛、正中沟消失。前列腺肿大且有明显压痛,见于急性前列腺炎。

四、精囊

精囊位于前列腺外上方,一般不易触之。精囊病变常继发于前列腺病变。

(吴光煜)

第九章 神经系统评估

神经系统评估是全身身体评估中的一个重要部分。神经系统包括中枢神经系统与周围神经系统两大部分。不仅神经系统的疾病,很多全身性疾病也可侵犯神经系统,出现神经系统的症状和体征。通过准确评估,不仅能发现疾病,也能了解病情进展和缓解的情况。因此掌握其基本的评估是必要的。神经系统的评估包括颅神经、运动神经、感觉神经、神经反射和自主神经等方面的评估。此外,还不能忽视意识状态和精神状态的整体评估。

第一节 脑神经评估

脑神经共12对,评估时应按顺序进行,以免遗漏。

一、嗅神经(olfactory nerve)

可通过问诊了解嗅觉的灵敏度。评估时嘱被评估者闭目并用手指压闭一侧鼻孔,用盛有气味但无刺激性溶液的小瓶或有特殊气味的物品(如醋、茶叶、香皂、香水等)置于另一侧鼻孔下,让被评估者辨别各种气味。两侧鼻孔分别测试,可了解一侧或双侧嗅觉正常、减退或消失等。嗅神经损害可见于创伤、前颅凹占位性病变和脑膜结核等。鼻腔本身疾病也可产生嗅觉障碍。

二、视神经(optic nerve)

视神经检查包括视力、视野检查和眼底检查。

(一)视力(visual acuity)

可应用远距离或近距离视力表。能看清"1.0"行视标者为正常视力,小于"1.0"即为视力减退。视力减退到"0.1"以下不能用视力表检查时,可嘱被评估者在一定距离辨认评估者的手指(数指、手动),记其距离以表示视力。视力减退更严重时,可用手电筒检查有无光感,完全失明时光感也消失。

(二)视野(visual fields)

是指被评估者正视前方,在眼球不动的情况下能看到的范围。采用对比检查法可粗略地测定视野:让被评估者背光与评估者相对而坐,距离约1m,两眼分别检查。如检查右眼时,嘱其用左手遮住左眼,右眼注视评估者的左眼,评估者也将自己的右眼遮盖,用左眼注视被评估者右眼;然后,评估者将其手指置于两人中间等距离处,分别从上、下、左、右等不同的方位从外周逐渐向眼的中央移动,嘱被评估者在发现手指时立即示意。评估者以本人正常的视野与被评估者的视野比较,可粗测被评估者的视野是否正常。双眼视野颞侧偏盲或象限偏盲,见于视交叉以后的中枢病变。

(三)眼底

眼底需借助眼底镜才能看到。让被评估者背光而坐,眼球正视前方勿动。评估右眼时,评估者站在被评估者右侧,以右手持眼底镜,并用右眼观察眼底;左侧则反之。

正常眼底的视乳头呈圆形或卵圆形、边缘清楚、色淡红、颞侧较鼻侧稍淡,中央凹陷色较淡白,称生理凹陷。动脉色鲜红,静脉色暗红,动静脉管径正常比例为 2:3。评估时应注意有无视乳头水肿、充血、苍白,有无动脉硬化、出血等。

三、动眼（oculomotor nerve）、滑车（trochlear nerve）、展神经（abduct nerve）

由于同司眼球的运动,可同时检查。

（一）外观

双侧眼裂有无增大或变窄,是否等大。上眼睑有无下垂,眼球有无外凸或内陷,眼球有无偏斜或同向偏斜。

（二）眼球运动

评估者竖示指于被评估者眼前约 30~40cm 处。嘱被评估者头部不动,两眼注视评估者的手指,并随之向内、外、上、下各方向转动,如有运动受限,注意其受限方向和程度,有无复视和眼球震颤。

（三）瞳孔

正常瞳孔为圆形、位置居中、边缘整齐、两侧等大、直径为 3~4mm、随光线强弱而缩小与扩大。评估对光反射时,以手电筒光从侧面由外向内分别照射瞳孔,感光侧的瞳孔缩小,称直接对光反射。如用手隔开双眼,未直接感光侧的瞳孔也缩小,称间接对光反射。正常人均存在。评估瞳孔的调节反射时,嘱被评估者先平视远处,然后突然注视某一近物,正常人双侧眼球内聚,瞳孔缩小。两侧瞳孔大小不等、对光反射迟钝或消失都是重要体征,常由于动眼神经或视神经受损所致。

四、三叉神经（trigeminus nerve）

（一）面部感觉

三叉神经的感觉纤维分布在面部皮肤及眼、鼻与口腔粘膜。常用针刺检查痛觉,用棉签检查触觉。注意两侧对比,观察有无感觉减退、消失或过敏。

（二）咀嚼运动

受三叉神经的运动纤维支配。先观察咬肌、颞肌有无萎缩,再用双手分别按在两侧该肌肉上,嘱被评估者作咀嚼动作,对比两侧肌力强弱;再嘱被评估者做张口运动,以露齿时上下门齿的中缝线为标准,观察下颌有无偏斜。若偏向一侧,提示该侧翼状肌麻痹,这是因为健侧翼状肌收缩,使下颌推向患侧所致。

五、面神经（facial nerve）

主要支配面部表情肌和司管味觉功能。

（一）视诊

观察额纹及鼻唇沟是否变浅,眼裂是否增宽,口角是否低垂或歪向一侧。

（二）运动

嘱被评估者作皱额、闭眼、露齿、鼓腮或吹哨动作,比较是否对称。一侧面神经周围性瘫痪时,该侧面肌全部瘫痪;如只有下半部面肌瘫痪,则提示为中枢性面瘫。

（三）味觉

将不同味感的物质（如糖、醋、盐或奎宁溶液）以棉签涂于舌面不同部位测试味觉,面神经损害则舌前 2/3 味觉丧失。

六、位听神经（auditory nerve）

位听神经包括前庭和蜗神经。

（一）蜗神经

主要检查其听力。可先用粗测的方法：嘱被评估者闭目，用手掩住另一侧耳道，评估者持机械手表或以拇指与示指相互摩擦，自 1 米以外逐渐移近被评估者耳部，直到被评估者听到声音为止，测其距离。同法检查另一耳。正常人一般在 1 米处可闻表声或捻指声。若精确测试则要使用规定频率的音叉或电测听设备进行。

（二）前庭神经

询问被评估者有无眩晕、平衡失调。检查有无眼球震颤，也可作外耳道冷、热水灌注的变温试验或旋转试验。观察眼球震颤有无反应减弱或消失。

七、舌咽（glossopharyngeal nerve）、迷走神经（vagus nerve）

这两对脑神经在解剖及功能上关系密切，常同时受损，故同时检查。

（一）运动

发音是否低哑或带鼻音，饮水是否呛咳、有无吞咽困难。嘱被评估者张口，观察两侧软腭高度是否一致，腭垂是否居中。嘱被评估者发"啊"音，正常时两侧软腭均上提，腭垂居中；一侧麻痹时，该侧软腭上提减弱，腭垂偏向健侧。

（二）感觉

舌后 1/3 的味觉由舌咽神经所支配，检查方法同面神经。

（三）咽反射

嘱被评估者张口，用压舌板轻触左侧及右侧咽后壁，正常可有恶心反应。有舌咽或迷走神经损害时，咽反射迟钝或消失。

八、副神经（accessory nerve）

检查胸锁乳突肌及斜方肌有无萎缩，嘱被评估者作对抗阻力的转头颈及耸肩动作，比较两侧肌力。若副神经受损时，向对侧转头及病侧耸肩无力，该部肌肉也可有萎缩。

九、舌下神经（hypoglossal nerve）

观察伸舌时有无偏斜、舌肌萎缩及肌束颤动。一侧麻痹时伸舌偏向病侧，双侧麻痹者则不能伸舌。

第二节 运动功能评估

一、肌力（muscle power）

肌力是指肌肉运动时的最大收缩力。检查时嘱被评估者作肢体伸屈动作，评估者从相反方向以阻力抵抗，判断被评估者肌力，并注意两侧对比。

(一)肌力的分级

肌力的记录采用 0~5 级的六级分级法：

0 级　完全瘫痪。
1 级　肌肉可收缩，但不能产生动作。
2 级　肢体能在床面上移动，但不能抬起。
3 级　肢体能抬离床面，但不能抗阻力。
4 级　能作抗阻力动作，但较正常差。
5 级　正常肌力

(二)瘫痪的分类

1. 根据肌力减退的程度可分为完全性瘫痪和不完全性瘫痪（轻瘫）。
2. 不同部位的瘫痪分别称为：
(1) 单瘫：单一肢体瘫痪，多见于脊髓灰质炎。
(2) 偏瘫：为一侧肢体瘫痪，常伴有同侧脑神经损害，多见于颅内病变或脑卒中。
(3) 交叉性瘫痪：为一侧偏瘫并伴有对侧脑神经损害。
(4) 截瘫：为脊髓损伤平面以下瘫痪，常为双下肢瘫痪，是脊髓横贯性损害的结果，见于脊髓外伤、炎症等。

二、肌张力 (muscle tone)

是指静止状态下的肌肉紧张度。检查方法用触摸被评估者肌肉的硬度及被动伸屈其肢体时感知的阻力来判断。肌张力降低表现为肌肉弛缓柔软，被动运动时阻力减退，关节运动的范围扩大。肌张力增高时肌肉较硬，被动运动时阻力增大。

三、不随意运动

观察有无舞蹈样运动、手足徐动、震颤（静止性、动作性）、抽搐等随意肌不自主收缩所产生的一些无目的的异常动作，多为椎体外系损害的表现。

四、共济运动 (coordination)

机体任一动作的完成均依赖于一定肌群协调一致的运动，称为共济运动，这种协调主要靠小脑的功能。首先要观察被评估者日常生活动作，如吃饭、穿衣、取物、书写、站立等活动是否协调。还可做以下检查：

(一)指鼻试验

嘱被评估者先将手臂外展伸直，然后用示指尖触自己的鼻尖，由慢到快，先睁眼，后闭眼重复进行。小脑病变者可出现指鼻不准，动作缓慢或出现动作性震颤。

(二)跟膝胫试验

被评估者仰卧，上抬一侧下肢，用足跟碰对侧膝盖，再沿胫骨前缘向下移动。患者可出现辨距不良、难寻到膝盖、下移时摇晃不稳。

(三)快复轮替动作

嘱被评估者以前臂作快速旋前旋后动作，小脑性共济失调患者可出现动作笨拙，节律慢而不匀。

（四）闭目难立征

嘱被评估者足跟并拢站立，两手向前平伸，闭目，若出现身体摇晃或倾斜则为阳性，提示小脑病变。

第三节 感觉功能评估

检查前让被评估者了解检查的目的与方法，以取得充分合作。检查时要耐心、细致，注意左右侧和远近端部位的对比，一般从感觉缺失部位向正常部位或从四肢远端向近端检查。检查时被评估者宜闭目，以避免主观干扰，忌用暗示性提问，必要时多次复查。

一、浅感觉评估

（一）痛觉

用大头针的针尖轻刺被评估者皮肤以检查痛觉，两侧对比并记录感觉障碍的类型（过敏、减退或消失）与范围。

（二）触觉

用棉签的棉絮或软纸片轻触被评估者的皮肤或粘膜以检查触觉。

（三）温度觉

用盛有热水（40~50℃）与冷水（5~10℃）的试管，分别接触皮肤以检查温度觉。如触、痛觉无改变，一般可不作温度觉检查。

二、深感觉评估

（一）运动觉

被评估者闭目，评估者轻轻夹住被评估者手指或足趾两侧，上下移动，令被评估者说出"向上"或"向下"。

（二）位置觉

被评估者闭目，评估者将其肢体放于某一位置，令被评估者说出所放位置，以检查其位置觉。

（三）震动觉

用震动着的音叉柄端置于骨突起处（如手指、桡尺骨茎突、内外踝、胫骨、膝盖等），询问有无震动感觉，并注意两侧对比。

三、复合感觉评估

指皮肤定位感觉、两点辨别觉和形体觉等。这些感觉是大脑综合分析的结果，也称皮质感觉。

（一）皮肤定位觉

被评估者闭目，评估者以手指或棉签轻触被评估者的皮肤，让被评估者指出被触部位。

（二）两点辨别觉

被评估者闭目，将钝脚分规的两脚分到一定距离，同时刺激被评估者皮肤上的两点，检测被评估者有无能力辨别，再逐渐缩小距离，直至两刺激被感觉为一点时，测其实际间距，左右对比。应注意两点须同时刺激，用力相等。正常身体各部位两点辨别觉灵敏度不同,应两侧比较。

(三) 形体觉

被评估者闭目,让其用单手触摸熟悉的物件,如钢笔、钥匙、硬币等,令其说出物件的形状、名称。先测功能差的一侧,再测另一手。

(四) 体表图形觉

被评估者闭目,在其皮肤上画图形(方、圆、三角形等)或写简单的字(一、二、十等),观察其能否识别。

第四节　神经反射评估

神经反射是由反射弧的形成而体现的,反射弧中任一环节出现病变都可影响反射,使其减弱或消失;反射又受高级神经中枢控制,如锥体束以上病变,可使反射活动失去抑制而出现反射亢进。

一、浅反射

浅反射系刺激皮肤或粘膜引起的反应,包括以下几种:

(一) 角膜反射 (corneal reflex)

嘱被评估者向内上注视,以细棉签纤维由角膜外缘向内轻触其角膜,正常可引起该眼睑迅速闭合,称为直接角膜反射,引起对侧眼睑闭合,称为间接角膜反射。深昏迷者角膜反射消失。

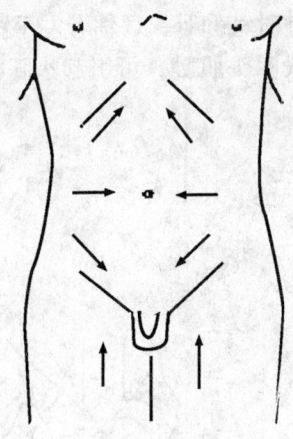

图3-9-1　腹壁反射和提睾反射

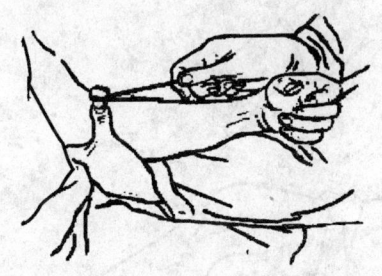

图3-9-2　肱二头肌反射检查法示意图

(二) 腹壁反射 (abdominal reflex)

被评估者仰卧,下肢略屈曲,使腹壁松弛,评估者用竹签沿肋缘下(胸7~8)、平脐(胸9~10)及腹股沟上(胸11~12)的平行方向,由外向内轻划腹壁皮肤(图3-9-1)。正常反应为该侧局部腹肌收缩。部分反射消失见于脊髓或锥体束病损,全部消失见于昏迷和急性腹膜炎患者。肥胖、老年及经产妇由于腹壁过于松弛也会出现腹壁反射减弱或消失。

(三) 提睾反射 (cremasteric reflex)

用竹签自下而上轻划大腿内侧上部皮肤(图3-9-1),可引起同侧提睾肌收缩,睾丸向上提起。

二、深反射

刺激骨膜、肌腱经深部感受器完成的反射称深反射，又称腱反射。检查时被评估者要合作，肢体应放松、位置适当。评估者叩击力量要均等，两侧对比检查。

（一）肱二头肌反射（biceps reflex）

被评估者前臂屈曲90°，评估者以左拇指置于被评估者肘部肱二头肌腱上，用右手持叩诊锤叩击左拇指指甲（图3-9-2），可使肱二头肌收缩，引起屈肘动作。

（二）肱三头肌反射（triceps reflex）

被评估者外展上臂，半屈肘关节，评估者用左手托住其上臂，右手用叩诊锤直接叩击鹰嘴上方的肱三头肌腱（图3-9-3），可使肱三头肌收缩，引起前臂伸展。

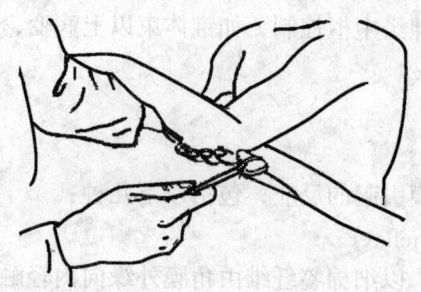

图3-9-3 肱三头肌反射检查法示意图

（三）膝腱反射（knee reflex）

坐位检查时，被评估者小腿完全松弛下垂，卧位检查时宜仰卧，评估者左手托起其膝关节使其屈曲约120°，用右手持叩诊锤叩击膝盖髌骨下方股四头肌腱，可引起小腿伸展（图3-9-4）。

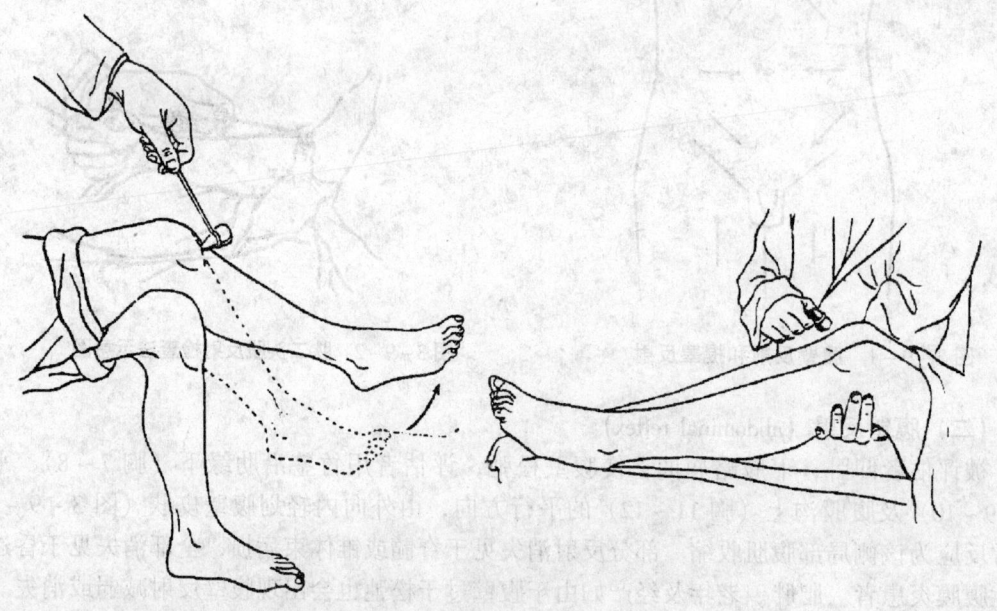

图3-9-4 膝腱反射检查法示意图

（四）跟腱反射（Achilles reflex）

被评估者仰卧，髋和膝关节略屈曲，下肢取外旋外展位。评估者左手将被评估者足部背屈成直角，以叩诊锤叩击跟腱（图3-9-5），可引起腓肠肌收缩，足向跖面屈曲。

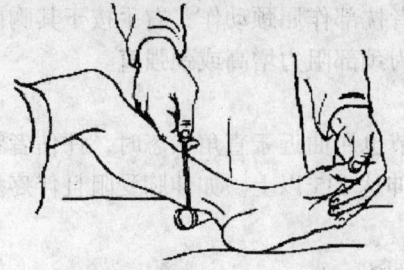 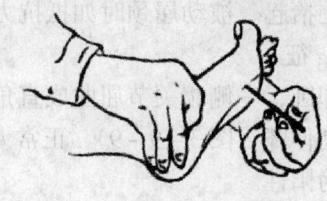

图3-9-5 跟腱反射检查法示意图　　　图3-9-6 Babinski征检查法示意图

三、病理反射

指锥体束病损时，大脑失去了对脑干和脊髓的抑制作用而出现的异常反射。1岁半以内的婴幼儿由于神经系统发育不完善，也可出现这种反射，不属于病理性。

（一）巴彬斯基（Babinski）征

用竹签沿患者足底外侧缘，由后向前划至小趾根部再转向内侧，阳性反应为拇趾背伸，可伴有其他各趾呈扇形展开（图3-9-6）。

（二）查多克（Chaddock）征

以竹签从外踝下方足背外缘，由后向前划至趾跖关节处，阳性表现同Babinski征。

（三）奥本海姆（Oppenheim）征

以拇指及示指沿被评估者胫骨前缘自上而下滑压，阳性表现同Babinski征。

（四）戈登（Gordon）征

以手捏压腓肠肌，阳性表现同Babinski征。

上述各征检测方法虽不同（图3-9-7），阳性表现形式与临床意义相同，称为Babinski等位征，但以Babinski征最常用。

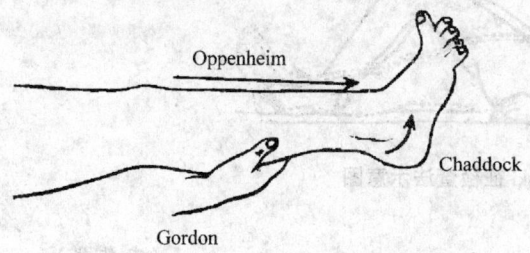 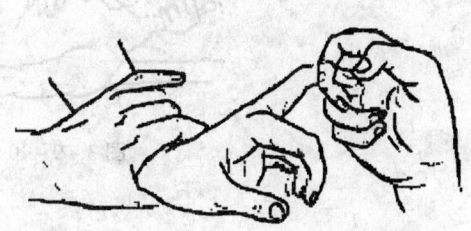

图3-9-7 检查病理反射手法示意图　　　图3-9-8 Hoffmann征检查法示意图

（五）霍夫曼（Hoffmann）征

评估者左手持被评估者腕部，以右手示指和中指夹住被评估者中指并稍向上提，使腕处于轻度过伸位。以拇指向下迅速弹拨被评估者的中指指甲，如引起其余四指轻度掌曲反应则为阳性（图3-9-8）。

四、脑膜刺激征

为脑膜受激惹的体征,见于脑膜炎、蛛网膜下腔出血和颅内压增高等病理情况。

(一) 颈强直

被评估者仰卧,颈部放松,评估者左手托被评估者枕部作屈颈动作,右手按于其胸前以阻止其身体随之抬起。被动屈颈时如抵抗力增强,即为颈部阻力增高或颈强直。

(二) Kernig 征

被评估者仰卧,一侧髋关节屈曲成直角后,膝关节也屈曲近于直角状态时,评估者将被评估者小腿抬高伸膝(图3-9-9)。正常人膝关节可伸达135°以上。如伸膝受阻且伴疼痛与屈肌痉挛,则为阳性。

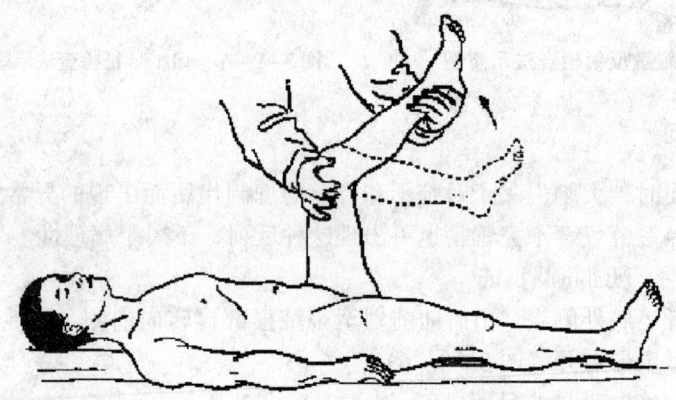

图 3-9-9 Kernig 征检查法示意图

(三) Brudzinski 征

被评估者仰卧,下肢伸直,评估者一手托起被评估者枕部,另一手按于其胸前。当头部屈曲时,双髋与膝关节同时屈曲则为阳性(图3-9-10)。

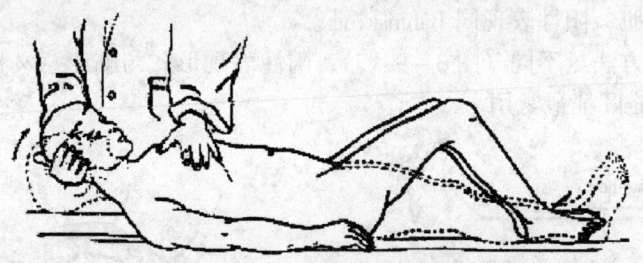

图 3-9-10 Brudzinski 征检查法示意图

(李英华)

第四篇 实验室及其他检查

第一章 实验室检查

> **学习目标**：本章学习结束后，学生将会：
> 1. 描述各项实验室检查的适应证。
> 2. 根据不同实验检查原理和操作方法解释标本采集与保存的原则及注意事项。
> 3. 说出临床常用实验室检查项目的参考值及临床意义。
> 4. 根据实验室检查结果结合具体病人分析、判断病情并解释其临床意义。
> 5. 根据不同实验室检查项目的具体要求正确采集和保存标本。

实验室检查（laboratory test）是综合运用实验室的各种方法和技术对病人的标本（血液、体液、分泌物、排泄物等）进行检验，获取反映机体功能状态、病理变化或病因等的客观资料，结合其他临床资料综合分析来诊断及鉴别诊断疾病、观察病情、制定防治措施、判断预后等。它是一门介于基础医学与临床医学之间的桥梁课程，是护理评估学的一个重要组成部分。实验室检查与临床护理密切相关，一方面大部分实验室检查的标本由护士采集；另一方面检验结果可协助和指导护士观察、判断病情，做出护理诊断。随着基础医学与实验技术的飞速发展，实验室检查的手段和内容不断丰富，为临床诊断和治疗疾病提供了更多有效的信息。

实验室检查也存在一定的局限性，由于检验方法的灵敏度、特异性不同，检验结果会受到影响；病人处于不同的生理、病理情况下，机体的反应性不同，会出现不同的检验结果；标本采集、储存、运送过程中的因素也可能影响检验结果等等。在解释检验结果时，必须密切结合其他临床资料全面考虑，动态观察，才能得出较为正确的判断。

第一节 标本的采集与处理

试验结果的准确性不仅决定于试验的测试过程，其中标本的采集是否正确，是否及时按要求正确保存与送检，是保证检验质量的一系列重要环节，也是护理专业学生学习实验诊断的重要内容之一。

一、标本种类

实验室检查所用的标本种类很多，常用的有：①血液；②尿液；③粪便；④其他体液，如脑脊液、浆膜腔积液、痰液、胃液、十二指肠引流液、阴道分泌物、精液、前列腺液及感染时的分泌物如脓液等，有时甚至还会检查泪液、汗液。应根据检测项目和目的选择合适的标本种类，确保试验的准确性。本节将重点介绍血液标本的采集与处理，其他类型的标本将在相应各节中介绍。

二、血液标本种类与采血部位

血液由血浆和血细胞组成，通过循环系统与全身各组织器官保持密切联系，参与机体各种生理功能活动，维持机体正常新陈代谢和内外环境的平衡。患病时，由疾病引起组织器官的病理变化和功能改变，都会影响到血液成分的变化，并表现出来，故以血液为标本进行检验的项目可以说是最多和最常用的了。

（一）血液标本种类

根据血标本的性质可将其分为以下三种：

1. 全血　加入抗凝剂，阻止血液凝固，所得血标本包括了血细胞和血浆两部分。全血主要用于血细胞成分等检查。

2. 血浆　于血液中加入抗凝剂，防止血液凝固，经离心后分离出的上层液体即为血浆。有关凝血因子的检查必须采用血浆标本，部分临床化学检查也可用血浆进行。由于不必等候血液凝固，可以节约时间，较快地分离出血浆，故有利于急诊检查时代替血清应用。

3. 血清　不加抗凝剂的血液，凝固后经离心所得的上层液体。血清可用于大部分临床化学及免疫学等试验。

（二）采血部位

血液标本可以采自于静脉、动脉或毛细血管等处。

1. 静脉采血　静脉血是应用最多的标本，用静脉穿刺术取得。成人首选采血部位是肘部静脉，肘部静脉不明显时，可用腕部或踝部等处静脉，幼儿可于颈外静脉采血。采血时需注意：①采血室内环境温暖，防止静脉挛缩。②采血前应向病人作适当解释，消除不必要的疑虑及恐惧。③不可用力拍打手臂，止血带压力尽可能小，应用时间尽可能短，最好不超过半分钟。④要求一针见血，防止组织损伤，使外源性凝血因子进入针管。⑤拉针栓的速度要慢而均匀，使血液平稳进入注射器，防止气泡产生。⑥抽血后应先拔除针头，将血液缓慢注入标本容器。⑦前臂的静脉联系紧密，从一支静脉处采血时很容易受从另一支静脉流入液体的影响，故当有静脉输液时不应在同一处取血，而要从另一侧手臂取血，以免混入输入物，干扰测定结果。

2. 毛细血管采血　毛细血管采血较为少用，可用于因静脉采血困难而需血量又较少的检测项目，如血液一般检查及部分床旁检测的项目。成人首选采血部位是手指，以前也用耳垂，耳垂疼痛感较轻，操作方便，但耳垂血液循环较差，且易受外界气温影响，血细胞计数结果不稳定，与静脉血细胞计数存在较大差异，故已少用。手指采血操作亦较方便，检验结果较为恒定，但某些试验结果仍与静脉血存在一定程度的差异。婴幼儿可于足跟处采血。毛细血管采血时易混入组织液，也影响检验结果，故应尽量使用静脉血。

3. 动脉采血　常用于血气分析。多在肱动脉、桡动脉或股动脉处穿刺，采集的血液标本必须与空气隔离，立即送检。

用静脉血、动脉血或毛细血管血所测得的试验结果，有些近似，有些则区别较大，故应针对检测项目，选择合适的标本。现将常用检测项目变化列于表4-1-1及表4-1-2。

表4-1-1 血浆和血清常见成分的区别

血浆值大于血清值（%）		血浆值和血清值无区别	血浆值小于血清值（%）	
钙	0.9	胆红素	白蛋白	1.3
乳酸脱氢酶	2.7	胆固醇	碱性磷酸酶	1.6
总蛋白	4.0	肌酐	肌酸激酶	2.1
			葡萄糖	5.1
			磷	7.0
			钾	8.4
			尿素	0.6

表4-1-2 毛细血管血和静脉血常见成分的区别

毛细血管血大于静脉血值（%）		两者无区别	毛细血管血小于静脉血值（%）	
葡萄糖	1.4	磷	胆红素	5.0
钾	0.9	尿素	钙	4.6
			钠	2.3
			总蛋白	3.3

三、试验前的准备

试验结果除了因疾病变化外也会受其他因素包括试验前因素的影响，故在采血前应了解清楚，做好准备。

（一）了解试验目的及试验前准备

许多试验都可能有其特殊要求，必须认真执行。例如在进行内生肌酐清除率测定时，应在试验前禁食瘦肉类食品2~3天，以避免外源性肌酐的干扰，并且避免剧烈运动等。口服葡萄糖耐量试验前3天不限制饮食（每天至少进食150g碳水化合物），受试者还应该活动，过多卧床可影响糖耐量结果，试验时应采取坐位等等。患者使用的许多药物也可能对试验有影响，如常用的阿司匹林、潘生丁等对血小板聚集有抑制作用；口服避孕药对血小板粘附、聚集功能及某些凝血因子活性有影响；抗生素会影响细菌培养结果，尤其是血培养，故应在使用抗生素前取样培养。对于可能干扰试验结果的药物，甚至应在试验前暂停使用。

（二）采血时间

根据不同检查目的选择不同时间采血。

1. 空腹采血 指禁食至少8h后采血，一般多在晨起早餐前采血，常用于临床化学检查，其优点是可避免饮食成分对检验结果的影响，如餐后血葡萄糖会明显升高；进餐后导致的脂血浑浊也可干扰光学指标而影响测定结果。

2. 特定时间采血 人体生物节律在昼夜间有周期性变化，血液中各种成分亦会随之而变，在同一天中不同时间采血，检验结果也会不同，故对变化大的血液成分，应选择合适的采血时间。有些试验还要求特殊的采血时间，如葡萄糖耐量试验应在规定的时间采血；检查微丝蚴又需在半夜唤醒病人后采血。

3. 急诊采血 不受时间的限制，但检验申请单上需注明急诊及采血时间，便于解释其临床意义。

采血前要核实病人的资料（如姓名、年龄、性别、病例号、病房号、病床号、临床诊断等），在合适的采血容器上作好标记。这些都是很重要的，稍有不慎，就可能采错标本或造成张冠李戴的情况，甚至发生不可挽救的错误。

四、抗凝剂和采血容器

（一）常用的抗凝剂

如果需要用全血或血浆时必须在采血时加入抗凝剂。抗凝剂种类很多，性质不同，作用各异，应根据检验目的，选择合适的抗凝剂，才能取得准确的检验结果。常用的抗凝剂有：

1. 乙二胺四乙酸（EDTA）盐　主要用于血液学方面的检查，有 EDTA 二钠、二钾及三钾盐，它们都能与钙离子形成螯合物，阻止血液凝固。国际血液学标准化委员会（ICSH）推荐血细胞计数用 EDTA 二钾盐作抗凝剂，EDTA 盐对红、白细胞形态影响都很小，由于二钠盐的溶解度明显低于二钾盐，抗凝速度慢，故临床上多用二钾盐。EDTA 影响血小板聚集，不适于凝血象及血小板功能试验。

EDTA 盐经 100℃烘干，抗凝作用不变，故 EDTA 盐干粉或液体均可使用。

2. 枸橼酸钠（sodium citrate）　枸橼酸盐可与钙离子形成螯合物，阻止血液凝固。枸橼酸钠对血液因子Ⅴ、Ⅷ有较好的保护作用，故常用于凝血试验；也用于红细胞沉降率测定。

凝血象检查时，常用带有两个结晶水的枸橼酸钠（$Na_3C_6H_5O_7 \cdot 2H_2O$）配制成浓度为 109mmol/L（32g/L）的水溶液。抗凝剂在血标本中的绝对含量可改变血浆中钙离子浓度，进而影响试验结果。一般以抗凝剂与血液按 1:9 比例混合，这个比例实际上是指抗凝剂与正常血细胞比容（Hct）条件下所含血浆的比例而言，故 Hct 异常时，应根据患者 Hct 来计算抗凝剂的用量：抗凝剂用量（ml）约等于 $0.00185 \times$ 血量（ml）$\times$（100 - 病人 Hct）。

枸橼酸钠也是输血保养液中最适合的抗凝剂。

3. 肝素（heparin）　存在于肥大细胞和嗜碱性粒细胞的颗粒中，它是一种含硫酸基团的粘多糖，可加强抗凝血酶Ⅲ灭活丝氨酸蛋白酶，阻止凝血酶形成而达到抗凝作用，现有肝素钠盐、钾盐及锂盐。肝素是红细胞渗透脆性试验理想的抗凝剂，也适用于临床化学指标的检查，但不适合作血液一般检验。

4. 氟化钠（sodium fluoride）　氟化钠虽然也有弱抗凝作用，但通常把它作为血葡萄糖的保护剂使用，它能抑制糖酵解作用中酶的作用，而保护葡萄糖在不能及时测定时不降低。

（二）采血容器

以前多用注射器采血后再注入试管或其他容器内，现国内正逐渐推广使用真空定量采血器。它包括穿刺针和真空试管两部分，试管内根据不同检验目的已加入了一定量的特定试剂，如抗凝剂、促凝剂或防腐剂等（见表4-1-3）。这种封闭式定量采血器的主要优点有：①符合卫生要求，不易造成环境污染，特别是减少操作者感染的机会。②采血量准确，试管内一定量的负压决定了采血量的多少，对于要求抽血量准确的项目尤为重要，如红细胞沉降率测定要求血液与抗凝剂的比例为 4:1；血浆凝血酶原时间测定要求血液与抗凝剂比例为 9:1 等。③血液与抗凝剂容易混匀，抗凝作用完全。④含促凝剂或分离胶的真空采血管能快速分离出血清。⑤各种采血管颜色标记清楚，不易搞错。⑥有利于标本的储存和运输。

在应用此类采血管时不能发生错误，也不能把一管内的血液污染到另一管内，因为不同管内含有不同的试剂，使用不当会造成测定结果的错误，例如即使污染一滴淡紫色盖试管（含高浓度的 EDTA 钾盐）内的血液，就会使血钾明显升高，而钙和镁明显降低，同时肌酸激酶和碱性磷酸酶活性降低。

测定凝血试验的血液不要用第 1 管血，因为可能有组织液进入而启动凝血过程，造成凝血因子假性降低。应用各种试管的次序最好是第 1 管用无抗凝剂者（红色盖），然后用含有中度抗凝试剂（绿、灰、蓝色盖）的试管，最后用淡紫色盖试管。

表4-1-3 采集血液的试管所含抗凝剂和防腐剂

试管盖颜色	抗凝剂/防腐剂	用途
红色	促凝剂	生成血清，用于大多数化学试验
黄色	分离胶	生成血清，用于大多数化学试验
绿色	肝素	生成血浆，用于大多数化学试验
淡紫色	EDTA	血细胞计数、某些激素测定、血脂测定
淡蓝色	枸橼酸钠	凝血试验
黑色	枸橼酸钠	血沉测定
灰色	氟化钠	葡萄糖、乳酸测定（当不能及时测定时）

五、止血带的应用

虽然采血时多需要用止血带，但止血带会使静脉闭锁，而带来一些不利的影响，其影响主要由以下两方面变化引起。

（一）液体的丢失

一般说采血时止血带应用很少超过1min，但即使在这么短的时间内血液成分也会有所改变，因为当大静脉的血流被止血带压迫阻塞时，就会引起静脉滤过压升高，使得液体和低分子量的物质通过毛细血管而使血液相对浓缩，在1min内这种变化也许很轻微，但在3min后就很明显了（表4-1-4），有些已超过测定方法的分析变异范围了。如采用定量真空采血器，第1针抽出的血液，是最靠近止血带处的血液，其成分最能代表血循环的成分，再继续抽出的血液就是小静脉和毛细血管的血液了，就明显的显示出静脉淤血的变化了。如第1管血液蛋白也许增加约5%，而第3管血就可能增加10%。有报道说3min的淤血足以使蛋白及蛋白结合物增加15%之多。总之，止血带压迫时间越长，引起的变化就越大，故应尽量缩短止血带压迫时间。

（二）细胞内含物的漏出

止血带使静脉压持续升高时，流到组织的新鲜血液因之减少，但细胞的代谢还继续进行，这样会使静脉内的代谢产物如乳酸等增加，乳酸堆积会使钾从细胞中漏出，使血钾升高。肌肉的代谢比较活跃，在采血时让患者握拳、松拳的动作会增加其代谢的速率，有报道说使用止血带并用力握拳1分钟可使血浆钾人为的升高1~1.5mmol/L。若压迫时间过长，也可导致纤溶系统被激活、血小板活化及某些凝血因子活性增强等。

表4-1-4 静脉闭锁1~3分钟内血清成分改变举例

血清成分	增加（%）
总蛋白	4.9
铁	6.7
总脂质	4.7
胆固醇	5.1
AST	9.3
胆红素	8.4

六、标本变异因素的控制

（一）技术因素

1. 防止物质分解　血液离体后会迅速发生许多变化，导致各种成分的含量有所改变，这方面是很复杂的，此处不作详细讨论，只能稍稍涉及。例如血液放置后血葡萄糖、乳酸会很快分解降低，丙酮酸也极不稳定；血标本在室温久置后，一些酶的活性也会下降；血细胞中的磷酸酶能水解标本中的磷酸酯而使无机磷含量增加等。用血细胞分析仪进行血细胞计数，血液标本在室温下保存，红细胞、白细胞及血小板检测参数可稳定 24h，白细胞分类可稳定 6~8h，血红蛋白可稳定数日。但如果用显微镜进行白细胞分类，因 2h 后粒细胞形态即有改变，故应及时推制血涂片。一般说 4℃ 条件可延长血液储存期，但血小板不宜在低温下储存，否则影响其计数。保存温度和时间对凝血因子检查尤为重要，例如Ⅷ因子应在采血后立刻测定，如果放 4℃ 冰箱内 24h，其活性则仅余 5%。

上面仅举几个例子说明标本采集和保存中的问题，其实这方面的变化很多，且各不相同，如遇特殊情况，标本采集后不能及时送检或测定，则应根据检验项目要求，采取一定的保护措施，选择最佳保存条件，例如为防止葡萄糖的降低可加入氟化钠等。有的标本应放入特定温度的冰箱，而测定乳酸脱氢酶的标本则应置于室温。总之，这方面的许多问题都应加以注意。

2. 防止溶血　采血过程中人为的重要变化是引起溶血，溶血可以使细胞破坏、血红蛋白和细胞的内容物漏出，对很多检验结果都可能有影响，如使红细胞计数、血细胞比容降低；细胞内钾、磷、乳酸脱氢酶、转氨酶等漏出后均可引起假性升高。

引起溶血的原因有：①采血用的注射器或试管潮湿。②静脉穿刺血流不顺利。③针头号过大比过小更易引起溶血。④用酒精消毒而在酒精未干时即采血。⑤把血从注射器中推出时用力过猛，应先把针头取下，再将血液徐徐推入试管内，轻轻倒转试管与抗凝剂混匀，避免用力摇荡。

3. 防止气体逸出　血液与空气接触后二氧化碳迅速逸出并吸收氧，使血 pH 和氧分压结果改变，因此测定血气时应避免血液和空气接触并置于含冰的容器内，及时送检。

(二) 采集后标本的变化

虽然可以尽量避免在采集标本时人为引起的变化，但也有一些属于标本自身的变化应加以注意。

1. 标本中的代谢　血液采出后，细胞还能继续存活一段时间，因而还继续其代谢过程，当葡萄糖被消耗尽后，细胞无力再产生能量而其内容物即开始漏出，而影响测定结果，为预防这些变化，应该将标本尽快送到实验室并及时离心分离出血浆或血清，血浆或血清就比较稳定了。受这种影响较大的是血气和葡萄糖等。

2. 酶的作用　血浆或血清中都含有蛋白分解酶，它可以使蛋白质、酶、含肽的激素降解而影响测定结果。

3. 血液病的影响　在正常血液中，主要是红细胞的代谢变化，白细胞数目较少，影响较小。如果患者白细胞数较高，尤其是白血病时，白细胞代谢率明显高于正常，影响就较大了。故如果有白细胞或血小板明显升高时，最好应用绿色盖试管取血，因其含肝素，可以尽快离心，使细胞和血浆分离开，以减少细胞代谢的影响。

(三) 生理易变因素

1. 体位　一个成年人在站位时比卧位时血容量一般少 600~700ml，故这种体位的变化可使血容量减少约 10%，但因为只有无蛋白的水溶液才能通过毛细血管壁，故血浆减少量比血容量更为显著。由于血浆液体的减少，血浆蛋白质浓度就相对增加了，这也包括了所有和蛋白有关的物质如酶、蛋白激素及和蛋白结合的药物、钙、胆红素等。当然这种变化还受许多其他因素影响，如体位变化的时间、血压的高低、血浆蛋白的浓度、年龄等。故对同一个病人，最好每次都在相同体位采血，以利于比较。一些血浆中主要成分在体位变化时的改变见表4-1-5。

表4-1-5 从卧位到站位时血浆成分的变化

血浆成分	平均增加（%）
丙氨酸氨基转移酶	7
天门冬氨酸氨基转移酶	9
碱性磷酸酶	7
淀粉酶	6
钙	3
IgG	7
IgA	7
IgM	5
甲状腺素	11
甘油三酯	6

2. 长期卧床 长期卧床的病人，体液循环不好，血浆蛋白质明显下降，和蛋白结合的物质也会有一定的降低；长期卧床还会使尿素、钙、钾、钠、磷等的排除增加。

3. 运动 运动引起的体液变化与运动的强度、时间长短相关。骨骼肌代谢增加可使血丙酮酸和乳酸增加，即使是轻微的运动也可使血乳酸增加2倍，剧烈运动时甚至可增加10倍之多。运动时可引起细胞膜通透性增加，而使血浆中源于骨骼肌的酶，如天门冬氨酸氨基转移酶、乳酸脱氢酶、肌酸激酶等有轻度增加，甚至行走数分钟，就可以出现变化。运动可使血胆固醇和甘油三酯持续降低数日。此外还有许多变化，如葡萄糖耐量、血浆各种蛋白质、纤溶活性等的改变。有些变化也许并没有达到影响临床诊断的程度，但总的来说是应该加以注意的。

4. 生理节奏 人体体液内许多物质全天中都表现有生理节奏，其影响因素包括了体位、食物、活动、应激、日光、黑暗和睡眠状态等。有些物质这种变化非常明显，例如血清铁从8点到14点可变化50%之多，皮质醇在近似的时间段内也有相似的变化，故要测定某些生理节奏变化大的物质时，采集血标本的时间就应有所规定。

此外，吸烟、饮酒、精神状态、应用某些药物都可能影响到试验结果，此处不作详细的介绍，但医护人员都应了解并进行适当的处理，在解释其临床意义时也应给予注意。

总之，标本的采集和处理在整个保证试验质量方面占有很重要的地位，必须了解各个试验的要求，并认真执行。

（王小林）

第二节 血液一般检查

血液一般检查主要是对外周血液细胞成分（红细胞、白细胞及血小板）的数量和质量进行检查。本节主要针对红细胞及白细胞的检查，血小板的有关检验在血栓与止血检验中介绍。

一、红细胞检查

（一）红细胞计数及血红蛋白测定

红细胞的生成起源于骨髓造血干细胞分化来的红系祖细胞（BFU-E 和 CFU-E），在红细胞生成素（erythropoietin，EPO）作用下，增殖、分化为骨髓原始红细胞，再经 3~5 次分裂，依次经历早幼、中幼和晚幼红细胞发育阶段，晚幼红细胞丧失分裂能力，经网织红细胞阶段进而为成熟红细胞。红细胞的生成主要受 EPO 的影响，还受睾丸激素和其他神经体液因素的调节。

红细胞的主要生理功能是作为呼吸载体从肺部携带氧气运送至全身各组织，并将组织中的二氧化碳运送到肺而排出体外，这一功能主要是通过红细胞内血红蛋白来完成的。

正常人体内的红细胞寿命平均为 120 天，破坏的主要场所为单核-巨噬细胞系统，首要器官是脾脏和肝脏，其次是骨髓和其他部位。衰老红细胞破坏后血红蛋白降解为铁、珠蛋白和胆色素，铁进入全身铁代谢池供机体重新利用；珠蛋白肽链分解为氨基酸参加氨基酸代谢；胆色素经肝代谢通过粪便和尿液排出体外。

【参考值】　　红细胞数：成年男性　$(4.0 \sim 5.5) \times 10^{12}/L$
　　　　　　　　　　　　成年女性　$(3.5 \sim 5.0) \times 10^{12}/L$
　　　　　　　　　　　　新生儿　　$(6.0 \sim 7.0) \times 10^{12}/L$
　　　　　　　血红蛋白：成年男性　120~160 g/L
　　　　　　　　　　　　成年女性　110~150 g/L
　　　　　　　　　　　　新生儿　　170~200 g/L

【临床意义】

1. 红细胞和血红蛋白增多　指单位容积血液中红细胞数及血红蛋白量高于参考值上限，一般经多次检验成年男性红细胞 $>6.0 \times 10^{12}/L$，血红蛋白 $>170g/L$；成年女性红细胞 $>5.5 \times 10^{12}/L$，血红蛋白 $>160g/L$ 时认为增多。可分为相对性增多和绝对性增多两类：

（1）相对性增多：因血浆容量减少，红细胞容量相对增多所致。见于：严重呕吐、腹泻、大量出汗、大面积烧伤、慢性肾上腺皮质功能减退、尿崩症、甲状腺功能亢进症危象、糖尿病酮症酸中毒等。

（2）绝对性增多：按发病原因可分为原发性和继发性增多两类：

1）原发性：即真性红细胞增多症（polycythemia vera），是一种原因未明的以红细胞增多为主的骨髓增殖性疾病，未治疗前多次检验血红蛋白 $\geqslant 180g/L$（男性），或 $\geqslant 170g/L$（女性），红细胞 $\geqslant 6.5 \times 10^{12}/L$（男性），或 $\geqslant 6.0 \times 10^{12}/L$（女性）。总血容量增加，白细胞和血小板也不同程度增多。本病具有潜在恶性趋势，部分病例可转变为白血病。

2）继发性：主要是由于 EPO 增多引起。如胎儿、新生儿、高原地区居民、阻塞性肺气肿、肺源性心脏病等使 EPO 代偿性增加；肾癌、肝细胞癌、子宫肌瘤、卵巢癌等疾病 EPO 也增多，使红细胞和血红蛋白增多。

2. 红细胞和血红蛋白减少　指单位容积循环血液中红细胞数、血红蛋白量及血细胞比容低于参考值下限，通常称为贫血（anemia）。以血红蛋白为标准，成年男性血红蛋白 $<120g/L$，成年女性 $<110g/L$，即认为有贫血。

按贫血的严重程度可将贫血分为：①轻度贫血：血红蛋白小于参考值下限至 90g/L。②中度贫血：血红蛋白 90~60 g/L。③重度贫血：血红蛋白 60~30 g/L。④极度贫血：血红蛋

白 < 30 g/L。

按贫血的病因和发病机制可将贫血分为红细胞生成减少、红细胞破坏过多及失血三大类，见表 4-1-6。

表 4-1-6 根据病因和发病机制对贫血进行分类

一、红细胞生成减少	
（一）骨髓造血功能障碍	
造血干细胞和造血微环境的损害	再生障碍性贫血
骨髓被异常细胞或组织所浸润	骨髓病性贫血
红细胞生成素合成障碍	慢性疾病伴发的贫血
（二）造血物质的缺乏或利用障碍	
铁缺乏	缺铁性贫血
铁利用障碍	铁粒幼细胞性贫血
DNA 合成障碍	叶酸及（或）维生素 B_{12} 缺乏引起的巨幼细胞性贫血
二、红细胞破坏过度	
（一）红细胞膜的缺陷	遗传性球形细胞增多症
	遗传性椭圆形红细胞增多症
	口形红细胞增多症
	棘形红细胞增多症
	阵发性睡眠性血红蛋白尿
（二）红细胞酶的缺陷	葡萄糖-6-磷酸脱氢酶、
	丙酮酸激酶缺陷引起的溶血性贫血
（三）珠蛋白肽链异常	珠蛋白生成障碍性贫血
（四）红细胞外来因素	免疫性溶血性贫血
	机械损伤性溶血性贫血
	物理、化学及生物因素引起的溶血性贫血
三、失血	
（一）急性失血	急性失血性贫血
（二）慢性失血	慢性失血性贫血

（二）红细胞形态学检查

正常红细胞呈双凹圆盘形，直径 6~9μm，平均 7.5μm，厚度边缘部约 2μm，中央约 1μm，染色后四周呈浅橘红色，中央呈淡染区。这种结构表面积大，变形性好，有利于红细胞完成其生理功能。

红细胞形态学检查结合血红蛋白测定、红细胞计数结果可粗略地推断贫血的原因，对贫血的诊断和鉴别诊断有重要意义。

1. 红细胞大小改变

(1) 小红细胞（microcyte）：直径小于 6μm，见于缺铁性贫血、遗传性球形红细胞增多症等。

(2) 大红细胞（macrocyte）：直径大于 10μm，见于溶血性贫血及巨幼细胞性贫血等。

(3) 巨红细胞（megalocyte）：直径大于 15μm，最常见于巨幼细胞性贫血。

(4) 红细胞大小不等（anisocytosis）：指红细胞之间直径相差一倍以上，常见于严重的增生性贫血，巨幼细胞性贫血时尤为明显。

2. 红细胞形态改变

(1) 球形红细胞（spherocyte）：红细胞直径小于正常，厚度增加，中央淡染区消失。常见于遗传性球形细胞增多症和伴有球形红细胞增多的其他溶血性贫血。

(2) 椭圆形红细胞（elliptocyte）：红细胞呈卵圆形，横径缩短，长径增加，长度可大于宽度3~4倍，置于高渗、等渗、低渗溶液或正常人血清内，椭圆形保持不变。正常人外周血涂片仅可见约1%椭圆形红细胞，遗传性椭圆形红细胞增多症患者血涂片可达25%以上，巨幼细胞性贫血时可见巨椭圆形红细胞。

(3) 靶形红细胞（target cell）：红细胞中心部位染色较深，外围为苍白区，细胞边缘又深染，形如射击之靶状。见于各种低色素性贫血，特别是珠蛋白生成障碍性贫血。

(4) 镰形红细胞（sickle cell）：形如镰刀状。由于红细胞内存在异常血红蛋白S所致。主要见于HbS病。

(5) 口形红细胞（stomatocyte）：红细胞中央苍白区呈扁平裂缝状，形如张开的鱼口。见于口形红细胞增多症、弥散性血管内凝血、酒精中毒等。

(6) 棘细胞（acanthocyte）：红细胞表面有钝锯齿状突起，见于β-脂蛋白缺乏症、脾切除后、酒精中毒、尿毒症等。

(7) 红细胞形态不整（poikilocytosis）：红细胞呈泪滴状、梨形、新月形等，最常见于巨幼细胞性贫血、DIC等。

3. 红细胞内血红蛋白含量的改变

(1) 正常色素性（normochromic）：见于正常人、急性失血、再生障碍性贫血、白血病等。

(2) 低色素性（hypochromic）：红细胞中央淡染区扩大，甚至成为环形红细胞，提示红细胞内血红蛋白合成显著减少，常见于缺铁性贫血、铁粒幼细胞性贫血、珠蛋白生成障碍性贫血、某些血红蛋白病等。

(3) 高色素性（hyperchromic）：红细胞内生理性淡染区消失，常见于巨幼细胞性贫血。

(4) 嗜多色性（polychromatic）：属于尚未完全成熟的红细胞，胞体较大，胞质中存在多少不等的嗜碱性物质RNA被染成灰蓝色。见于各种增生性贫血，尤其是溶血性贫血时显著增多。

4. 红细胞内结构的异常

(1) 嗜碱性点彩（basophilic stippling）：在瑞氏染色条件下，红细胞胞质内有嗜碱性黑蓝色颗粒，属于未完全成熟的红细胞。在铅、铋、汞等重金属中毒时增多，常作为铅中毒的诊断筛选指标。

(2) 染色质小体（Howell-Jolly's body）：在成熟或幼稚红细胞的胞质中，呈圆形，1~2μm大小，染成紫红色，1至数个，可能是幼红细胞在核分裂过程中出现的一种异常染色体，或是核染色质的残余物。常见于巨幼细胞性贫血、溶血性贫血及脾切除后。

(3) 卡波环（Cabot ring）：可能是胞质中脂蛋白变性所致，常与染色质小体同时存在。见于巨幼细胞性贫血及铅中毒患者。

(4) 有核红细胞（nucleated erythrocyte）：即幼稚红细胞。正常成年人外周血不能见到。在出生1周之内的新生儿外周血可见少量。成年人外周血出现有核红细胞即属病理现象，最常见于各种溶血性贫血，大量红细胞破坏后，骨髓增生，幼稚红细胞提前释放到外周血中。还可见于造血系统的恶性肿瘤，如白血病等。

（三）血细胞比容测定及红细胞平均指数的计算

1. 血细胞比容测定　在一定条件下将抗凝血液离心沉淀，测出每升血液中血细胞所占容积的比值，称为血细胞比容（hematocrit，Hct）。主要用于诊断贫血及判断贫血的严重程度。

【参考值】　男性：0.40~0.50

女性：0.37~0.48

【临床意义】　血细胞比容增高可见于各种原因引起的血液浓缩，测定血细胞比容，可了解血液浓缩程度，作为补液计算的依据。红细胞绝对增多时，血细胞比容均升高。血细胞比容减低见于各种贫血，由于贫血类型不同，红细胞大小不同，故血细胞比容的改变与红细胞数量不一定成正比。常用血细胞比容、红细胞数及血红蛋白量来计算红细胞平均指数，有助于贫血的鉴别诊断。

2. 红细胞三种平均值的计算

（1）平均红细胞容积（mean corpuscular volume，MCV）

$$MCV = \frac{每升血液中血细胞比容}{每升血液中红细胞数}$$

【参考值】　80~100fl

（2）平均红细胞血红蛋白含量（mean corpuscular hemoglobin，MCH）

$$MCH = \frac{每升血液中血红蛋白含量}{每升血液中红细胞数}$$

【参考值】　27~34pg

（3）平均红细胞血红蛋白浓度（mean corpuscular hemoglobin concentration，MCHC）

$$MCHC = \frac{每升血液中血红蛋白含量}{每升血液中血细胞比容}$$

【参考值】　320~360g/L

【临床意义】　根据以上三项红细胞平均值可对贫血进行形态学分类，见表4-1-7。

表4-1-7　根据MCV、MCH、MCHC对贫血进行形态学分类

贫血的形态学分类	MCV	MCH	MCHC	病因举例
大细胞性贫血	>100fl	>34pg	320~360g/L	缺乏叶酸和（或）维生素B_{12}引起的巨幼细胞性贫血
正常细胞性贫血	80~100fl	27~34pg	320~360g/L	再生障碍性贫血、急性失血性贫血、多数溶血性贫血、骨髓病性贫血等。
小细胞低色素性贫血	<80fl	<27pg	<320g/L	缺铁性贫血、珠蛋白生成障碍性贫血、铁粒幼细胞性贫血
单纯小细胞性贫血	<80fl	<27pg	320~360g/L	慢性感染、炎症、肝病、尿毒症、恶性肿瘤等引起的贫血。

（四）网织红细胞计数

网织红细胞（reticulocyte）指晚幼红细胞到成熟红细胞之间的尚未完全成熟的红细胞。因其胞质内尚存留多少不等的嗜碱性物质RNA，用煌焦油蓝或新亚甲蓝进行活体染色，嗜碱性物质凝聚成颗粒状，颗粒又可构成网织状，故称此红细胞为网织红细胞。网状结构越多，表示该细胞越幼稚。

网织红细胞计数传统方法是手工法在显微镜下计数。网织红细胞仪器法测定逐渐在国内推广使用,它采用荧光染色和激光测定的原理,可将网织红细胞以荧光强度分类,对估计化疗后骨髓造血功能的恢复及骨髓移植的效果有较大价值。

【参考值】　百分数：成人 0.5%～1.5%

新生儿 2%～6%

绝对值：(24～84)×10^9/L

【临床意义】

1. 反映骨髓的造血功能　溶血性贫血时外周血网织红细胞可高达 20% 或更高,再生障碍性贫血时网织红细胞低于 15×10^9/L 常作为诊断指标之一。

2. 作为疗效观察指标　凡骨髓增生功能良好的病人,在给予抗贫血药物后,网织红细胞升高;若网织红细胞不见升高,说明这种治疗无效或骨髓造血功能有障碍。

(五) 红细胞沉降率测定

红细胞沉降率 (erythrocyte sedimentation rate, ESR) 指红细胞在一定条件下沉降的速率,简称血沉。沉降的速率主要与红细胞本身和血浆成分有关,血浆纤维蛋白原、球蛋白增多可使血沉加快;白蛋白、糖蛋白等可使血沉减慢;胆固醇使血沉加快;卵磷脂可使血沉减慢。严重贫血时血沉加快,红细胞增多血沉减慢;红细胞形状对血沉也有一定的影响,红细胞直径越大,厚度越薄,血沉越快,而球形红细胞不易形成缗钱状,血沉减慢。

【标本采集】　顺利抽取静脉血,与抗凝剂(3.8% 枸橼酸钠)按 4:1 的比例混匀送检。

【参考值】　魏氏法：成年男性：0～15mm/1h 末

成年女性：0～20mm/1h 末

【临床意义】

1. 生理性变化　妇女月经期血沉增快,可能与子宫内膜破损及出血有关。妊娠 3 个月以上血沉逐渐增快,直到分娩后 3 周逐渐恢复正常,这与妊娠妇女生理性贫血、纤维蛋白原含量增高、产伤等因素有关。60 岁以上的老年人因纤维蛋白原含量逐渐增高使血沉增快。

2. 病理性变化

(1) 各种炎症：急性细菌性炎症时,血中急性反应时相物质迅速增多,包括 α_1 抗胰蛋白酶 (α_1 antitrypsin)、α_2 巨球蛋白 (α_2 macroglobulin)、C 反应蛋白 (C-reactive protein)、转铁蛋白 (transferrin)、纤维蛋白原 (fibrinogen) 等,这些物质不同程度地促进红细胞聚集,使红细胞沉降加快。风湿热的病理改变为结缔组织性炎症,活动期时血沉加快。慢性炎症如结核病时,血中纤维蛋白原及免疫球蛋白含量增加,血沉明显加快。临床上常用血沉来观察结核病及风湿热有无活动性及动态变化情况。

(2) 织织损伤或坏死：大面积组织损伤或手术创伤等时血沉加快。急性心肌梗死常于发病 3～4 天血沉加快,可持续 1～3 周,心绞痛时血沉正常,故可用血沉结果作为心绞痛与心肌梗死鉴别的参考。

(3) 恶性肿瘤：血沉加快可能与恶性肿瘤分泌糖蛋白、肿瘤组织坏死、继发感染等因素有关。良性肿瘤血沉多正常。

(4) 各种原因引起的高球蛋白血症：如多发性骨髓瘤、巨球蛋白血症、亚急性感染性心内膜炎、系统性红斑狼疮、黑热病等血沉常明显加快。慢性肾炎、肝硬化等时白蛋白减少、球蛋白增高,血沉亦加快。

(5) 各种原因引起的贫血：贫血时红细胞数量减少,下沉时红细胞受到的阻力减少使血沉加快。明显贫血病人作血沉检查时应进行贫血因素的校正。遗传性球形细胞增多症、镰形红细胞性贫血时，因红细胞不易聚集成缗钱状，血沉可不加快甚至减慢。

(6) 高胆固醇血症：如动脉粥样硬化、糖尿病、肾病综合征等血胆固醇显著增高，血沉常加快。

血沉减慢意义不大。

二、白细胞检查

(一) 白细胞计数

人体外周血的白细胞包括中性粒细胞、嗜酸性粒细胞、嗜碱性粒细胞、淋巴细胞和单核细胞5种。它们通过不同方式、不同机制消灭病原体、清除过敏原、参加免疫反应等保证机体健康。

【参考值】　成人：$(4\sim10)\times10^9/L$

新生儿：$(15\sim20)\times10^9/L$

6个月至2岁：$(11\sim12)\times10^9/L$

(二) 白细胞分类计数

白细胞分类计数（white blood cell differential count，WBC DC）目前仍然采用传统的显微镜分类法，将血液制成血涂片，经瑞特染色，在显微镜下，根据白细胞的形态学特征分别进行计数，得出各种类型白细胞的百分比例，结合白细胞总数可计算出各种白细胞每升血液中的绝对数。自动化血细胞分析仪进行白细胞计数及分类计数的原理及评价在血细胞分析仪小节中作介绍。

【参考值】（成人）

白细胞分类	百分比	绝对值
中性杆状核粒细胞	1%~5%	$(0.04\sim0.5)\times10^9/L$
中性分叶核粒细胞	50%~70%	$(2\sim7)\times10^9/L$
嗜酸性粒细胞	0.5%~5%	$(0.02\sim0.5)\times10^9/L$
嗜碱性粒细胞	0%~1%	$(0\sim0.1)\times10^9/L$
淋巴细胞	20%~40%	$(0.8\sim4)\times10^9/L$
单核细胞	3%~8%	$(0.12\sim0.8)\times10^9/L$

【临床意义】

1. 中性粒细胞　中性粒细胞（neutrophil）起源于骨髓造血干细胞，后者具有增殖和分化能力，依次分化、发育为多向骨髓祖细胞、粒-单核系祖细胞、原始粒细胞、早幼粒细胞、中幼粒细胞、晚幼粒细胞、杆状核粒细胞、分叶核粒细胞。这一过程人为分成几个池：分裂池、成熟池、储备池、循环池及边缘池。了解了粒细胞的动力学过程有助于分析外周血粒细胞增多、减少的原因。从原粒至中幼粒细胞阶段，细胞具有分裂能力，包括在分裂池中。从晚幼粒至分叶核粒细胞，细胞不再具有分裂能力，包括在成熟池中。成熟的粒细胞并不立即释放到外周血中，而在储备池中备用，大约只有1/20的杆状核及分叶核粒细胞释放到外周血中。成熟粒细胞进入血液后约有一半游离于循环血液中，另一半则附着于血管内壁形成边缘池。循环池与边缘池中的粒细胞保持动态平衡。在临床常规工作中计数的白细胞数一般是循环池中的细胞数。细胞从循环血液进入组织或体腔中，完成它们的生理功能，一般不再返回血管。

中性粒细胞增高和减少直接影响到白细胞总数的变化，故在临床上绝大多数病例白细胞总数实际上反映了中性粒细胞的变化。

(1) 中性粒细胞数量的变化

1) 中性粒细胞生理性增多：①年龄因素：初生儿白细胞较高，以中性粒细胞为主，到6~9天与淋巴细胞大致相等，以后淋巴细胞逐渐增多，到4~5岁两者又大致相等，以后以中性粒细胞为主，逐渐接近于成年人水平。②日间变化：早晨较低，下午较高；静息状态较低，活动、进食后较高；剧烈运动、剧痛、激动时可显著增多。③妊娠、分娩：中性粒细胞可增多。

2) 中性粒细胞病理性增多：①急性感染：尤其是急性化脓性感染。中性粒细胞增高程度与感染微生物的种类、感染灶的范围、感染的严重程度、患者的反应能力有关。②严重的组织损伤或大量血细胞破坏：如大手术后、急性心肌梗死、急性溶血反应等。③急性大出血：特别是急性内出血，如脾破裂、宫外孕输卵管破裂后迅速增高，可作为急性内出血的一个诊断参考指标。④急性中毒：化学药物、生物毒素、代谢性中毒如糖尿病酮症酸中毒、慢性肾炎尿毒症时常见增高。⑤恶性肿瘤。

3) 中性粒细胞减少：①某些感染：如伤寒杆菌、流感、麻疹、风疹等感染时可减少。②某些血液病：如再生障碍性贫血、粒细胞减少症、粒细胞缺乏症、非白血性白血病等。③理化因素损伤：X线辐射，化学药物如退热镇痛药、氯霉素、磺胺类药、抗肿瘤药、抗甲状腺药及免疫抑制剂等。④脾功能亢进。⑤某些自身免疫性疾病、系统性红斑狼疮等。

(2) 中性粒细胞核象变化

1) 核左移：指外周血中杆状核细胞增多或并出现晚幼粒、中幼粒、早幼粒细胞等。最常见于急性化脓性细菌感染。

2) 核右移：正常人外周血中性粒细胞以3叶核为主，若5叶核以上者超过3%称为核右移。主要见于巨幼细胞性贫血、抗肿瘤代谢的一些药物应用后。在炎症的恢复期，一过性出现核右移属于正常现象，如在疾病进行期突然出现核右移，常提示预后不良。

(3) 中性粒细胞形态学变化　中性粒细胞中毒性变化：①大小不等：表现为中性粒细胞胞体大小悬殊。②中毒颗粒：在中性粒细胞胞浆中出现较粗大、大小不等、分布不均匀、染色较深的呈黑色或紫黑色的颗粒。③空泡变性：在中性粒细胞胞浆中出现空泡，大小不等，1个或数个，也可出现在细胞核上，常见于严重的感染。④核变性：指细胞核出现核固缩、核溶解及核碎裂等现象。

2. 嗜酸性粒细胞　嗜酸性粒细胞（eosinophil）起源于骨髓干细胞，经过嗜酸性祖细胞阶段逐渐发育成熟。主要作用是抑制嗜碱性粒细胞和肥大细胞合成与释放活性物质，吞噬其释放的颗粒，分泌组胺酶以破坏组胺，达到限制过敏反应的作用。

(1) 嗜酸性粒细胞增多：①过敏性疾病：如支气管哮喘、血管神经性水肿、食物过敏、血清病、肠道寄生虫感染等。②某些传染病：如猩红热。③血液病：如慢性粒细胞白血病、恶性淋巴瘤、嗜酸性粒细胞白血病等。

(2) 嗜酸性粒细胞减少：见于伤寒、副伤寒、手术后严重组织损伤、应用肾上腺皮质激素或促肾上腺皮质激素后。

3. 嗜碱性粒细胞　嗜碱性粒细胞（basophil）胞质内含大小不等的嗜碱性颗粒，颗粒中含有丰富的组胺、肝素、慢反应物质等，可改变血管的通透性，使平滑肌收缩，参与Ⅰ型变态反应。

嗜碱性粒细胞增多见于：慢性粒细胞白血病、真性红细胞增多症、变态反应、粘液性水肿、骨髓纤维化、嗜碱性粒细胞白血病等。

4．淋巴细胞　淋巴细胞（lymphocyte）起源于骨髓多能干细胞，在骨髓、脾、淋巴结和其他淋巴组织生发中心发育成熟的细胞称为 B 淋巴细胞，依赖胸腺发育成熟的称为 T 淋巴细胞。淋巴细胞计数有助于了解机体的免疫功能状态。

（1）淋巴细胞数量的变化

1）淋巴细胞增多见于：①某些细菌或病毒感染，如风疹、流行性腮腺炎、传染性淋巴细胞增多症、传染性单核细胞增多症、病毒性肝炎、流行性出血热、百日咳、结核等。②组织移植后的排斥反应。③淋巴细胞白血病、淋巴瘤。④再生障碍性贫血时淋巴细胞相对增多。

2）淋巴细胞减少：主要见于接触放射线、应用肾上腺皮质激素或促肾上腺皮质激素、免疫缺陷性疾病等。在急性化脓性细菌感染时，由于中性粒细胞显著增多，导致淋巴细胞相对减少。

（2）淋巴细胞形态学变化：在传染性单核细胞增多症、病毒性肝炎、流行性出血热等疾病时可使淋巴细胞增生，并出现形态学改变，称为异型淋巴细胞。从形态学上可分为三型：Ⅰ型（空泡型）、Ⅱ型（不规则型）及Ⅲ型（幼稚型）。

5．单核细胞　骨髓多能干细胞分化为髓系干细胞、粒－单系祖细胞后进一步发育为原始单核细胞、幼稚单核细胞及单核细胞（monocyte）。循环血液中的单核细胞并非终末细胞，进入组织或体腔转变为巨噬细胞，形成为单核－巨噬细胞系统，发挥防御功能。它的主要功能体现在：①诱导免疫反应。②吞噬和杀灭某些病原体。③吞噬衰老细胞及清除损伤组织。④抗肿瘤活性。⑤对白细胞生成的调节。

（1）单核细胞增多

1）生理性增多：出生后 2 周的婴儿单核细胞可达 15% 或更多，正常儿童也比成年人稍多。

2）病理性增多：①某些感染：如亚急性感染性心内膜炎、疟疾、黑热病、结核及急性感染的恢复期。②某些血液病，如急性单核细胞白血病、粒细胞缺乏症的恢复期、恶性组织细胞病、淋巴瘤、骨髓增生异常综合征等。

（2）单核细胞减少意义不大。

（三）类白血病反应

类白血病反应（leukemoid reaction）指机体对某些刺激因素产生的白细胞总数显著增高，和/或外周血中出现幼稚细胞，类似白血病的血象。这是一种暂时性和可逆性的反应，病因去除后，类白血病反应逐渐消失。引起类白血病反应的原因很多，以感染最多见，其次是恶性肿瘤、急性中毒、外伤、休克、急性溶血或出血、大面积烧伤、过敏、电离辐射等，一般预后良好（恶性肿瘤所致的除外）。

类白血病反应按周围血白细胞总数的多少可分为白细胞增多性和白细胞不增多性两型；按增多的细胞种类可分为中性粒细胞型、淋巴细胞型、单核细胞型、嗜酸性粒细胞型。

三、自动血细胞分析仪简介

手工操作进行血细胞计数费时、费力，且准确性、精密度也不高。20 世纪中叶库尔特发明了电阻法计数血细胞，开创了血细胞分析的新纪元。其基本原理为细胞相对于电解质溶液而言属电的不良导体,在电解质溶液中悬浮的血细胞通过计数小孔时产生电阻抗变化来进行检测,这种方法称为电阻抗法,可对红细胞、白细胞及血小板进行计数。随着技术的不断发展,血细胞分析仪精密度、准确度不断提高,特别是白细胞仪器自动化分类上进展非常迅速,为临床提供了更多有效的实验数据,有助于疾病的诊断及治疗。但到目前为止,血细胞分析仪还不能完全取代人工显微镜的白细胞分类,白细胞形态千变万化,特别是异常白细胞,单靠仪器鉴别还不够,还需要将血液制成血涂片,染色后在显微镜下人工鉴别。

附:骨髓细胞形态学检查简介

骨髓是人出生后的主要造血组织,由基质、血管系统及神经等构成造血微环境,其间充满了血细胞。造血细胞在骨髓中经过一系列增殖、分化和成熟过程,发育成为各种具有特殊功能的血细胞,释放到外周循环血液中。故研究骨髓中血细胞数量及质量的变化,对造血系统疾病的诊断和治疗都有重要意义。

1. **诊断造血系统疾病** 对各种类型白血病、多发性骨髓瘤、恶性组织细胞病、再生障碍性贫血、巨幼细胞性贫血、原发性血小板减少性紫癜等有直接的诊断作用。在疾病的治疗过程中,动态观察骨髓变化,亦有利于分析疗效和估计预后。

2. **诊断某些非造血系统疾病** 骨髓中单核-巨噬细胞系统丰富,某些病原体感染在骨髓中往往能找到相应的病原体,如疟疾、黑热病。某些代谢性疾病,如 Gaucher 病、Niemann-Pick 病,某些原发或转移性癌肿在骨髓涂片中查到特殊细胞而明确诊断。

(王小林)

第三节 血栓与止血检查

在生理状态下,体内凝血、抗凝、纤维蛋白溶解处于动态平衡,保持机体不至出血(hemorrhage),也无血栓形成(thrombosis),血液呈流体状态循环于周身。当这种平衡失调时,就可导致出血不止或形成栓塞。

在临床医学中,无论出血性疾病(如凝血因子缺陷、DIC 等)或血栓性疾病(如急性心肌梗死、中风、深部静脉血栓等)、各种原发性或继发性纤溶的诊断、疗效观察,都离不开可靠的实验室检查。现广泛开展的抗凝治疗和溶栓疗法、心脏外科、微血管手术等更离不开可靠的实验室监控。

一、止血、凝血和纤溶机制

(一)止血过程及机制

血管受损后,首先发生自主神经反射性收缩,血流减慢,有利于血小板粘附、聚集于受损部位,形成白色血栓,达到初期止血目的。同时组织因子(tissue factor, TF)等的释放启动凝血系统,形成纤维蛋白,并将红细胞、白细胞包绕其中形成牢固的红色血栓。血小板释放血栓收缩蛋白,使血块退缩,加强止血作用。此后,形成的纤维蛋白溶解,血管内皮细胞再生,血管再通。

(二)血小板的生理功能

血小板的生理功能主要体现在参与止血与血栓形成,在动脉粥样硬化、炎症反应等过程中也起重要作用。血小板的功能有:①粘附功能:指血小板粘附于血管内皮下胶原组织及带负电荷表面物质。②聚集功能:指血小板彼此之间的粘附。③分泌功能:指血小板在活化过程中将其颗粒内容物释放到细胞外，又称为释放反应。④促凝血功能：通过血小板表面粘附的各种凝血因子、血小板活化释放的生物活性物质、血小板膜表面磷脂具有促凝血活性等达到促进血液凝固的目的。⑤血块收缩功能：主要与血小板收缩蛋白有关，血块收缩使凝血块加固，止血更为完善。

（三）血管内皮细胞的功能

内皮细胞结构的完整性和收缩功能协助止血。内皮细胞受损后释放组织因子启动凝血系统，并使血小板活化，发生粘附、聚集反应而止血。内皮细胞合成、释放前列腺环素、血栓调节素、组织型纤溶酶原激活物、肝素样物质等发挥抗血栓作用。

（四）凝血机制

凝血的实质是血液由液体状态转变为凝胶状态，这一过程由一系列酶及辅酶催化。传统凝血机制的瀑布学说认为凝血是一系列血浆凝血因子相继酶解激活的过程，生成凝血酶，形成纤维蛋白凝块。凝血过程一般分为内源性凝血途径、外源性凝血途径和共同途径，内、外两条途径的主要区别在于启动方式和参与的凝血因子不同，结果形成两条不同的因子X激活通路。随着凝血机制研究的进展，现认为两条凝血途径不是完全独立的，而是相互密切联系，在机体的整个凝血过程中可能发挥不同的作用。

（五）抗凝机制

1. 细胞抗凝机制　主要指肝脏及其他组织中单核-巨噬细胞系统对进入血液的促凝物质和被激活的凝血因子等进行吞噬、清除达到抗凝的目的。

2. 体液抗凝机制　指血液中的抗凝因子发挥的抗凝作用，主要有：抗凝血酶Ⅲ（antithrombin Ⅲ，AT-Ⅲ）、蛋白C（protein C）系统、α_2-巨球蛋白、α_1-抗胰蛋白酶、α_2-纤溶酶抑制物、补体 C_1 抑制因子、肝素辅因子Ⅱ、组织因子途径抑制物（tissue factor pathway inhibitor，TFPI）等。

（六）纤维蛋白溶解系统的作用

凝血生成的纤维蛋白被溶解，称为纤维蛋白溶解（fibrinolysis），简称纤溶。纤溶是正常人体的重要生理功能，它在清除血管和腺体排泌管道内形成和沉积的纤维蛋白，保证管道畅通，防止血栓形成，排除伤口或炎症灶内的纤维蛋白，促进伤口愈合等方面起重要作用。纤溶系统由激活物和抑制物组成，形成一对平衡。

（七）血液流变学改变

血液流变学（hemorheology）是研究血液及其有形成分的流变特性规律及在临床医学中应用的科学。血液的流变性发生异常，可导致血液循环障碍，组织缺氧、缺血，引起一系列病理变化或疾病。故全血粘度、血浆粘度、红细胞变形性、血小板粘附、血小板聚集等的测定有重要意义。

二、常用的血栓与止血检查项目

（一）毛细血管壁与血小板相互作用的检查

1. 出血时间测定

【原理】　在一定条件下，人为刺破皮肤毛细血管后，从血液自然流出到自然停止所需的时间称为出血时间（bleeding time，BT）。出血时间的长短主要受血小板数量和功能、血管壁的结构和功能及血小板与毛细血管之间相互作用的影响，而受血浆凝血因子含量及活性作用影响较小。

【测定方法】 有 Duke 法、IVY 法及出血时间测定器法（template bleeding time，TBT）。Duke 法现已淘汰，推荐用 TBT 法作为测定 BT 的方法。

【参考值】 TBT 法 6.9 ± 2.1 min，超过 9min 为异常。

【临床意义】 BT 延长见于：①血小板数量异常，如原发性血小板减少性紫癜（ITP）、血栓性血小板减少性紫癜、原发性血小板增多症等。②血小板功能异常，如血小板无力症、药物引起的血小板病、骨髓增生异常综合征等。③血管性血友病（vWD）。④血管异常，如遗传性出血性毛细血管扩张症。⑤严重缺乏血浆有关凝血因子，如 DIC。

2. 毛细血管抵抗力试验

【原理】 毛细血管抵抗力试验（capillary resistance test，CRT），又称为毛细血管脆性试验或束臂试验。在上臂给静脉及毛细血管外施加一定压力，增加血管负荷，观察前臂一定范围内皮肤出血点数量。本试验主要反映血管壁的结构和功能，也与血小板的数量和质量有关。

【参考值】 5 厘米直径圆圈内新出血点数目：男性小于 5 个，女性及儿童小于 10 个。

【临床意义】 毛细血管脆性增加见于：①血小板数量减少，如 ITP、再生障碍性贫血等。②血小板功能异常，如血小板无力症等。③血管病变，如坏血病、败血症、血管性紫癜等。④其他，如 vWD、服用抗血小板药物后等。

（二）血小板的有关检查

1. 血小板计数

【参考值】 $(100 \sim 300) \times 10^9$/L

【临床意义】

（1）血小板减少见于：①血小板生成障碍：如再生障碍性贫血、白血病、放射线损伤、骨髓纤维化等。②血小板破坏或消耗亢进：如 ITP、SLE、DIC、血栓性血小板减少性紫癜、病毒感染、奎宁、磺胺药物损伤等。③血小板分布异常，如肝硬化、输入大量库存血或大量血浆引起血液稀释。

（2）血小板增多见于：①原发性增多，如慢性粒细胞白血病、真性红细胞增多症、原发性血小板增多症等。②反应性增多，如急性或慢性炎症等。

2. 血块收缩试验

【原理】 血液凝固后，血小板释放出血栓收缩蛋白，使纤维蛋白网收缩，挤出血清。在一定条件下，按规定的时间观察血块收缩情况，称为血块收缩试验（clot retraction test，CRT）。此试验主要与血小板的数量和质量、纤维蛋白原的量和功能、其他凝血因子的量和功能及纤溶功能有关。

【参考值】 血液凝固后 $0.5 \sim 1$h 开始收缩，24h 内收缩完全。血块收缩率为 $65.8 \pm 11.0\%$。

【临床意义】 血块收缩不良见于：①血小板数量显著减少。②血小板功能异常。③凝血因子异常，如Ⅷ因子缺乏症；纤维蛋白原或凝血酶原显著降低等。

3. 血小板粘附功能测定 ①血小板粘附（platelet adhesion test，PAdT）减低可见于：血小板无力症、vWD、骨髓增生性疾病、异常蛋白增多及 SLE 等。②增高可见于：心肌梗死、血栓性静脉炎、脑血栓形成、糖尿病、高脂血症及手术后等。

4. 血小板聚集功能测定 ①血小板聚集（platelet aggregation test，PAgT）减低可见于：血小板无力症、vWD、骨髓增生性疾病、应用抗血小板药物后等。②增高可见于：心肌梗死、脑梗塞、糖尿病、静脉性血栓病等。

（三）凝血功能检查

1. 血浆凝血酶原时间测定

【原理】 在被检血浆中加入 Ca^{2+} 和组织因子（组织凝血活酶），测定其凝固所需要的时间称为血浆凝血酶原时间（plasma prothrombin time，PT）。此试验是外源性凝血活性的综合性筛选指标。

【参考值】

(1) 凝血酶原时间：11~13s，应测正常对照，病人结果超过正常对照 3 秒以上为异常。

(2) 凝血酶原时间比值（prothrombin time ratio，PTR）：即病人 PT/正常对照 PT，参考值为 1.0 ± 0.05。

(3) 国际标准化比值（international normalized ratio，INR）：即 PTR^{ISI}，参考值为 1.0 ± 0.1。ISI 为国际敏感指数（international sensitivity index），ISI 值越小，组织凝血活酶的敏感性越高。

【临床意义】

(1) PT 延长见于：①先天性凝血因子Ⅰ、Ⅱ、Ⅴ、Ⅶ、Ⅹ等异常。②后天性凝血因子异常，如严重肝病、维生素 K 缺乏、纤溶亢进、DIC 后期等。

(2) PT 缩短见于：血液呈高凝状态，如 DIC 早期、心肌梗死、脑血栓形成、深部静脉血栓形成等。

(3) 口服抗凝剂治疗的监测：心肌梗死、脑梗塞、深部静脉血栓、人工瓣膜使用者等用口服抗凝剂治疗时，INR 是很好的监测指标。

2. 凝血时间测定

【原理】 血液离体后至凝固所需的时间称为凝血时间（clotting time，CT）。它是反映内源性凝血过程各凝血因子总的凝血状况的过筛试验。

【测定方法】 有玻片法、试管法，其中玻片法敏感性很差，已被淘汰，建议使用活化部分凝血活酶时间替代。

3. 活化部分凝血活酶时间测定

【原理】 在血浆中加入部分凝血活酶、Ca^{2+} 及接触因子的激活剂（如白陶土、鞣花酸、二氧化硅等）观察凝固的时间即活化部分凝血活酶时间（activated partial thromboplastin time，APTT）。本试验是内源性凝血功能检查的过筛指标。

【参考值】 30~45s，较正常对照延长 10s 以上为异常。

【临床意义】

(1) APTT 延长见于：①先天性凝血因子异常，以血友病 A、B 的阳性率最高。故临床上常用 APTT 作为血友病的过筛试验。②后天性凝血因子缺乏，如严重肝病、维生素 K 缺乏、DIC、纤溶亢进等。③循环抗凝物增加，如 SLE。④APTT 常用于肝素治疗的监控。患者接受肝素治疗后 APTT 延长，一般维持在正常对照的 1.5~2.5 倍比较合适。

(2) APTT 缩短见于：DIC 早期、妊娠高血压综合征等高凝状态。

（四）抗凝功能检查

1. 抗凝血酶Ⅲ测定

【测定方法】 ①凝血法（功能性测定）。②免疫学检查法。③发色底物法。

【临床意义】

（1）AT-Ⅲ活性降低可导致血栓形成，见于：①生理性降低，如妊娠、新生儿。②先天性 AT-Ⅲ 缺乏及功能异常。③后天性降低，如 DIC、慢性肝病、肾病、肺梗死、脑梗塞、心肌梗死等。

（2）AT-Ⅲ活性升高可导致出血，见于：①先天性凝血因子缺乏，如甲、乙型血友病。②后天性，如急性肝炎、肾移植、使用抗凝药物等。

2. 血浆凝血酶–抗凝血酶复合物测定　AT-Ⅲ是抗凝系统中最重要的丝氨酸蛋白酶抑制物之一，它和凝血酶形成复合物即 thrombin-AT-Ⅲ complex，TAT。

【参考值】　$1.45 \pm 0.4 \mu g/L$

【临床意义】　TAT 增高见于：急性心肌梗死、不稳定性心绞痛、DIC、脑梗塞、深部静脉血栓等。

（五）纤溶活性检查

1. FDP、D-Dimer 和 3P 测定

【原理】　在原发性纤溶时，纤维蛋白原在纤溶酶的作用下，经过中间分解产物 X 片段和 Y 片段，最后生成两个 D 片段和一个 E 片段。在继发性纤溶时，纤维蛋白在纤溶酶的作用下，生成 D 二聚体（D-Dimer）和 E 片段。其中 D-Dimer 是继发性纤溶的标志。纤维蛋白（原）降解产物（fibrinogen and fibrin degradation products，FDP）在原发性和继发性纤溶时都会升高。

血浆硫酸鱼精蛋白副凝固试验（plasma sulfate protamine paracoagulation test，PPPT，简称 3P 试验）：在受检血浆中加入硫酸鱼精蛋白，若血浆中存在可溶性纤维蛋白单体（SFM）与 FDP 的复合物，则鱼精蛋白使 SFM 解离释放出来，SFM 自行聚合形成肉眼可见的纤维状物。

【参考值】　FDP：$< 5mg/L$　D-Dimer：$< 300 \mu g/L$　3P 试验：阴性

【临床意义】　①FDP 增高是体内纤溶亢进的标志，但不能鉴别原发性和继发性纤溶。FDP 增高主要见于容易引起 DIC 的基础疾病，如感染、恶性肿瘤、胎盘早期剥离、羊水栓塞、胎盘滞留、葡萄胎、妊娠中毒、血管内溶血、大手术后、肝硬化等。②D-Dimer 是继发性纤溶的标志物，它增高是诊断 DIC 的辅助条件之一。③3P 试验只能反映 DIC 早、中期纤溶时有 SFM 等较大的降解产物时呈阳性，随着片段的进一步降解成小碎片，此试验呈阴性。

2. 凝血酶时间测定

【原理】　在被检血浆中直接加入标准凝血酶溶液，测定凝固时间即凝血酶时间（thrombin time，TT）。

【参考值】　16~18s，较正常对照延长 3s 以上为异常。

【临床意义】　TT 延长可见于：①血循环中 AT-Ⅲ活性明显增强。②肝素样物质增多，如严重肝病、胰腺疾病及过敏性休克等。③FDP 增多，如 DIC 时。④纤维蛋白原严重减少或功能异常。⑤异常球蛋白增多，如多发性骨髓瘤等。

三、弥散性血管内凝血的实验室检查

弥散性血管内凝血（disseminated intravascular coagulation，DIC）是由许多病因引起的血液凝固功能增强，在微血管内发生弥漫性血小板血栓和纤维蛋白沉着，消耗了大量的血小板和凝血因子并继发纤溶功能亢进，导致临床上出现广泛出血、栓塞、休克和溶血等表现。

DIC 的实验室检查主要有：①血小板计数：$< 100 \times 10^9/L$ 或呈进行性降低（肝病、白血病患者血小板可 $< 50 \times 10^9/L$）。或有下述血小板活化产物的升高：β–血小板球蛋白（β–

TG)、血小板第4因子（PF4）、血栓烷B_2、血小板颗粒膜蛋白-140（GMP-140）。②血浆纤维蛋白原含量＜1.5g/L或进行性降低（白血病及其他恶性肿瘤＜1.8g/L，肝病＜1.0g/L）。③3P试验阳性或血浆FDP＞20mg/L（肝病FDP＞60mg/L）或D-Dimer升高。④PT延长或缩短3s以上，或呈动态变化（肝病患者PT延长5s以上）。⑤纤溶酶原含量及活性降低。⑥AT-Ⅲ含量及活性降低。⑦血浆Ⅷ：C活性低于50%（肝病患者为必备项目）。

（王小林）

第四节 血型鉴定与成分输血

血型（blood group）是人体血液的一种遗传性状，红细胞、白细胞、血小板及某些血浆蛋白在个体之间均具有抗原成分的差异。本节重点介绍红细胞血型系统及成分输血。

一、红细胞血型系统

红细胞血型是发现最早的人类血型。继1900年发现ABO血型之后，至今已发现400多个红细胞血型抗原。由于很多血型在人体内没有相应的天然抗体，多数血型抗原的抗原性较弱，不易刺激人体产生抗体，故在输血及器官移植等方面的临床价值不大。其中最重要的是ABO血型系统，其次是Rh血型系统。

（一）ABO血型系统

ABO血型系统在输血、新生儿同种免疫溶血病、器官移植及亲缘鉴定等方面有重要意义。

1. ABO血型系统的抗原和抗体 根据红细胞表面是否具有A或B抗原，血清中是否存在抗A或抗B抗体，将红细胞血型分为四型：A、B、O及AB型。见表4-1-8。

表4-1-8 ABO血型系统分型

血型	红细胞表面的抗原	血清中的抗体
A	A	抗B
B	B	抗A
O	无	抗A及抗B
AB	AB	无

A和B血型物质不仅存在于红细胞表面，还广泛存在于体液及分泌液中，如唾液、尿液、泪液、胃液、胆汁、羊水、血清、精液、汗液及乳汁等，但脑脊液中没有。以唾液中含量最高。通过检查体液及分泌液中的血型物质也可帮助鉴定血型。

2. ABO血型的亚型 临床意义较大是A亚型，主要有A_1和A_2亚型。A_1亚型的红细胞上有A_1和A抗原，其血清中含抗B抗体。A_2亚型的红细胞上只有A抗原，其血清中含抗B抗体及少量抗A_1抗体。故A_1和A_2亚型之间的输血可能引起输血反应。AB型有A_1B和A_2B两种亚型。A_1B的红细胞上有A_1、A及B抗原，其血清中无任何抗体；A_2B的红细胞上有A和B抗原，其血清中多无任何抗体，约有25%的A_2B型人含抗A_1抗体。

3. ABO抗原的遗传 ABO遗传基因位于第9号染色体的长臂3区4带，A和B基因对于O基因而言为显性基因。表4-1-9列举了父母不同表型及基因型，其子女可能的表型及基因型。

表 4-1-9　ABO 血型的遗传

父母表型	父母基因型	子女可能表型（及基因型）
A × A	AA × AA	A (AA)
	AA × AO	A (AA 或 AO)
	AO × AO	A (AA 或 AO) 或 O (OO)
B × B	BB × BB	B (BB)
	BB × BO	B (BB 或 BO)
	BO × BO	B (BB 或 BO) 或 O (OO)
AB × AB	AB × AB	AB (AB) 或 A (AA) 或 B (BB)
O × O	OO × OO	O (OO)
A × B	AA × BB	AB (AB)
	AO × BB	AB (AB) 或 B (BO)
	AA × BO	AB (AB) 或 A (AO)
	AO × BO	AB (AB) 或 A (AO) 或 B (BO) 或 O (OO)
A × O	AA × OO	A (AO)
	AO × OO	A (AO) 或 O (OO)
A × AB	AA × AB	AB (AB) 或 A (AA)
	AO × AB	AB (AB) 或 A (AA 或 AO) 或 B (BO)
B × O	BB × OO	B (BO)
	BO × OO	B (BO) 或 O (OO)
B × AB	BB × AB	AB (AB) 或 B (BB)
	BO × AB	AB (AB) 或 B (BB 或 BO) 或 A (AO)
AB × O	AB × OO	A (AO) 或 B (BO)

4. ABO 血型鉴定　ABO 血型抗体能在生理盐水中，与相应红细胞抗原结合发生凝集反应。用标准的抗 A 及抗 B 鉴定红细胞表面的抗原，同时用标准的 A 型及 B 型红细胞鉴定被检者血清中的抗体。只有被检者红细胞表面的抗原鉴定和血清中的抗体鉴定结果完全相符才能肯定其血型类型。见表 4-1-10。

表 4-1-10　用标准血清及标准红细胞鉴定 ABO 血型结果

标准血清 + 被检者红细胞			标准红细胞 + 被检者血清			被鉴定者血型
抗 A 血清	抗 B 血清	抗 AB 血清	A 型红细胞	B 型红细胞	O 型红细胞	
+	−	+	−	+	−	A 型
−	+	+	+	−	−	B 型
+	+	+	−	−	−	AB 型
−	−	−	+	+	−	O 型

加用抗 AB 血清主要用以检出抗原性较弱的 Ax 亚型红细胞而避免误定为 O 型。加用 O 型标准红细胞在于检出血清中是否存在与 ABO 血型系统无关的红细胞异常抗体。

5. 交叉配血试验　输血前必须做交叉配血试验，具体操作是受血者血清与供血者红细胞悬液相配为主侧；供血者血清与受血者红细胞相配为次侧，合称为交叉配血，其目的主要是进一步验证供血者与受血者的 ABO 血型是否正确，避免输血后严重的溶血反应。也可检出 ABO 血型系统的不规则凝集素及 ABO 系统以外的其他血型抗体。

交叉配血以前常用室温盐水配血法，这种方法的主要缺点是只能检出不相配合的完全抗体，而不能检出不相配合的不完全抗体，故只能满足大部分输血者 ABO 血型的配血要求。除 ABO 系统以外的其他血型系统的抗体或多次接受输血患者及多次妊娠的妇女产生的抗体绝大多数为 IgG，在盐水介质中不能凝集红细胞。为检出不完全抗体，可用抗人球蛋白法、蛋白酶法、胶体介质法及聚凝胺配血法等。

（二）Rh 血型系统

Rh 血型系统是红细胞血型中最复杂的一个系统，其重要性仅次于 ABO 系统。1940 年 Landsteiner 和 Wiener 用恒河猴（Rhesus monkey）的红细胞作为抗原免疫家兔，所得的抗血清能与约 85％白种人的红细胞发生凝集反应，认为人的红细胞上有与恒河猴红细胞相同的抗原，故将此抗原命名为 Rh 抗原。

Rh 血型由 6 个基因（C、c、D、d、E 及 e）控制，目前发现人类红细胞上的 Rh 抗原有 5 种，即 C、c、D、E 及 e，以 D 的抗原性最强，其临床意义最大，大多数 Rh 血型不合的输血反应和新生儿溶血病都是由于抗 D 抗体所引起。通常 Rh 血型鉴定认为含 D 抗原的红细胞称为 Rh 阳性，不含 D 抗原的红细胞称为 Rh 阴性。我国汉族人中 Rh 阴性率 < 1％，维吾尔族 Rh 阴性率约 5％。

二、成分输血

以前多采用输全血，适用于严重缺乏血细胞、血容量及凝血因子的患者，但存在很多缺点：①输注过多可引起循环超负荷发生心力衰竭。②含较高浓度的枸橼酸钠、钾、氨及乳酸等，增加病人的代谢负担。③全血中的白细胞、血小板含量低，疗效差，且易产生输血不良反应。

成分输血就是将人血液中的有效成分经科学方法分离出来，制成高浓度、高纯度的制品，如浓缩红细胞、白细胞、血小板及血浆等。根据不同病人的需要，输给相应的血制品。成分输血的优点是疗效显著、副作用少、节约血源、经济方便。发达国家的成分输血比例已占临床用血的 90％以上。成分输血占临床用血比例的多少是衡量一个国家、一所医院医疗水平高低的标准之一。

（一）红细胞输注

从全血中分离出血浆后剩下的细胞部分称为浓缩红细胞。常用浓缩红细胞的血细胞比容为 70％ ± 5％，残余血浆及保存液约 30％。

1. 红细胞悬液 在浓缩红细胞的基础上加入适量红细胞添加剂即为红细胞悬液。它降低了红细胞的粘稠度，输注时更加顺利。其优点有：①容量是全血的 1/2 ~ 2/3，减少循环超负荷的危险。②减少抗体或血浆蛋白引起的输血不良反应。③红细胞含量多，疗效快且好。

2. 少白细胞的红细胞 在浓缩红细胞或悬浮红细胞的基础上去除部分或绝大多数的白细胞即为少白细胞的红细胞。其优点是 HLA 作用较弱，输血不良反应小。

3. 洗涤红细胞 它是由浓缩红细胞经生理盐水洗涤 3 ~ 4 次制备而成。适用于对血浆蛋白有过敏反应的贫血患者、阵发性睡眠性血红蛋白尿症患者、自身免疫性溶血性贫血患者、高钾血症及肾功能不全患者需要输血时。其缺点是洗涤方法是开放的，制备后必须在 24h 内尽快输注。

4. 冰冻红细胞 红细胞中加入甘油保护剂后，在低温下保存期可长达 10 年。主要用于稀有血型和自身血液的保存。

5. 照射红细胞 红细胞悬液或全血用 γ 射线照射以杀死淋巴细胞，防止移植物抗宿主反应，适用于有免疫缺陷或免疫抑制的患者输血。

（二）浓缩白细胞输注

用细胞分离机单采技术，在无菌密闭的条件下，由单个供血者循环血液中采集白细胞$\geq 1\times 10^{10}$/袋即为浓缩白细胞。它可提高机体抗感染能力，适用于中性粒细胞 $< 0.5\times 10^9$/L 并发感染，抗生素加 G-CSF 治疗无效的患者。

（三）浓缩血小板输注

用细胞分离机单采技术，在无菌密闭的条件下，由单个供血者循环血液中采集血小板成分称为机器-单采血小板，简称机采血小板。适用于血小板数量减少或功能障碍的患者及创伤、手术患者。

（四）血浆输注

1. 新鲜冰冻血浆 新鲜全血分离出血浆并于采血后 6~8h 内冻成固体即为新鲜冰冻血浆（FFP），在 -20~-30℃ 以下可保存 1 年。FFP 中几乎含有血浆中全部蛋白成分和凝血因子。适用于：①凝血因子缺乏患者。②肝脏疾病引起多种因子缺乏者。③新双香豆素使用过量导致凝血因子活性降低伴有活动性出血者。④血栓性血小板减少性紫癜患者。⑤烧伤或 DIC 患者。下列情形不宜输注 FFP：①对输血浆发生一次原因不明的过敏反应或对血浆蛋白敏感者。②血容量正常的老幼患者。③心功能不全的患者。

2. 冷沉淀 新鲜冰冻血浆在 1~5℃ 时不溶解的白色沉淀物，主要含Ⅷ因子、vWF、纤维蛋白原等。它适用于甲型血友病及血管性血友病患者的输注。

3. 普通冰冻血浆 新鲜冰冻血浆在 -20~-30℃ 保存期大于 1 年而小于 4 年者即为普通冰冻血浆。适用于凝血因子Ⅱ、Ⅶ、Ⅸ、Ⅹ、Ⅺ、Ⅻ等缺乏者，但普通冰冻血浆缺乏凝血因子Ⅴ和Ⅷ。

（五）自体输血

自体输血指采集受血者自身的血液，或回收手术野或创伤区的血液，以满足本人手术或将来紧急情况的需要。自体输血的来源和保存大致可分为：①手术前数日或数周采集血液，并于 4℃ 保存。②血液采集后在冰冻条件下保存。③手术开始时血液稀释和自身采血，术后回输给患者。④从手术野如体腔积血中收集的血液经处理后回输给患者。

自体输血的主要优点有：①没有经血液传播疾病如肝炎、梅毒、艾滋病等传播的危险。②对异体血液成分过敏者能产生同种免疫反应，而自体输血不存在这种危险。③省略了许多输血前的试验，杜绝了输血血型差错而导致的严重并发症。④对少数罕见血型或配血有困难的患者及一些因宗教信仰而反对输入异体血液的患者，解决了输血上的困难。但下列情况不能作自体输血：贫血、心力衰竭、有菌血症或有发热者、严重肾功能不全、肝功能不全所致白蛋白及凝血因子缺乏者、癌症患者术中自体血液可能被恶性肿瘤沾污、体腔内出血被污染（如胃肠道内容物、消化液、胆汁、尿液等污染血液）、开放性创伤超过 4h 的体腔积血等。

（张晓卿）

第五节　尿液一般检查

一、尿标本的收集与保存

(一) 尿液标本的种类

1. 随机尿　留取任意时间的尿液，便于门诊患者应用。但易受饮食、运动、用药等因素影响。

2. 晨尿　指清晨起床后的第一次尿。尿液较浓缩和酸化，白细胞、上皮细胞及管型等有形成分较稳定，也可避免饮食干扰，适用于可疑或已知有泌尿系统疾病患者尿液的一般检查及早期妊娠试验等。

3. 餐后尿　通常在午餐后2h收集尿液，对病理性蛋白尿、尿胆原和糖尿的检出更为敏感。

4. 定时尿　主要用于尿中化学成分的定量和有形成分、尿量、尿比重的观察。最常用的是24h尿，第一天早晨8时排空膀胱，弃去尿液，至第二天早晨8时，收集24h内所有的尿液。应按试验的要求加入不同防腐剂，或在收集过程中将尿液置冰箱保存。

5. 中段尿、导尿、耻骨上膀胱穿刺尿等，使用无菌容器收集尿液，多用于细菌培养。

(二) 标本采集注意事项

1. 尿液一般检验标本应留取于清洁、干燥的容器内送检。

2. 不能配合的婴幼儿应先消毒会阴部后，将塑料采集袋粘附于尿道外口收集尿液，避免粪便混入。

3. 女性患者应冲洗外阴后留取中段尿，防止混入阴道分泌物及经血。

4. 男性患者应避免精液、前列腺液混入尿液。

5. 标本留取后应立即送检，以免因光照、细菌生长等造成化学物质和有形成分的改变和破坏。

(三) 尿液的保存与防腐

尿液一般检验应于采集后1h内完成，否则可采取以下措施进行保存和防腐：

1. 冷藏　尿液置4℃保存6~8h，维持在略酸性条件下（如尿液为碱性，可加少许冰醋酸使呈弱酸性）可防止一般细菌生长，利于白细胞等有形成分保存。

2. 加入适当防腐剂　常用防腐剂有：①甲苯或二甲苯：用于尿糖、尿蛋白、丙酮、乙酰乙酸的防腐，它可在尿液表面形成一薄膜层，阻止标本与空气接触。②甲醛：用于Addis计数，有利于细胞及管型的保存。③盐酸：用于尿17－羟或17－酮类固醇、肾上腺素或去甲肾上腺素、儿茶酚胺、香草苦杏仁酸、丙酮等化学成分定量。④冰乙酸：用于醛固酮及5－羟色胺测定。⑤Na_2CO_3用于卟啉检查。

二、尿液理学检查

(一) 尿量

尿量主要取决于肾血流量、肾小球滤过率、肾小管与集合管的重吸收能力，还受饮水量、活动量及周围环境（温度、湿度）等因素影响。一般成人24h尿量为1 000~2 000ml。

1. 多尿（polyuria）　成人24h尿量多于2 500ml为多尿。由于饮水过多、应用某些药物如咖啡因（包括茶和咖啡饮料）、饮酒及使用利尿剂或静脉输液过多均可引起尿量不同程度增加。精神因素如失眠亦可见夜尿增多。病理性多尿见于：①肾脏疾病：如急性肾功能不全多尿期、慢性肾炎后期及慢性肾盂肾炎等。②心血管疾病：如慢性心力衰竭，高血压肾病等。③内分泌疾病：如糖尿病、尿崩症、原发性醛固酮血症、原发性甲状旁腺功能亢进等时。④精神性多尿。

2. 少尿（oliguria）或无尿（anuria） 成人24h尿量少于400ml或每小时尿量持续少于17ml为少尿；24h尿量少于100 ml为无尿或尿闭。常见原因有：①肾前性：如各种原因所致的休克、严重脱水、电解质紊乱、心力衰竭、肾动脉栓塞或受压阻塞等。②肾性：如急性肾小球肾炎、慢性肾炎急性发作、急性肾功能衰竭少尿期、肾移植急性排异等。③肾后性：如各种原因所致的尿路梗阻。

（二）外观

正常新鲜尿液透明，呈淡黄色至黄色。常见的病理性外观有：

1. 血尿（hematuria） 由于出血量不同可呈淡红色云雾状、洗肉水样或鲜血样，甚至有凝血块。每升尿液含血量超过1ml称为肉眼血尿。如尿液外观无明显变化，但离心沉淀后红细胞超过3个/HPF，称为镜下血尿。血尿可见于泌尿系统炎症、结核、肿瘤、结石；亦可见于出血性疾病，如再生障碍性贫血、血小板减少性紫癜、DIC等。

2. 血红蛋白尿（hemoglobinuria） 血管内溶血时，血浆中游离血红蛋白量增多，从肾小球滤出，形成血红蛋白尿。可见于：阵发性睡眠性血红蛋白尿、蚕豆病、血型不合的输血反应、肾梗塞、肾实质区域溶血等。血红蛋白尿镜检时不见红细胞，但隐血试验阳性。

3. 胆红素尿（bilirubinuria） 呈深黄、褐色，振荡后有黄色泡沫，于空气中久置后胆红素可氧化为胆绿素，呈棕绿色，常见于阻塞性黄疸或肝细胞性黄疸。

4. 乳糜尿（chyluria） 因从肠道吸收的乳糜液逆流入尿中所致，呈不同程度的乳白色，丝虫病患者偶可在尿中找到微丝蚴。

5. 脓尿（pyuria）或菌尿（bacteriuria） 因尿中含大量脓细胞或细菌等所致，呈不同程度黄白色混浊。脓尿放置后可见脓丝或有白色絮状沉淀，菌尿则呈云雾状，静置后不下沉。见于泌尿系统感染，如急性肾盂肾炎、膀胱尿道炎、肾多发性脓肿等。

（三）气味

气味来自尿内挥发性酸，久置后因尿素分解而释放出氨臭味。如新排出的尿液即有氨臭味提示有慢性膀胱炎及慢性尿潴留。在糖尿病酮症酸中毒时，尿液呈烂苹果味。

（四）比密（specific gravity，又名比重）

尿比密可粗略估计肾小管的浓缩稀释功能。正常成人在普通膳食下尿比密为1.015～1.025之间，婴幼儿偏低。

三、尿液干化学检查

尿液干化学分析仪检测基本原理为用干化学试带吸附尿液后发生化学反应，经光源照射产生反射光，由球面积分仪接受双波长反射光，对试带上的颜色变化进行半定量。主要用于尿液成分筛查，具有快速、简便的特点，但还不能完全代替液体化学测定及显微镜检查。

（一）尿蛋白（urine protein）

由于肾小球滤膜具有孔径屏障和静电屏障作用，正常人肾小球滤液中仅含一些小分子量蛋白质，且绝大多数被肾小管上皮细胞重吸收，故终尿中含极少量蛋白，约为30～100mg/

24h；随意一次尿中蛋白含量约为 0~80mg/L。

【参考值】　定性：阴性

　　　　　　定量：≤0.15g/24h

【临床意义】

1. 生理性蛋白尿

(1) 功能性蛋白尿（functional proteinuria）：指机体由于剧烈运动、发热、低温、精神紧张、交感神经兴奋等所致的暂时性、轻度的蛋白尿。定性一般不超过+，定量小于 0.25g/24h。

(2) 体位性蛋白尿或直立性蛋白尿（postural /orthostatic proteinuria）：指由于直立体位腰部前突时引起的蛋白尿。其特点为卧床时尿蛋白定性为阴性，起床活动后可出现蛋白尿，尿蛋白定性可达++，甚至+++，而平卧后又转成阴性，常见于青少年，可随年龄增长而消失。

2. 病理性蛋白尿

(1) 肾前性蛋白尿：多为溢出性蛋白尿（overflow proteinuria），由非肾疾病引起，当血中出现大量低分子量蛋白，超过肾阈时即可在尿中出现，如本周蛋白（Bencs-Jones protein, BJP）及血红蛋白等。BJP 为免疫球蛋白中的轻链，可见于多发性骨髓瘤、轻链病及原发性巨球蛋白血症。

(2) 肾性蛋白尿

1) 肾小球性蛋白尿（glomerular proteinuria）：因炎症、免疫等因素导致肾小球滤膜损伤，孔径增大；肾小球毛细血管壁通透性增加或静电屏障作用减弱所致，尿蛋白以白蛋白增多为主。见于各类肾小球疾病，如急性肾小球肾炎、肾缺血、缺氧、淤血、淀粉样变；某些继发性肾脏改变，如血管病变、糖尿病肾病、系统性红斑狼疮肾病。

2) 肾小管性蛋白尿（tubular proteinuria）：因炎症或中毒引起近曲小管对低分子量蛋白重吸收功能减退而致的蛋白尿，以 β_2-微球蛋白、α_1-微球蛋白、溶菌酶等增多为主。单纯性肾小管性蛋白尿，尿蛋白含量一般小于 1g/24h 尿，常见于肾盂肾炎、间质性肾炎、肾小管性酸中毒、重金属（汞、铬、铋）中毒，应用庆大霉素、多粘菌素 B 及肾移植术后发生排异反应等时。

3) 混合性蛋白尿（mixed proteinuria）：指肾脏病变同时累及肾小球和肾小管而导致的蛋白尿。

4) 组织性蛋白尿（histic proteinuria）：正常人肾小管代谢产生的蛋白和肾组织破坏分解的蛋白每日排出量约为 20mg，属于小分子量蛋白肽，也是疾病状态下形成管型和结石的核心。由于炎症或药物刺激泌尿系统，而引起这类组织蛋白排出增加，形成组织性蛋白尿，见于肾小管炎症、中毒。

3. 肾后性蛋白尿　多为偶然性蛋白尿（accidental proteinuria）。由于尿中混有多量血、脓、粘液等成分而导致。主要见于泌尿道炎症、出血，或有阴道分泌物、精液混入尿液，一般无肾脏本身的损害。

【注意事项】　干化学试带法采用指示剂蛋白误差原理，主要与白蛋白起反应，对球蛋白敏感性为白蛋白的 1/50~1/100，不适用于肾脏病患者的尿液检查。大剂量青霉素可产生假阴性结果；pH<4.5 可致假阴性，pH>9 可致假阳性。

(二) 尿糖 (urine glucose)

正常人尿中可有微量葡萄糖。当血中葡萄糖浓度超过肾糖阈 (8.88 mmol/L) 时，尿葡萄糖定性为阳性，称为葡萄糖尿 (glucosuria)。

【参考值】 定性：阴性
定量：0.56~5.0mmol/24h

【临床意义】

1. 血糖增高性糖尿 多见于内分泌疾病，如糖尿病、甲状腺机能亢进、肢端肥大症、嗜铬细胞瘤等。

2. 血糖正常性糖尿 由于近曲小管对葡萄糖吸收能力减退，使肾糖阈降低出现的糖尿，也称肾性糖尿。①家族性肾性糖尿为先天性近曲小管对糖的吸收功能缺损所致。②后天获得性肾性糖尿见于慢性肾炎、药物中毒及肾病综合征等。

3. 暂时性糖尿 ①生理性糖尿：多见于进食大量碳水化合物或静脉输注大量葡萄糖后引起血糖升高时。②应激性糖尿：见于颅脑外伤、脑血管意外、大面积烧伤、急性心肌梗死等时。

4. 其他糖尿 乳糖、半乳糖、果糖、甘露糖及一些戊糖，也在肾小管重吸收，但吸收比率比葡萄糖低。严重肝功能障碍对果糖与半乳糖利用率下降，血中浓度增高，可出现果糖尿或半乳糖尿。妇女哺乳期时，由于乳腺产生过多的乳糖，也可出现乳糖尿。

【注意事项】 尿试带法用葡萄糖氧化酶法检测尿中葡萄糖，灵敏度高，特异性强，但尿中大量维生素 C 可出现假阴性结果。

(三) 尿酮体

酮体 (ketone bodies) 包括丙酮、乙酰乙酸及 β-羟丁酸，是体内脂肪代谢的中间产物。正常人产生的酮体很快被利用，在血中含量极微。当各种原因引起糖代谢发生障碍，脂肪分解增加时，肝脏产生酮体增加，过多的酮体从尿中排出，称为酮尿 (ketonuria)。

【参考值】 定性：阴性

【临床意义】 ①糖尿病出现酮血症或酮症酸中毒时，尿酮体阳性。②服用双胍类降糖药，如降糖灵等，由于药物有抑制细胞呼吸的作用，可使脂肪代谢氧化不完全，出现血糖已降，但尿酮体仍阳性的现象。③非糖尿病性酮尿，如发热、严重腹泻、呕吐（包括孕妇妊娠剧吐）、禁食、全身麻醉后等。

【注意事项】 ①尿试带法对乙酰乙酸敏感，不与 β-羟丁酸反应。β-羟丁酸在糖尿病酮症早期升高，治疗后迅速降低，而乙酰乙酸在治疗后升高，故可出现糖尿病酮症经治疗后尿酮体阳性程度反而增强的现象。②尿液不可久置，否则乙酰乙酸氧化为丙酮造成假阴性。

(四) 尿 pH

正常人在普通膳食条件下尿液多呈弱酸性，pH 为 5.5~6.5，可波动在 4.6~8.0 之间。

【临床意义】 尿液 pH 值可反映肾脏调节体液酸碱平衡的能力。①尿 pH 降低见于：酸中毒、糖尿病、低钾血症、痛风、甲醇中毒或服用酸性药物如氯化铵、维生素 C 等。②尿 pH 升高见于：碱中毒、醛固酮增多症、高钾血症、泌尿系感染、应用碱性药物等。③监测尿液酸度有助于调整用药，泌尿系感染治疗时宜保持酸性尿，尿酸盐结石治疗时宜保持碱性尿。

(五) 尿胆红素 (urine bilirubin)

胆红素主要是红细胞破坏后的代谢产物，可分为未经肝处理的未结合胆红素和经肝与葡萄糖醛酸结合形成的结合胆红素，前者不溶于水，在血中与蛋白质结合，不能通过肾小球滤膜；后者分子量小，溶解度高，可通过肾小球滤膜，由尿中排出。

【参考值】 定性：阴性

【临床意义】 尿内胆红素增高见于：①肝内、外胆管阻塞，使胆汁排出受阻，如胆石症、胰头癌、胆管肿瘤及门脉周围炎症等。②肝细胞损害，如病毒性肝炎、酒精性肝炎、药物或中毒性肝炎。③先天性高胆红素血症如 Dubin-Johnson 综合征及 Rotor 综合征。

【注意事项】 ①被检尿必须新鲜、避光，否则葡萄糖醛酸胆红素水解为游离胆红素或氧化为胆绿素，使阳性程度减弱，甚至呈假阴性结果。②尿中大量维生素 C 可致假阴性结果。

（六）尿胆原（urobilinogen）

尿胆原为胆红素经肝肠循环，在肠道被细菌分解成粪胆原后，又被重吸收入血，并从尿中排出的代谢产物。

【参考值】 定性：阴性或弱阳性

【临床意义】

1. 尿胆原增多见于 ①病毒性肝炎、药物或中毒性肝损伤等。②溶血性贫血或巨幼细胞性贫血等红细胞破坏过多时。③肠梗阻、顽固性便秘等使肠道对尿胆原回吸收增加，尿中尿胆原排出增多。

2. 尿胆原减少见于 ①胆道梗阻，如胆石症、胆管肿瘤、胰头癌等，完全梗阻时尿胆原缺如。②新生儿及长期服用广谱抗生素时肠道细菌缺乏，使尿胆原生成减少。

（七）尿亚硝酸盐（nitrite）

正常人尿液中存在适量硝酸盐，当尿液中有能产生硝酸盐还原酶的细菌生长时，可将硝酸盐还原为亚硝酸盐。此试验可用来筛选尿路感染，大肠埃希菌感染检出率为 40%～80%，阳性结果需与尿白细胞酯酶及临床资料综合分析。阴性结果并不能除外泌尿系感染，对于不含硝酸盐还原酶的大肠埃希菌、球菌、霉菌或支原体等所致菌尿，本试验阴性。

（八）尿隐血（occult blood）

尿试带法根据血红蛋白具有过氧化物酶样活性进行检测，试剂可与完整红细胞及游离血红蛋白反应。应注意：①肾脏疾病患者，终尿中红细胞由于各种因素变形裂解致血红蛋白溢出，使试带法与显微镜检查结果不一致。②尿中不耐热酶、肌红蛋白等可致假阳性。③尿中大量维生素 C 可致假阴性。④不同厂家、批号试带的敏感性可能不同。

（九）尿白细胞（leukocyte）

尿试带法利用白细胞特异性酯酶进行检测。应注意：①尿白细胞溶解后，胞浆内酯酶释放于尿中，也可有阳性结果，但镜检无白细胞。故要求尿液必须新鲜。②肾移植排异反应、泌尿系结核等时尿液中以淋巴细胞或单核细胞为主，试带法可呈阴性。②高比重尿、高葡萄糖尿、乳糜尿等时可导致白细胞检测结果偏低或假阴性。

四、尿沉渣检查

（一）尿细胞成分检查

1. 红细胞（red blood cell） 正常人尿中排出红细胞甚少。新鲜尿中红细胞形态对鉴别肾小球源性和非肾小球源性血尿有重要价值：①均一红细胞血尿：红细胞外形大小正常，偶见影细胞或棘细胞。②变形红细胞血尿：红细胞大小不等，外形呈两种以上的多形性变化。

③混合性血尿：依据上述两种血尿中哪一类红细胞超过50%又分为以变形红细胞为主和以均一红细胞为主的血尿。肾小球源性血尿多为变形红细胞血尿。

【参考值】 混均一滴尿：0~偶见/HPF

离心尿：0~3个/HPF

【临床意义】 正常人剧烈运动、冷水浴、久站等可出现暂时性镜下血尿。病理性血尿见于：①泌尿系统疾病：如泌尿系统炎症、肿瘤、结核、结石、创伤、肾移植排异等。②全身其他系统疾病：如特发性血小板减少性紫癜、再生障碍性贫血及某些免疫性疾病等。③泌尿系统附近器官的疾病：如前列腺炎、盆腔炎等。

2. 白细胞（white blood cell）

【参考值】 混匀一滴尿　　0~1个/HPF

离心尿　　　　0~5个/HPF

【临床意义】 尿液中有大量白细胞见于：①泌尿系统炎症，如慢性肾盂肾炎、膀胱炎、尿道炎等。②女性阴道炎、宫颈炎及附件炎时可因分泌物进入尿中，引起白细胞增多。③肾移植后，如发生排异反应，尿中可出现大量淋巴细胞及单核细胞。

3. 上皮细胞（epithelial cell）　①鳞状上皮细胞：正常尿中可见少量，无临床意义，如大量出现同时伴有白细胞增多应考虑泌尿生殖系炎症。②移行上皮细胞：在肾盂、输尿管或膀胱颈部炎症时可增多。③肾小管上皮细胞：正常尿中极为少见，急性肾小管肾炎、肾移植术后及肾小管损伤时可见到。

（二）尿管型检查

管型（casts）是尿液中的蛋白质、细胞等在肾小管、集合管内凝固而形成的圆柱体。管型形成的必要条件有：①存在蛋白质，原尿中白蛋白和肾小管分泌的T-H糖蛋白是形成管型的基质。②肾小管有使尿液浓缩和酸化的能力。③具有可供交替使用的肾单位。

1. 透明管型（hyaline casts）　主要由T-H糖蛋白组成，也有少量白蛋白和氯化物参与。正常成人浓缩尿中可偶见。剧烈运动、发热、麻醉、心功能不全时，尿中可出现透明管型。急、慢性肾小球肾炎、肾病、肾盂肾炎、肾淤血、恶性高血压、肾动脉硬化等时尿中可见增多。

2. 细胞管型　细胞管型（cellular casts）为含有细胞成分的管型，按细胞类别可分为：①红细胞管型（erythrocyte casts）：蛋白基质中嵌入红细胞所致，提示肾单位内有出血，可见于急性肾小球肾炎、慢性肾炎急性发作、急性肾小管坏死、肾出血、肾移植术后产生排异反应、狼疮性肾炎等。②白细胞管型（leucocyte casts）：管型内含白细胞，常提示肾实质有活动性感染，可见于急性肾盂肾炎、间质性肾炎等。③肾上皮细胞管型（renal epithelial cell casts）：管型内含肾小管上皮细胞，常见于肾小管病变，如急性肾小管坏死及重金属、化学物质、药物中毒等。

3. 颗粒管型　颗粒管型（granular casts）由崩解变性的细胞残渣或血浆蛋白及其他物质直接聚集于T-H糖蛋白基质中形成。根据颗粒的大小分为粗、细颗粒管型。见于肾实质性病变，如急、慢性肾小球肾炎、肾病、肾动脉硬化等。药物中毒损伤肾小管及肾移植术发生急性排异反应时亦可见。

4. 脂肪管型（fatty casts）为肾小管损伤后上皮细胞脂肪变性所致，见于慢性肾炎，尤多见于肾病综合征时。

5. 蜡样管型（waxy casts）见于：慢性肾小球肾炎晚期、肾功能不全及肾淀粉样变性等；

也可在肾小管炎症和变性、肾移植慢性排异反应时出现。

6. 肾功能不全管型　肾功能不全管型（renal failure casts）又称宽大管型（broad casts）。急性肾功能不全者在多尿早期这类管型可大量出现，随着肾功能的改善而逐渐减少或消失。在慢性肾衰竭患者出现此管型，提示预后不良。

（三）尿结晶检查

尿中出现结晶（crystal）称结晶尿（crystalluria）。尿液中是否析出结晶，取决于该物质在尿液中的溶解度、浓度、尿液 pH、温度及胶体状况等因素。常见的结晶有草酸钙、磷酸盐类、尿酸及尿酸盐等，一般无临床意义，若经常出现于新鲜尿中并伴有红细胞增多，应怀疑可能有结石。应用磺胺药物时如尿中出现磺胺结晶应停药。在急性肝坏死患者的尿液中，可出现亮氨酸和酪氨酸结晶。

（四）1h 尿中有形成分计数

准确留取 3h 全部尿液，分别计数红细胞、白细胞及管型，再换算成 1h 的排出数。本法较留 12h 尿简便，不必加防腐剂，对有形成分影响小。检查时患者可照常生活，不限制饮食，但不能超量饮水。

【参考值】　成人红细胞：男性 <3 万/h，女性 <4 万/h
　　　　　　白细胞：男性 <7 万/h，女性 <14 万/h

【临床意义】　各类肾炎患者尿液中细胞及管型数量可不同程度增高，肾盂肾炎、尿路感染及前列腺炎时白细胞数量明显增多。

（张捷）

第六节　粪便检查

正常粪便由已消化的食物残渣、消化道分泌物、细菌、水分等组成。粪便检查可了解消化道及与消化道相通的肝、胆、胰等器官疾病，如炎症、出血及恶性肿瘤等；了解胰腺及肝胆系统的消化与吸收功能状况。

一、标本采集

正确采集和送检粪便标本直接影响检验结果的准确性，是护理工作的重要内容，需注意以下问题：

1. 粪便标本不得混有尿液、消毒剂及污水等，以免有形成分被破坏、病原菌死灭及污染腐生性原虫等。

2. 采集时挑取粪便含有病理成分为粘液或脓血的部分，外观无异常的粪便应从粪便表面、深处及粪端多处取材，采取量应至少相当于拇指头大小。

3. 标本采集后应于 1h 内检查完毕，否则可因 pH 改变及消化酶等影响导致有形成分破坏分解。

4. 无粪便排出而又必须检查时可用采便管采取标本，灌肠后的粪便不适于做检查。

5. 做隐血试验的标本如用化学法检查须于前三日禁食肉类及动物血并禁服铁剂及维生素 C。如用免疫法检查则不必如此。

6. 做细菌学检查的粪便标本应采集于灭菌有盖的容器内立即送检。

7. 检查阿米巴痢疾滋养体时应于排便后立即检查。寒冷季节标本送检需保温。
8. 孵化血吸虫毛蚴时至少留取30g粪便且需尽快处理。
9. 检查蛲虫卵需用透明薄膜拭子于清晨排便前自肛门周围皱襞处拭取后镜检。
10. 找寄生虫虫体及作虫卵计数时应采集24h粪便混匀后检查。

二、检查内容

（一）一般性状检查

1. **粪便量**　正常人大多每天排便一次，排出量随进食量、食物种类及消化器官功能状态而异。

2. **颜色与性状**　正常成人排出的粪便为黄褐色软便，婴儿粪便可为黄色或金黄色。常见的病理改变有：

（1）粘液便：正常人粪便可有少量粘液均匀混合于粪便之中。小肠炎症时粘液增多，均匀地混于粪便之中；大肠炎症时粘液不易与粪便混合；直肠炎症时粘液附着于粪便表面。单纯性粘液无色透明，细菌性痢疾、阿米巴痢疾时分泌的脓性粘液便呈黄白色不透明。

（2）脓性及脓血便：痢疾、溃疡性结肠炎、结肠或直肠癌等病变时常为脓性及脓血便，阿米巴痢疾以血为主，血中带脓，呈暗红色果酱样；细菌性痢疾以粘液及脓为主，脓中带血，多呈鲜血状。

（3）黑便及柏油样便：上消化道出血50~75ml时可出现黑便，隐血试验强阳性；若出血量较大，持续2~3天则可为黑色、发亮的柏油样便。服用铁剂、铋剂、活性炭等也可排出黑便，但无光泽。

（4）白陶土样便：各种原因引起胆道阻塞，进入肠道的胆红素减少或缺如，使粪胆素减少或缺如，粪便呈白陶土样。行钡餐胃肠道造影时，粪便也可呈白色或黄白色。

（5）鲜血便：见于直肠息肉、直肠癌、肛裂及痔疮等。痔疮时常在排便后有鲜血滴落，其他疾病鲜血则附着于粪便表面。

（6）水样便：多由于肠蠕动亢进或肠粘液分泌过多所致。伪膜性肠炎时常排出大量稀汁样便，并含有膜状物。艾滋病患者伴发肠道隐孢子虫感染时，可排出稀水样便。霍乱弧菌感染时可排出米泔样便。小儿肠炎时由于肠蠕动加快，粪便呈绿色稀糊状。

3. **气味**　正常粪便因含蛋白质分解产物而有臭味。慢性肠炎、胰腺疾病、结肠或直肠癌溃烂时粪便有恶臭；阿米巴痢疾患者粪便有血腥臭味；脂肪或糖类消化不良时呈酸臭味。

4. **寄生虫虫体**　蛔虫、蛲虫及绦虫等较大虫体或其节片肉眼即可分辨，钩虫体需将粪便冲洗过滤后方可见到。服用驱虫剂后应检查粪便中有无虫体排出，驱绦虫后应仔细寻找绦虫头节。

（二）显微镜检查

1. 细胞

（1）红细胞：正常人粪便中无红细胞，肠道下段炎症或出血时，如菌痢、肠炎、结肠直肠癌、直肠息肉等可见到红细胞。阿米巴痢疾时红细胞多于白细胞；细菌性痢疾时红细胞少于白细胞。

（2）白细胞：正常人粪便中不见或偶见，主要是中性粒细胞。肠道炎症时白细胞可增多，如细菌性痢疾可见大量白细胞，有的白细胞成堆分布、结构模糊，称为脓细胞。过敏性肠炎、肠道寄生虫病患者粪便中可见嗜酸性粒细胞。

(3) 其他细胞：细菌性痢疾、直肠炎症患者粪便可见大吞噬细胞，是一种吞噬了较大异物的单核细胞。伪膜性肠炎患者粪便中可见较多肠粘膜上皮细胞。结肠或直肠癌患者粪便偶可找到癌细胞。

2. **寄生虫和寄生虫卵** 肠道寄生虫病主要依靠显微镜检查粪便中的虫卵、原虫滋养体及包囊来诊断。粪便中可检出的寄生虫卵有蛔虫卵、钩虫卵、鞭虫卵、姜片虫卵、蛲虫卵、血吸虫卵、华支睾吸虫卵等，原虫主要有阿米巴滋养体及其包囊。

（三）隐血试验（occult blood test）

隐血指胃肠道有少量出血，粪便外观无明显变化，由于红细胞已破坏，显微镜检查不能发现红细胞，必须用化学法或免疫学法检出。

正常人粪便隐血试验阴性。阳性结果对消化道出血有重要诊断价值，消化道溃疡时阳性率为 40%～70%，呈间歇阳性；消化道恶性肿瘤时阳性率可达 95%，呈持续性阳性。其他如钩虫病、肠结核、流行性出血热等此试验也可呈阳性。

（宁永忠）

第七节 脑脊液检查

脑脊液（cerebrospinal fluid，CSF）是存在于脑室及蛛网膜下腔内的一种无色透明液体，约 70% 由脑室脉络丛主动分泌和超滤形成，30% 来自脑和脊髓的细胞间质液。脑脊液的主要功能有：①保护脑和脊髓免受外力震荡损伤。②调节颅内压力变化。③参与脑组织的物质代谢及供给脑和脊髓营养物质，并排出代谢废物。④调节神经系统酸碱平衡，保持其 pH 在 7.31～7.34 之间。⑤通过脑脊液转运生物胺类物质影响垂体功能，参与神经内分泌调节。

通过对脑脊液压力、一般性状、化学成分、有形成分、微生物及免疫学的检查，可对神经系统疾病进行诊断、疗效观察和预后的判断。但必须注意脑脊液检查结果正常并不能完全排除神经系统疾病的存在，需要结合病史、体检及影像学等其他方面检查结果进行全面分析，才能得出正确诊断。

一、检查的适应证及标本采集

（一）适应证

凡有以下条件之一者，为进行脑脊液检查的适应证：①有脑膜刺激症状。②疑有颅内出血时。③有剧烈头痛、昏迷、抽搐或瘫痪等症状和体征而原因不明者。④疑有脑膜白血病。⑤中枢神经系统疾病进行椎管内给药治疗、手术前进行腰麻、造影等。

要严格掌握禁忌证，对怀疑有颅内压力明显增高、视神经乳头水肿或有脑疝先兆者，不宜作此项检查。如必须检查时也应缓慢采取少量脑脊液，以免发生脑疝。凡病人处于休克、极度衰竭及穿刺部位皮肤有炎症、颅后窝有占位性病变或伴有脑干症状者均禁忌穿刺。

（二）标本采集

脑脊液由临床医师进行腰椎穿刺采集，特殊情况下可从小脑延髓池或侧脑室穿刺。穿刺后先作压力测定，然后将脑脊液分别收集于 3 个无菌小瓶中，第一瓶可能含少量红细胞，宜做细菌学检查；第二瓶做化学或免疫学检查；第三瓶做细胞计数。标本采集后立即送检，以免因放置过久细胞破坏、葡萄糖分解或形成凝块等影响检查结果。

二、检查内容

（一）理学检查

1. 颜色　正常脑脊液为无色水样透明液体，在病理情况下，可呈不同颜色改变。

（1）红色：提示脑脊液中混有一定量血液，首先要排除穿刺损伤所致出血，此时第一瓶为血性，第二瓶和第三瓶依次因 RBC 数量减少而颜色变浅或消失，离心后 RBC 全部沉至管底，上清液无色透明。蛛网膜下腔或脑室出血时三瓶脑脊液呈均匀血性，离心后上清液可呈淡红色或黄色。必要时可计数第一瓶和最后一瓶中 RBC 数加以鉴别。

（2）黄色：多因含有变性血红蛋白或蛋白质异常增高（>1.5g/L）所致，前者主要见于脑出血，后者见于脊髓肿瘤压迫或蛛网膜下腔粘连梗阻等影响脑脊液循环时。

（3）乳白色或灰白色：多因白细胞增加所致，见于各种化脓性脑膜炎。

（4）微绿色：见于铜绿假单胞菌、肺炎链球菌、甲型链球菌感染所致脑膜炎。

2. 透明度　正常脑脊液清晰透明。当含较多的细胞或细菌时则可变为混浊，混浊程度因细胞量或性质不同而异。病毒性脑膜炎、流行性乙型脑炎、神经梅毒等疾病时，脑脊液中细胞数轻度增加，可呈清晰或微混。结核性脑膜炎时，可呈毛玻璃样混浊。化脓性脑膜炎时，常呈现明显混浊。

3. 凝固物　正常脑脊液不含纤维蛋白原，不会凝固。当脑脊液中炎症渗出物纤维蛋白原增多时可形成凝块。结核性脑膜炎时，脑脊液放置 12~24h 后，可见液面形成纤细的网状薄膜。急性化脓性脑膜炎时，脑脊液静置 1~2h 后即可出现凝块。

（二）化学检查

1. 蛋白质检查　正常脑脊液中蛋白质含量极微，其中绝大部分为白蛋白。病理情况下脑脊液中蛋白质呈不同程度增加，且多为球蛋白。

（1）蛋白质定性试验：Pandy 定性试验是检测脑脊液中是否有球蛋白增加的试验。正常人为阴性。

（2）蛋白质定量测定：准确地进行脑脊液蛋白质定量对于估计脑脊液病变极为重要。现多用染料结合方法测定。

【参考值】　儿童：0.20~0.40g/L
　　　　　　成人：0.15~0.45g/L

【临床意义】　脑脊液蛋白质含量增高可见于：①中枢神经系统炎症，如化脓性脑膜炎时明显增加，严重者定性 ++++ 以上，定量可达 5~10g/L；结核性脑膜炎时中度增加，定量常为 2~3g/L；病毒性脑膜炎时仅轻度增加。②脑或蛛网膜下腔出血时轻度增加。③椎管内梗阻，如脊髓肿瘤、蛛网膜下腔粘连、神经根病变和引起脑脊液循环梗阻时显著增加。蛛网膜下腔梗阻时脑脊液中蛋白质可 >10g/L，流出后可呈黄色胶冻状凝固，而且可出现蛋白质——细胞分离现象，临床上称为 Froin 综合征。④其他：某些疾病出现中枢神经中毒症状时，如肺炎、尿毒症等其脑脊液蛋白质可有不同程度的增加。

2. 葡萄糖测定　脑脊液中葡萄糖含量约为血糖的 60%，其含量受血糖浓度、血脑屏障通透性及脑脊液中葡萄糖酵解速度的影响。

【参考值】　2.5~4.5mmol/L

【临床意义】　中枢神经系统受细菌或真菌感染时，病原体大量分解葡萄糖，细胞破坏后释放的酶也可降解葡萄糖使脑脊液中葡萄糖降低，尤以化脓性脑膜炎时最为显著；结核性脑膜炎、隐球菌性脑膜炎的脑脊液中葡萄糖亦可轻度降低；病毒性脑膜炎、脑脓肿等其他中枢神经系统疾病时，多无显著变化。

3.氯化物测定 因脑脊液中蛋白质含量较少，为维持脑脊液和血浆之间的渗透压平衡，脑脊液中氯化物含量较血清中为高，此即 Donnan 平衡。病理状况下脑脊液氯化物含量随血氯水平、血脑屏障通透性及脑脊液中蛋白质含量的变化而变化，故可通过氯化物测定反映以上病理改变。

【参考值】　119～129mmol/L

【临床意义】　①细菌性脑膜炎时氯化物减少，尤以结核性脑膜炎时降低明显；病毒性脑膜炎、脑脓肿等无显著变化。②其他非中枢神经系统疾病，如呕吐、脱水、腹泻等大量丢失氯化物情况造成血氯减低时，脑脊液氯化物也可减少。

4.酶学检查 正常脑脊液中含多种酶，如乳酸脱氢酶（LD）、腺苷脱氨酶（ADA）、乙酰胆碱酯酶、肌酸激酶（CK）等，但其活性远低于血清中该酶的水平。在炎症、肿瘤、脑血管障碍等疾病时，由于：①血脑屏障通透性增加致使血清酶向脑脊液中移行。②脑组织破坏，脑细胞内酶的逸出。③肿瘤细胞内酶的释放等原因，均可使脑脊液中酶的活性增高。临床上常检查的酶有 LD、ADA、CK 等。

（三）显微镜检查

正常脑脊液中无 RBC，仅有少量 WBC。

【参考值】　成年人：$(0～8)×10^6/L$

儿童 ：$(0～15)×10^6/L$

细胞分类：多为淋巴细胞和单核细胞，二者之比约为 7:3。

【临床意义】

1.化脓性脑膜炎时，脑脊液细胞数明显增高，可达数千$×10^6/L$ 以上，主要为中性粒细胞。

2.结核性脑膜炎时，脑脊液细胞数增高，但很少超过 $500×10^6/L$。在发病初期以中性粒细胞为主，但很快下降，以后淋巴细胞增多。

3.病毒性脑炎、脑膜炎时，脑脊液细胞数轻度增加，多为数十$×10^6/L$ 以下，以淋巴细胞为主。

4.新型隐球菌性脑膜炎时，细胞总数增加，可达数百$×10^6/L$，以淋巴细胞为主。

5.急性脑膜白血病时，细胞总数增加，分类时可见相应的白血病细胞。中枢神经系统肿瘤时，脑脊液中细胞总数正常或稍高，以淋巴细胞为主，可否找到肿瘤细胞，常与肿瘤生长部位、恶性程度、穿刺部位、送检标本多少有关。

6.脑及蛛网膜下腔出血时，为血性脑脊液，除了 RBC 增多外，可见外周血中的 WBC，以中性粒细胞为主。

7.寄生虫性脑病时，可见嗜酸性粒细胞增多。

（四）细菌学检查

将脑脊液直接涂片或离心沉淀后取沉淀物涂片，经革兰染色后显微镜检查；或经抗酸染色查找结核杆菌、用墨汁染色查找隐球菌，还可用培养或动物接种法检查。

（五）免疫学检查

脑脊液中的免疫球蛋白测定可用于某些中枢神经系统疾病的诊断和鉴别诊断。

（张捷）

第八节 浆膜腔积液检查

在生理状态下，人体的浆膜腔（如胸腔、腹腔及心包腔等）有少量液体，主要起润滑作用。病理状态下，腔内液体潴留形成浆膜腔积液（serous membrane fluid），随部位不同分别称为胸腔积液（胸水）、腹腔积液（腹水）及心包积液等。按积液的性质分为漏出液和渗出液两大类。通过积液检查，区分积液性质，有助于对疾病的诊断和治疗。

一、浆膜腔积液的采集

浆膜腔积液通过浆膜腔穿刺获得。送检标本最好留取中段液体于消毒容器内，细胞学及生化检验各约留取 2ml，厌氧菌培养约留 1ml，结核菌检查需留 10ml 左右。标本需及时送检，为防止出现凝块，细胞学检查可用 EDTA.K_2 抗凝，生化检查宜用肝素抗凝。另留 1 管不加任何抗凝剂用以观察标本有无凝固现象。

二、漏出液与渗出液的形成原因

（一）**漏出液**（transudate） 为非炎性积液，其形成原因主要有：①血浆胶体渗透压降低，当血浆清蛋白低于 25g/L 时就可能出现浆膜腔积液，可见于晚期肝硬化、肾病综合征、重度营养不良等。②毛细血管内流体静脉压升高，如充血性心力衰竭、晚期肝硬化及静脉回流受阻等。③淋巴管阻塞，如丝虫病或肿瘤压迫淋巴管，可出现乳糜样漏出液。

（二）**渗出液**（exudate） 多为炎性积液，炎症时感染病原微生物的毒素、组织缺氧及炎症介质作用使内皮细胞受损，血管通透性增加，血液中大分子物质渗出血管壁。细菌感染是产生渗出液的主要原因，其他如外伤、血液、胆汁、胰液、胃液等刺激及恶性肿瘤等也可引起类似渗出液的积液。

三、检查项目

（一）一般性状检查

1. **颜色** 漏出液常为淡黄色，渗出液常为深黄色。病因不同，可出现不同颜色，如恶性肿瘤、结核性胸、腹膜炎、出血性疾病、内脏损伤等时可呈红色血性，铜绿假单胞菌感染可呈绿色，化脓性细菌感染时多呈黄色脓样，淋巴管阻塞时常为乳白色。

2. **透明度** 漏出液常为清晰透明液体，渗出液因含大量细胞、细菌等呈不同程度的混浊，乳糜液因含大量脂肪也呈混浊外观。

3. **凝固性** 漏出液因含纤维蛋白原少，不易凝固。渗出液因含较多纤维蛋白原、细菌及组织裂解产物，往往自行凝固或出现凝块。

4. **比密** 漏出液比密常在 1.018 以下，渗出液常高于 1.018。

（二）化学检查

1. **粘蛋白定性试验**（Rivalta test） 浆膜上皮细胞在炎性反应刺激下分泌粘蛋白增加，粘蛋白是一种酸性糖蛋白，等电点为 pH3～5，在稀乙酸中出现白色沉淀。漏出液此试验常为阴性，渗出液常为阳性。

2. **蛋白质定量** 一般认为渗出液蛋白质含量常大于 30g/L，漏出液蛋白质含量常小于 25g/L。

3. 葡萄糖定量　漏出液葡萄糖含量与血糖近似，渗出液中因含细菌或细胞酶的分解作用，葡萄糖含量减少，尤其是化脓性细菌感染时更低，结核性次之。

4. 酶学检查　浆膜腔积液中含各种酶，目前用于临床检查的酶主要有：①LD：有助于鉴别渗出液与漏出液及化脓性感染、结核和癌的鉴别。②ADA和溶菌酶（LZM）：有助于结核的诊断及疗效观察。③淀粉酶（AMY）：大多数胰腺炎、胰腺癌或胰腺创伤所致的腹腔积液中淀粉酶活性增高。

（三）显微镜检查

1. 细胞计数　漏出液细胞较少，常 $< 100 \times 10^6/L$，渗出液常 $> 500 \times 10^6/L$。

2. 细胞分类　漏出液中主要是淋巴细胞和间皮细胞。渗出液细胞较多，各种细胞增多的临床意义不同：①中性粒细胞增多：常见于化脓性积液及结核性积液的早期。②淋巴细胞增多：常见于慢性炎症，如结核、梅毒及肿瘤性积液等。③嗜酸性粒细胞增多：常见于变态反应及寄生虫感染引起的积液。④其他：炎症时，大量中性粒细胞出现的同时，常伴有组织细胞出现。浆膜刺激或受损时，间皮细胞可增多。狼疮性浆膜炎时，偶可找到狼疮细胞。

3. 寄生虫检查　阿米巴病的积液中可找到阿米巴滋养体。乳糜样积液应注意检查有无微丝蚴。

4. 脱落细胞学检查　怀疑恶性肿瘤时可将积液离心沉淀，检查是否有肿瘤细胞。

（四）细菌学检查

肯定或疑为渗出液时应作细菌学检查，将积液离心沉淀、涂片、染色后查找病原菌。必要时作细菌培养，一旦培养阳性应作药物敏感试验供临床用药参考。

四、漏出液与渗出液的鉴别诊断（见表4-1-11）

表4-1-11　漏出液与渗出液鉴别要点

鉴别要点	漏出液	渗出液
病因	非炎症	炎症、肿瘤、理化刺激等
外观	淡黄色	可为血性、黄色、脓性、乳糜性等
透明度	透明或微混	多为混浊
比密	<1.018	>1.018
凝固	不自凝	常自凝
粘蛋白定性	阴性	阳性
蛋白质定量	<25g/L	>30g/L
积液总蛋白/血清总蛋白	<0.5	>0.5
葡萄糖定量	与血糖近似	常低于血糖水平
LD	<200U/L	>200U/L
积液LD/血清LD	<0.6	>0.6
细胞计数	常 $< 100 \times 10^6/L$	常 $> 500 \times 10^6/L$
细胞分类	以淋巴细胞和间皮细胞为主	根据不同病因分别以中性粒细胞或淋巴细胞为主
细菌学检查	阴性	可找到病原菌

（张捷）

第九节 肾功能及早期肾损伤检查

肾脏的主要生理功能是排泄体内代谢产物，调节水、电解质和酸碱平衡，对维持生命系统的稳态，保证机体的新陈代谢平衡至关重要。肾脏还能分泌一些生物活性物质，如肾素、前列腺素及红细胞生成素等，参与血压调节和造血功能。

肾单位是肾脏结构和功能的基本单位，它与集合管共同完成泌尿功能。人的两个肾约有200多万个肾单位，每个肾单位由肾小体和肾小管组成。集合管不包括在肾单位内，但在尿液浓缩稀释过程中起重要作用。

一、肾小球滤过功能试验

肾小球的滤过是形成尿液的第一个环节。决定肾小球滤过作用的因素有：①滤过膜的通透性。②有效滤过压。③肾血浆流量。肾小球的滤过量可用肾小球滤过率（glomerular filtration rate，GFR）表示，作为衡量肾功能的重要标志。

（一）内生肌酐清除率测定

清除率（clearance）即单位时间内肾排出某物质的总量与同一时间该物质血浆浓度之比，是用以测定肾小球滤过功能的试验。

肾对任何一种物质如尿素、肌酐、菊粉等都有一定的清除率。用以测定清除率的物质应基本具备如下条件：①能自由通过肾小球滤过屏障。②不通过肾小管分泌或被重吸收。③该物质在血及尿中的测定方法简单易行，有较好的重复性。④试验过程中该物质在血中浓度能保持相对恒定。目前能满足上述①、②两项要求的物质是菊粉，菊粉清除率被认为是最能准确反映 GFR 的方法。但菊粉是一种外源性物质，为保持血中浓度必须采取静脉点滴输入，试验过程中还要多次采血，因此临床应用受限，仅用于研究领域。

目前在临床上普遍应用的是内生肌酐清除率（endogenous creatinine clearance rate，Ccr）试验。肌酐是肌肉中磷酸肌酸的代谢产物，称为内生性肌酐，从食物摄入的称为外源性肌酐。内生性肌酐在体内产生速度较恒定（每20g肌肉每日约生成1mg），故血中浓度和24h尿中排出量也较稳定。肌酐的测定方法较菊粉简便，易于临床应用。肌酐排泄途径随不同动物种属而有所不同，人类除主要从肾小球排出外，还有小部分从肾小管分泌，肾小管分泌肌酐不仅个体差异较大，而且在GFR下降时其分泌所占比例也将代偿性加大。因此严格来说肌酐清除率与菊粉清除率所代表的 GFR 值之间有一定差异，在健康人，Ccr 比 Cin 的数值约高15%，且这一差异随GFR下降程度的增加而扩大，这是肌酐清除率固有的一个缺点。

【标本采集与计算】 试验前应避免外源性肌酐的摄入，给受试者无肌酐饮食3天，避免剧烈运动，使血中内生肌酐浓度达到稳定。试验前24h禁服利尿剂，留取24h或4h尿，同时取血一次，其间保持适当的水分入量，禁服咖啡、茶等利尿性物质，准确计量全部尿量（ml）。测尿肌酐及血肌酐，根据下述公式计算。

$$Ccr = \frac{U \times V}{P} \text{ (ml/min)}$$

V：每分钟尿量（ml/min）
U：尿肌酐（μmol/L）
P：血肌酐（μmol/L）

由于每个人的肾脏大小不尽相同，每分钟排尿能力也有所差异，为消除个体差异可进行体表面积矫正：

$$\text{矫正 Ccr} = \frac{U \times V}{P} \times \frac{1.73}{A} \text{ (ml/min)}$$

说明：A：受试者实测体表面积（m²），可根据本人身高及体重进行计算。

1.73：欧美成人标准体表面积（m²）。

矫正清除率比实际清除率更能准确地反映肾小球滤过功能，但由于缺乏国人的标准体表面积参考值，而用国外的 1.73 m² 亦不够准确。

【参考值】 成人：80~120ml/min，新生儿 25~70ml/min，2 岁以内小儿偏低，健康人在中年以后每 10 年平均下降 4ml/min。

【临床意义】

1. 较早反映肾功能的损伤，如急性肾小球肾炎，当血清肌酐和尿素两项指标尚在正常范围时，Ccr 即可降低。

2. 反映肾小球损害程度

Ccr　51~70 ml/min　　为轻度损害

　　　50~31 ml/min　　为中度损害

　　　< 30 ml/min　　　为重度损伤

　　　< 20 ml/min　　　为肾功能衰竭

　　　< 10 ml/min　　　为终末期肾衰

3. 用于临床治疗和用药指导。

4. 作为肾移植术是否成功的一种参考指征。如移植物存活，Ccr 会逐步回升，否则提示失败。一度上升后又下降，提示发生排异反应。

【注意事项】 ①尿液收集不全和计量不准是 Ccr 结果不准最常见的原因。故应向受试者详细说明 Ccr 检查注意事项和具体要求。②为方便门诊患者，也可采取短时间留尿，如 4h 或 2h 留尿法。短时间留尿法所得 Ccr 可能较 24h 留尿法偏高。

（二）血肌酐测定

肌酐（creatinine）是肌酸代谢的终产物。在控制外源性来源、未进行剧烈运动的情况下，血肌酐浓度主要取决于 GFR。在肾功能受损时，血肌酐可上升。

【参考值】 血清肌酐（Scr）（酶法）：成人 30~106μmol/L

　　　　　　　　　　　　　　　　　　儿童 18~53μmol/L

　　　　　　尿肌酐（Ucr）：8.84~13.26mmol/24h

【临床意义】

1. 反映 GRF 减退的后期指标。当 GRF 减退至 50% 时，Scr 仍可正常，患者 Ccr 降至约正常水平 1/3 时，Scr 明显上升，且上升曲线斜率会陡然变大，在此阶段 Scr 是氮质血症病情观察和疗效判断的有效指征。

2. Scr 日内生理变动幅度通常在 10% 以内，但与个体肌肉量有关。肌肉发达者与消瘦者（尤其是肌肉萎缩者）Scr 的生理浓度可有明显差异。

3. 妊娠期内因生理原因 GFR 可上升，但肌酐生成速度不变，Scr 因血浆稀释作用而比常人偏低，如孕妇 Scr > 70.4μmol/L 应视为有升高倾向。

4. 剧烈肌肉活动后，Scr 和 Ucr 一过性增加。

5. 进肉食对 Scr 和 Ucr 有一定影响。

(三) 血尿素测定

血中蛋白质以外的含氮化合物总称为非蛋白氮 (NPN) 物质。NPN 大部分由肾排出，血中 NPN 浓度是反映 GFR 功能的一个指标。血中 NPN 包括多达 15 种以上组分，其中血尿素氮 (blood urea nitrogen, BUN) 约占 45%，故 BUN 的变化更能反映 GFR 功能，且测定方法更简便。

【参考值】 （尿素酶法）血清尿素 (Sur)：1.8~7.1 mmol/L
尿尿素 (Uur)：250~570 mmol/24h

【临床意义】

1. 在蛋白质摄入及体内分解代谢较恒定的状态下，Sur 浓度取决于从肾排出的速度。因此在一定程度上能反映 GFR 功能，但只有在有效肾单位受损约 50% 以上时 Sur 才开始上升，可见于各种原因引起的肾功能不全。

2. Sur 升高的肾外因素有：①肾前因素：肾血流量明显减少，GFR 减退，导致尿素排出减少，血中浓度上升。常见于各种原因造成的脱水、急性失血及休克等有效循环容量急剧减少时。②肾后因素：见于尿路梗阻，如尿路结石、肿瘤、前列腺肿瘤或肥大等。

3. Sur 升高还见于蛋白分解亢进，如消化道出血、甲状腺机能亢进、烧伤及挤压综合征等。

4. Sur 生理性增高见于高蛋白饮食后；生理性减低见于妊娠期。

(四) 血尿酸测定

在人体内，嘌呤核苷酸分解生成嘌呤核苷及嘌呤后，经水解脱氨和氧化，最后生成尿酸 (uric acid, UA)。血中 UA 大部分通过肾小球滤出，在近端肾小管几乎被完全重吸收。GFR 减低时含氮代谢物中以 UA 更易贮留而使血中 UA 浓度升高。一些药物也影响 UA 排泄，如噻嗪类利尿药和丙磺舒可促进 UA 排出。

【参考值】 血清 UA：男性 180~440 μmol/L
女性 120~320 μmol/L

【临床意义】

1. GFR 减退时血清 UA 上升，且出现较早。

2. UA 可用作痛风的诊断指标。痛风是嘌呤代谢失调所致，血清 UA 明显升高（可高达 800~1500 μmol/L）。

3. 白血病、多发性骨髓瘤及真性红细胞增多症等时，核酸代谢亢进可引起内源性 UA 生成增加，血清 UA 上升。

4. 高血压、子痫等肾血流量减少的病变，因 UA 排泄减少而使血清 UA 升高，但此时 Uur 常无变化。

5. 血清 UA 减低见于 Wilson 氏病（肝豆状核变性）、Fanconi 综合征及严重贫血等。

(五) 血清 β_2-微球蛋白测定

β_2-微球蛋白 (β_2-M) 分子量为 11 800，存在于除红细胞和胎盘滋养层细胞以外所有有核细胞膜上。肿瘤细胞合成 β_2-M 的能力很强。血中 β_2-M 可自由通过肾小球，几乎全部 (99.9%) 在近曲小管重吸收。

【参考值】 <2.5 mg/L

【临床意义】

1. GFR 减低时血清 $β_2$-M 升高,血清 $β_2$-M 浓度低于 2mg/L 时,Ccr>80ml/min,因此被当作反映 GFR 水平的一项指标。血清 $β_2$-M 与 Scr 呈正相关,其变化较 Scr 更明显。在肾移植时移植物存活后血清 $β_2$-M 下降比 Scr 更早;发生排异时由于 $β_2$-M 的排出减少和合成增加,使 $β_2$-M 回升。

2. 血清 $β_2$-M 升高还可见于恶性肿瘤及自身免疫性疾病,如系统性红斑狼疮、类风湿性关节炎及干燥综合征等。

3. 高龄者血 $β_2$-M 高于低年龄组,反映其肾功能有一定减退。

(六)血胱氨酸蛋白酶抑制剂 C 测定

胱氨酸蛋白酶抑制剂 C(Cys-C)的分子量为 13.359kD,广泛存在于各种组织的有核细胞和体液中,能自由通过肾小球滤过屏障,又被肾小管吸收并降解。若肾小球基底膜发生淀粉样变,基底膜的纤维样蛋白中含有的小分子蛋白(包括 Cys-C)量增加,使血清中 Cys-C 水平增高。目前 Cys-C 被认为是较理想的反映 GFR 的标记物。

【临床意义】

1. 作为反映 GFR 的灵敏指标。Cys-C 能自由通过肾小球且不受肾小管回吸收的影响,与菊粉清除率对照,比 Ccr 有更好的相关性。其诊断灵敏度和特异度都优于 Scr。对 GFR 水平的变化比 Scr 更敏感,GFR 减低时血清 Cys-C 的升高早于 Scr。

2. 应用于肾移植术后移植物存活状态及 GFR 恢复程度的观察。移植成功者血清 Cys-C 下降速度和幅度都大于 Scr,而在发生移植物排异时 Cys-C 上升也快于 Scr。

3. 尚未发现恶性肿瘤、自身免疫性疾病等对血清 Cys-C 有影响,其特异性优于 $β_2$-M。

二、肾小管功能试验

肾小管具有分泌、重吸收、浓缩、稀释等多种功能,比肾小球功能更复杂。

(一)浓缩-稀释试验

远端肾单位对水的调节功能主要通过浓缩和稀释作用来实现,其机理十分复杂,当髓袢、远端小管、集合管和直小管受损时会导致尿液浓缩、稀释功能紊乱。

【方法】 莫氏试验(Mosenthal test):试验当日维持平时的饮食生活习惯。晨 8 时排尿弃去,于上午 10 时、12 时,下午 2、4、6、8 时(日间尿)及次晨 8 时(夜间尿)各留尿一次,尿须排尽。准确测定各次尿量及比密。

【参考值】 24h 尿量为 1000~2000ml,夜尿量不应超过全日尿量的 1/3。夜间尿比密 >1.020,日间尿比密可波动在 1.002~1.020 以上,最高与最低比密差应>0.009。

【临床意义】 肾浓缩功能减退时尿量增多,24h 尿量常超过 2500ml;夜尿量增加,常超过 750ml,夜尿量超过全日尿量的 1/3(早期表现);各次尿间比密接近,比密差<0.009,严重者甚至只有 0.001~0.002,提示远段肾单位的浓缩功能丧失,见于慢性肾小球肾炎及慢性肾盂肾炎晚期、高血压肾病失代偿期。

(二)尿渗量测定

渗量(Osm)代表溶液中一种或多种溶质的质点数量,而与质点的种类、大小、电荷无关。例如 1mol/L 的葡萄糖溶液渗量为 1Osm,而 1mol/L 浓度的 Na_2HPO_4 因解离为 3 个离子,即 2 Na^+ 和 HPO_4^{2-},其渗量为 3Osm。

渗量多用质量渗摩尔表示,指 1kg 水中含有 1mol 不能电离的溶质时,该溶液渗量为 1Osm/kg H_2O。生物体液的渗量较低,通常用毫渗量(mOsm/kg H_2O)来表示。(mOsm 为 Osm

的千分之一）。

【方法】 ①禁饮尿渗量测定：用于尿量基本正常的病人。晚饭后禁饮 8h，清晨一次性送尿液检查，同时抽静脉血测血浆渗量。②少尿时进行一次性尿渗量测定。

【参考值】

尿渗量（U_{Osm}）：$600 \sim 1000 mOsm/kg\ H_2O$，平均 $800 mOsm/kg\ H_2O$，

24h 波动范围：$50 \sim 1200 mOsm/kg\ H_2O$

血浆渗量（P_{Osm}）：$275 \sim 305 mOsm/kg\ H_2O$，平均 $300 mOsm/kg\ H_2O$

尿渗量/血浆渗量（U_{Osm}/P_{Osm}） = $3 \sim 4.5:1$

【临床意义】

1. 远端肾单位浓缩功能减退时，尿渗量明显降低，见于慢性肾小球肾炎、慢性肾盂肾炎、多囊肾及尿酸性肾病等慢性间质性肾病。

2. 尿渗量经反复测定在约 $300 mOsm/kg\ H_2O$ 时，说明接近正常血浆渗量，称为等渗尿；尿渗量 $< 300 mOsm/kg\ H_2O$ 时，为低渗尿，提示浓缩稀释功能严重受损。

3. U_{Osm}/P_{Osm} 直接反映重吸收后形成尿液时溶质的浓缩倍数，此值越高，说明尿浓缩倍数越大，提示远端肾单位对水的回吸收能力越强；此值减低，说明肾浓缩功能减退。急性肾小管坏死时此值 ≤ 1.2，尿 $Na^+ > 20 mmol/L$；肾功能衰竭时此值 ≤ 1；而肾小球损伤时（如急性肾小球肾炎）此值 > 1.2，尿 $Na^+ < 20 mmol/L$。

（三）尿酶测定

尿中的酶可来源于血液和尿路。对肾疾病诊断来说，有重要诊断价值的是来源于肾的大分子酶，通常这一类酶不能通过肾小球滤过，因而尿中酶的排出量不受血中同种酶的影响，可特异地反映肾实质损伤。目前应用较多的酶为 N-乙酰-β-D-氨基葡萄糖苷酶（NAG）。它是溶酶体酶之一，分子量 140KD，在肾皮质含量最高，髓质次之。溶酶体是各种攻击因子（如生物毒素、化学毒素、自由基、免疫活化因子）容易侵犯的靶位，受到攻击时会迅速诱导溶酶体酶释放，故尿中 NAG 活性对肾小管活动性损伤有灵敏反应。

【参考值】　　$< 1.81 U/mmol\ cr$（$16 U/g\ cr$）　　（以 PNP 为色原，终点法）

　　　　　　　$< 2.37 U/mmol\ cr$（$21 U/g\ cr$）　　（以 CNP 为色原，速率法）

【临床意义】　各种原因导致的活动性肾小管损伤时，尿 NAG 往往是最早发生变化的标记物。

1. 药物毒性损伤导致肾小管－间质性肾病（TIN）时，尿 NAG 的变化远早于一般肾功能试验和尿常规检查。特别是氨基糖苷类抗生素和顺铂等抗癌药物有明显肾毒性，侵犯小管上皮细胞后引起溶酶体酶的释放，尿中 NAG 活性迅速上升，其变化早于尿蛋白和管型的出现。

2. 糖尿病早期即可有小管损伤，有报道尿 NAG、α_1-微球蛋白（α_1-M）等小管标记物的变化可早于微量白蛋白（mAlb）尿的出现，因此提倡联合检测 mAlb、尿 NAG 及 α_1-M 以提高糖尿病肾并发症的早期检出率。

3. 高血压肾病：高血压诱发的肾损伤在早期常缺乏可察觉的症状和指征。自从广泛应用 mAlb 和尿 NAG、α_1-M 等早期检测项目后，发现其发生率高于过去的估计。在妇产科领域，妊娠诱发高血压肾病和先兆子痫的早期监测，除 mAlb 外也合并应用尿 NAG、α_1-M 一类小管标记物。

4. 尿路感染引起的 TIN，尿 NAG 活性升高能帮助早期诊断和监测病情，也有助于上、下尿路感染的定位诊断，及时将 TIN 与单纯性膀胱炎鉴别开来。

5. 肾移植后排异的早期诊断。尿 NAG 活性上升早于尿蛋白、血尿、管型尿及 Ccr 的变化。

6. 重金属（Cd、Hg 等）肾毒性的监测，在有关职业病防治工作中尿 NAG 是早期发现小管的有效筛查和诊断手段。

三、早期肾损伤的检查

肾脏具备强大代偿能力，许多原因导致的肾损伤往往悄然发生和发展，缺乏明显的早期症状和体征。如错过早期阶段，肾损伤发展到不可逆状态，终将发展为肾功能衰竭。早期肾损伤的检测项目大致分为：肾小球标记、肾小管标记和肾组织蛋白/相关抗原三部分。以下讨论肾小球标记和肾小管标记常用的检测项目。

（一）肾小球标记物测定

1. 尿微量白蛋白测定　1982 年 Viberti 等在糖尿病研究中提出了微量白蛋白尿的概念，对糖尿病性肾病及早期肾损伤研究产生了重要影响。微量白蛋白（mAlb）指尿中 Alb 排出量在 30～300mg/24h。

【参考值】　< 30mg/24h

【临床意义】

（1）mAlb 是糖尿病诱发肾小球微血管病变的早期客观指标之一，对糖尿病性肾病的早期诊断有重要意义，及时进行治疗和控制血糖水平，可控制肾损伤。

（2）用于评估糖尿病患者发生肾并发症的危险度。糖尿病患者如有持续的 mAlb 尿，肾病的发生机率要高于尿 Alb 排出量正常者。

（3）高血压性肾损伤的早期标志：有报告，131 例原发性高血压病人发生 mAlb 尿者占 25.2%，而且 mAlb 程度可随血压控制而减轻。因此这一指征不仅用以早期发现高血压性肾病，也可评估高血压的疗效。

（4）妊娠诱发高血压肾损伤的监测：定期检测妊娠诱发高血压孕妇的尿 mAlb 有重要意义。持续的 mAlb 尿常提示妊娠后期发生子痫的危险度增大。

（5）运动后尿 mAlb 排出量可增加，应在相对安静状态下采尿测定。

2. 尿转铁蛋白测定　转铁蛋白（Tf）是由 679 个氨基酸构成的糖蛋白，分子量为 76 500，主要在肝内合成，为转运 Fe^{3+} 的主要蛋白。Tf 的分子量与 Alb 接近，直径大小也相似，在生理状态下 Tf 和 Alb 都很难通过肾小球滤膜，但由于 Tf 的负电荷比 Alb 少，当肾小球的电荷屏障发生早期损害时，Tf 比 Alb 更容易漏出。故是一项反映肾小球滤膜损伤的灵敏指标。

【参考值】　< 0.173mg/mmol cr（< 1.53mg/g cr）（透射比浊法）

　　　　　< 2.0mg/L（散射浊度法）

【临床意义】　肾小球损伤时尿中 Tf 排出增加，对早期发现糖尿病肾病的变化更为敏感。但由于尿中 Tf 浓度比 Alb 低很多，检测值离散度较大，在 pH≤4 的酸性尿中易降解，故对糖尿病肾病的早期诊断和监测目前首选项目仍是 mAlb。

（二）肾小管标记物测定

1. α_1-微球蛋白测定　α_1-微球蛋白（α_1-M）分子量为 27KD，是一种含糖量约 20% 的糖蛋白。α_1-M 在酸性尿中较稳定，尿中浓度也远高于其他低分子量蛋白组分，目前已成为检测尿中低分子量蛋白质的首选指标，正逐渐取代长期沿用的尿 β_2-微球蛋白。

【参考值】　< 12.5mg/L（散射浊度法）

【临床意义】 ①尿 α_1-M 浓度随年龄增加有增高趋势。成人男性高于女性，运动后尿中排出可增加。②肾小管吸收功能损伤时尿 α_1-M 增加。与 mAlb 联合测定时，若 mAlb 无明显增加，而 α_1-M 明显增高，提示为肾小管损伤。连续测定尿 α_1-M 有助于病情观察和预后评估。常用于糖尿病、药物或化学因子、感染等引起的 TIN 诊断与监测，也用于肾移植后排异反应的观察。

2. 尿 β_2-微球蛋白测定

【参考值】 <0.2mg/L

【临床意义】 ①用于肾小管损伤的监测，如 TIN、烧伤诱发的急性肾小管坏死及先天性肾小管疾患（Fanconi 综合征）。②肾前性因素导致尿 β_2-M 增高可见于：自身免疫性疾病（如 SLE，干燥综合征等）、恶性肿瘤（如多发性骨髓瘤、慢性淋巴细胞白血病、消化系及呼吸系恶性肿瘤）。因 β_2-M 合成亢进可使原尿中排出增多，如超过肾小管上皮细胞饮作用的最大负荷时，尿中 β_2-M 浓度即增高，但这不反映肾小管损伤。

(张捷)

第十节 肝脏疾病的实验室检查

肝脏是人体重要的代谢器官，其主要功能有：①代谢功能：参与糖、脂类、蛋白质的合成、分解和储存；核酸代谢；激素的生物转化；胆红素和胆汁酸的代谢。②排泄功能：胆红素、胆汁酸、药物、某些阴离子染料等的运输和排泄。③解毒功能：参与对药物、毒物等化合物的氧化、还原、水解、结合等。④凝血和纤溶因子、纤溶抑制因子的生成及对活性凝血因子的清除等。在正常情况下，肝脏各种功能有条不紊地进行。当肝脏受到各种致病因素侵袭时，其功能状态和组织结构必然受到影响。肝脏的病理状态可分为：①肝细胞损伤。②间质反应。③胆汁淤积。④局限性肝损害。⑤肝血管系损害。以上病理改变往往合并存在，但有所侧重，从而出现各种肝病的实验室检查特征，导致有关的试验结果异常。

肝病实验室检查的主要目的：①对肝胆系统疾病进行诊断。②了解肝细胞有无损伤及损伤程度。③对肝功能状态作动态比较，了解治疗效果及预后评估。④手术前的准备和用药监护。⑤健康普查，辅助检出亚临床肝病。

一、血清酶学检查

肝是人体含酶最丰富的脏器。当细胞膜受损或细胞坏死时，细胞内各种酶释放入血；有些由肝细胞合成的酶活性可能下降；有些酶在病变情况下生成增加。不同病因可引起类似的肝脏病变，但其血清酶的变化规律并不相同。

(一) 血清转氨酶及其同工酶测定

在机体内存在着 60 多种氨基转移酶，用于检测肝细胞损伤的主要有丙氨酸氨基转移酶 (alanine aminotransferase, ALT) 和天门冬氨酸氨基转移酶 (aspartate aminotransferase, AST)。ALT 广泛存在于多种器官中，按含量多少顺序为肝、肾、心脏、骨骼肌等。在肝细胞中的 ALT 主要存在于细胞质中，只有少量在线粒体。由于肝细胞中 ALT 活性约比血清高 2850 倍，故只要有少量肝细胞损伤，就足以使血液中 ALT 活性升高。AST 也广泛存在于多种器官中，按含量多少顺序为心脏、肝、骨骼肌和肾等。肝细胞中 AST 大部分（60%左右）存在于线粒体中，少部分（40%左右）存在于细胞浆中。AST 有两种同工酶，存在于细胞浆中的称为胞质 AST（c-AST），存在于线粒体中的称为线粒体 AST（m-AST）。正常血清中大部分为 c-AST，m-AST 仅占 10% 以下。

【参考值】 IFCC 推荐的酶动力学方法：
ALT：<40U/L（37℃）
AST：<40U/L（37℃）
AST/ALT 比值：1.15

【临床意义】 ALT 和 AST 均属于非特异性肝细胞内功能酶，生理情况下血清转氨酶活性很低，转氨酶升高可见于下述情况：

1. 急性病毒性肝炎 ①急性黄疸型病毒性肝炎早期 ALT 升高，出现黄疸后 ALT 急剧升高，高峰可达正常人的 10 倍以上，至黄疸极期 ALT 迅速下降。无黄疸患者早期 ALT 急剧升高，达高峰后迅速下降至 100~200U/L 时，持续一段时间后恢复正常。②部分无黄疸型肝炎患者早期 ALT 升高不明显，长期处于较高水平，持续数月或数年而转为慢性肝炎。③轻型无黄疸型肝炎常常只有一过性 ALT 升高，很快恢复正常。

ALT 的半寿期为 47±10 小时，AST 的半寿期为 17±5 小时，急性肝炎恢复期 AST 先于 ALT 恢复正常。重症肝炎时，ALT 明显增高，随病情进展，因大量肝细胞坏死，致血中 ALT 下降，甚至在正常范围内，与此同时胆红素却进行性升高，呈现"酶胆红素分离"现象，此为重症肝炎临终期的表现，预后极差。在急性肝炎时，肝细胞轻度损害，线粒体未受破坏，血中 ALT 升高程度大于 AST，AST/ALT 比值降低，而且血清中 AST 大部分为 c-AST，如损害严重，线粒体受到破坏，血清 m-AST 才升高，故 m-AST 升高是肝细胞坏死的指征。

2. 慢性肝炎和脂肪肝 急性肝炎患者若 ALT 活性持续升高或反复波动达半年以上者，说明已成为慢性肝炎。慢性迁延性肝炎患者 ALT、AST 轻度上升，一般不超过参考值的 3 倍，有时可降至正常。当病变累及线粒体时 AST 升高程度可超过 ALT。慢性活动性肝炎时，ALT 多数升高至参考值 3~5 倍以上，且长期维持在较高水平。脂肪肝时 ALT 可持续轻度升高并伴有高脂血症。

3. 肝硬化 肝硬化代偿期 ALT 可轻度增高或正常，失代偿期 ALT 可持续升高。系统观察 ALT 的变化对判断预后及分析病因有一定意义。肝硬化病变累及线粒体时，多数 AST 升高程度超过 ALT。

4. 原发性肝癌 ALT 与 AST 可正常或轻、中度升高。

5. 胆道疾病 各种原因引起胆道梗阻时，血清 ALT 与 AST 可中度升高，梗阻缓解后 1~2 周即可恢复正常。

6. 其他疾病 急性心肌梗死、急性肾盂肾炎、传染性单核细胞增多症、细菌性或阿米巴性肝脓疡、手术等均可造成血清 ALT 与 AST 增高。某些化学药物如异烟肼、氯丙嗪、利福平、环磷酰胺和某些抗生素等也可引起血清 ALT 增高，故 ALT 单项增高，需结合临床综合分析。

【注意事项】 红细胞中 AST 和 ALT 分别为血清含量的 15 倍与 7 倍，明显溶血标本可干扰测定。

（二）碱性磷酸酶及其同工酶测定

碱性磷酸酶（alkaline phosphatase，ALP）是一组催化有机磷酸酯水解的酶。血清中的 ALP 主要来源于肝脏、骨骼，少部分来自小肠和妊娠期胎盘组织，肾脏也有极少量。肝细胞产生的 ALP 一般从胆道排入小肠。

【参考值】　IFCC推荐的酶动力学方法：
　　　　　　成人　男性：20~115U/L（37℃）
　　　　　　　　　女性：20~105U/L（37℃）

【临床意义】

1. 生理性增高　妊娠3个月时胎盘即可产生ALP，9个月达高峰，分娩后一个月左右即恢复正常；绝经期后妇女血清ALP水平有所上升；新生儿、儿童、青少年骨骼生长期ALP比成人高，1~5岁有一个高峰，是成人的2~4倍；10~18岁再有一个高峰，是成人的4~5倍。

2. 病理性增高　①肝胆系统疾病：如胰头癌、胆道结石等引起的胆管阻塞、原发性胆汁性肝硬化、肝内胆汁淤积等，由于胆汁排出不畅；胆汁具有表面活性剂作用，可洗脱ALP返流入血；毛细胆管内压亢进可诱发ALP生成增加等原因导致血中ALP浓度呈明显持续性升高，梗阻消除后恢复正常。肝炎或肝硬化时，ALP可轻度增高，很少超过正常上限3倍。②骨骼系统病变：如成骨细胞瘤、骨折恢复期、佝偻病、转移性骨肿瘤等，成骨细胞增生和功能旺盛，产生过多的ALP，血清ALP可有程度不同的升高。③ALP同工酶检测对肝外阻塞性黄疸及肝内胆汁淤积性黄疸、原发与继发性肝癌具有鉴别意义。ALP_1是细胞膜组分和ALP_2的复合物；ALP_2来自肝脏；ALP_3来自骨骼；ALP_4来自妊娠期胎盘；ALP_5来自小肠；ALP_6是IgG和ALP_2的复合物。ALP_1升高可见于肝外胆管梗阻，如转移性肝癌、肝脓肿等并可伴有ALP_2的升高。而肝内胆管梗阻所致胆汁淤积，如原发性肝癌及急性黄疸性肝炎患者则以ALP_2的增高为主，ALP_1相对减少。

（三）γ-谷氨酰转移酶测定

γ-谷氨酰转移酶（γ-glutamyl transferase，GGT）是参与氨基酸代谢γ-谷氨酰基循环中的一个重要酶，该酶在体内分布较广，血清中的GGT主要来自肝脏，少量来自肾脏、胰腺。GGT在肝内由肝细胞线粒体产生，分布在肝细胞膜及毛细胆管的上皮。当肝内合成亢进或胆汁排出受阻时，血清中GGT增高。

【参考值】　IFCC推荐的酶动力学方法：
　　　　　　男性＜64U/L（37℃）
　　　　　　女性＜45U/L（37℃）

【临床意义】　GGT在新生儿、婴儿明显高于成人，在成人中呈明显偏态分布。

1. 胆道阻塞性疾病　由各种原因引起肝内、外梗阻，GGT排泄受阻而返流入血，血中GGT可明显升高。肝癌时癌细胞合成GGT增多、肿瘤组织或周围炎症刺激、肿瘤压迫引起局部胆道梗阻、胆汁排泄受阻，酶逆流入血，均可使血中GGT明显增高。GGT是反映肝内占位性病变、胆汁淤积及胆道梗阻敏感的酶学指标之一。

2. 急、慢性酒精性肝炎　乙醇能诱导微粒体生物转化系统，血清GGT可呈明显或中度以上升高。

3. 急、慢性病毒性肝炎及肝硬化　急性肝炎时，GGT呈中度升高，慢性肝炎、肝硬化的非活动期，GGT可正常，若GGT持续升高，提示病情活动或病情恶化。

4. 其他　如SLE、脂肪肝、胰腺炎等GGT可轻度升高。某些药物，如：抗癫痫药、苯妥英钠、三环类抗抑郁药、对乙酰氨基酚或其他能诱导肝微粒体生物转化系统的药物均可导致GGT升高，停药后血中GGT水平降至正常。

同时测定ALP与GGT有助于鉴别ALP的来源：GGT与ALP同时增高常源于肝脏疾患；

GGT正常，ALP升高源于肝外疾患，如骨骼系统疾病等。

二、蛋白质代谢功能检查

肝脏是机体蛋白质代谢的主要器官，肝合成的蛋白质约占人每天合成蛋白质总量的40%以上，如白蛋白、糖蛋白、核蛋白、脂蛋白、凝血因子、抗凝因子、纤溶因子、酶蛋白及各种转运蛋白等都在肝脏合成。

（一）血清总蛋白、白蛋白和球蛋白比值测定

血清总蛋白（total protein，TP）是血清白蛋白（albumin，Alb）和球蛋白（globulin，G）的总和。白蛋白是由肝实质细胞合成，在血浆中的半寿期约为20天，约占血浆总蛋白的60%，它是血浆中重要的运输蛋白，许多非水溶性的物质易与白蛋白结合后被运输，如胆红素、长链脂肪酸、胆汁酸盐、前列腺素、类固醇激素、药物等。白蛋白具有维持血浆胶体渗透压和血液酸碱度的能力。血清白蛋白的浓度也能反映肝损伤的程度、疗效的观察及预后的判断。

【参考值】　血清总蛋白：60~82g/L

　　　　　　血清白蛋白：35~50g/L

　　　　　　血清球蛋白：20~30g/L

　　　　　　白蛋白/球蛋白比值（A/G）：1.5~2.5:1

【临床意义】

1. 急性肝脏损伤早期或局灶性肝脏损害等轻度肝损害时，血清白蛋白可正常或轻度下降、球蛋白可轻度升高、TP和A/G均可正常。急性、亚急性重症肝炎早期多数血清TP为明显下降，而γ-球蛋白增加；晚期发生肝坏死，TP明显下降。

2. 慢性肝病　如慢性肝炎、肝硬化及肝癌时，常见白蛋白减少和γ-球蛋白增加，A/G比值下降。随病情加重而出现A/G比值倒置，提示肝功能严重损害。白蛋白持续下降者多预后不良；治疗后白蛋白上升，说明治疗有效。白蛋白减少到30g/L以下，易发生腹水。

3. 肝外疾病　①TP或Alb减少可见于：蛋白质丢失过多，如肾病综合征、大面积烧伤等；蛋白质分解过盛，如恶性肿瘤、甲状腺机能亢进等；蛋白质摄入不足，如慢性营养障碍等。②球蛋白增加可见于：SLE、多发性骨髓瘤、黑热病、血吸虫病等。

（二）血清蛋白电泳

醋酸纤维薄膜和琼脂糖凝胶是目前在电泳中最常采用的两大介质。蛋白质在碱性条件下带不同量的负电荷，在电场中由阴极向阳极泳动。由于蛋白质等电点的差异，电泳后由正极到负极可分为白蛋白（Alb）、α_1-球蛋白（α_1-globulin）、α_2-球蛋白（α_2-globulin）、β-球蛋白（β-globulin）和γ-球蛋白（γ-globulin）五个区带，血清蛋白电泳是初步了解血清蛋白中主要组分的一种技术方法。

【参考值】　醋酸纤维膜法：

　　　　　　白蛋白：　　　0.62~0.71（62%~71%）

　　　　　　α_1-球蛋白：　0.03~0.04（3%~4%）

　　　　　　α_2-球蛋白：　0.06~0.10（6%~10%）

　　　　　　β-球蛋白：　　0.07~0.11（7%~11%）

　　　　　　γ-球蛋白：　　0.09~0.18（9%~18%）

【临床意义】

1. 肝炎　急性肝炎早期或病变较轻时，电泳结果多无异常。但随病情加重和时间延长，电泳谱形可改变，白蛋白、α及β-球蛋白减少，γ-球蛋白增高。γ-球蛋白增生的程度与肝炎的严重程度成正比。

2. 肝硬化　白蛋白中度或高度减少，$α_1$、$α_2$和β-球蛋白也有降低倾向，γ-球蛋白明显增加，并可出现β-γ桥，即电泳图谱上从β区到γ区带连成一片难以分开，或两区间仅见一浅凹，如同时有$α_1$、$α_2$-球蛋白减少，首先要考虑肝硬化。β-γ桥出现的原因系由 IgA、M、G 同时增加，而 IgA 和 IgM 在电泳上位于β区和γ区之间所致，肝硬化时常有多克隆免疫球蛋白升高，特别当 IgA 明显升高时，也使β区与γ区融合一片。

3. 肝癌　$α_1$、$α_2$-球蛋白明显增高，有时可见在白蛋白和$α_1$-球蛋白的区带之间出现一条甲胎蛋白区带，具有诊断意义。

4. 肝外疾患　①肾病综合征时，由于尿中排出大量白蛋白而使血清中白蛋白水平明显下降，$α_2$及β-球蛋白升高。②多发性骨髓瘤、华氏巨球蛋白血症、良性单克隆免疫球蛋白增生症时血清蛋白电泳图谱β至γ区带处出现一特殊单克隆区带，称为 M 蛋白。③SLE、风湿性关节炎等可有不同程度的白蛋白下降及γ-球蛋白升高。

（三）血氨测定

在血液中，NH_4^+和NH_3处于平衡状态，血氨是包括这两种形式的总氨量。氨对中枢神经系统有高度毒性，肝脏是惟一能解除氨毒性的器官，在肝硬化及暴发性肝衰竭等严重肝损害时，氨不能及时被解毒，引起肝性脑病。

【标本采集】　①抽血时压迫静脉时间不宜过长，因为淤血时血氨水平升高。②采血管应无氨类物污染。

【参考值】　$34 \sim 81 \mu mol/L$

【临床意义】　①生理性增高见于：剧烈运动、高蛋白质饮食。②病理性增高见于：严重肝损害（如肝硬化、肝癌及重症肝炎等）、肝性脑病、尿毒症等。

三、胆红素代谢检查

胆红素〔bilirubin〕由血红素分解代谢而来，主要来源有：①由衰老红细胞破坏后产生，约占人体胆红素总量的 75%～80%。②由肌红蛋白、细胞色素 P_{450}、过氧化物酶等的血红素辅基分解。③极小部分来自在骨髓中破坏的未成熟的红细胞。人体每天约生成胆红素 250～300mg。

在血循环中，胆红素主要以胆红素-白蛋白复合物的形式存在和运输。胆红素随血运输到肝后，在肝细胞膜上与白蛋白解离，被肝细胞所摄取。Y 蛋白和 Z 蛋白是肝细胞内的两种色素受体蛋白，Y、Z 蛋白与进入胞质的胆红素结合，并将它运至内质网。在胆红素-尿嘧啶核苷二磷酸葡萄糖醛酸转移酶的催化下，胆红素被转化为单、双葡萄糖醛酸结合胆红素，形成水溶性的结合胆红素，随胆汁排泄至肠管，在回肠末端至结肠部位，在肠道菌的作用下大部分被水解而脱下葡萄糖醛酸，逐渐被还原成尿胆原。正常人每天从粪便排出 40～280mg 尿胆原，它在肠管下段接触空气后被氧化成为尿胆素，随粪便排出，成为粪便的主要色素。一部分尿胆原可被肠粘膜重吸收进入肝门静脉，其中大部分以原形再排入胆道，小部分（0.4～4mg）经体循环随尿排出。

胆红素的分类：1.根据胆红素是否直接与重氮试剂反应，将其分为直接反应胆红素和间接反应胆红素。前者是由胆红素分子与 1 到 2 个葡萄糖醛酸分子单独酯化的结构，易溶于水，可通过肾脏排泄，能直接与重氮试剂反应；后者是游离结构，在循环中主要与白蛋白结合，一般不能与重氮试剂直接反应，必须有"加速剂"的参与，如甲醇、咖啡因等才能发生反应。2、根据高效液相色谱法（HPLC）分类：①α-组分胆红素即未结合胆红素（unconjugated bilirubin, Bu），它通过与血清白蛋白结合运输到肝。血中可呈现未和白蛋白结合也未和葡萄糖醛酸结合的游离胆红素，称为蛋白非结合型胆红素（unbound bilirubin, UB），这种胆红素具有毒性，正常人血清含量甚微，如在新生儿时升高可发生胆红素脑病（核黄疸）。②β-组分胆红素即单葡萄糖醛酸结合胆红素（monoconjugated bilirubin, Bc）。③γ-组分胆红素即双葡萄糖醛酸结合胆红素（bi-conjugated bilirubin, dBc）。④δ组分胆红素（delta fraction bilirubin, Bd）即结合胆红素和白蛋白以共价键结合者，这一部分可与重氮试剂呈直接反应。

（一）血清总胆红素测定

血清总胆红素可在加速剂（甲醇、咖啡因等）的作用下，与重氮试剂反应生成偶氮胆红素，出现颜色反应，颜色的深浅与胆红素的浓度有关，通过比色法即测得血清总胆红素的含量。

【参考值】 $1.7 \sim 17.1 \mu mol/L$ （$0.1 \sim 1.0 mg/dl$）

【临床意义】 判断有无黄疸及黄疸类型：①溶血性黄疸：血清总胆红素增多，以间接反应胆红素为主，如溶血性贫血、严重大面积烧伤等。②阻塞性黄疸：血清总胆红素，特别是直接反应胆红素增高，尿胆原可呈间歇性减少或消失。③肝细胞性黄疸：血清总胆红素、直接反应胆红素及间接反应胆红素皆增高，如病毒性肝炎等。

（二）血清直接反应胆红素与间接反应胆红素测定

血清标本与重氮试剂混合后，在规定时间所测定的胆红素，相当于直接反应胆红素含量，总胆红素减去直接反应胆红素即为间接反应胆红素含量。

【参考值】 直接反应胆红素：$0 \sim 6.8 \mu mol/L$ （$0 \sim 0.2 mg/dl$）

间接反应胆红素：$1.7 \sim 10.2 \mu mol/L$ （$0 \sim 0.8 mg/dl$）

【临床意义】 当血清总胆红素水平升高时，可根据直接反应胆红素/总胆红素比率来协助鉴别黄疸的类型，如溶血性黄疸时直接胆红素/总胆红素常<20%；肝细胞黄疸时常为40%~60%；阻塞性黄疸时比值常>60%。

（三）尿胆红素检查 （见本章第五节尿液化学检查）

（四）尿胆原检查 （见本章第五节尿液化学检查）

正常人及不同类型黄疸的实验室检查鉴别（表4-1-12）。

【注意事项】 标本必须新鲜，避免胆红素在阳光照射下成为胆绿素。

表4-1-12 黄疸类型的实验室检查鉴别要点

	血清胆红素（μmol/L）		尿液检查	
	直接	间接	尿胆原	尿胆红素
健康人	0~6.8	1.7~10.2	正常	-
溶血性黄疸	高↑	高↑↑↑	高↑↑↑	-
肝细胞性黄疸	高↑↑	高↑↑	高↑↑	+
梗阻性黄疸	高↑↑↑	高↑	降低	强+

四、总胆汁酸测定

胆汁酸（bile acid）是在肝细胞内由胆固醇转化生成，成年人每日合成400~600mg。在肝细胞内合成的为初级胆汁酸，其主要成分有胆酸（CA）、鹅脱氧胆酸（CDCA），然后在肠道内经肠内细菌分解作用形成为次级胆汁酸，主要成分有脱氧胆酸（DCA），还有少量石胆酸（LCA）及微量的熊脱氧胆酸（UDCA）。总胆汁酸（total bile acid，TBA）在脂肪的吸收、转运、分泌和调节胆固醇代谢方面起重要作用。肝细胞分泌的初级胆汁酸大部分以结合形式分泌入胆汁，再排入小肠，约95%的胆汁酸在回肠末端被重吸收经门静脉至肝，肝细胞将90%～95%所摄取的胆汁酸经过肝细胞转变为结合胆汁酸后，连同新合成的初级胆汁酸一起再分泌至胆汁中，这种由肠至肝的过程，称为肠肝循环。

【参考值】　＜10μmol/L

【临床意义】

1. 急性肝炎　当肝细胞损伤时，不能有效摄取经肠道回吸收的胆汁酸，致使胆汁酸池变小，胆汁中胆汁酸浓度降低。同时胆汁酸的合成功能受损，CA/CDCA＜1，甚至出现倒置，表现患者血清胆汁酸水平升高。

2. 慢性活动性肝炎　由于门-腔静脉旁路的形成，胆汁酸不再局限于肝外循环中，导致胆汁酸直接进入腔静脉，分布异常。再则由于胆汁酸合成减少，胆汁酸池只有正常人的一半，故初级胆汁酸水平升高。

3. 胆汁淤积综合征　肝内和肝外胆汁淤积，胆汁分泌障碍，不能有效地排出胆汁酸，使血中胆汁酸升高。故 CA/CDCA 比值可作为肝胆阻塞性疾病与肝实质细胞损伤性疾病的鉴别指标。

【注意事项】　①要空腹取血。因空腹时大量胆汁酸储存于胆囊内，从肠重吸收入腔静脉的胆汁酸少。而进食后，由于胆汁酸负荷增加，进入腔静脉的胆汁酸明显降低，造成检测血清总胆汁酸水平波动。②标本不能被污染，因有细菌生长时将影响胆汁酸的测定。

五、肝纤维化的实验室检查

肝纤维化是肝硬化前期的必经阶段，各种病因导致慢性肝损伤，肝细胞及其所占空间减少、间质细胞增多及细胞外间质（尤其是胶原）含量增加。

用于反映肝纤维化的检查指标有Ⅲ型前胶原 N 末端肽（Ⅲ N-terminal peptide of type Ⅲ procollagen，P-Ⅲ-P）、Ⅳ型胶原、血清透明质酸（hyaluronic acid，HA）、层连蛋白（laminin）及脯氨酸羟化酶等。下面对 P-Ⅲ-P 及Ⅳ型胶原作一简介。

肝细胞及间质细胞产生的Ⅲ型胶原，经肽酶切下两端的非螺旋球形伸展部即为前胶原肽而游离入血，测定血中 P-Ⅲ-P 能反映肝细胞胶原合成量。Ⅳ型胶原是肝基底膜的主要成分，7S胶原组分为Ⅳ型胶原氨基末端的四聚体，NC_1 为Ⅳ型胶原羧基末端的二聚体，均参与寡聚体的形成，在肝脏受损后Ⅳ型胶原合成增多，慢性活动性肝炎多伴有进行性肝纤维化。

【参考值】　Ⅳ型胶原＜140ng/ml（ELISA方法）

【临床意义】　Ⅳ型胶原是目前临床上主要用于观察肝硬化的指标。急性肝炎时，虽然有大量肝细胞损害，但无明显结缔组织增生，血清Ⅳ型胶原浓度无显著增加。慢性肝炎、肝硬化、原发性肝细胞肝癌时血清Ⅳ型胶原浓度依次增加。

Ⅲ型胶原与肝纤维化及肝脏炎症坏死有关，是纤维形成的活动性指标。有报道晚期肝硬化病人血清 P-Ⅲ-P 比早期肝硬化病人血清 P-Ⅲ-P 反而低，提示肝硬化晚期Ⅲ型胶原合成率降低。故对肝脏损害的病人血中 P-Ⅲ-P 浓度的动态观察更具有临床意义。

（王天成）

第十一节 胰腺疾病的实验室检查

胰腺是一个具有内分泌和外分泌双重功能的器官。胰腺的外分泌物总称为胰液,是无色、无臭的碱性液体,pH7.4~8.4,主要成分为水,其中含有丰富的消化酶和碳酸氢盐等。碳酸氢盐的主要作用是中和胃酸和激活消化酶。消化酶有淀粉酶、脂肪酶和蛋白酶;蛋白酶又包括胰蛋白酶、糜蛋白酶、弹性蛋白酶等。这些酶主要是消化、分解碳水化合物、脂肪和蛋白质类物质。当胰液分泌缺乏时,可使食物的消化、吸收,尤其是脂肪和蛋白质的消化发生障碍,导致营养性消化、吸收不良。

正常时,胰液所分泌的酶几乎全部进入十二指肠,只有很少一部分进入血液。胰腺炎时这些酶进入血液循环,导致血液中酶活性升高,有助于胰腺炎的诊断。

一、淀粉酶测定

胰淀粉酶由胰腺以活性状态进入消化道,是最重要的水解碳水化合物的酶,与唾液腺分泌的淀粉酶一样都属于α-淀粉酶,作用于α-1,4糖苷键,对分支上的α-1,6糖苷键无作用,故又称淀粉内切酶,其作用的最适pH为6.9。淀粉酶可通过肾小球滤过,是唯一能在正常时于尿中出现的血浆酶。

人体的其他组织如卵巢、输卵管、肺、睾丸及乳腺等提取物中都发现有淀粉酶活性;血液、尿液及乳液中也含淀粉酶。血液中淀粉酶主要来自胰腺、唾液腺,尿液中淀粉酶则来自于血液。

测定血清淀粉酶同工酶时,发现有两个主要的同工酶区带及数个次要区带,来源于胰腺的淀粉酶称为P-同工酶,来源于唾液腺的淀粉酶称为S-同工酶。测定淀粉酶同工酶有助于对胰腺疾病的鉴别诊断。

1. 血、尿淀粉酶测定　血清和尿淀粉酶测定是胰腺疾病最常用的实验室诊断方法,当患有胰腺疾病或胰腺外分泌功能障碍时都可引起活性升高或降低,有助于胰腺疾病的诊断。尿淀粉酶水平波动较大,故用血清淀粉酶检测为好,或两者同时测定。淀粉酶活性变化亦可见于某些非胰腺疾患,因此在必要时测定淀粉酶同工酶具有鉴别诊断意义。

【参考值】　限定性底物法:血清淀粉酶　　< 220 U/L (37℃)
　　　　　　　　　　　　尿淀粉酶　　　< 1200U/L (37℃)

【临床意义】

(1) 血清淀粉酶升高最多见于急性胰腺炎,是急性胰腺炎的重要诊断指标之一,在发病后2~12 h活性开始升高,12~72 h达峰值,3~4天后恢复正常。淀粉酶活性升高的程度不一定和胰腺损伤程度相关,但其升高的程度越大,患急性胰腺炎的可能性也越大。当怀疑急性胰腺炎时,应对患者血清和尿淀粉酶活性连续作动态观察,还可结合临床情况及其他试验,如胰脂肪酶、胰蛋白酶等测定共同分析,做出诊断。淀粉酶测定对监测急性胰腺炎的并发症亦有价值。

(2) 慢性胰腺炎时,淀粉酶活性可轻度升高或降低,但没有很大的诊断意义。胰腺癌早期可见淀粉酶活性升高。

(3) 淀粉酶活性中度或轻度升高亦可见于一些非胰腺疾病,如腮腺炎、急性腹部疾病(消化性溃疡穿孔、上腹部手术后、机械性肠梗阻、肠系膜血管病变、胆道梗阻及急性胆囊炎等）、服用镇痛剂后、酒精中毒、肾功能不良及巨淀粉酶血症等情况，应加以注意。

（4）血液中淀粉酶能从肾小球滤过，故任何原因引起的血清淀粉酶升高时，都会使尿中淀粉酶排出量增加，尤以急性胰腺炎时为多见，急性胰腺炎时其升高可早于血淀粉酶，而下降较晚。

2. 淀粉酶同工酶测定　P-同工酶升高或降低时，说明可能有胰腺疾患；S-同工酶的变化可能是源于唾液腺或其他组织。故当血清淀粉酶活性升高而又诊断不清时，应进一步测定同工酶以鉴别诊断。

二、脂肪酶测定

脂肪酶是一种水解长链脂肪酸甘油酯的酶，血清中的脂肪酶主要来自于胰腺，有一些来自于其他组织，如胃、小肠粘膜、肺等处，在白细胞、脂肪细胞及乳汁中也可测到脂肪酶活性。脂肪酶可由肾小球滤过，并被肾小管全部回吸收，所以尿中测不到脂肪酶活性。

【参考值】　　BMD浊度法（30℃）：　成人：30～109U/L
　　　　　　　　　　　　　　　　　>60岁：18～180U/L
　　　　　　　滴定法：　0～0.7U/ml　1.5U以上有意义

【临床意义】　血清脂肪酶活性测定可用于胰腺疾病诊断，特别是在急性胰腺炎时，发病后4～8h内血清脂肪酶活性升高，24h达峰值，一般持续8～14天。脂肪酶活性升高多与淀粉酶并行，但可能开始升高的时间更早、持续时间更长、升高的程度更大。有报告患急性胰腺炎时脂肪酶比淀粉酶更敏感和特异，因而认为脂肪酶活性升高更有诊断意义，最好是同时检测淀粉酶和脂肪酶。因脂肪酶活性升高持续时间较长，所以在疾病的后期测定可能更有意义。

和淀粉酶一样，血清脂肪酶升高也可见于急腹症、慢性肾病等，但患腮腺炎和巨淀粉酶血症时不升高，此点与淀粉酶不同，可用于鉴别。

三、胰蛋白酶测定

胰蛋白酶是胰腺分泌的重要消化酶之一，人类胰腺细胞合成两种主要的胰蛋白酶，通常是以无活性的酶原形式存在，即胰蛋白酶原-1和胰蛋白酶原-2。

虽然胰液中含有大量的胰蛋白酶，正常时却很少进入血循环，健康人血清中存在的主要为游离胰蛋白酶原，没有游离的胰蛋白酶。

急性胰腺炎时，血清胰蛋白酶和淀粉酶平行升高，其峰值可达参考值上限的2～400倍，两种胰蛋白酶的分布和急性胰腺炎的类型及严重程度有关。轻型者80%～99%为游离胰蛋白酶原-1及极少的结合型的胰蛋白酶-1；而重型者游离胰蛋白酶原-1可低到胰蛋白酶总量的30%，大部分以结合形式存在，它可以和α_1-抗胰蛋白酶或α_2-巨球蛋白结合。

（张　捷）

第十二节　糖尿病的实验室检查

糖尿病（diabetes mellitus）是由多种病因引起的以慢性高血糖为特征的代谢紊乱。高血糖是由于胰岛素分泌或作用的缺陷，或者两者同时存在而引起。除碳水化合物外，还有蛋白质、脂肪代谢异常。糖尿病可引起多系统损害，导致眼、肾、神经、心脏、血管等组织的慢性进行性病变，引起功能缺陷及衰竭。病情严重时可发生酮症酸中毒、高渗性昏迷等。糖尿病的诊断及疗效观察离不开可靠的实验室检查。

一、空腹血糖和尿糖测定

【参考值】　　血糖：酶法　3.6~6.1mmol/L
　　　　　　　尿糖：定性：阴性　定量：<0.5g/24h

【临床意义】

1. 血糖增高　见于：①糖尿病。②内分泌疾病：如皮质醇增多症、甲状腺功能亢进症、嗜铬细胞瘤、胰高血糖素瘤等。③应激性高血糖。④麻醉、脱水、缺氧等时。⑤高糖饮食、剧烈运动、情绪紧张等时。

2. 血糖减低　见于：①胰岛素过量。②肝糖原储存缺乏性疾病：如肝硬化、肝癌、重型肝炎等。③饥饿、急性酒精中毒等。

3. 尿糖阳性　见于：①凡血糖水平超过肾阈时，肾排出葡萄糖量增加。②肾葡萄糖阈值降低，血糖不升高也可出现尿糖阳性。

【注意事项】　①全血葡萄糖浓度比血浆或血清低10%~15%，毛细血管血与静脉血的血糖在空腹时无区别，但餐后前者高于后者。②抗凝剂用氟化钠可在24h内阻止葡萄糖酵解。③室温放置血标本，血糖浓度每小时下降5%~7%。

二、口服葡萄糖耐量试验

口服葡萄糖耐量试验（oral glucose tolerance test，OGTT）是一种葡萄糖负荷试验，可了解机体对葡萄糖的调节能力，当怀疑糖尿病时本试验可帮助明确诊断。试验前3天，每天食物中含糖量不得少于150g，并停服所有影响试验的药物。试验前10~16h不得进食。试验时采空腹血后，将75g葡萄糖溶于250~300ml水内，在5min内饮完，并分别在30、60、120min时各取血一次，测定葡萄糖，观察葡萄糖峰值时间和浓度，以及2h是否恢复正常。于每次取血的同时留尿测尿糖。试验过程中不得吸烟、饮茶、咖啡或进食等。

如空腹血糖≥7mmol/L、糖耐量试验峰值≥11.1mmol/L时可以诊断糖尿病。糖耐量减低（IGT）时空腹血糖为6.1~7.0mmol/L，服糖后2小时为7.8~11.1mmol/L。此外也应注意是否有其他引起糖耐量受损的疾病。糖耐量试验还受年龄、饮食、应激、药物、胃肠功能等许多因素影响，应加以注意。

三、糖化血红蛋白和糖化血浆白蛋白测定

血红蛋白中两条β链N端的缬氨酸和葡萄糖经非酶促反应结合成糖化血红蛋白（glycohemoglobin，GHb），糖化反应速度缓慢，一旦形成，不再离解。GHb即HbA_{1c}，其反应速度主要取决于血糖浓度及血糖与Hb的接触时间，可以反映取血前4~12周血糖的平均情况，是检测糖尿病患者血糖控制情况的指标之一，尤其是对一些血糖波动较大的患者更为合适。正常人HbA_1约为3%~6%，不同测定方法其参考值有差异。

血浆蛋白（主要为白蛋白）也可和葡萄糖发生非酶促的糖基化反应形成果糖胺，其形成量和血糖浓度有关。由于白蛋白在血中浓度稳定，其半寿期为19天，故其测定可反映糖尿病患者2~3周内血糖水平，为近期病情检测的指标。

四、胰岛素和C肽释放测定

胰岛素是由胰岛B细胞产生和分泌的一种蛋白质。B细胞合成的无活性的胰岛素原含有胰岛素和一个与之以共价键相连的单链多肽（即C肽），胰岛素原经蛋白水解酶作用生成等分子的胰岛素和C肽释放入血。胰岛素分泌入血后其生物活性很快被肝降解。C肽无胰岛素生物活性，也无胰岛素免疫原性，半寿期比胰岛素长，C肽清除率慢，周围血中C肽/胰岛素比例大于5，且不受外源性胰岛素影响，故其含量也能较准确反映胰岛素的分泌量。血浆胰岛素和C肽水平测定有助于了解B细胞功能和指导治疗。由于容易有胰岛素抗体的存在而影响胰岛素的测定，故当需要时，测定血浆C肽更能说明问题。

许多因素可刺激胰岛B细胞分泌胰岛素，如葡萄糖、氨基酸、激素、药物等，其中以葡萄糖最为重要。正常人口服葡萄糖后血浆胰岛素水平在30~60min上升至高峰，可为基础值的5~20倍，3~4h恢复到基础水平，C肽水平升高5~6倍。

五、胰岛素自身抗体（insulin autoimmunity antibody，IAA）的测定

胰岛素自身抗体是针对自身胰岛素产生的抗体，是1型糖尿病自身免疫反应的重要抗体之一。对1型糖尿病的诊断、预测和防治都有重要意义。胰岛素自身免疫综合征的病人血清IAA也可阳性。

六、胰岛素抗体（insulin antibody，INS-Ab）的测定

由于胰岛素的异源免疫性和提取不纯等因素，使患者应用胰岛素治疗后，体内产生胰岛素抗体，这些抗体结合血循环中的胰岛素，生成胰岛素–胰岛素抗体复合物，从而使胰岛素失去活性。可作为胰岛素耐药的研究。

七、胰岛细胞自身抗体（islet cell antibody，ICA）的测定

新诊断的1型糖尿病患者60%左右ICA阳性，发病6个月至3年后，其滴定度逐渐降低或消失；新诊断为2型患者中，ICA阳性率仅1.5%~8.3%，半数以上逐渐发展为需要胰岛素治疗，实际上可能也是1型糖尿病。因此检测血清ICA对临床糖尿病分型的鉴别诊断有一定的意义。

八、谷氨酸脱羧酶自身抗体（GAD 65）的测定

新诊断的1型糖尿病患者，GAD 65阳性率60%~96%，敏感性和特异性较强，有助于区分1型和2型糖尿病，并提示应及早应用胰岛素治疗。

（张捷）

第十三节 心肌损伤的实验室检查

一、心肌酶检测

（一）肌酸激酶及其同工酶测定

肌酸激酶（creatine kinase，CK）主要存在于骨骼肌、心肌、平滑肌和脑组织中，由两种

不同亚基 M 和 B 组成二聚体，CK 有三种同工酶：CK-MM、CK-MB、CK-BB，它们的分子量和催化功能相同，但分子结构和来源不同，各个同工酶的理化性质有差异。CK-MM 主要存在于骨骼肌中，占骨骼肌中总 CK 含量的 98%，心肌中 CK-MM 占心肌中总 CK 含量的 70%～80%；CK-BB 主要存在于脑组织中，占脑组织中总 CK 含量的 99% 以上，平滑肌中也含有一定量的 CK-BB；CK-MB 主要存在于心肌中，占心肌中总 CK 含量的 20%～30%，其他组织中含量甚少。正常血清中绝大部分为 CK-MM，有极少量的 CK-MB，CK-BB 含量甚微，用一般方法检测不到。目前发现 CK-MB 亚型有 MB_1、MB_2，CK-MM 的亚型有 MM_1、MM_2、MM_3。这些亚型对急性心肌梗死（AMI）的诊断和溶栓效果的判断都优于 CK 总酶和同工酶。故同工酶及同工酶亚型（isoform）在临床应用上是很有前途的。

【临床意义】

1. 血清 CK 总酶测定　CK 总酶日间变化在 20%～30% 之间。血清 CK 总酶升高可见于许多情况，以对 AMI 的诊断最为重要。

（1）当发生 AMI 时，CK 活性在 3～8h 升高，高峰在 24h，3～4 天后恢复至正常水平。AMI 时 CK 升高一般为参考值的数倍。

（2）判断溶栓治疗后是否出现再灌注，如达高峰时间提前，在发病 4h 内 CK 即达峰值，提示冠状动脉再通的能力为 40%～60%。

（3）施行心律转复、心导管和无并发症的冠状动脉成形术等均会引起 CK 值的升高。

（4）心肌炎时 CK 可轻度增高。

（5）各种肌肉损伤（如挫伤、手术、肌肉注射、癫痫发作）和肌肉疾病（如多发性肌炎、肌炎、横纹肌溶解症、进行性肌营养不良、重症肌无力、甲状腺机能减低出现粘液性水肿），CK 可有不同程度升高，其活性甚至可高于参考值数十至数百倍。

（6）在急性脑外伤、脑恶性肿瘤时 CK 也可增高。

（7）长期卧床、甲状腺机能亢进、激素治疗时 CK 可下降。

（8）CK 也可有生理性增高，人体在运动后将导致 CK 活性明显增高，怀孕妇女通常在 14～26 周时出现 CK 活性降低，而后又逐渐增高，分娩时 CK 也会升高。

2. 血清 CK 同工酶测定　①用 CK-MB 来诊断 AMI 的阳性率可达 80%。②当心肌缺血时 CK-MB 常不增高，故不稳定心绞痛患者大多数无 CK-MB 增高，即便增高也不超过正常上限的 2 倍。③正常时 CK-MB/CK 常 < 6%，若比值 > 6% 常为心肌损伤引起。④$CK-MB_2$ > $CK-MB_1$ 可作为 AMI 早期诊断和判断有无再灌注的敏感和特异性指标。⑤CK-MM 同工酶测定对早期 AMI 的检出高度敏感，一般以 MM_3/MM_1 > 1.5 MB_2 ≥ 2.6U/L 作为诊断 AMI 的标准，但在诊断 AMI 时须排除急性骨骼肌损伤。

【注意事项】

1. 红细胞中不含 CK，但含大量腺苷酸激酶（AK），目前检测 CK 的方法受 AK 干扰。虽然许多试剂盒中加入 AK 的抑制剂，但也有些试剂盒未加入抑制剂或抑制剂的量不足，此时溶血的标本测定值不准确。

2. 采集的血液标本，除用肝素抗凝外，其他常用抗凝剂都能抑制 CK 活性。若不能及时测定，可将血清放冰箱保存，-20℃ 中可长期保存。

3. 虽然骨骼肌中 CK-MB 含量仅 1%～2%，但过高的血清 CK-MB 水平仍应考虑骨骼肌损伤的可能性。此外，药物成瘾、皮肌炎、Duchenne 肌营养不良、Reye 综合征、震颤性谵妄、酒精中毒、甲状腺功能低下等虽然都可引起血清 CK-MB 异常升高，但其所占 CK 总酶活性比例不上升。

(二) 乳酸脱氢酶及其同工酶测定

乳酸脱氢酶 (lactic dehydrogenase, LD) 是一种糖酵解酶，主要存在于心肌、骨骼肌、肾脏，其次存在于肝、脾、胰、肺、肿瘤组织，红细胞内含量极为丰富。LD 由两种不同的亚基 (M、H) 构成四聚体，形成 5 种同工酶，即 LD_1 (H_4)、LD_2 (H_3M)、LD_3 (H_2M_2)、LD_4 (H_3M)、LD_5 (M_4)。LD_1 和 LD_2 主要存在于心肌中，可占总酶的 50%，也存在于红细胞内；LD_3 存在于肺、脾；LD_5 存在于横纹肌、肝中。

【临床意义】

1. 血清 LD 总酶活性测定

(1) 用于 AMI 和亚急性心梗的辅助诊断。

(2) 各种疾病的急性时相、血液病（如巨幼细胞性贫血、溶血性贫血、恶性贫血）、肺梗死、肝胆疾患（如肝炎、肝硬化、阻塞性黄疸）、恶性肿瘤、肾疾患、脑血管病变、休克等 LD 总酶及其病变部位相应优势的同工酶含量均可增高。

2. 血清 LD 同工酶测定

(1) 通常在 AMI 后 6h 时 LD_1 开始升高，总 LD 活性升高略为滞后。

(2) 当 AMI 病人的 LD_1/LD_2 倒置且伴有 LD_5 增高时，提示病人心衰并伴有肝脏淤血或肝功能衰竭。

(3) LD_1 活性大于 LD_2 也可出现在心肌炎、巨幼细胞性贫血和溶血性贫血患者。

(4) 在肝实质病变，如病毒性肝炎、肝硬化、原发性肝癌时，可出现 $LD_5 > LD_4$ 的情况，但由于 LD_5 在血清 LD 中所占比例很少，所以总 LD 测定往往不易检出，以用同工酶测定为好。恶性肿瘤肝转移时常伴有 LD_4 和 LD_5 升高。

(5) 骨骼肌疾病时 $LD_5 > LD_4$，各型肌萎缩早期 LD_5 升高，晚期可出现 LD_1 和 LD_2 升高。

(6) 肺部疾患可有 LD_3 升高，白血病时常有 LD_3 和 LD_4 升高。

【注意事项】 因红细胞中有 LD，故溶血标本干扰测定。

(三) 血清天门冬氨酸氨基转移酶测定

在 AMI 时血清天冬氨酸氨基转移酶 (aspartate aminotransferase test, AST) 水平可明显升高，但其与 CK 相比无优点。

二、肌钙蛋白与肌红蛋白检测

(一) 肌钙蛋白测定

肌钙蛋白 (troponin, TN) 存在于横纹肌细肌丝的原肌凝蛋白的双螺旋结构上，由三个单链多肽组成复合物：肌钙蛋白-I (TNI)、肌钙蛋白-T (TNT)、肌钙蛋白-C (TNC)，TN 与肌浆钙离子、原肌凝蛋白一起调节肌肉的收缩。

【临床意义】

TNT 和 TNI 目前被认为是急性冠状动脉综合征诊断最特异的生化标志物，它们出现早，可在症状发作后 2h 出现；具有较宽的诊断窗：TNT (5~14d)，TNI (4~10d)。由于在无心肌损伤时 TNT 和 TNI 在血液中含量很低，故也可用于微小心肌损伤 (MMD) 的诊断，这是以前酶学指标所难以做到的。TNT 和 TNI 还具有判断预后的价值。对任何冠状动脉疾患病人，即使 ECG 或其他检查（如运动试验）阴性，只要 TNT 和 TNI 增高，应视为具有高危险性。

1. 是早期诊断 AMI 最好的标志物。AMI 病人于发病后 3~6h 升高，10~24h 达高峰，发病 10~120h 内检测敏感性达 100%，峰值呈单相曲线，可达参考值的 30~40 倍。对于非 Q 波 MI、亚急性 MI 或用 CK-MB 无法判断预后的病人更有意义。

2. 对不稳定心绞痛（UAP）预后的判断　UAP 患者常有 MMD 发生，但又达不到 AMI 的诊断标准，这种缺血性心肌损伤可通过 TNT 升高得以发现。

3. 溶栓治疗疗效的判断　TN 在 90min 时冠脉再灌注平均指数显著大于 CK-MB 和肌红蛋白（Mb），是判断 AMI 后进行溶栓治疗后是否出现再灌注的良好标志物。

4. 估计梗塞面积和心功能　TN 后期峰值与梗塞面积呈正相关。

5. 其他 MMD，如钝性心肌外伤、心肌挫伤、甲状腺机能减退病人的心肌损伤、药物的心肌毒性、严重脓毒血症和脓毒血症导致的左心衰时 TN 也可升高。

6. 评估围手术期心脏受损程度。

7. TNT 用于慢性心功能衰竭血透病人心血管事件预测。

8. TN 是心脏移植的非介入性标志物。

（二）肌红蛋白测定

肌红蛋白（myoglobin，Mb）是以一种氧结合蛋白，含有亚铁血红素，能结合和释放氧分子，有贮氧和输氧的功能。Mb 分子量为 16 000~18 000，主要在肾脏代谢和清除。在正常人血清中含量甚微，当心肌或骨骼肌受损时，可从受损肌细胞中释放入血，故血清 Mb 测定常被用作 AMI 的早期诊断指标。

【临床意义】

1. 由于 Mb 的分子量小，可以很快从受损的细胞中释放出来，在 AMI 发病后 1~3h 血中浓度迅速上升，6~7h 达峰值，12h 内几乎所有 AMI 患者 Mb 都有升高，升高幅度大于各种心肌酶，故血清 Mb 成为最早期诊断急性心肌梗死的生化标志物。

2. 由于 Mb 半寿期短，胸痛发作后 6~12h 不升高，有助于排除 AMI 的诊断，是筛查 AMI 很好的指标。

3. 由于在 AMI 后血中 Mb 很快从肾脏清除，发病 18~30h 内可完全恢复到正常水平。故 Mb 测定有助于在 AMI 病程中观察有无再梗塞或者梗塞再扩展。Mb 频繁出现增高，提示原有心肌梗死仍在延续。血清 Mb 升高的幅度和持续时间与梗死面积和心肌坏死程度呈正相关。血清 Mb 升高出现早、幅度高、持续时间长者大多预后不良。当连续监测 Mb 出现第二次峰值时表明梗死已再发，其检出灵敏度高于 CK-MB。

4. Mb 是溶栓治疗中判断有无再灌注的较敏感而准确的指标。连续监测 Mb 对药物溶栓治疗后的效果判断也有一定帮助。

【注意事项】　在心肌炎、瓣膜病或心肌、心包病引起重度心衰时，由于心肌和骨骼肌缺血、缺氧及细胞膜功能改变，Mb 可自肌细胞中漏出，造成 Mb 不成比例明显升高；某些变异性心绞痛病人，由于心肌缺血 Mb 可轻度升高；慢性肾功能不全，由于 Mb 的代谢和清除受阻，以及骨骼肌损伤或病变、心肺复苏、癫痫发作等均可导致血清 Mb 升高，造成假阳性，故测定结果要结合临床分析。

三、急性心肌梗死诊断时选择的指标

胸痛 <6h，选择肌红蛋白进行早期诊断。

胸痛 >6h，选择肌钙蛋白进行诊断，也可同时测定 CK-MB。

若病人就诊较晚（如超过24h），可选择肌钙蛋白，LD及其同工酶来进行回顾性诊断。

（王天成）

第十四节　血脂检查

血脂检查包括脂质、脂蛋白及其受体等在内的各种试验。脂质既是重要的生理物质，又与许多疾病的发生尤其是动脉粥样硬化和由其引起的心、脑血管疾病有密切的关系，所以是临床最常做的检查项目之一。

一、基础知识

脂质是脂肪和类脂及它们的许多衍生物的总称。脂质的共同物理性质是不溶或微溶于水，溶于非极性有机物溶媒，如乙醇、氯仿及丙酮中。脂肪（可变脂）包括甘油酯。类脂（固定脂）包括磷脂、糖脂、类固醇及类固醇酯。

脂类的生理功能：①供能和储能：合理膳食的总热量约20%～30%由脂肪供给，储脂处于分解与合成的动态平衡中。②构成生物膜：细胞膜、内质网膜、线粒体膜、核膜及红细胞膜是机体的生物膜，磷脂和胆固醇是所有生物膜的重要组成成分。由于功能不同，各种膜的脂类含量也有很大的差异。③有助于获得脂溶性维生素和必需的脂肪酸。

脂蛋白是由脂质和载脂蛋白组成的同一类物质。各种脂蛋白有类似的结构，多呈球状，球的中心为非极性物质，如甘油三酯、胆固醇酯；在球形颗粒的表面是极性分子，如游离胆固醇、载脂蛋白及磷脂等，使脂蛋白成为可溶性，能随血液循环到身体各处。

脂蛋白可用高速离心沉淀法和电泳法进行分类。高速离心法是根据脂蛋白密度的大小，离心后所分层次而定，根据其命名的主要脂蛋白有乳糜微粒（CM）、极低密度脂蛋白（VLDL）、中间密度脂蛋白（IDL）、低密度脂蛋白（LDL）和高密度脂蛋白（HDL）。其特点见表4-1-13。

表4-1-13　脂蛋白的分类

脂蛋白（超速离心法）	密度（Kg/L）	颗粒直径（nm）	漂浮率（Sf）	电泳迁移率
CM	<0.95	80～1200	>400	原点
VLDL	0.95～1.006	30～80	60～400	前～β
IDL	1.006～1.019	23～35	20～60	宽β
LDL	1.019～1.063	18～25	0～20	β
HDL	1.063～1.21	5～12	0～9	α

从上表可以看出脂蛋白颗粒的密度从CM到HDL是由小变大，而分子的大小则是由大变小。构成各种脂蛋白的成分不同，其主要成分见表4-1-14

表4-1-14　脂蛋白结构的主要成分

脂蛋白	脂质	载脂蛋白
CM	TG：90%，TC：10%～1%	$ApoB_{48}$
VLDL	TG：60%，TC：20%～10%	$ApoB_{100}$、ApoC-Ⅱ
IDL	TG：35%，TC：35%～15%	$ApoB_{100}$、ApoE
LDL	TG：10%，TC：40%～50%	$ApoB_{100}$
HDL	TG：<5%，TC：5%～25%	ApoA-Ⅰ、ApoA-Ⅱ
脂蛋白（a）	TG：10%，TC：50%～20%	$ApoB_{100}$、Apo（a）

TG：甘油三酯　　TC：胆固醇

脂蛋白中的蛋白部分称为载脂蛋白，载脂蛋白在脂蛋白的代谢及完成其生理功能中具有重要作用。其主要功能有：①构成并且稳定脂蛋白的结构。②修饰并影响和脂蛋白有关的酶的代谢和活性。③是一些酶的辅因子。④作为脂蛋白受体的配体，决定和参与脂蛋白与细胞表面脂蛋白受体的结合及其代谢过程。

各种载脂蛋白主要合成部位是肝，小肠也可合成少量；近年发现除肝外，脑、肾、肾上腺、脾、巨噬细胞也能合成载脂蛋白E。

载脂蛋白一般分为载脂蛋白A、B、C、E、（a）五大类，每类中又有亚类，还可能有一些变异体。载脂蛋白的分类、存在的位置见表4-1-15。

表4-1-15 载脂蛋白的分类和所在位置

载脂蛋白	位置
ApoA-Ⅰ	HDL含大量，CM、VLDL、LDL含少量
ApoA-Ⅱ	HDL、CM、VLDL含少量
ApoA-Ⅳ	HDL
Apo（a）	Lp（a）
ApoB$_{48}$	CM
ApoB$_{100}$	VLDL、IDL、LDL
ApoC-Ⅰ	VLDL
ApoC-Ⅱ	CM、VLDL、新生HDL
ApoE	CM、VLDL、IDL、HDL

脂蛋白能在血液中运转并进行代谢，很重要的一点就是可以被细胞上的受体识别并与之结合，再被摄取进入细胞内进行代谢。到目前已报道的受体有很多种，但了解最多的是LDL受体，其次是VLDL受体。这两种受体的氨基酸序列、构象及和配体的结合部位都已阐明。脂蛋白受体在决定脂类代谢途径，调节血浆脂蛋白水平等方面有极其重要的作用。

二、常用血脂检查项目

（一）血清总胆固醇测定

胆固醇（cholesterol，CHO）是类固醇中的一种。血浆胆固醇包括胆固醇酯和游离胆固醇两种，前者约占70%，后者占30%。人体胆固醇除来自于食物，还可在肝内合成，提供内源性胆固醇的90%。血浆和组织中所含胆固醇经常处于交换状态，其交换率因不同组织而异，由于胆固醇不断进、出血液，所以血浆胆固醇不仅反映胆固醇摄取与合成的情况，还反映携带胆固醇的各种脂蛋白的合成速度及影响脂蛋白代谢的受体情况。血浆胆固醇主要存在LDL中，其次为HDL和VLDL，CM中含量最少。

胆固醇的主要功能有：①是所有细胞膜和亚细胞器膜上的重要组成成分。②是胆汁酸的唯一前体。③是所有类固醇激素，包括性腺和肾上腺激素的前体等。

【参考值】　合适范围：5.2mmol/L（200mg/dl）以下
　　　　　　边缘升高：5.23~5.69mmol/L（201~219mg/dl）
　　　　　　升高：　　5.72mmol/L（220mg/dl）以上

【临床意义】

1.胆固醇升高　高胆固醇血症和动脉粥样硬化的发生有密切关系，这已经由下述研究所证明：①动物实验。②人体动脉粥样斑块的组织病理学和化学研究。③临床上动脉粥样硬化病人的血脂检查。④遗传性高血脂病易早发冠心病。⑤流行病学研究。⑥干预性预防治疗试验的结果。因此认为胆固醇是动脉粥样硬化的重要危险因素之一。

胆固醇升高容易引起动脉粥样硬化性心、脑血管疾病，如冠心病、心肌梗死、脑卒中等。但如果作为一个诊断指标来说，它既不够特异，也不够敏感，所以不能作为诊断指标，只能作为评价动脉粥样硬化的危险因素，常用作动脉粥样硬化的预防、发病估计、治疗观察等。

胆固醇升高可见于各种高脂蛋白血症、梗阻性黄疸、肾病综合征、甲状腺功能低下、慢性肾功能衰竭、糖尿病等。此外，吸烟、饮酒、紧张、血液浓缩等也可使血液胆固醇升高。妊娠末3个月时，可明显升高，产后恢复原有水平。

2.胆固醇降低　见于各种脂蛋白缺陷状态、肝硬化、恶性肿瘤、营养吸收不良、巨幼细胞性贫血等。此外，女性月经期也可降低。

（二）血清甘油三酯测定

血浆中的甘油酯90%～95%是甘油三酯（triglyceride，TG），TG属中性脂肪。饮食中脂肪被消化吸收后，以TG形式形成CM循环于血液中，CM中80%以上为TG。血中CM的半寿期仅为10～15min，进食后12h，正常人血中几乎没有CM，TG恢复至原有水平。

【参考值】　合适范围：1.7mmol/L（150mg/dl）以下

【临床意义】

1.TG升高　现认为TG也是冠心病发病的一个危险因素，当其升高时应该给予饮食控制或药物治疗。其升高可见于各种高脂蛋白血症、糖尿病、痛风、梗阻性黄疸、甲状腺功能低下、胰腺炎等。

2.TG降低　见于低脂蛋白血症、营养吸收不良、甲状腺功能亢进、甲状旁腺功能亢进、过度饥饿、运动等。

（三）血清高密度脂蛋白胆固醇测定

高密度脂蛋白（HDL）是体积最小的脂蛋白，和其他脂蛋白相比，HDL含蛋白量最大（>50%），其主要的载脂蛋白为ApoA-Ⅰ、A-Ⅱ及少量的ApoC、E；磷脂是其主要的脂质，还有少量胆固醇、胆固醇酯和甘油三酯。

在卵磷脂胆固醇酰基转移酶（LCAT）的作用下，游离胆固醇变成胆固醇酯，经过HDL将蓄积在组织的游离胆固醇运送到肝，减少血浆HDL中游离胆固醇的浓度，形成胆固醇从细胞膜流向血浆脂蛋白的浓度梯度，降低组织胆固醇的沉积，从而限制动脉粥样硬化的发生、发展，起到抗动脉粥样硬化作用。故血浆中HDL和动脉粥样硬化的发生呈反相关。

由于在大多数测定方法中，胆固醇酯都被水解成游离胆固醇，所以酯化部分也被作为非酯化者计入。准确的说，HDL-C表示的是和HDL结合的总胆固醇（包括游离胆固醇和胆固醇酯两者），以其量来估计HDL水平。

【参考值】　合适范围：>1.3mmol/L（40mg/dl）；
　　　　　　减低：　　<0.90mmol/L（35mg/dl）

【临床意义】　流行病学研究表明HDL-C与冠心病的发展呈反相关关系，故HDL-C值低的个体患冠心病的危险性增加；HDL-C水平高者，患冠心病的可能性小。故HDL-C可用于评价患冠心病的危险性。HDL-C升高还可见于慢性肝炎、原发性胆汁性肝硬变等。

HDL-C降低可见于急性感染、糖尿病、慢性肾功能衰竭及肾病综合征等。

（四）血清低密度脂蛋白胆固醇测定

低密度脂蛋白（LDL）是一个球形分子，其主要的载脂蛋白为 Apo-B_{100}（约占蛋白的95%）。LDL 是富含胆固醇的脂蛋白，正常人空腹时血浆中胆固醇的 2/3 是和 LDL 结合的，其余的则由 VLDL 携带，也有极少部分在 IDL 和 Lp（a）上。LDL 是作为 VLDL 代谢的终产物在循环中形成；也有一部分是由肝合成后直接分泌到血液中。LDL 经过 LDL 受体途径进行代谢，LDL 中的 ApoB_{100} 可被 LDL 受体识别与结合，血浆中 65%~70% 的 LDL 依赖 LDL 受体清除。

LDL 是发生动脉粥样硬化重要的危险因素之一。LDL 经化学修饰作用后，易和清道夫受体结合，被巨噬细胞摄取，形成泡沫细胞，并停留在血管壁内，从而沉积了大量的胆固醇，尤其是胆固醇酯，促使动脉壁形成粥样硬化斑块。LDL-C 也是测定 LDL 中胆固醇量以表示LDL 水平。

【参考值】　合适范围：<3.10mmol/L（120mg/dl）

边缘升高：3.13~3.59mmol/L（121~139mg/dl）

升高：>3.62mmol/L（140mg/dl）

【临床意义】　①LDL 常用于判断是否存在患冠心病的危险性。LDL 升高可见于遗传性高脂蛋白血症、甲状腺功能低下、肾病综合征、梗阻性黄疸、慢性肾功能衰竭及 Cushing 综合征等。②LDL 降低可见于急性病、无β脂蛋白血症、甲状腺功能亢进、消化吸收不良、肝硬变及恶性肿瘤等。

（五）血清脂蛋白（a）测定

脂蛋白（a）[lipoprotein（a），Lp（a）] 是脂蛋白中特殊的一种，其结构在蛋白质方面与 LDL 很相似，但带有一个富含碳水化合物和高度亲水性的称为 Apo（a）的蛋白。在 Lp（a）中，一分子的 ApoB_{100} 和 Apo（a）以单个双硫键相连。Lp（a）有其自己的特性，但它不能像其他脂蛋白那样能根据其在超速离心或电泳中的物理化学性质来分类，事实上在电泳谱中，Lp（a）和 VLDL 很相似，有一个前β迁移率；而在超速离心中，它在 LDL 和 HDL 的范围内，绝大多数 Lp（a）是在 1.050~1.100kg/L 密度范围内。

Apo（a）和纤溶酶原有同源性，可以联附于纤维蛋白，一方面 Apo（a）和纤溶酶原竞争，可以延缓纤维蛋白的溶解；另一方面，Lp（a）促进 LDL 在血管壁上聚集，故 Lp（a）有增加动脉粥样硬化和动脉血栓形成的危险性。最近的研究表明 Lp（a）可以对纤溶酶原和纤维蛋白及细胞表面的结合进行竞争，而抑制纤维蛋白水解作用。

【参考值】　0~300mg/L

【临床意义】　从 70 年代开始以来有很多关于 Lp（a）和冠心病（CHD）关系研究的报告，多数认为 Lp（a）升高和 CHD 有关，Lp（a）浓度明显升高是 CHD 的一个独立危险因素，甚至在有其他危险因素同时存在时，Lp（a）可能是一个更强的预测 CHD 的危险因素。有很多临床观察报告说明 Lp（a）和 CHD、心肌梗死、冠状动脉搭桥手术后的狭窄、PTCA后的再狭窄、卒中都有相关。

（六）血清载脂蛋白测定

1. 载脂蛋白 A-Ⅰ 测定　载脂蛋白 A（apo-lipoprotein A，ApoA）有 ApoA-Ⅰ、A-Ⅱ、A-Ⅳ三种。ApoA-Ⅰ 和 ApoA-Ⅱ 主要分布在 HDL 中，是 HDL 的主要载脂蛋白。ApoA-Ⅰ 的主要功能有：①组成 HDL 并维持其结构的稳定性和完整性。②激活 LCAT，催化胆固醇酯化。③作为 HDL 受体的配体。ApoA-Ⅰ 由肝和小肠合成，是组织液中浓度最高的载脂蛋白，在血浆中半寿期为45天。

【临床意义】 由于用HDL-C水平来预测冠心病的危险性已经比较肯定,而ApoA-Ⅰ是组成HDL的主要载脂蛋白,故推测测定血浆ApoA-Ⅰ和血浆HDL-C应该意义相同。目前血浆ApoA-Ⅰ还是多和其他危险因素一起用于评价冠心病的危险性。

ApoA-Ⅰ可用于遗传性血脂蛋白异常疾病的诊断,如家族性ApoA-Ⅰ缺乏症、家族性α-脂蛋白缺乏症及家族性α-高脂蛋白血症等的诊断。未控制的糖尿病、慢性肝病、肾病综合征及慢性肾功能衰竭等都可引起ApoA-Ⅰ降低。

2. 载脂蛋白B 载脂蛋白B(apo-lipoprotein B,ApoB)有$ApoB_{48}$和$ApoB_{100}$两种,前者主要存在于乳糜微粒中,后者存在于LDL中,ApoB是LDL含量最高的蛋白质,90%以上的ApoB是在LDL中,其余的在VLDL中。

【临床意义】 测定血浆ApoB有和LDL-C一样的临床意义。也有人认为测定血浆ApoB也许比LDL-C更好,因为后者常是计算出来的,影响因素较多,且需要病人在真正空腹时采血。但是现在已有直接测定LDL-C的方法了,可以测得比较准确的结果。ApoB也可用作评价冠心病的一个危险因素指标。对一些遗传性脂蛋白异常血症,如无β-脂蛋白血症、低β-脂蛋白血症等,ApoB具有诊断意义。

此外,在糖尿病、甲状腺机能低下、肾病综合征、肾功能衰竭、梗阻性黄疸时ApoB都可能升高;而在恶性肿瘤、营养不良、甲状腺功能亢进时ApoB可能降低。

三、血脂检查注意事项

1. 应空腹12h以上进行血脂检查。餐后TG明显升高,形成乳糜标本,干扰测定。黄疸、还原性药物如Vit C对TG、TC测定可产生干扰。ApoA-Ⅰ在12h内不能测定时应密封于-20℃冷冻保存,测定前复溶,摇匀后再测定。

2. 影响血脂水平的因素很多,如年龄、性别、遗传因素、居住地区、生活方式、饮食习惯、劳动类型、文化水平等,很难定出一个通用的参考值。现在建议对血脂水平高低的划分,应该依据是否容易发生由动脉粥样硬化引起心脑血管病而分为"合适水平"、"边缘水平"和"危险水平"。而不用"正常值"、也不建议用"理想水平"、"最适水平"等名词。

血脂和脂蛋白与动脉粥样硬化关系密切已如上述,但这些指标不能作为诊断之用,只能作为危险因素用以评价发生冠心病的危险性。

脂蛋白紊乱还可分为原发性和继发性,原发性多为基因性(家族性)的;引起继发性的原因很多,如饮食、饮酒、药物、代谢、内分泌、感染性疾病等。

(王天成)

第十五节 血清电解质测定及血气分析

人体内存在的液体称为体液。体液中有无机物和有机物,无机物与部分以离子形式存在的有机物统称为电解质。体液以细胞膜为界,可分为细胞内液和细胞外液。细胞外液因其存在部位不同,又可分为血浆和细胞间液,其间水与电解质处于动态平衡,这种平衡状态很易受体内外因素影响而出现代谢紊乱,即水、电解质平衡紊乱和酸碱平衡紊乱。

一、血清电解质测定

（一）血钾测定

钾主要分布在细胞内（约占总量的98%），是细胞内主要的阳离子。血钾对调节水与电解质、渗透压与酸碱平衡，维持神经肌肉的应激性、心肌活动都有重要生理意义。

【参考值】 3.5~5.5mmol/L

【临床意义】

1. 低钾血症　血清钾低于3.5mmol/L称为低钾血症。见于：①钾摄入不足：人体钾来源全靠食物提供，长期进食不足或禁食者由于钾来源不足，而肾仍照常排钾，很易造成低血钾症。②钾排出过度：常见于严重腹泻、呕吐、肠瘘、长期应用肾上腺皮质激素和利尿剂等。③细胞外钾进入细胞内：葡萄糖与胰岛素同时使用、代谢性碱中毒或输入过多碱性药物等可使钾过多转入细胞内。此外，血浆稀释也可形成低钾血症。

2. 高钾血症　血清钾高于5.5mmol/L称为高钾血症。见于：①钾摄入过多：常见于钾溶液输入速度过快或量过大，特别是有肾功能不全、尿量减少者。②钾排泄障碍：如各种原因引起的少尿或无尿。③大面积烧伤、严重溶血、挤压综合征、代谢性酸中毒等细胞内钾向细胞外大量转移。

【注意事项】 标本采集时避免溶血，因红细胞破坏后钾从细胞内逸出，可引起血钾升高。

（二）血钠测定

钠离子是细胞外液最多的阳离子，对保持细胞外液容量、调节酸碱平衡、维持正常渗透压和细胞生理功能有重要意义。

【参考值】 135~145mmol/L

【临床意义】

1. 低钠血症　血钠低于135mmol/L称为低钠血症。原因可分为肾性和非肾性两大类：①肾性原因：肾功能正常时，机体很少因摄钠过少引起低钠血症，因为肾脏有较强的保钠能力；肾功能损害时因渗透性利尿、肾上腺功能低下及急、慢性肾功能衰竭等引起低钠血症。②非肾性原因：如呕吐、腹泻、肠瘘、大量出汗和烧伤等，除丢失钠外，还伴有不同比例水的丢失。

2. 高钠血症　血钠高于145mmol/L称为高钠血症。因进钠过多或水丢失过多所致，临床较少见。水丢失大于钠丢失可见于尿崩症、水样泻、出汗过多等。糖尿病患者由于水随糖以糖尿形式排出体外可造成高钠血症。

（三）血氯测定

人体氯在细胞内、外均有分布，但细胞内的含量只有细胞外的一半，氯是血浆内主要的阴离子，在调节机体酸碱平衡、渗透压及水、电解质平衡及胃液中胃酸的生成方面有重要意义。

【参考值】 95~105mmol/L

【临床意义】

1. 低氯血症　见于：①摄入不足：如饥饿、营养不良等。②呕吐、使用大剂量利尿剂导致丢失过多。③酸中毒时氯向细胞内转移。④肾上腺皮质功能减退。

2. 高氯血症　见于：①低蛋白血症，血氯增加，以补充血浆阴离子。②腹泻、呕吐、大量出汗等丢失水分时导致血液浓缩。③呼吸性碱中毒时,由于过度呼吸,使 CO_2 张力减退,HCO_3^- 减少,血氯增高以进行代偿。④肾上腺皮质功能亢进。⑤摄入过多。

(四) 血钙测定

人体总钙约99%以上以磷酸钙的形式存在于骨骼,血液中钙含量不到总钙的1%。血液中的钙约50%与蛋白质结合呈非扩散型钙,另一半为扩散型钙,扩散型钙又分为扩散型游离钙(为具有生理活性部分)及扩散型非游离钙(系钙与枸橼酸、磷酸等酸根结合的非游离钙盐)。钙离子在调节神经肌肉的兴奋性、激活 ATP 及参与凝血过程等方面起了重要作用。

【参考值】 总钙 2.25~2.75mmol/L

【临床意义】

1. 低钙血症 见于:①摄入不足和吸收不良:如慢性脂肪性腹泻、小肠吸收不良综合征、维生素 D 缺乏症及甲状旁腺功能减退症等。②妊娠后期及哺乳期妇女需钙量增加。③肾脏疾病:如急、慢性肾衰竭及肾性佝偻病、肾病综合征、肾小管酸中毒等。④坏死性胰腺炎。

2. 高钙血症 见于:①摄入钙过多。②甲状旁腺功能亢进。③服用维生素 D 过多。④多发性骨髓瘤、转移性骨癌等骨溶解增加。

(五) 血磷测定

血液中的磷主要有两种形式:有机磷和无机磷。血清无机磷含量与血钙有一定关系,两者浓度的乘积为一常数(以 mg/dl 浓度计算,乘积等于40)。磷参与机体糖、脂类及氨基酸的代谢,是骨盐的主要成分,也是转运能量的物质,磷酸盐是调节酸碱平衡的重要缓冲体系之一。

【参考值】 成人 0.97~1.61mmol/L;儿童 1.29~1.94mmol/L

【临床意义】

1. 低磷血症 见于:①饥饿或恶病质、吸收不良综合征、呕吐、腹泻、长期应用含铝的制酸剂等引起磷的摄入不足和吸收减少。②静脉注射葡萄糖、胰岛素及碱中毒、妊娠等引起磷转移入细胞内。③血液透析、肾小管酸中毒、急性痛风等致磷的丢失过多。④其他:如酒精中毒、糖尿病酮症酸中毒、维生素 D 缺乏症等。

2. 高磷血症 见于甲状旁腺功能减退症、维生素 D 过多症、Addison 病、肢端肥大症、多发性骨髓瘤等。

(六) 血镁测定

镁主要存在于细胞内,是细胞内含量仅次于钾的阳离子。血清镁有三种存在形式:游离镁(55%)、与碳酸、磷酸、枸橼酸等结合的镁盐(15%)及与蛋白结合镁(30%)。前两者属于可滤过镁,离子镁具有生理活性。镁和钙有许多相似的生理功能,钙、镁之一发生紊乱时,另一个也常有紊乱,如低镁血症常同时有低钙血症。

【参考值】 血清镁:0.74~1.0 mmol/L,男性略高于女性。

【临床意义】

1. 血清镁减低 见于:①镁摄入量不足:如禁食、呕吐、慢性腹泻及消化吸收不良等。②尿排镁量过多:如肾功能不全多尿期、服用利尿剂等。③甲状旁腺功能亢进、原发性醛固酮增多症、糖尿病酸中毒及使用氨基糖类抗生素等。

2. 血清镁升高 见于肾功能不全,特别是在少尿、无尿期。还可见于甲状腺功能低下、Addison 病、多发性骨髓瘤、严重脱水及用镁剂治疗过量等。

需要注意的是低血镁时临床症状可能不显著，亦难以确定，而且低血镁患者常同时伴有水和其他电解质紊乱，如低血镁时可有低钙、低钠、低磷等同时存在，低血镁和低血钙症状相似，不易区分，所以有怀疑时应进行血镁测定。

（七）阴离子隙测定

阴离子隙（anion gap，AG）是指细胞外液中所测的阳离子总数和阴离子总数之差，即血清 Na^+、K^+ 之和与 HCO_3^-、Cl^- 之和的差值为 AG 值，用 mmol/L 表示，计算公式为：$AG = (Na^+ + K^+) - (Cl^- + HCO_3^-)$。血清 K^+ 浓度较低，且较恒定，对 AG 影响轻微，故上述公式可简化为 $AG = Na^+ - (Cl^- + HCO_3^-)$。

【参考值】 8～16mmol/L，平均 12mmol/L

【临床意义】 AG 对代谢性酸中毒的病因及类型的鉴别有一定价值。AG 比值升高临床意义较大，常见于代谢性酸中毒的全过程：①肾功能不全导致氮质血症或尿毒症时，引起磷酸盐和硫酸盐的储留。②严重低氧血症、休克及组织缺氧等引起乳酸堆积。③饥饿、糖尿病患者脂肪分解加强，酮体堆积。从 AG 分析，可将代谢性酸中毒分为高 AG 代谢性酸中毒及 AG 正常代谢性酸中毒。根据 AG 水平高低，判断代谢性酸中毒的病因，并可作为治疗的参考。

二、血气分析及酸碱平衡紊乱检查

血气分析是了解人体内环境的重要方法之一，主要用于酸碱平衡和呼吸功能的判断分析，对正确诊断水和电解质代谢紊乱、鉴别不同类型的酸碱平衡紊乱和采取恰当的治疗措施尤为重要。目前血气分析普遍应用于危重病人的抢救、各种疾病引起的急性和慢性呼吸功能衰竭的诊断和治疗、心肺复苏、体外循环监测等。

（一）血气分析指标简介

血气是指物理溶解在血中的 CO_2 和 O_2，其数值常以分压（P）表示。血气分析的主要指标包括直接测定出的血液 pH、PO_2、PCO_2 及经计算求得的 T-CO_2、AB、BE 等参数。

1. 血 pH 值（酸碱度）测定 动脉血 pH 的参考值为 7.38～7.44，静脉血 pH 的参考值为 7.36～7.41。pH＜7.35 为酸血症，＞7.45 为碱血症。血 pH 值的相对恒定取决于 HCO_3^-/H_2CO_3 缓冲系统，此系统的比值为 20∶1，HCO_3^- 或 H_2CO_3 的改变可影响 pH 值，如两者按比例同时变化则 pH 值不变。因此，pH 值正常不能排除酸碱平衡紊乱。pH 值增高提示碱中毒，pH 值降低提示酸中毒，但不能说明是呼吸性或代谢性酸、碱中毒。

2. 二氧化碳结合力和二氧化碳总量测定 二氧化碳总量（T-CO_2）是血中物理溶解的 CO_2 与化合态 CO_2 的总和。动脉血 T-CO_2 的参考值为 19～24mmol/L，静脉血 T-CO_2 的参考值为 22～26mmol/L。二氧化碳结合力（CO_2CP）是较早应用于临床的血气分析参数，它是指血中 HCO_3^- 的含量，即化合态的 CO_2，其测定方法是在正常人肺泡气平衡后进行的，以血总二氧化碳减去溶解的 CO_2 后就是 CO_2CP（参考值为 27±4 mmol/L）。需要注意的是 CO_2CP 与血气分析的另一个参数 SB 不同（CO_2CP 为静脉血而 SB 为动脉血）。

3. 实际碳酸氢根与标准碳酸氢根测定 标准碳酸氢根（SB）是指在标准条件下（37℃、$PaCO_2$ 40mmHg、SaO_2 为 100%）测定血浆所含的 HCO_3^- 量，SB 排除了呼吸对 HCO_3^- 的直接影响，因而代表代谢因素。实际碳酸氢根（AB）是指在血中直接测定的 HCO_3^- 值。正常人 AB 约等于 SB，二者间的差别就是呼吸对 HCO_3^- 的直接影响，如果 AB＞SB 则提示有 CO_2 的储留

(多见于通气不足);如 AB < SB 则提示 CO_2 排出过多(多见于过度通气)。

4. 缓冲总碱测定 用缓冲总碱(BB)代表血中的碱储备比 SB 更为全面,因为体内的碱储备虽然以 HCO_3^- 为主,但 HCO_3^- 并不是血中惟一的缓冲体系,其他还有如血浆蛋白、血红蛋白、磷酸缓冲体系等。血液中各缓冲体系在数量上是不同的,在细胞内外也有很大的差别。HCO_3^- 可以转化为 CO_2 后通过肺与外界进行气体交换,故称为开放性缓冲体系,H_2CO_3 称为挥发酸,其与固定酸相比有比较大的灵活性和比较高的效率。

5. 碱剩余测定 在标准条件下(37℃、$PaCO_2$ 40mmHg、SaO_2 为100%)用酸或碱滴定全血到 pH 为 7.4 所需酸或碱的量称为碱剩余(BE)。它代表正常缓冲碱与异常缓冲碱之差,不但能直接反映碱储的多少,也能反映电解质对酸碱平衡的影响。因为每个人的血红蛋白和氧饱和度(SaO_2)有所不同,因此 BE 需要加以校正:校正 BE = BE × 0.3 × [(100-SaO_2%)/100](0.3 为常数)。BE 又分为 BEb 和 SBE 两种:BEb 为全血 BE,它是实际测定出的 BE(ABE),其反映全血的碱剩余。SBE 指的是组织间液(细胞外液)的 BE,一般不受呼吸的影响。因为组织间液是机体细胞所处的实际外环境,所以 SBE 比 ABE 更为理想

6. 动脉血二氧化碳分压测定 动脉血二氧化碳分压($PaCO_2$)与肺泡内二氧化碳分压基本相似,CO_2 的弥散力比 O_2 大 25 倍,故 $PaCO_2$ 基本可以代表肺泡内的二氧化碳分压。一般 $PaCO_2$ 与血中 CO_2 的溶解量成正比,也与 $HbCO_2$ 和 HCO_3^- 有间接关系。$PaCO_2$ 代表呼吸因素对血的影响,通气不足 $PaCO_2$ 升高,反之则降低。血二氧化碳分压参考值为 35～45mmHg(4.65～5.98kPa),< 35mmHg 为低碳酸血症,> 45mmHg 为高碳酸血症。

7. 动脉血氧分压测定 动脉血氧分压(PaO_2)指动脉血物理溶解氧的分压。氧从肺泡入血后,除少部分溶解于血液中,大部分进入红细胞与血红蛋白结合,形成氧合血红蛋白,其结合是可逆的,当 PaO_2 升高时 O_2 趋向与血红蛋白结合,PaO_2 下降时 O_2 趋向与血红蛋白解离,释放出的 O_2 则进入组织参与代谢。PaO_2 参考值为 95～100mmHg;静脉血氧分压参考值为 35～40mmHg。

8. 动脉血氧饱和度测定 动脉血氧饱和度(SaO_2) = 氧含量(血中实际所含溶解氧与化合氧之和)/氧容量(空气与血充分接触使血氧饱和后其所能溶解与化合的氧之和)。氧含量和氧容量与血红蛋白含量的多少有一定的关系。为适应生理的要求使氧解离曲线呈 S 形;SaO_2 与 PaO_2 不成直线关系,从氧解离曲线上可以看到在 PaO_2 > 80mmHg 时其改变对 SaO_2 的影响不大,所以 PaO_2 比 SaO_2 更为敏感。SaO_2 参考值为 95%～99%,静脉血氧饱和度的参考值为 65%～75%。

(二)酸碱平衡紊乱分类

在机体内产生或丢失的酸、碱过多而超过机体调节能力,或机体对酸碱调节机制出现障碍时都可导致酸碱平衡失调。如果血浆的 HCO_3^-/H_2CO_3 < 20/1,pH 值有低于正常下限(7.35)的倾向或 < 7.35,称为酸中毒。由于 HCO_3^-/H_2CO_3 > 20/1,pH 高于正常上限(7.45)称为碱中毒。根据酸碱紊乱产生的原因,又可进一步分类,因血浆 HCO_3^- 水平下降造成的酸中毒,称为代谢性酸中毒,HCO_3^- 增多产生的碱中毒,称为代谢性碱中毒。因 H_2CO_3 增多使血浆 pH 值下降者,称为呼吸性酸中毒,因 H_2CO_3 减少所造成的碱中毒称为呼吸性碱中毒。在发生酸碱紊乱后,机体调节机制加强,以恢复 HCO_3^-/H_2CO_3 值到正常水平,此为代偿过程。经过代偿后,如果 HCO_3^-/H_2CO_3 恢复到 20/1,血浆 pH 值仍可维持在正常范围,称为代偿型酸碱中毒,属于轻型酸碱中毒;如果经过代偿还不能恢复到正常比值,血浆 pH 值

发生明显改变，称为失代偿型酸碱中毒。

表 4-1-16　单纯性酸碱平衡紊乱的类型及其主要血气分析参数的改变

酸碱平衡紊乱的类型	血气分析参数	失代偿	代偿后
代谢性酸中毒	pH	↓	N
	HCO_3^- 或 CO_2CP	↓	↓
	$PaCO_2$	N	↓
代谢性碱中毒	pH	↑	N
	HCO_3^- 或 CO_2CP	↑	↑
	$PaCO_2$	N	↑
呼吸性酸中毒	pH	↓	N
	HCO_3^- 或 CO_2CP	N	↑
	$PaCO_2$	↑	↑
呼吸性碱中毒	pH	↑	N
	HCO_3^- 或 CO_2CP	N	↓
	$PaCO_2$	↓	↓

注．本表表示 pH、CO_2CP、$PaCO_2$ 的相对数值在代偿前后的变化。CO_2CP 的相对数值约等于 HCO_3^-；$PaCO_2$ 的相对数值则大致代表 H_2CO_3。

↑：上升；↓：下降；N：正常。

（王天成）

第十六节　临床常用免疫学检查

一、临床血清学检查

（一）血清抗链球菌溶血素"O"测定

链球菌溶血素"O"是 A 族溶血性链球菌的重要代谢产物之一，可溶解人类和一些动物的红细胞、杀伤白细胞及血小板。当机体感染溶血性链球菌后，能刺激机体产生相应抗体，即抗链球菌溶血素"O"（antistreptolysin "O"，ASO）。如病人血清中含 ASO，则链球菌溶血素"O"失去溶血能力。

【参考值】　< 125 IU/ml

【临床意义】　ASO 升高表示病人近期有 A 族溶血性链球菌感染，一般感染 1 周后，ASO 开始上升，4~6 周内达高峰，常见于风湿性心肌炎、风湿性关节炎、急性肾小球肾炎、急性上呼吸道感染、皮肤及软组织感染等。患者同时也可见血沉增快及白细胞增多。

（二）丙种反应性蛋白测定

丙种反应性蛋白（C-reactive protein，CRP）是由肝脏合成的，分子量为 10~14 万，能与肺炎链球菌 C 多糖起反应的急性时相反应蛋白。CRP 存在于血清、脑脊液、关节滑膜液及胸（腹）水中。在组织损伤后 6~8h 开始上升，其上升幅度可达参考值的 20~500 倍，致病因素消除后可很快恢复正常，故可作为抗生素治疗效果的一个监测指标。

【参考值】　< 10mg/L

【临床意义】　①正常人血清中有微量 CRP。②鉴别细菌性或病毒性感染：前者多明显增高，后者多正常。③风湿热的急性期及活动期 CRP 含量增高。④鉴别器质性或功能性疾病：前者不同程度增高，后者含量正常。⑤组织损伤如心肌梗死、大手术、烧伤等时 CRP 可升高。

二、自身抗体检测

（一）类风湿因子测定

类风湿因子（rheumatoid factor，RF）是变性 IgG 刺激机体产生的一种自身抗体，主要为 IgM 型，也可见 IgG 和 IgA 型。RF 主要存在于类风湿性关节炎患者的血清及关节液中。IgG 型 RF 与变性 IgG 形成的免疫复合物沉积在关节滑膜等处，激活补体，形成慢性渐进性免疫炎症性损伤，故测定此免疫复合物可能比血清中 IgM 型 RF 更具有临床意义。

【临床意义】 ①类风湿性关节炎患者阳性率约 80%，动态观察可作为病变活动性及药物治疗的疗效评价。②其他结缔组织性疾病，如 SLE 的阳性率约 60%，硬皮病、多发性肌炎等也可检出 RF，但浓度较低。

（二）抗核抗体测定

抗核抗体（antinuclear antibody，ANA）指抗各种细胞核成分的抗体，是一种广泛存在的自身抗体。ANA 的性质主要是 IgG，也有 IgM 和 IgA，甚至 IgD 和 IgE。ANA 可以与不同来源的细胞核起反应，无器官和种属特异性。主要存在于血清中，也可存在于其他体液，如滑膜液、胸水和尿液中。

1. 抗核蛋白抗体　核蛋白抗原（DNP）由 DNA 和组蛋白组成。由于 DNP 抗原分为不溶性和可溶性两个部分，可分别产生相应的抗体。不溶性 DNP 抗体是形成狼疮细胞的因子；可溶性 DNP 抗原存在于各种关节炎病人的滑膜液中，相应的抗体也出现于内风湿性关节炎病人的滑膜液中。

2. 抗脱氧核糖核酸抗体　抗脱氧核糖核酸抗体（anti-DNA antibody，抗 DNA）分为两大类：①抗天然 DNA 抗体（nDNA），或称抗双链 DNA（dsDNA）抗体；②抗变性 DNA 抗体，或称抗单链 DNA（ssDNA）抗体。抗 dsDNA 抗体的靶抗原是细胞核中 DNA 的双螺旋结构，对 SLE 有较高的特异性，70%～90% 的活动期 SLE 病人该抗体阳性。抗 ssDNA 抗体可见于多种疾病中，特异性较差。

3. 抗 ENA 抗体　可提取性核抗原（ENA）多从动物的胸腺中提取，ENA 不含 DNA，对核糖核酸酶敏感。ENA 可分为十几种，主要有：①抗 RNP 抗体：RNP 即核糖核蛋白，抗 RNP 抗体多见于混合性结缔组织病。②抗 Sm 抗体：Sm 抗原系非核酸性糖蛋白，抗 Sm 抗体是 SLE 的特异性标志之一，但阳性率较低，若与抗 dsDNA 抗体同时检测，可提高 SLE 的诊断率。③抗 SS-A 抗体：SS-A 为干燥综合征（SS）的 A 抗原，抗 SS-A 抗体主要见于 SS，也可见于其他自身免疫性疾病，如 SLE 中。④抗 SS-B 抗体：SS-B 为 SS 的 B 抗原，13% 的 SLE 及 30% 的 SS 患者有抗 SS-B 抗体。⑤抗组蛋白抗体（AHA）：组蛋白是一种碱性蛋白质，AHA 与 SLE 的活动性有关。

三、病毒性肝炎血清学标志物检测

病毒性肝炎（viral hepatitis）是由肝炎病毒引起的，以侵犯宿主肝脏为主的消化道传染病。肝炎病毒有甲、乙、丙、丁、戊、庚及辛型等，但以甲、乙、丙型病毒肝炎较多见。下面对甲、乙、丙型肝炎血清学标志物作一简介。

(一) 甲型肝炎病毒标志物检测

1. 甲型肝炎病毒抗体测定 抗甲型肝炎病毒抗体（抗 HAV）是甲肝病毒感染的特异性标志，发病后 1~4 周，血清中即可检出抗 HAV-IgM，3 个月后滴度下降，6~8 个月后不易查出。抗 HAV-IgG 于第 4 周可测出，24 周后达高峰。抗 HAV-IgG 可维持多年，甚至终生。

抗 HAV-IgM 在急性感染时出现较早，上升较快，高峰滴度较高，持续时间较短，故抗 HAV-IgM 阳性，特别是滴度较高时，常提示急性 HAV 感染。

2. 甲型肝炎病毒 RNA 测定 用聚合酶链反应（PCR）技术来检测 HAV 的遗传物质 RNA，以确诊 HAV 的现行感染。在病人的粪便标本中若检出 HAV-RNA，则表明病人为急性感染，且病人及其排泄物皆为传染源；在外环境的标本中若检出 HAV-RNA，则预示可能会造成甲肝流行，应引起卫生部门的高度重视。

(二) 乙型肝炎病毒标志物检测

乙型肝炎病毒属于嗜肝脱氧核糖核酸（DNA）病毒科，具有独特的基因结构。电镜下可发现三种形态的病毒颗粒：Dane 颗粒、球形颗粒和管形颗粒，以球形颗粒含量最高，Dane 颗粒最少。Dane 颗粒即完整的病毒颗粒，有双层脂蛋白外膜包裹核心，核心由核心蛋白包裹双链 DNA 分子。球形和管形颗粒则只含病毒外壳蛋白，无病毒核心部分。

1. 乙型肝炎病毒表面抗原测定 乙型肝炎病毒表面抗原（hepatitis B virus surface antigen, HBsAg）存在于 Dane 颗粒的表面，小球形颗粒和长管形颗粒亦含有 HBsAg。HBsAg 不含核酸和 DNA 聚合酶活力，具有抗原性，HBsAg 本身无感染性。

【临床意义】 ①HBsAg 可作为乙肝的早期诊断和普查项目。在急性肝炎潜伏期可出现阳性，而临床症状及肝功能试验异常一般常在 HBsAg 阳性后 1~7 周才出现。②HBsAg 阳性与其他标志物联合检测可诊断 HBsAg 携带者、急性乙型肝炎潜伏期、急性和慢性肝炎患者以及与 HBV 感染有关的肝硬化或肝癌。HBsAg 阴性不能排除患有乙型肝炎。③血清中同时出现 HBsAg 和抗-HBs 情况少见，如果出现可能是因不同亚型重复感染之故，但首先要除外测定误差。

2. 乙型肝炎病毒表面抗体测定 乙型肝炎病毒表面抗体（hepatitis B virus surface antibody, 抗-HBs）由 IgG 和 IgM 组成，在 HBsAg 消失后数周血清中才出现抗-HBs，阳性时表示对乙型肝炎病毒具有保护性免疫作用。

【临床意义】 ①抗-HBs 阳性提示急性感染后的康复。在发病后抗-HBs 转为阳性或效价显著升高，亦有诊断乙型肝炎的价值。②在接种 HBV 疫苗后，血中可出现抗-HBs 阳性。

3. 乙型肝炎病毒 e 抗原测定 乙型肝炎病毒 e 抗原（hepatitis B virus e antigen, HBeAg）是一种可溶性球蛋白，分子量为 13888，稳定性较差，多存在于 HBsAg 阳性的血清中。HBeAg 可在 HBsAg 出现的同时或数天后检出，其滴度与 HBsAg 的滴度平行，HBeAg 通常在 HBsAg 转阴之前转阴。

【临床意义】 ①HBeAg 阳性常表示有 HBV 复制，表明乙肝处于活动期，具有较强的传染性。HBeAg、DNA 聚合酶和血中 Dane 颗粒三者之间也有极其明显的平行关系。②孕妇血清 HBeAg 阳性可引起垂直传播。③HBeAg 若持续阳性提示可能转为慢性乙型肝炎。

4. 乙型肝炎病毒 e 抗体测定 乙型肝炎病毒 e 抗体（hepatitis B virus e antibody, 抗-HBe）多出现于急性肝炎恢复期的病人血清中，比抗-HBs 出现阳性要早，常在 HBsAg 即将消失或已经消失时即可检出。

【临床意义】 ①HBeAg 消失和抗-HBe 的出现提示肝炎病情好转，但不能作为无传染性的标志。②潜在的抗-HBe存在可能是慢性迁延和恶性变化的信号。

5．乙型肝炎病毒核心抗原测定　乙型肝炎病毒核心抗原（hepatitis B virus core antigen，HBcAg）存在于Dane颗粒的核心部位，是一种核心蛋白，其外面被乙型肝炎病毒表面抗原所包裹。

【临床意义】　①HBcAg作为乙肝传染性、活动性病变的标志。②有助于了解乙肝病情和预后判断。近年来不少学者把HBcAg看作是病毒性肝炎患者肝细胞损伤的靶抗原，故HBcAg可直接反映肝细胞损害和病情进展程度。③有助于抗病毒药物及免疫治疗的疗效评价。但由于测定方法问题，目前临床尚未普遍应用。④无论是急性、慢性肝炎和HBsAg携带者，只要在血液和其他体液（唾液、泪液、精液、阴道分泌物、月经、羊水、脐带血、奶汁、尿、胆汁、汗液、关节腔液、腹水及脑脊液等）中有Dane颗粒，若与其有密切接触者就有传染乙肝的可能性。

6．乙型肝炎病毒核心抗体测定　乙型肝炎病毒核心抗体（hepatitis B virus core antibody，抗-HBc）包括IgM和IgG两种，目前所测的抗-HBc为总抗体，必要时应单独检测IgM。

【临床意义】　①抗-HBc检测可提高HBV感染检出率。抗-HBc高滴度为肝内HBV复制指标，低滴度为既往感染。②作为乙型肝炎急性期的辅助诊断指标。当HBsAg已下降至测不出时，抗-HBc是急性乙型肝炎的惟一标志，此时称为"窗口期"，高滴度抗-HBc对乙肝诊断有意义。③抗-HBc是流行病学调查的良好指标。④抗-HBc可用于献血员的筛选，HBsAg与抗-HBc同时测定能更好地筛选献血员。⑤抗-HBc可观察疫苗的安全性。安全的疫苗应是纯HBsAg制品，若注射后产生抗-HBc，应疑为有感染HBV的危险，不宜使用。⑥抗-HBc-IgM是乙型肝炎病毒感染后首先产生的免疫球蛋白，对于急性乙肝诊断很有意义。对HBsAg阴性的急性乙肝患者，特别需要进行抗-HBc-IgM检测，提高乙肝诊断率。

表4-1-17　HBV血清标志物检测及临床意义

血清HBV标志物					主要临床意义
HBsAg	抗-HBs	HBeAg	抗-HBe	抗-HBc	
+	-	-	-	-	急性HBV感染潜伏期、早期、无症状携带者，无传染性
+	-	-	-	+	急性HBV感染期或慢性肝炎，有传染性
+	-	+	-	+	急性HBV感染期或慢性期，有高度传染性
+	-	-	+	+	慢性肝炎、慢迁肝或急性期后，有传染性
-	+	-	-	-	肝炎恢复期或乙肝疫苗接种
-	+	-	+	-	肝炎感染后恢复期，无传染性
-	-	-	+	+	肝炎感染后期、慢性迁延性肝炎，轻度传染性
+	+	-	-	-	急性感染后、异型再感染
-	-	-	-	+	窗口期、慢性感染、既往感染

在检测乙肝病毒各项指标时，应注意联合检测指标的相关分析，如伴有甲胎蛋白（AFP）升高，应密切注意原发性肝癌的可能。从HBeAg转为抗-HBe，只意味着HBV从血清中被清除或被抑制，并不意味乙型肝炎的痊愈。

（三）丙型肝炎病毒标志物检测

丙型肝炎病毒（hepatitis C virus，HCV）为单链RNA病毒，主要经血液或血制品传播，病人于发病前两周，其血液即有传染性，并可持续携带病毒多年。

1. 丙型肝炎病毒抗体测定 主要临床应用有：①献血员筛选：抗-HCV 测定可减少输血后丙型肝炎的感染。②可作为慢性丙型肝炎、肝硬化诊断的重要指标。③有助于丙型肝炎亚临床型或隐性感染者诊断。丙型肝炎病毒亚临床型感染的主要表现为单项 ALT 升高，无症状和体征，而抗-HCV 为阳性。

2. 丙型肝炎病毒 RNA 测定 丙型肝炎病毒 RNA 阳性提示 HCV 复制活跃，传染性强。对献血员筛选、HCV 感染早期诊断及抗病毒药物疗效评价方面有重要意义。

四、感染性疾病的实验室检查

（一）人获得性免疫缺陷病毒血清学检测

获得性免疫缺陷综合征即艾滋病，它是一种严重的细胞免疫缺陷性疾病，其病原体是人获得性免疫缺陷病毒（human immunodeficiency virus，HIV），属于逆转录病毒，基因为单链 RNA，可分为 HIV-1、HIV-2 型。该病毒主要通过性接触、血液和母婴垂直传播。感染 HIV 数周至半年后，绝大多数患者可产生抗-HIV 抗体。通过检查病毒本身成分或抗-HIV 抗体来诊断 HIV 的感染。筛选试验有 ELISA、明胶颗粒凝集试验、斑点印迹试验及免疫荧光试验。确证试验是蛋白免疫印迹试验。

【参考值】
1. ELISA 法和明胶颗粒凝集试验等均为阴性。
2. RT-PCR 法为阴性

【临床意义】 筛选试验敏感性高，但特异性不高，有假阳性。所以筛选试验阳性时需做确证试验。我国对蛋白免疫印迹法（Western blotting）的判断标准为：①HIV 抗体阳性：至少有 2 条膜带（即 gp160/gp120/gp41）或至少有 1 条膜带和 p24（核心）带同时出现。②HIV 抗体阴性：无 HIV 抗体特异性出现。③HIV 抗体可疑：出现 HIV 特异性抗体带，但带形不足以确认阳性者。世界各国对免疫印迹试验的结果判断标准并不完全一致。

（二）梅毒血清学检查

1. 快速血浆反应素试验（rapid plasma reagin test，RPR）梅毒螺旋体在破坏组织时，放出一种抗原性心磷脂，它能刺激机体产生反应素，这种反应素与从牛心提取的心磷脂在体外能发生抗原抗体反应，此为筛选试验。

2. 螺旋体血球凝集试验（treponemal pallidum hemagglutination assay，TPHA）

用活的或死的梅毒螺旋体包被红细胞作抗原，检测患者血清中的抗梅毒螺旋体抗体，抗原与抗体结合，出现红细胞凝集。TPHA 为确证试验。荧光螺旋体抗体吸附试验（fluorescent treponemal antibody absorbent test，FTA-ABS）也可作为确证试验。

【临床意义】 ①RPR 是非特异的定性试验，隐性感染期阳性率为 70%~80%。二期感染患者检出率 95% 左右，晚期感染者阳性率为 70%~95%。某些麻风、疟疾、病毒性肝炎患者等，血清 RPR 试验可出现假阳性，故阳性结果者需进一步做确证试验。②TPHA 和 FTA-ABS 法是检测梅毒螺旋体特异性抗体的试验，阳性结果表明病人血清中已产生梅毒螺旋体抗体，可确诊为梅毒患者。

（三）TORCH 血清学检查

"TORCH"一词是由多种引起宫内感染的微生物英文词的第一个字母组成，T 是弓形虫（toxoplasma）；O 是其他微生物（others），包括乙肝病毒、柯萨奇病毒、梅毒螺旋体等；R 是风疹病毒（rubella virus）；C 是巨细胞病毒（cytomegalovirus）；H 是单纯疱疹病毒（herpes simplex virus）。TORCH一词是Nahmias于1971年撰造的，专指发生在孕期的各种微生物感染。

1. **风疹病毒检测** 风疹病毒（rubella virus）属披膜病毒科风疹病毒属，外形为不规则球形，直径50～70nm。病毒核酸为单链RNA。主要结构蛋白为E_1、E_2及C蛋白，E_1及E_2均为包膜糖蛋白，是主要的保护性抗原；C为核蛋白。

【测定方法】 ①酶联免疫测定风疹病毒抗体（IgM、IgG）。②RT-PCR测定风疹病毒RNA。

【参考值】 定性：风疹病毒抗体IgM及IgG均阴性

定量：风疹病毒抗体IgM＜0.9U/ml，若＞1.1U/ml为阳性

风疹病毒抗体IgG＜7U/ml对风疹病毒没有免疫力

＞10U/ml对风疹病毒有免疫力

【临床意义】 ①易感者感染风疹病毒后，病毒首先在上呼吸道粘膜及颈部、耳后淋巴结等处生长增殖，然后进入血液，引起全身淋巴结肿大、皮疹、结膜炎、关节炎、风疹脑炎等。②筛查婚前育龄妇女的血清风疹病毒抗体，阳性者具有免疫力，阴性者可注射疫苗。③妇女妊娠期感染风疹病毒后，病毒可通过胎盘感染胎儿各个脏器，胚胎器官分化前期感染风疹病毒发生畸形率，比妊娠后期感染者明显且严重（表4－1－18）。③先天性风疹综合征（congenital rubella syndrome，CRS）：胎儿感染风疹病毒后可在宫内死亡、流产、早产，也可发生先天性畸形，轻者表现为胎儿发育迟缓，重者可出现多脏器先天性畸形，常见有白内障、视网膜病、青光眼、神经性耳聋、先天性心脏病、精神运动性障碍、血小板减少性紫癜、智力迟钝及小头畸形等。

表4－1－18 孕妇不同妊娠时期感染风疹病毒对胎儿的影响

妊娠时间	胎儿损害的危险率
2～10周	90%
11～12周	34%
13～16周	17%
17～19周	3%
≥20周	极少

2. **巨细胞病毒检测** 人巨细胞病毒（cytomegalovirus，CMV）属疱疹病毒科，为双链DNA病毒。CMV在人群中感染率约为50%～90%，大多数是无症状感染，但免疫缺陷者和先天性感染患儿可引起严重的疾病。

【测定方法】 ①酶联免疫吸附试验（ELISA）。②PCR和核酸杂交法。

【参考值】 巨细胞病毒抗体IgM为阴性

【临床意义】 先天性CMV感染的婴儿中，仅10%有明显症状，可出现迟发性中枢神经系精神障碍、听觉损伤、小头畸形、脑积水、脑瘫痪等症状，造成死胎或流产。90%以上的婴儿出生时可以完全没有症状，数年后，出现耳聋、智力迟钝等症状。

3. **弓形虫检测** 刚地弓形虫（toxoplasma gondii）属于孢子原虫纲。弓形虫病是由于弓形虫寄生于人体所引起的一种人畜共患的寄生原虫病。弓形虫感染一般分为先天性感染与后天获得性感染两类，以前者危害性较大。

【测定方法】 ①血清特异性抗体检测。②PCR技术检测特异DNA片段。

【参考值】 弓形虫抗体为阴性。

【临床意义】 ①孕妇感染弓形虫后可垂直传播给胎儿。胎儿感染率在妊娠前3个月、

中 3 个月及晚 3 个月分别为 25%、40% 及 65%,但对胎儿损害的严重程度逐渐减少,即从妊娠前 3 个月的 75% 减至晚 3 个月的 5%。胎儿在 3 个月以内感染弓形虫后,多流产、死产,幸存者表现为智力低下。胎儿 4~6 个月受感染,多出现死胎、早产或严重脑、眼疾病。胎儿 7~9 个月受感染,出生数月或数年后出现畸形,如心脏畸形、耳聋、弱智等。②弓形虫抗体 IgG 可用来进行临床疑难病例诊断、妊娠前感染调查,如妇女妊娠前血清弓形虫抗体 IgG 阳性,能有效保护妊娠期再次感染弓形虫,但不能作为早期诊断。

4. 单纯疱疹病毒检测　单纯疱疹病毒(herpes simplex virus,HSV)为球形,是一种双链 DNA 病毒,分为 HSV-1、HSV-2 两个亚型。成人中 HSV 抗体阳性率为 70%~90%,妊娠妇女由于处于免疫抑制状态,易受 HSV 感染。一旦感染可引起垂直传播。

【测定方法】　①病毒培养法。②酶联免疫法。③PCR 法。

【参考值】　单纯疱疹病毒抗体 IgG 为阴性。

【临床意义】　母婴间 HSV 感染途径有两条:宫内和产道感染。临床表现有:①无症状型。②疱疹型。③中枢神经型。④全身弥散型。HSV 造成胎儿损害主要是生殖道疱疹,国内孕妇患生殖道疱疹者少见。

五、肿瘤标志物检测

肿瘤标志物(tumor marker)是指肿瘤发生和增殖过程中,由肿瘤细胞合成、释放或由宿主对肿瘤细胞反应而产生的一类物质。它可在细胞、组织或体液中出现,可利用各种方法进行检测。

肿瘤标志物按其特异性分类:①只由一种肿瘤细胞产生的特异性物质,称为该肿瘤的特异性标志物。②在组织类型相似而性质不同的肿瘤发生时,其含量会有较大的变化,称其为肿瘤辅助标志物。按肿瘤标志物本身的化学特性可分为:肿瘤胚胎性抗原、糖类标志物、蛋白质和酶类标志物、激素类标志物及基因类标志物。

(一)胚胎类肿瘤标志物检测

1. 癌胚抗原测定　癌胚抗原(carcinoembryonic antigen,CEA)是一种多糖蛋白复合物,50%~60% 为碳水化合物,45% 为蛋白质。正常情况下,CEA 是由胎儿胃肠道上皮组织、胰和肝的细胞合成。妊娠前 6 个月内 CEA 含量高,出生后血中含量极低。一些恶性肿瘤患者血清 CEA 含量异常增高。

【参考值】　< 5μg/L(ELISA 法)

【临床意义】　①胃癌、乳腺癌、支气管癌、胰腺癌、胆道癌及肺癌等可见血清 CEA 含量升高。②CEA 连续监测,可用于疗效观察和判断预后,一般病情好转时,血清 CEA 含量下降。③5% 的吸烟者血清 CEA 水平可达 5~8μg/L。

2. 甲胎蛋白测定　甲胎蛋白(alpha-fetoprotein,AFP)是胎儿发育早期的一种糖蛋白,主要由肝脏合成,4% 为碳水化合物。胎儿出生后,AFP 的合成很快受到抑制,6 个月至 1 岁时,血中 AFP 逐渐降至正常成人水平。当肝细胞或生殖腺胚胎组织发生恶性病变时,有关基因重新被激活,使原来已丧失合成 AFP 能力的细胞又重新有合成能力,导致血中 AFP 含量明显增高。

【参考值】　< 25 μg/L(ELISA 法)

【临床意义】　①原发性肝细胞癌患者的血清 AFP 明显增高,其阳性率与肝癌的性质及检测方法有关,肝癌时多 > 200 μg/L。目前认为超过 400μg/L 持续 4 周,除外其他原因时应高度怀疑为肝癌。②生殖腺胚胎癌（如睾丸癌、卵巢癌、畸胎瘤等）、胃癌或胰腺癌时，患者血中 AFP 可增高。③慢性肝炎及肝硬化患者血 AFP 也有不同程度的升高，但升高程度较小。

3. 鳞状上皮细胞癌抗原测定　鳞状上皮细胞癌抗原（squamous cell carcinoma antigen, SCC）是肿瘤相关抗原 TA-4 的亚基，是一种糖蛋白。它存在于子宫、子宫颈、肺及头颈部器官等鳞状上皮细胞中的细胞质中。

【参考值】　$<1.5\ \mu g/L$（ELISA 法）

【临床意义】　子宫颈、肺、喉、鼻及食道等鳞状上皮细胞癌患者血清中 SCC 水平增高。临床上常用于监测此类恶性肿瘤的治疗效果、复发及转移或评价预后。

【注意事项】　标本避免唾液、汗液及皮肤的污染，否则可出现假阳性。

（二）糖类抗原标志物检测

1. 糖链抗原 125 测定　糖链抗原 125（carbohydrate antigen 125, CA125）是一种糖蛋白，主要存在于胚胎发育中的体腔上皮细胞中，出生后消失。但在卵巢癌细胞中亦可出现此蛋白。

【参考值】　男性及 50 岁以上女性 $<25U/ml$，20~40 岁女性 $<40U/ml$。

【临床意义】　①子宫内膜癌及卵巢癌患者血清中 CA125 水平明显增高，对诊断及治疗监测均有较大的临床意义。②其他癌症，如肺癌、子宫颈癌及消化系统的肿瘤等，血清中 CA125 也可增高。

2. 糖链抗原 15-3 测定　糖链抗原 15-3（carbohydrate antigen 15-3, CA15-3）是一种糖蛋白，存在于多种腺癌中，如乳腺癌、肺腺癌、卵巢癌及胰腺癌等。

【参考值】　$<25U/ml$

【临床意义】　①乳腺癌时，血清中 CA15-3 可升高，但早期乳腺癌时敏感性较低。常用于观察乳腺癌治疗后有无复发及监测乳腺癌的转移。②肺腺癌、胃肠癌、卵巢癌及宫颈癌患者血清中 CA15-3 也可升高。

3. 糖链抗原 19-9 测定　糖链抗原 19-9（carbohydrate antigen 19-9, CA19-9）是一种低聚糖类肿瘤相关糖蛋白，胚胎期存在于胎儿胰腺、胆囊、肝及肠等组织，正常成人胰腺、胆管上皮处也有少量存在。许多癌症患者血清 CA19-9 水平升高，但在癌症早期敏感性低，其敏感度仅约 30%。

【参考值】　$<37\ U/ml$（RIA 法）

【临床意义】　80%~90% 的胰腺癌患者、50%~60% 的结肠及直肠癌患者、40% 的胃癌及胆囊癌患者血清 CA19-9 水平增高。当肿瘤切除后，CA19-9 的浓度会下降；若 CA19-9 水平再上升，则提示可能复发。若同时检测 CEA 和 AFP 可进一步提高检出率。

4. 糖链抗原 72-4 测定　糖链抗原 72-4（carbohydrate antigen, CA72-4）是一种肿瘤相关的糖蛋白抗原，它是胃肠道和卵巢肿瘤的标志物。

【参考值】　$<6.7\mu g/L$（ELISA 法）

【临床意义】　对胃癌、肠癌及胰腺癌等均具有较高的敏感性和特异性，联合 CA125 的检测可提高复发性卵巢癌的检出率。

（三）酶类、蛋白质类标志物检测

1. 前列腺特异性抗原测定　前列腺特异性抗原（prostate specific antigen, PSA）是一种由前列腺分泌的单链糖蛋白，存在于前列腺管的上皮细胞中，分子量为 34KD，可防精液凝固。

PSA 有组织特异性，但无肿瘤特异性。

【参考值】 < 4μg/L

【临床意义】 ①95%左右的前列腺癌患者血清 PSA 水平明显增高，当行外科手术后，90%患者血清 PSA 水平明显降低。若又见 PSA 水平升高，即有转移和复发的可能。②良性前列腺疾病如前列腺炎、前列腺肥大及前列腺缺血时，血清 PSA 可轻度升高。

【注意事项】 要在肛诊前取血检查。

2. 神经元特异性烯醇化酶测定　烯醇化酶（Enolase，EC4.2.1.1.11）由 α、β、γ 三种亚基以二聚体的形式组成五种同工酶（γγ、αγ、αα、ββ、αβ）。其中 γγ 型特异地存在于神经元和神经内分泌细胞的胞浆中，称为神经元特异性烯醇化酶（neuron specific enolase，NSE）。

【参考值】 < 12.5μg/L

【临床意义】 神经母细胞癌、小细胞肺癌及精原细胞癌等患者血清中 NSE 水平均可升高，对诊断、疗效观察及预后判断都有一定的临床意义。

【注意事项】 标本避免溶血。

（张捷）

第十七节　微生物学检查的临床应用

微生物（microorganisms）是广泛分布于自然界中的一群肉眼看不到的微小生物，包括细菌、螺旋体、立克次体、衣原体、支原体、放线菌、真菌及病毒等。临床微生物学（clinical microbiology）属于医学微生物学的范畴，主要研究从感染性疾病患者中快速、准确地检出病原体，为临床诊断提供依据，并指导进一步合理用药及防止感染继续扩散。本节主要介绍标本的采集与处理及微生物检查的临床应用。

一、标本采集与处理

（一）基本原则

标本留取过程中严格无菌操作，留置在无菌、有盖容器内，不能接触消毒剂和抗菌药物。收集真正病灶处的标本，不能被相邻部位污染。怀疑厌氧菌感染时应将采集的标本收集于厌氧瓶中送检。标本必须注明患者姓名、年龄、性别、临床诊断、标本性质、留取时间、检验项目等。标本采集后按不同标本类型处理，立即送到实验室。对于烈性传染病患者的标本应由专人护送。

（二）呼吸道标本

上呼吸道存在正常菌群，可用鼻咽拭子或鼻咽洗液分离病原菌。下呼吸道的痰标本一般以清晨采集为好，若病人无力咳痰，可短时间抬高床脚，并吸入温热低张盐水雾化液，刺激下呼吸道咳痰。纤维支气管镜检查既可直视粘膜病变，又能吸取支气管分泌物，可获得较理想的标本。

（三）尿液

正常人外尿道有正常菌群，女性患者可用肥皂水或碘伏清洗外阴，收集中段尿标本 10~20ml 于灭菌容器内。男性患者在清洗阴茎头后留取中段尿。尿液是细菌的良好培养基，室温下放置过久，可使污染细菌大量繁殖生长，故排出尿液后应在 1h 内接种培养。用导尿管收集尿液可减少污染，但多次重复导尿有可能引起逆行性感染。对于厌氧菌培养可用膀胱穿刺法收集尿液。

（四）血液

正常人的血液是无菌的，细菌侵入血液可引起菌血症或败血症。一般在发热初期或高峰期抽取静脉血进行培养。如已用抗菌药物治疗的患者，则在下次用药前采集，或用含有能中和抗生素的专用培养基采集。成人每次采血10~20ml，婴儿和儿童为1~2ml。为了提高血培养的阳性率，可在不同部位采血，24h内采血3次。

（五）粪便

取含脓、血或粘液的粪便于清洁容器中送检。对排便困难患者及婴幼儿可用直肠拭子采样。拭子应保持湿润，采样前可将拭子用无菌水浸润。

（六）泌尿生殖道标本

对性传播性疾病患者常留取尿道口分泌物、阴道宫颈口分泌物、外阴糜烂病灶处分泌物及前列腺液等标本做检验。对生殖道疱疹常穿刺疱疹液，盆腔脓肿患者可于直肠子宫凹陷处穿刺脓液送检。

（七）脑脊液及浆膜腔积液

以无菌操作进行腰椎穿刺，收集脑脊液。引起脑膜炎的细菌如脑膜炎奈瑟菌、肺炎链球菌、流感嗜血杆菌等抵抗力弱，标本采集后应立即送检或床边接种。浆膜腔积液用注射器吸取，因这些标本内的微生物数量少而液体量大，应采集较大量标本送检，可提高检出率。

（八）其他

创伤部位应先清除污物，消毒皮肤，防止表面污染菌混入标本。开放性脓肿应用无菌棉拭采取脓液；封闭性脓肿则用无菌注射器穿刺抽取标本。

二、微生物学检查方法及临床应用

（一）检查方法

1. 直接显微镜检查　标本直接涂片或经离心浓缩集菌后涂片、染色，在光学显微镜下观察细菌的形态、染色性。也可采用悬滴法或压滴法，在不染色状态下用暗视野显微镜观察病原体的生长、运动方式等。

无菌体液的直接镜检对病原体的检出有一定意义，对有正常菌群寄居的腔道分泌物涂片镜检可提示进一步检出的步骤及采用的方法。

2. 检测病原体成分　快速检出病原体成分主要指特异性抗原和核酸检测。特异性抗原检测是用已知抗体检查病原体抗原成分，包括免疫荧光技术、酶免疫技术、化学发光技术、胶乳凝集试验等。这些方法可快速、敏感、特异地在病程早期检出病原体抗原，其诊断价值依标本不同而异。核酸检测是用核酸探针杂交或聚合酶链反应（PCR）技术快速检出病原微生物。核酸检测特别适用于目前尚不能分离培养或很难分离培养的微生物。

3. 病原体的分离培养及鉴定　分离培养是微生物学检验中确诊的关键步骤，根据具体情况采用最合适的培养法，主要包括选择适当的培养基、接种前的标本处理及确定孵育条件。由正常无菌部位采集的标本通常接种血平板，置于空气或含5%~10% CO_2 的大气中培养。由存在正常菌群部位采集的标本，应采用选择培养基以增加目的病原菌的发现机会。分离出来的细菌根据细菌形态、菌落特点、生化反应、血清学试验等来鉴定。

4. 血清学检测　血清学诊断是用已知病原体抗原检测病人血清中相应抗体来诊断感染性疾病。人体感染病原体后经过一定时间产生特异性抗体，这种抗体在体内可持续数月或更长时间,故检测抗体不仅可用于现症诊断,还是疾病追溯性调查的一种方法。

(二)体外抗菌药物敏感试验

抗菌药物是一类对病原菌具有抑制或杀灭作用的药物,主要包括抗生素、磺胺及其他人工合成的抗菌药物。若抗菌药物使用不当会导致细菌产生耐药性,引起:①抗菌谱不同造成治疗无效;②剂量不足延误治疗时机;③剂量过大以至中毒;④菌群失调,二重感染;⑤耐药菌株不断出现。

常用的抗菌药物敏感试验方法有纸片扩散法和稀释法。

1. 纸片扩散法 常规使用 Kirby-Bauer 纸片扩散法(K-B法),其原理为将含有一定量抗菌药物的纸片平贴在已经接种被测细菌的琼脂培养基上,纸片中的抗菌药物溶解于培养基内,并向四周呈球面扩散,抗菌药物在琼脂中的浓度随离开纸片的距离增大而降低。含菌琼脂经孵育后细菌开始生长。在琼脂内的药物浓度高于该药对待检细菌的最低抑菌浓度(MIC)处,细菌生长受到抑制,在含药纸片的周围形成透明的抑菌环。

操作及判读:在琼脂培养基上均匀涂布待检细菌的菌悬液,贴好纸片,35℃培养 16~18h,用毫米尺量取抑菌环直径,与美国国家实验室标准化委员会(NCCLS)标准比较,得出判断结果。

结果解释:通常按敏感、中度敏感、耐药报告。敏感:被测菌株所引起的感染可以用常用剂量的该抗菌药物治疗,禁忌证除外;中度敏感:被测菌株所引起的感染可以用大剂量(提高剂量或在生理性药物集中区)的该抗菌药物治疗;耐药:被测菌株所引起的感染不能被常用剂量的该抗菌药物治疗。

2. 微量稀释法 用 M-H 液体培养基在微量塑料板的小孔中将抗菌药物倍比稀释,然后接种待测菌株,测定 MIC。结果判读:观察微量板各孔中细菌的生长情况,清晰者为无细菌生长,以无细菌生长的最低药物浓度为待检菌的最低抑菌浓度(MIC)。

注意事项:①用药存在个体差异;②必须考虑药物在血液、体液及各不同组织中的药物分布情况,药物在不同组织中的浓度一般仅为血液浓度的 1/10~1/2;③本试验是体外试验,体外试验耐药的菌株在体内一定耐药,而体外试验敏感的菌株在体内不一定敏感;④抗菌药物治疗有效性的绝对根据是临床疗效。

(三)临床感染性疾病常见病原体检测

1. 细菌感染 标本经直接涂片、镜检或分离培养、鉴定出细菌种类,并作药物敏感性试验,为临床感染性疾病的诊断和治疗提供帮助。

2. 病毒感染 病毒是在活细胞内增殖的非细胞型微生物,病毒性疾病的诊断以免疫学方法为主,核酸杂交及 PCR 技术可检测标本中病毒核酸,也是快速早期诊断的一种方法。病毒的分离培养则需要较长时间才能得出结果。

3. 真菌感染 真菌是以腐生或寄生方式摄取养料的真核细胞型微生物。根据菌落特点和孢子及菌丝的形态来鉴别真菌。真菌的抗原检测适用于血清或脑脊液中隐球菌、念珠菌等的检出。

4. 螺旋体感染 螺旋体是一群细长、柔软、运动活泼呈螺旋状的原核细胞型微生物,主要有钩端螺旋体、梅毒螺旋体、回归热螺旋体等,梅毒螺旋体感染是一种常见的性传播性疾病。将标本置于暗视野显微镜下检查运动状态、特殊形态有助于螺旋体的诊断。血清学试验也被广泛应用于螺旋体的检测,如快速血浆反应素试验(RPR)作为梅毒检测的过筛试验,梅毒螺旋体血球凝集试验或荧光密螺旋体抗体吸附试验作为梅毒感染的确证试验。也可用PCR技术快速检出螺旋体特异性基因片段。

5. 支原体感染　支原体是一类缺乏细胞壁、呈高度多形性、能通过除菌滤器的原核型微生物，常引起口腔、呼吸道及泌尿生殖道感染。根据分离培养后的典型菌落形态及特异性抗血清试验做出诊断。PCR技术可快速、敏感及特异检出支原体。

6. 衣原体感染　衣原体为专性细胞内寄生、革兰染色阴性、含DNA和RNA及核蛋白体、对广谱抗生素敏感的微生物。直接显微镜检查细胞质内的典型包涵体对衣原体感染的诊断有参考价值。免疫学方法及核酸检测可快速诊断衣原体感染。

7. 立克次体感染　立克次体是一类微小的杆状或球杆状、革兰染色阴性、除少数外仅在宿主细胞内繁殖的微生物。免疫荧光技术或PCR、探针杂交可直接检出立克次体。外斐试验是非特异性血清学诊断试验，用于斑疹伤寒、斑点热及恙虫病的诊断。特异性血清学试验有免疫荧光试验、酶联免疫吸附试验及补体结合试验，可用于立克次体感染的诊断。

（宁永忠）

第二章 心电图检查

学习目标：本章学习结束后，学生将会：
1. 描述心电图产生原理及心电向量概念。
2. 识别正常心电图图形及各波段的组成名称与正常值。
3. 识别临床常见异常心电图，并知道其临床意义。
4. 按步骤对具体心电图进行分析和判断。
5. 按操作规程为病人进行心电图检查。

第一节 心电图基础知识

心脏在机械收缩以前，首先产生电激动，心肌电激动所产生的微小电流可经过身体组织传导至体表，使体表的不同部位产生不同的电位。如果在体表放置两个电极，分别用导线连接到心电图机（即精密的电流计）的两端，它就会按照心脏激动的时间顺序，将体表两点的电位差记录下来，形成一条连续的曲线，这就是心电图（electrocardiogram, ECG）。

一、典型模式心电图

1. P波 为左、右心房激动波，代表心房的除极过程，称心房除极波。
2. P-R间期 代表激动从窦房结开始，经过心房、房室交界区及房室束的全部传导时间。

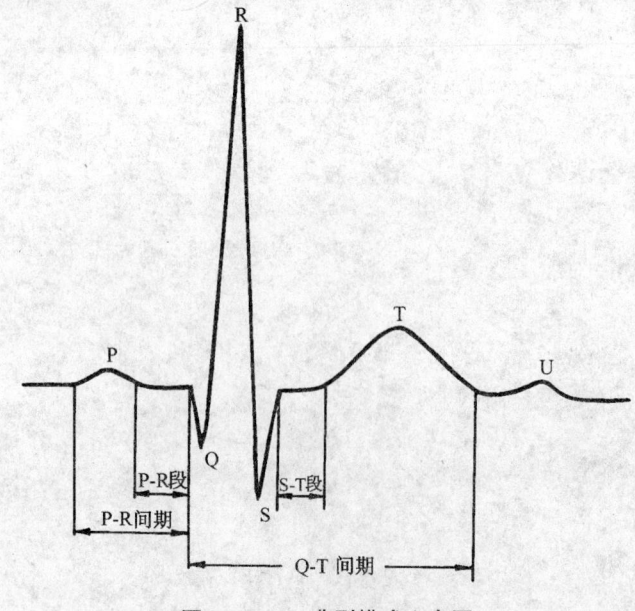

图4-2-1 典型模式心电图

3. P-R段 代表心房除极完毕至心室除极开始的时间。
4. QRS波群 为心室激动波,代表心室的除极过程,称心室除极波。
5. S-T段 代表心室除极结束至复极开始的时间。
6. Q-T间期 代表心室除极、复极的全部过程。
7. T波 反映心室复极过程的电位变化,称为心室的复极波。
8. U波 代表心肌激动的"继后电位"(图4-2-1)。

二、不同形态QRS波群的命名(图4-2-2)

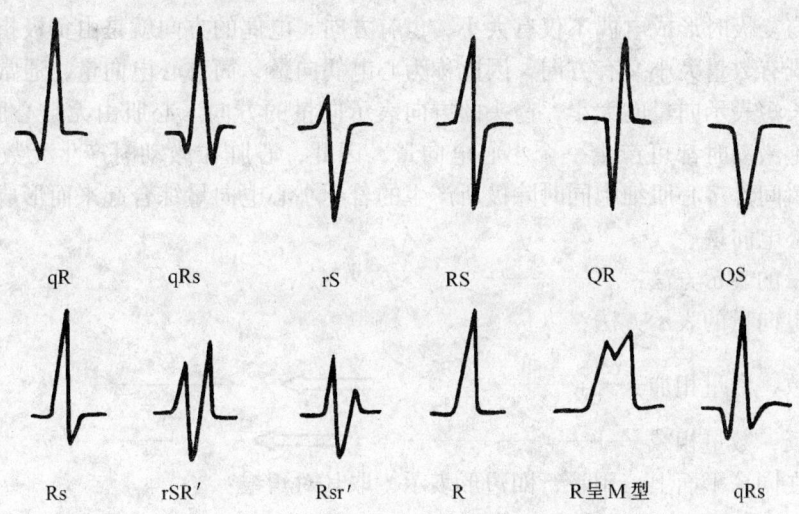

图4-2-2 不同形态QRS波群的命名

三、心电图产生原理与心电向量

(一)电偶学说

1. 极化状态 心肌细胞在静息状态下,细胞膜外带有正电荷,细胞膜内带有同等数量的负电荷,此种分布状态称为极化状态。据实验,用0.2μm的微型电极刺入心肌细胞内测得心室肌细胞内电位为-90mV。细胞内、外存在着电位差,这是由于膜内外阴、阳离子的浓度不同及各种离子的渗透性不同所致。众所周知,细胞内主要是K^+,细胞外主要是Na^+,细胞内的K^+高于细胞外K^+的30倍左右,而细胞外的Na^+高于细胞内Na^+的15倍。由于细胞内外离子分布的浓度差,促使K^+外渗(浓度高处向浓度低处流),加之细胞膜本身是带有负电荷的脂质、糖、蛋白质的组成体,细胞膜具有选择性的通透性,允许K^+逸出细胞外,而允许Na^+进入细胞内。K^+随着浓度差外逸,同时带一负离子,由于蛋白质的分子较大出不去,又由于细胞膜对负离子的排斥作用,负离子出不去,因此细胞膜外附着一层带正电的K^+,而膜内附着一层相应的数量相等的负离子,此时心肌细胞膜内、外的电位差处于稳定状态,这种情况称为"极化状态"。

2. 去极化状态(除极) 心肌的除极作用:电源在前,电穴在后,一对电偶向前移动。当心肌细胞受到物理与化学的刺激,便有电流发生,此时细胞膜对Na^+的通透性突然增加,大量的Na^+进入细胞内,K^+的外逸反而减少,细胞内的电位突然增高,使得细胞内附着一层正离子,而细胞外附着一层负离子,极化状态受到破坏,构成"极化状态逆转",这种过程则称为"除极"。

3. 复极 心肌细胞除极完毕，开始复极。细胞除极后，由于细胞的代谢过程，细胞膜又重新恢复了对 K^+、Na^+ 的通透性，细胞内过多的 Na^+ 外排，同时存在 K^+ 外渗，细胞内正电位逐渐恢复至 $-90mV$ 的水平，重新极化这一过程称为"复极"。

通过细胞膜上的运载系统 K^+-Na^+ 泵将 K^+ 泵进，Na^+ 泵出，恢复至除极前水平。心肌细胞除极、复极过程的电学活动是产生心电图的基本原理。

（二）心电向量概念——立体心电向量环"两次投影"概念

1. 向量与综合向量 以上讨论了单一的心肌细胞除极与复极所产生的电位变化，心肌细胞在除极与复极时形成电偶不仅有大小，也有方向。电偶的方向就是由负极指向正极的方向，心电偶既有数量大小又有方向，因此称为心电偶向量，简称心电向量，通常用一支箭表示，箭杆的长短表示向量的大小，箭头的方向表示向量的方向。心肌由无数心肌细胞组成，每个心肌细胞激动时都可产生一个小心电向量，因此，心脏在激动时产生无数个小心电向量，将每一瞬间许多心肌细胞同时除极所产生的若干小心电向量综合起来而形成的总心电向量称为综合心电向量。

心电向量的表示方法：⟶

综合心电向量的表示方法：

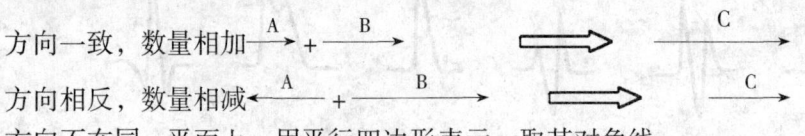

方向一致，数量相加

方向相反，数量相减

方向不在同一平面上，用平行四边形表示，取其对角线：

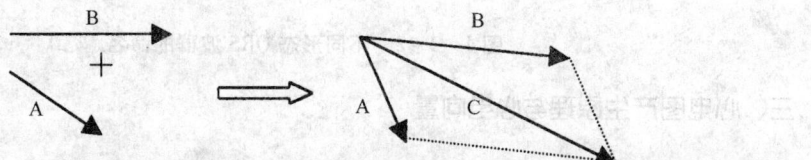

2. 空间心电向量 心脏在整个激动过程中，包括心房、心室肌的除极与复极的每一刹那间，产生许多电动力，可以用向量来表示，称为"瞬间综合向量"或"瞬间向量"。

心脏是一个立体结构，位于胸腔内，它所产生的向量处在一个空间里，它的方向朝向四面八方，即空间心电向量。空间向量所反映的是一立体概念，由它的上、下、左、右、前、后六个部分组成三个不同的面，即额面、侧面、横面（水平面）。三个面构成一个立体形结构，换句话说是从三个不同平面上的投影去观察一个占有空间的立体物。三个面也可以简单地看成是一个向量坐标（图 4-2-3）。

3. 心电向量环的产生——心电的第一次投影

（1）投影的概念：用垂直于某一平面的光线照射在物体上所形成的影像，这就是投影。任何物体均可以有三个投影面，即额面、侧面及水平面。心电的第一次投影就是心电向量在三个面上的投影，也就是将心电向量记录到向量坐标上。

（2）心电向量环的产生及在三个面上的投影：

1) P 环：心房肌的除极产生 P 向量，代表左、右心房所有心肌细胞同时除极产生的综合向量。由于窦房结的解剖位置，决定了电激动的开始部位与下传方向，根据左、右两心房的相对解剖位置决定心房向量的方向由右上指向左下。由于心房的心肌细胞少，组成心室的心肌细胞多，因此心房产生的向量比心室产生的心电向量小。

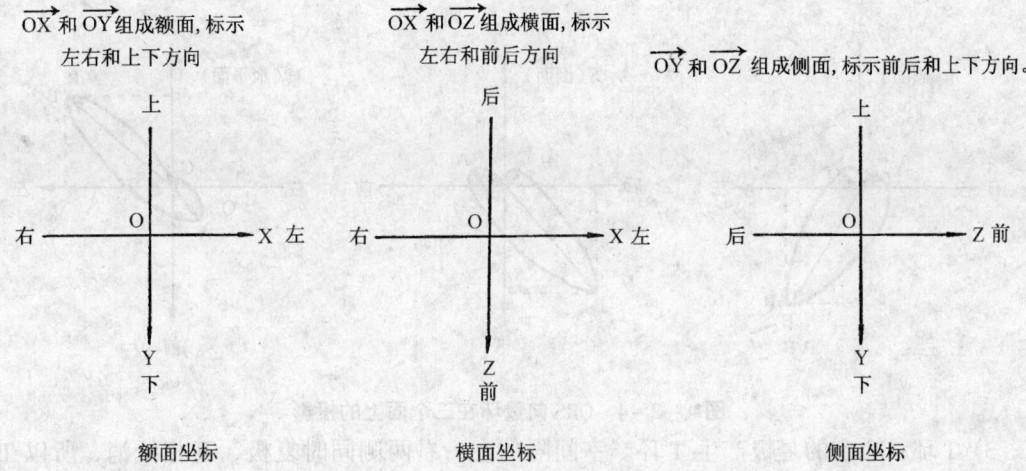

图 4-2-3　坐标图

2) QRS 环：窦房结的激动传抵房室结，房室结位于右心房下部冠状窦附近，房室结下接房室束，进入心室后分为左、右束支，分别循室间隔的左心室面与右心室面下行。左束支在室间隔中部先行分支，形成浦肯野纤维。故激动自房室结下传入心室后，首先室间隔的左心室面开始除极，随后激动传至两侧心室，通过遍布于心室内膜下的浦肯野纤维，使心室壁心肌由内膜面向外膜面除极，整个心室的除极过程，大致可分为三个阶段：

A. 初段：是室间隔除极向量。室间隔除极自左室面开始向右室面推进（因左束支分支早），由于左心室与右心室的解剖位置，左心室居左后偏下，右心室居右前偏上，故室间隔从左心室面向右心室面除极的综合向量指向右、前、上。

B. 中段：是左、右心室的除极向量。心室壁心肌的除极，由心内膜向心外膜推进，左心室位置居左后偏下，左室除极向量指向左后下方；右心室的位置居右前方偏上，右心室的除极向量指向右前偏上。由于左心室壁比右心室壁心肌厚得多，故左右心室同时除极时，左心室除极向量占优势，综合向量仍是指向左后偏下，加之激动自左心内膜面传抵其心外膜所需时间要比激动自右心室内膜面传抵其心外膜所需时间长，故当右心室已经除极完毕后的一段时间内，左心室还在继续除极，这时没有右心室除极向量与左心室除极向量相互拮抗，综合心电向量仍指向左后方，其综合心电向量由初段的指向右前偏上转向左后下方，达到心动周期的最大向量。

C. 末段：是心脏的后底部和室间隔的底部的除极向量。该处的浦肯野纤维分布最少，故到最后才除极。综合心电向量指向后上方偏右。

总的来说，心室除极过程中，综合心电向量的动态规律是由指向右前偏上转向左后下方，最后又转向后上方偏右而结束。心电向量第一次投影，即 QRS 环的产生（向量环形成），在心电图上记录到的是 QRS 波群。

这里需要强调指出的是，一个 QRS 向量环投影在三个不同的面上，三个图像反映一个 QRS 环体，从三个面观察一个向量环。在向量坐标上产生了向量环，投影至三个平面上称为心电的第一次投影，即 QRS 环的产生。

根据 QRS 向量环在三个面上的投影的 A、B、C 顺序我们了解到环体在额面、侧面和水平面的运行方向是不一致的：额面（F）的 QRS 向量环是顺钟向或逆钟向运行；右侧面（S）是顺钟向运行；水平面（H）是逆钟向运行（图 4-2-4）。

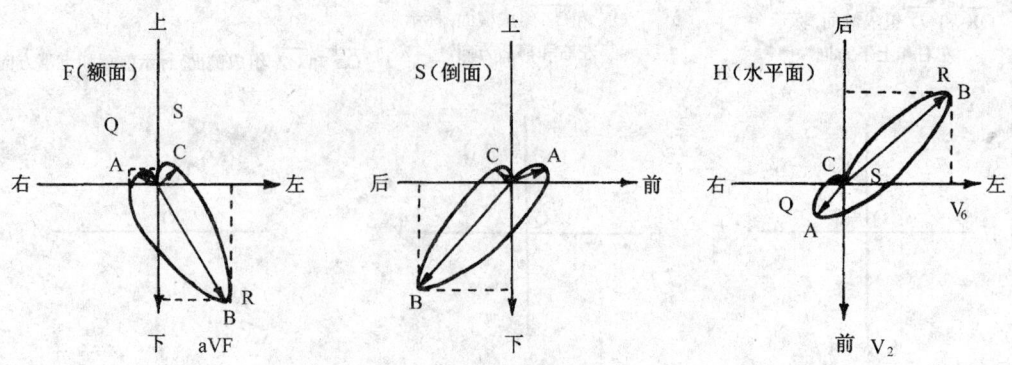

图4-2-4 QRS向量环在三个面上的投影

3) T环：心室的复极产生T环。室间隔的左、右两侧同时复极，互相抵消，所以T环的产生主要是左室壁的复极作用。心室的复极和心室除极不同，复极过程与代谢有关，因而较除极缓慢，占时较长，影响代谢的因素如温度、压力和供血情况都会影响心室复极的速度。因此温度高、压力较小、供血情况好，该部位复极就快。由于心外膜温度较高且较恒定、压力较小、供血情况好，因此心室的复极是从心外膜向心内膜进行，这和心室的除极正好相反（心室除极从心内膜向心外膜），这样T波与QRS环方向基本上是一致的。在心电图上，正常T波的方向和QRS波群主波方向是一致的。

4. 心电图波形的产生——心电向量的第二次投影

（1）额面向量环与标准肢体导联及加压肢体导联的关系：额面向量环与肢体导联轴的关系就是额面向量环投影至六轴系统上，根据爱氏三角学说，六轴系统的导联轴夹角度数都为+30°。

爱氏三角学说提出以下几项假定：①心脏的激动过程可以比拟为一对电偶，位于体腔的中央。②体腔可被认为是一个均匀的、导电的、很大的球形容积导体。③右肩、左肩及左下肢三点的距离相等，形成一个等边三角形的三个顶点。心脏产生的电流均匀地传播于体腔，四肢只作为传导部分，每个肢体上任何一点的电压，等于该肢体与躯干交接处的电压，标准导联上所用的上肢及下肢分别代表上肢和下肢之间及臂部的电压。④心脏居于上述等边三角形的中心，并与此三角形位于同一平面上。根据爱氏三角学说我们假设心电图的标准肢体导

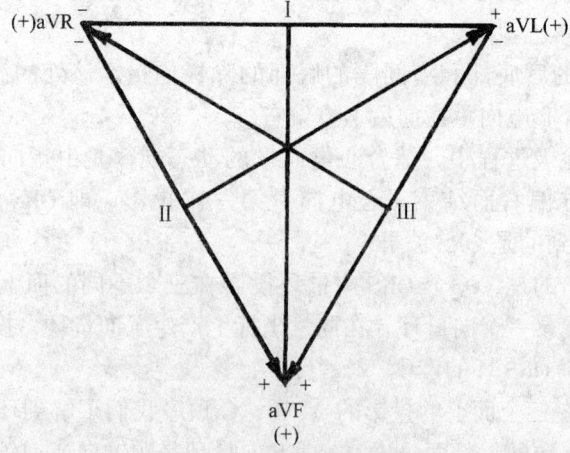

图4-2-5 双极标准导联及加压单极肢体导联轴

联构成一个等边三角形，而加压肢体导联是等边三角形三条导联轴中段垂直线（图4-2-5、6）。

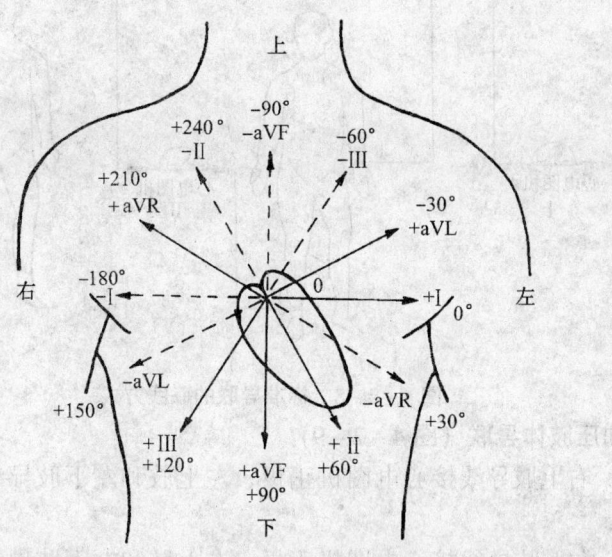

图4-2-6 QRS向量环投影到肢体导联六轴系统

（2）水平面向量环与胸前导联轴的关系：横面向量环投影到胸前导联轴上，由于胸前导联电极安放的位置不同，所以胸前导联轴夹角度数不一致（图4-2-7）。

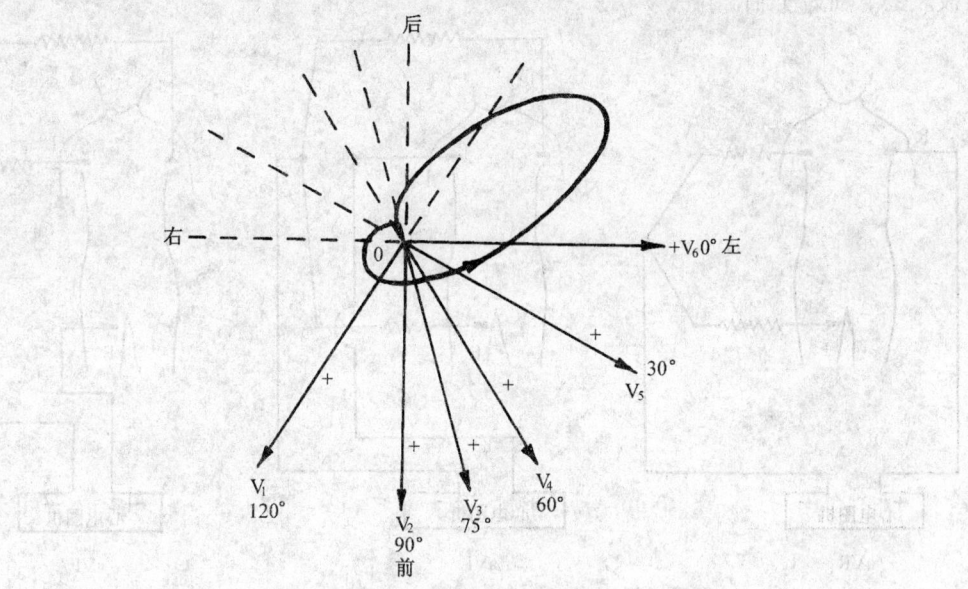

图4-2-7 QRS向量环投影到胸前导联六轴系统

四、心电图导联

心电图机导线的连接方式简称导联。某一导联正负极之间假想的连线称导联轴。

（一）双极标准肢体导联（图4-2-8）

1. **标准导联Ⅰ** 左上肢接心电图机正极，右上肢接心电图机负极。左右轴为X轴。
2. **标准导联Ⅱ** 左下肢接心电图机正极，右上肢接心电图机负极。

3. 标准导联Ⅲ　左下肢接心电图机正极，左上肢接心电图机负极。

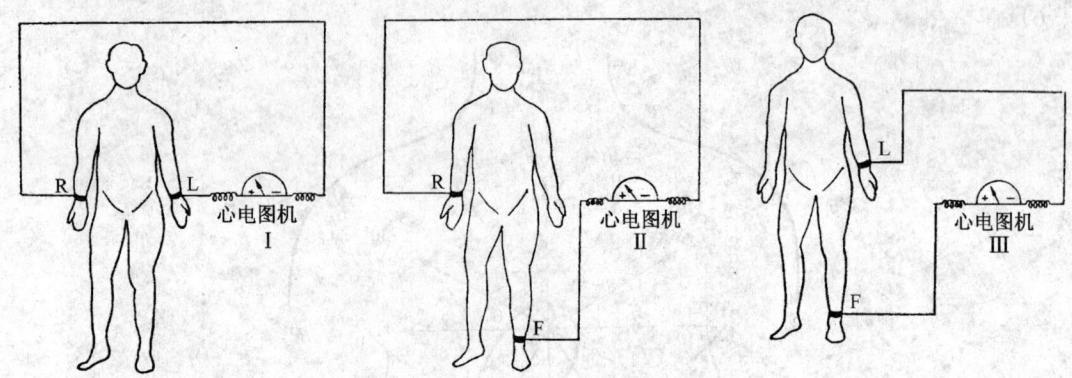

图4-2-8　标准导联的联线方式

（二）单极加压肢体导联（图4-2-9）

1. aVR导联　右上肢导线接心电图机正极，左上肢和左下肢导线相连后，接心电图机负极。

2. aVL导联　左上肢导线接心电图机正极，右上肢和左下肢导线相连后，接心电图机负极。

3. aVF导联　左下肢导线接心电图机正极，右上肢和左上肢导线相连后，接心电图机负极。上下轴为Y轴。

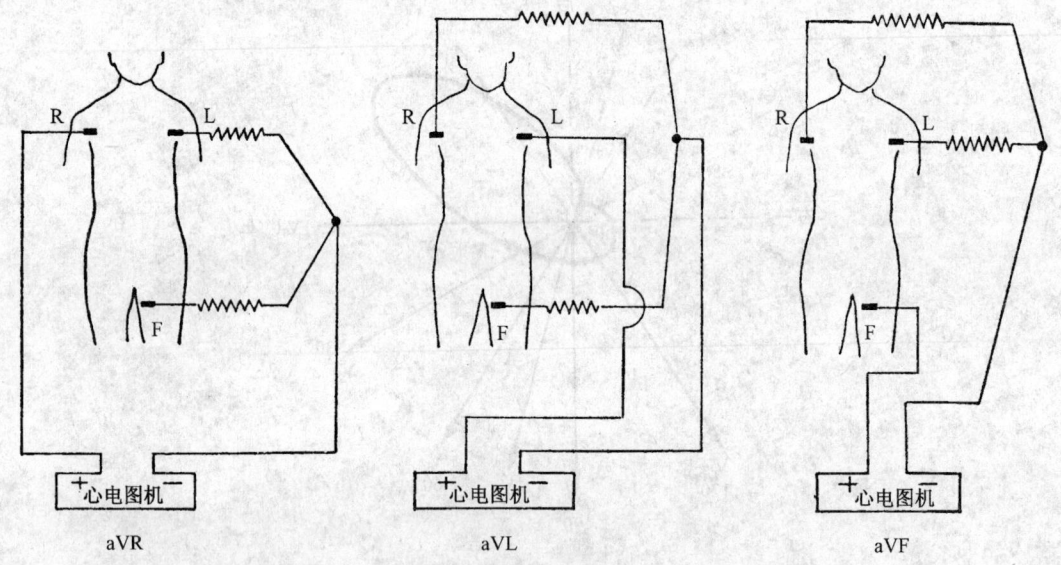

图4-2-9　单极加压肢体导联的联线方式

（三）单极胸前导联

$V_{1\sim 6}$胸前导联作为探查电极导线均接心电图机正极，左上肢、右上肢、左下肢导线相连后接心电图机负极（图4-2-10）。V_2导前后轴为Z轴。

胸前导联电极安放的位置（图4-2-11）：

V_1：胸骨右缘第四肋间。

V_2：胸骨左缘第四肋间。

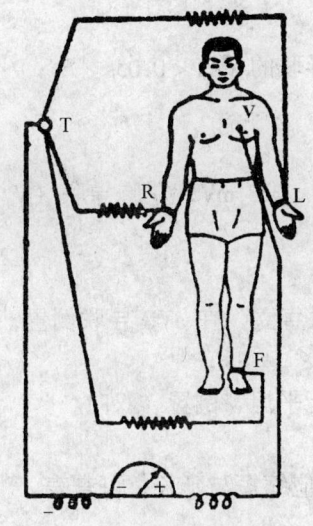

图 4-2-10 胸前导联的联线方式

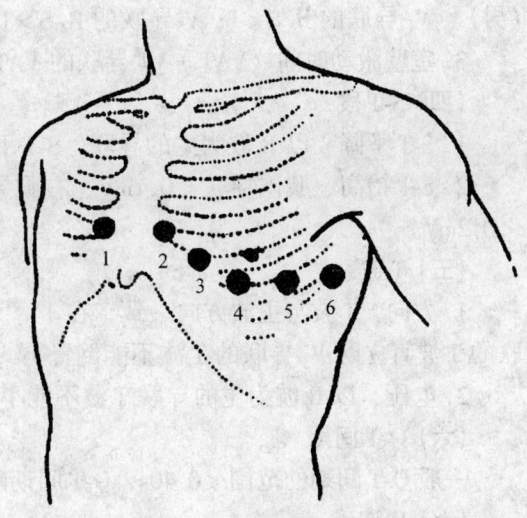

图 4-2-11 胸前导联电极安放的位置

V_3：V_2 与 V_4 连线的中点。

V_4：左锁骨中线第五肋间。

V_5：左腋前线平 V_4 水平。

V_6：左腋中线平 V_5 水平。

第二节 正常心电图

一、正常值

（一）P 波

1. 方向 P 波在Ⅰ、Ⅱ、aVF、V5 导联直立，在 aVR 导联倒置。
2. 时限 为 0.07~0.09s，一般小于 0.12s。
3. 电压 小于 0.25mV。
4. 形态 P 波允许有一小切迹，但峰距小于 0.04s。

（二）P-R 间期

P-R 间期为 0.12~0.20s。

（三）QRS 波群

1. 时限 小于 0.12s。
2. 电压 肢体导联 QRS 波群电压之和大于 0.5mV，胸前导联 QRS 波群电压之和大于 1.0mV，否则为低电压。

凡是以 R 波为主的导联，q 波电压 < 1/4 R，时限 < 0.04s（aVR 和Ⅲ导联除外）。

$R_Ⅰ + S_Ⅲ < 2.5mV$。

$R_{aVR} < 0.5mV$；$R_{aVL} < 1.2mV$；$R_{aVF} < 2.0mV$。

$R_{V1} < 1.0mV$；$R_{V5} < 2.5mV$；$R_{V1} + S_{V5} < 1.2mV$；$R_{V5} + S_{V1} < 3.5mV$（女）或 < 4.0mV

(男)。V_1导联的 R/S<1；V_5导联的 R/S>1。

3. 室壁激动时间（VAT） V1导联的 VAT<0.03s，V5导联的 VAT<0.05s。

（四）S-T 段

1. S-T 下降　以 R 波为主的导联，S-T 下降<0.05mV；

2. S-T 抬高　肢体导联<0.1mV；右胸导联（$V_1 \sim V_3$）<0.3mV；左胸导联（$V_4 \sim V_6$）<0.2mV。

（五）T 波

1. 方向　T 波与主波方向一致，在Ⅰ、Ⅱ、V_4、V_6导联直立，在 aVR 导联倒置，V_1导联的 T 波直立时 V_3导联的 T 波不能倒置。

2. 电压　以 R 波为主的导联 T 波不能小于 1/10 R，不能平坦、倒置、双向。

（六）Q-T 间期

一般 Q-T 间期的范围<0.40s，Q-T 间期随心率的快慢相应缩短与延长，可查表。

（七）U 波

V_3、V_4导联较明显，不允许出现倒置 U 波。U 波增高常见于低血钾，U 波倒置提示心肌缺血。

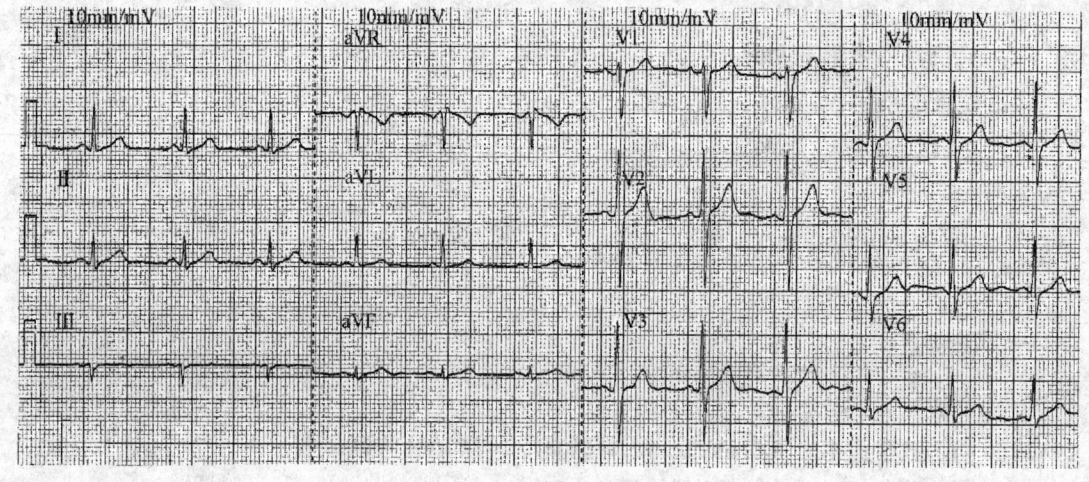

图 4-2-12　正常心电图

二、心电图的测量方法

1. 心率的测量　用 60 除以 R-R 间期，例如 R-R 间期为 0.74s，则 60/0.74=81 次/min。

2. P-R 间期的测量　从 P 波的起点至 Q 波或 R 波的起点。

3. Q-T 间期的测量　从 Q 波或 R 波的起点至 T 波的终点。

4. QRS 各波高度及深度的测量　高度即心电图基线的上缘到 R 波顶端的距离；深度即心电图基线的下缘到 Q 波或 S 波顶端的距离。

5. 心电轴的测量　心电轴（额面心电轴）：临床上分析心电图时观察电轴是否偏移，只是粗略估计具体度数，常用目测法，只有在具有诊断意义时方求心电轴偏移的具体度数，如诊断左前分支阻滞、左后分支阻滞等。

用目测法判断电轴偏移：Ⅰ、Ⅲ导联主波向上，提示电轴不偏；Ⅰ导联主波向上，Ⅲ联主波向下，提示电轴左偏；Ⅰ导联主波向下，Ⅲ导联主波向上，提示电轴右偏；Ⅰ、Ⅲ导联主波向下,提示电轴重度右偏(图4-2-13)。

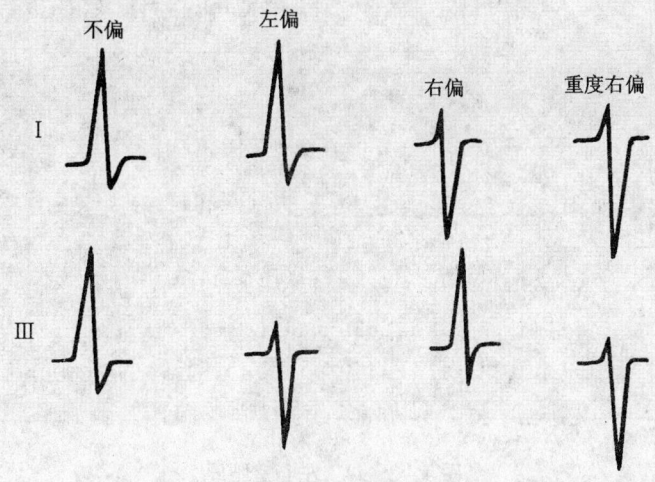

图4-2-13 判断电轴偏移的方法——目测法

第三节 心室肥厚

一、左心室肥厚(left ventricular hypertrophy, LVH)

正常左心室位于心脏的左后下方,右心室位于心脏的右前上方。左心室除极心电综合向量朝向左后下,右心室除极心电综合向量朝向右前上方,二者在一定程度上相互抵消。由于左室壁厚度远远超过右室壁的厚度,因此心室的除极综合向量仍朝向左后下方。当左心室肥厚时心室的除极向量向左后明显增大,偏上或偏下,表现在心电图上是 QRS 电压(振幅)显著增高。

心电图特点:

1. QRS 波群电压增高 $R_I + S_{III} > 2.5$ mV;$R_I > 1.5$ mV;$R_{aVL} > 1.2$ mV;$R_{aVF} > 2.0$ mV;$R_{V5} > 2.5$ mV;$R_{V5} + S_{V1} > 3.5$ mV(女)或 > 4.0 mV(男)。

2. 电轴左偏。

3. QRS 时间略延长,但小于 0.12s。

4. V_5 导联的 VAT > 0.05s。

5. S-T、T 改变 包括继发性 S-T、T 改变与原发性 S-T、T 改变。除极程序改变引起复极改变为继发性 S-T、T 改变,表现为主波向上的导联 ST 段下降,T 波倒置;主波向下的导联 ST 段抬高,T 波直立。心肌肥厚引起相对供血不足,心肌缺血,为原发性 S-T、T 改变。

6. 逆钟向转位。

以上条件具备两条或两条以上即可诊断为左心室肥厚。仅具备一条电压增高可诊断为"左心室高电压"。电压增高同时有明显 S-T、T 改变,可以诊断为"左室肥厚伴劳损"(图4-12-14)。

二、右心室肥厚(right ventricular hypertrophy, RVH)

轻度的右心室肥厚,表现为正常心电图,主要因为右心室所产生的心电向量不能抵消左心室占优势的心电向量,只有在右心室肥厚达到一定程度,QRS 综合向量与心电图图型才能

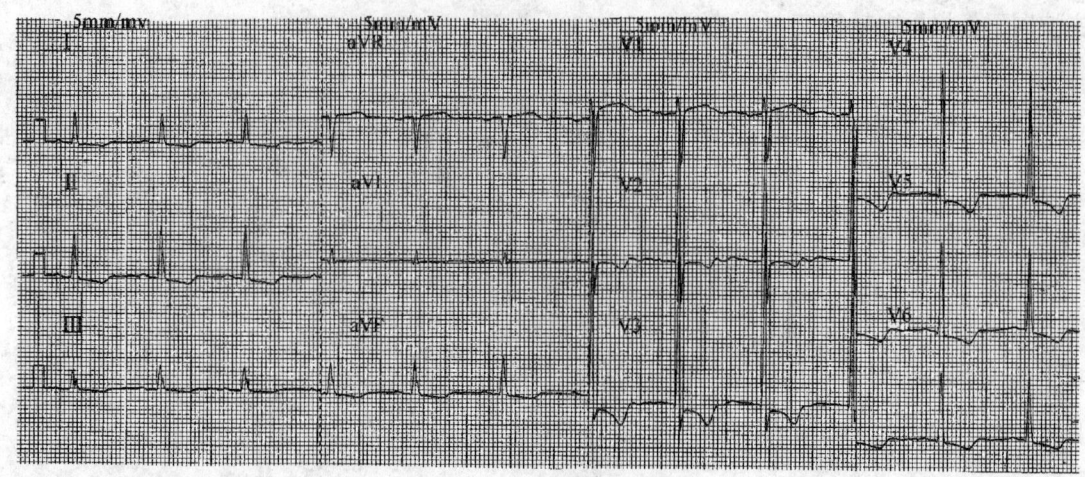

图 4-2-14 左心室肥厚

发生明显改变。

心电图特点：

1. 电轴右偏 为右心室肥大的重要指征。

2. QRS 波群电压的改变 $R_{aVR}>0.5$ mV；$R_{V1}>1.0$ mV；$R_{V1}+S_{V5}>1.2$ mV；V_1 导联的 $R/S>1$；V_5 导联的 $R/S<1$；V_1 呈 qR 型（重度右心室肥厚）。

3. V_1 导联的 VAT>0.03s。

4. S-T、T 改变 右胸前导联（如 V_1）ST 段压低，T 波双向、倒置。

具备两条或两条以上方可诊断右心室肥厚（图 4-2-15）。

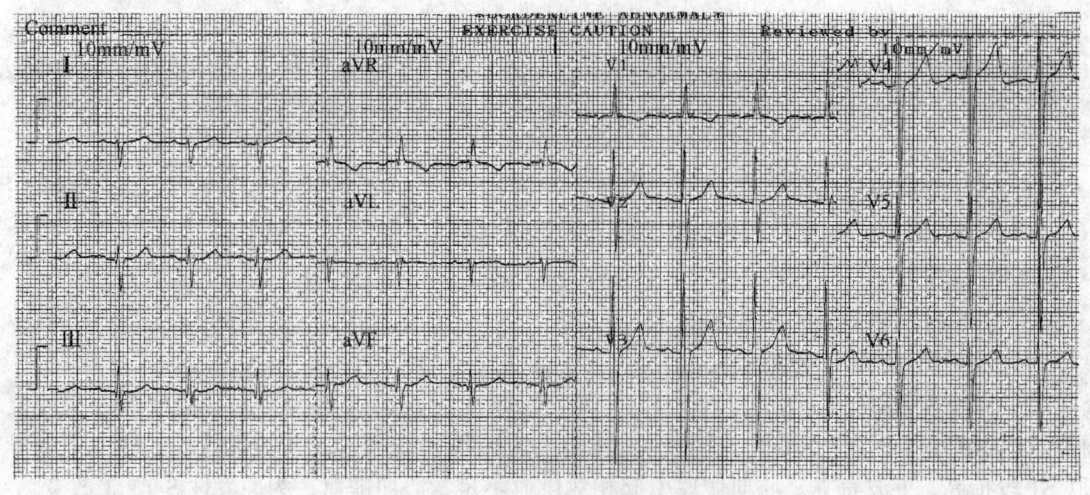

图 4-2-15 右心室肥厚

三、双侧心室肥厚（biventricular hypertrophy）

当左右心室同时肥厚时，心电图可有以下改变：

1. 大致正常心电图：左右心室向量相互抵消。

2. 表现为一侧心室肥厚的心电图改变：

（1）左侧胸前导联及右侧心前导联分别呈现左心室肥厚及右心室肥厚的心电图改变，如

$R_{V5}>2.5mV$，V_1导联呈qR型。

(2) 心电图上有左心室肥厚明确改变，但V_5导联S波电压大于R波电压，aVR导联R波电压大于Q波电压。

(3) 胸前导联的心电图改变可以判断左心室肥厚，同时伴有肢体导联电轴右偏+90°以上。

附：心房肥厚

1. 左心房扩大（left atrial enlargement，LAH） 常见于风湿性心脏病二尖瓣狭窄，称"二尖瓣型P波"。

心电图特点：

(1) P波增宽>0.12s，形态呈双峰或平顶状，峰距>0.04s，在Ⅰ、Ⅱ、aVL导联最明显。

(2) V_1导联终末电势（Ptf）>-0.03mmsec（图4-2-16）。

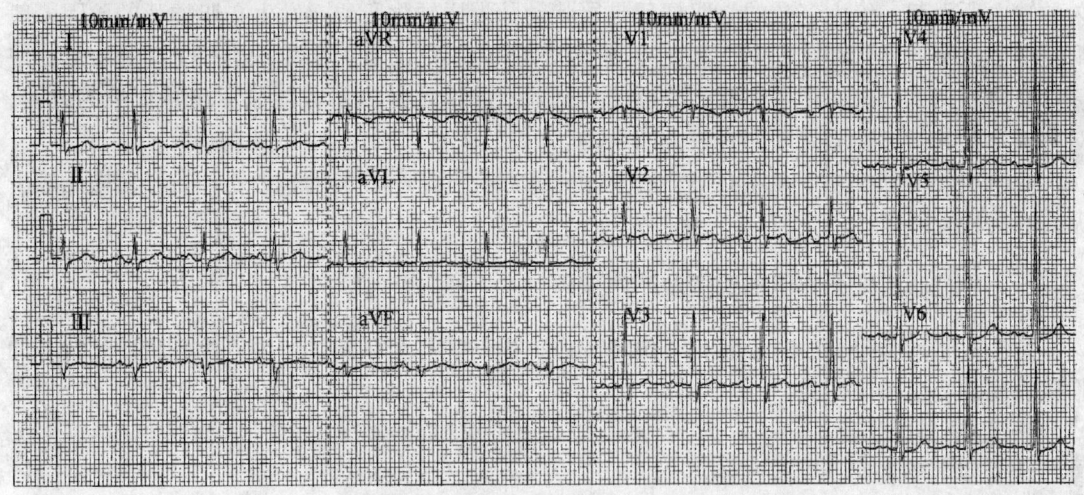

图4-2-16 "二尖瓣型P波"、左心室高电压

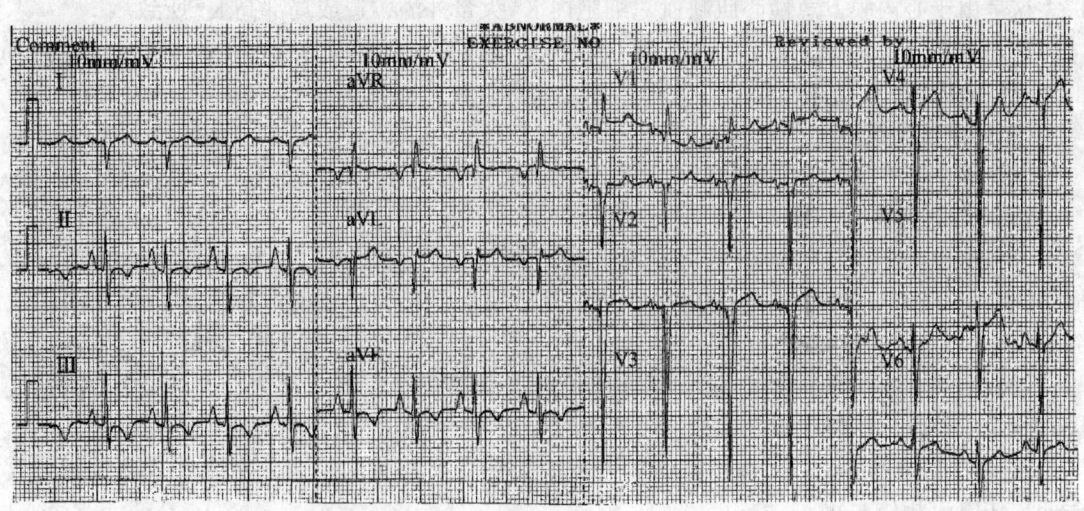

图4-2-17 "肺型P波"、右心室肥厚

2. **右心房扩大**（right atrial enlargement，RAH） 常见于慢性肺源性心脏病，称"肺型 P 波"。

心电图特点：

(1) P 波尖耸，电压 > 0.25mV，在 Ⅱ、Ⅲ、aVF 导联明显。

(2) V_1、V_2 导联 P 波直立时，V_1 导联的 P 波电压 > 0.15mV，V_2 导联的 P 波电压 > 0.2mV（图 4-2-17）。

3. **双侧心房扩大**（biatrial enlargement） 常见于风湿性心脏病或先天性心脏病。

心电图特点：P 波异常宽而高，常伴有切迹，P 波时限 > 0.12s，电压 > 0.25mV。

第四节 心肌梗死

心肌梗死（myocardial infarction，MI）是由于冠状动脉阻塞，被供处的心肌发生严重而持久的缺血所引起。绝大多数的心肌梗死是冠状动脉粥样硬化所致。发生心肌梗死的原因一般都是在已狭窄的冠状动脉管壁产生血栓或冠状动脉内膜下出血、水肿，堵塞了动脉血流，使该处心肌因持久缺血，产生坏死。心电图检查除特殊情况外大多数能显示出特征性的改变，对明确诊断和指导临床处理都有极大的帮助。

心肌梗死的部位大多在左心室、心室间隔或右心室与左心室毗邻之处，右心室梗死较少见，心房梗死偶尔。

一、急性心肌梗死心电图改变及产生原理

急性冠状动脉阻塞后，心肌相继出现缺血、损伤、甚至坏死，产生急性心肌梗死特有的临床表现和心电图改变。

（一）缺血型改变

缺血型主要表现为 T 波改变：

1. 心内膜下心肌缺血时，T 波表现尖耸、基底部较窄、双肢对称、电压增高，称"高尖 T"。这是由于心内膜下急性心肌缺血，细胞内 K^+ 大量外溢，造成局部高 K^+ 所致。

2. 心外膜下心肌缺血时，心肌的复极程序发生改变，内膜先恢复，T 向量背向缺血区，由外膜指向内膜，T 波表现倒置、尖深、双肢对称，称"冠状 T"。

（二）损伤型改变

损伤型主要表现为 S-T 抬高与 T 波融合，形成弓背向上的单向曲线。

1. 损伤电流学说：

(1) 正常心肌可以完全除极，而受损伤的心肌不能完全除极，使得正常除极的心肌与受损伤的心肌存在电位差产生电流及向量。除极不完全引起的损伤电流称之为收缩期损伤电流。

(2) 正常心肌可以完全复极，而受损伤的心肌不能完全复极，正常心肌与受损心肌在复极时产生电位差，产生电流及向量。复极不完全引起的损伤电流称为舒张期损伤电流。

2. 除极波受阻学说：正常心肌除极进程中受到受损心肌的阻碍，不能完全除极，与收缩期损伤电流相仿。

（三）坏死型改变

坏死型主要特点为出现异常 Q 波，即 Q 波电压 > 1/4 R，时限 > 0.04s。心电图 QRS 波

群呈 QS 型或异常 Q 波。心肌坏死时，坏死部分心室肌丧失了电力活动，故不再产生心电向量，但健康心肌照常除极，故产生一个与梗死区相反的心室综合向量，称为"梗死向量"。如前壁心肌梗死时，"梗死向量"向后，投影于心前导联，产生负向波，胸前 $V_1 - V_5$ 导联 QRS 波呈 QS 型。若坏死层较薄，QRS 波群无改变；坏死层大于室壁 1/3~1/2 出现异常 Q 波；坏死层穿透整个室壁出现异常 QS 波。

临床上导联电极和心肌之间有一定的距离，因此在体表心电图上往往记录到缺血损伤和坏死三种改变的综合图型。

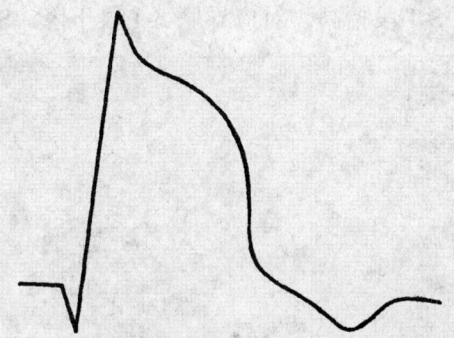

图 4-2-18 急性心肌梗死缺血、损伤、坏死综合图形

二、心肌梗死心电图演变与分期

一旦心电图上出现了心肌梗死的图型，就可诊断为心肌梗死。根据心肌梗死心电图一系列演变过程与规律将心肌梗死心电图分为四期（图 4-2-19）：

（一）超急期

约在心肌梗死后 10 余分钟至数小时发生心肌缺血和损伤，表现为高尖 T 波，S-T 段升高呈单向曲线，不出现异常 Q 波，持续时间短，心电图不易记录到。

（二）急性期

梗死后数小时至数周出现损伤合并坏死图形，S-T 段抬高呈单向曲线，并伴有异常 Q 波，S-T 段逐渐恢复至等电位线。

（三）亚急性期

数周至数月，坏死型 Q 波持续存在，S-T 段恢复至等电线，倒置 T 恢复正常或呈恒定的 T 波倒置。

（四）陈旧期

半年至数年，倒置 T 已恢复至正常或长期无变化，多残留异常 Q 波。

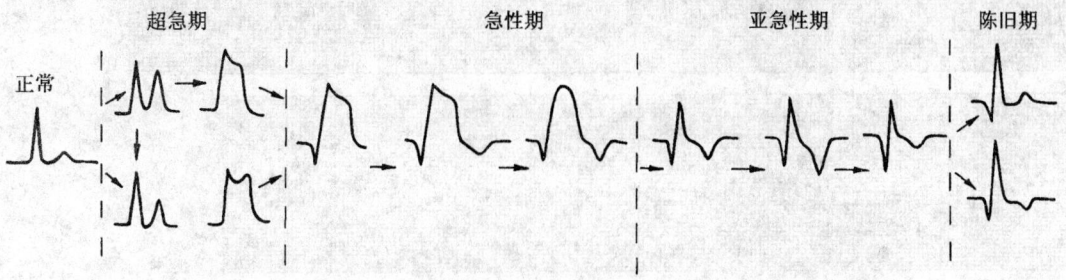

图 4-2-19 急性心肌梗死心电图演变过程与分期

三、心肌梗死的心电图诊断

(一) 心肌梗死的早期诊断（超急期诊断）

心电图特点：

1. T波高尖>1.0mV，双肢对称，基底窄，T波>1/2 R，并有动态改变。
2. S-T段向上倾斜。

(二) 急性心肌梗死的诊断

依据梗死部位相关导联S-T段抬高，对应导联S-T段下降。S-T段弓背抬高在肢体导联

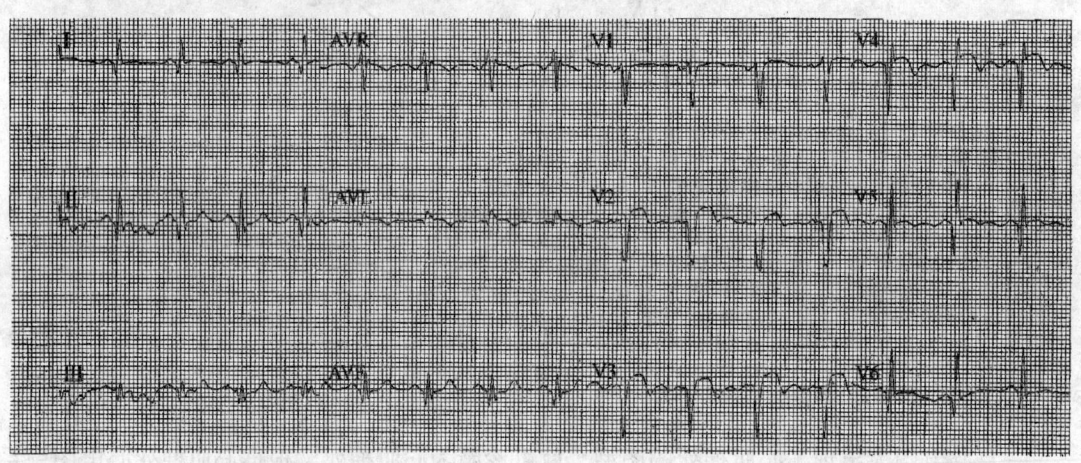

图4-2-20 急性前壁、高侧壁、陈旧性下壁心肌梗死

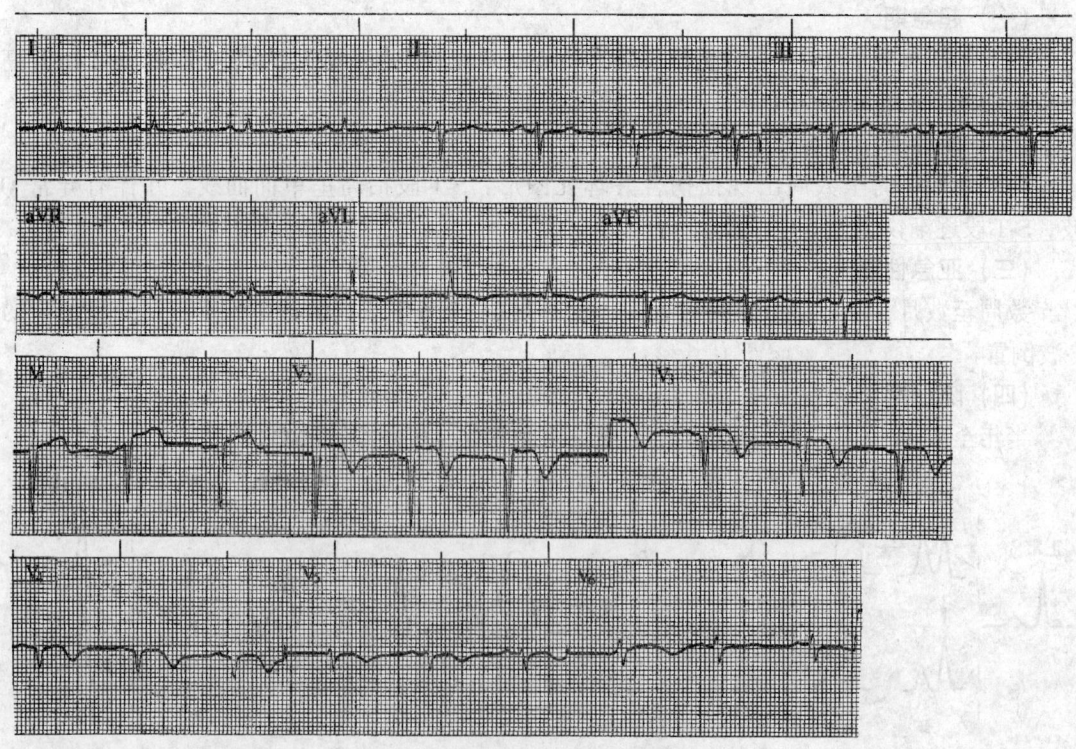

图4-2-21 急性前壁心肌梗死

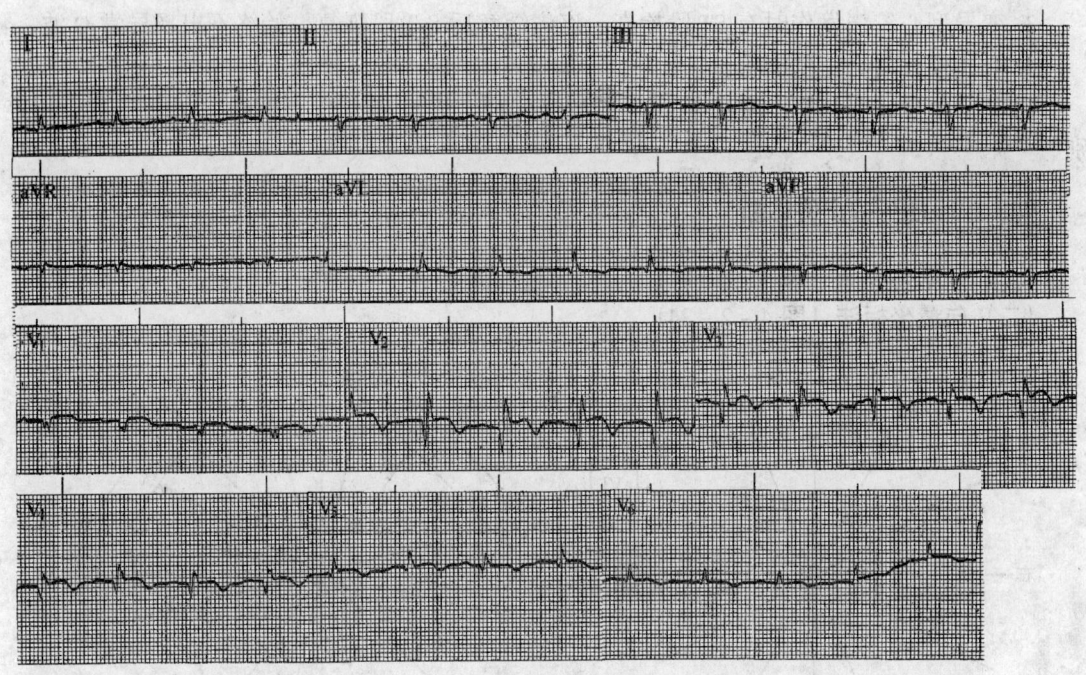

图 4-2-22 急性广泛前壁心肌梗死

大于 0.1mV，在右胸前导联大于 0.3mV，在左胸前导联大于 0.2mV。如果出现异常 Q 波，电压大于 1/4 R，时限大于 0.04s，并伴有弓背向上的 S-T 段及双肢对称倒置的 T 波，则诊断即可确立（图 4-2-20～22）。

S-T 段抬高依然是诊断心肌梗死的一个重要条件，但如果不伴有异常 Q 波，S-T 段抬高要与其他心肌损伤疾患相鉴别：

1. 年轻人心电活动过早复极，表现 ST 段抬高。
2. 急性心包炎 ST 段呈弓背向下的抬高。

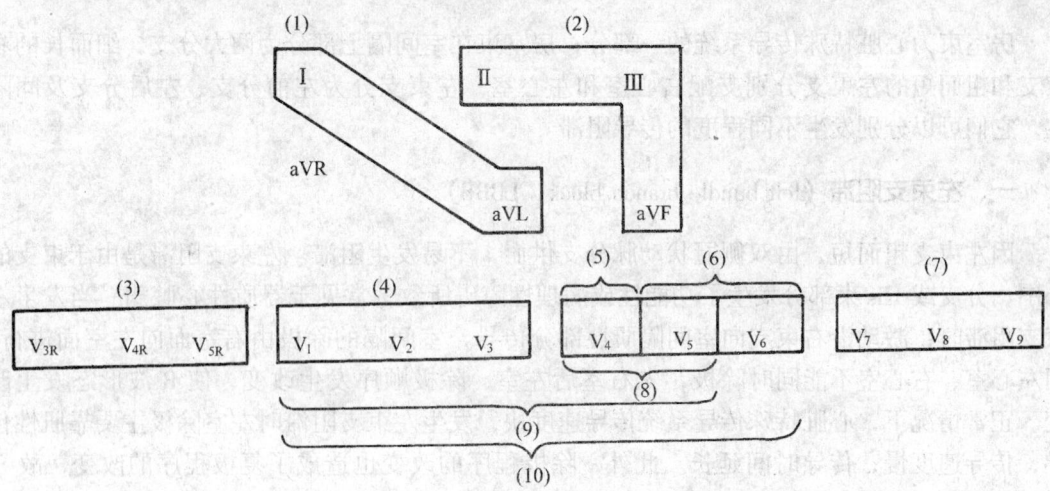

图 4-2-23 心肌梗死部位诊断的导联标测法
(1) 高侧壁 (2) 下壁 (3) 右室 (4) 前间壁 (5) 心尖部
(6) 前侧壁 (7) 正后壁 (8) 前壁 (9) 前壁 (10) 广泛前壁

3. 变异型心绞痛发作时有 ST 段抬高，疼痛缓解后 S-T 段恢复，始终不出现异常 Q 波。

4. 心肌梗死后心室壁瘤等。

出现异常 Q 波要与肥厚性心肌病、预激综合征、慢性肺源性心脏病、左束支阻滞相鉴别。

四、心肌梗死的定位诊断

（一）导联标测法（图 4-2-23）

（二）向量坐标法（图 4-2-24）

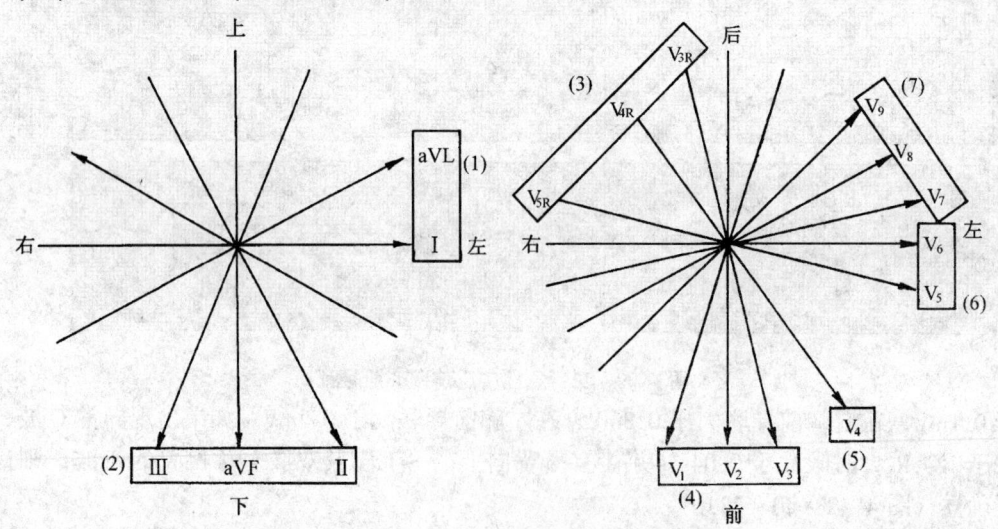

图 4-2-24 心肌梗死部位诊断的向量坐标法

第五节 束支阻滞

房室束为心脏特殊传导系统的一部分；房室束在室间隔上部分为两大分支，细而长的右束支和粗而短的左束支分别支配右心室和左心室，左束支分为左前分支、左后分支及间隔支，它们可以分别发生不同程度的传导阻滞。

一、左束支阻滞（left bundle branch block，LBBB）

因左束支粗而短，由双侧冠状动脉分支供血，不易发生阻滞。左束支阻滞是由于束支的外围、分支或 His 束部分发生了功能性或病理性障碍所致，常见于器质性心脏病。当发生左束支阻滞时，激动沿右束支向室间隔肌性部分传导，室间隔的除极由右室面向左室面进行。因左心室、右心室不能同时除极，先右室后左室，除极顺序发生改变，使 R 波形态发生改变。正常情况下，心脏特殊传导系统传导速度快，发生左束支阻滞时左室除极主要靠肌性传导，传导速度慢，传导时间延长。此外，除极程序的改变也造成了复极程序的改变，故 S-T、T 产生继发性变化。

心电图特点：

1. QRS 波群时限延长 ≥0.12s。

2. QRS 波群形态改变 V_1、V_2、V_3 导联呈 QS 或 rS 型；I、aVL、V_5、V_6 导联为宽钝的 R

波、平顶R波或呈"M"型，V_5、V_6导联q波消失。

3. 继发S-T、T改变　以R波为主的导联S-T段下降、T波倒置；以S波为主的导联S-T段抬高、T波直立（图4－2－25）。

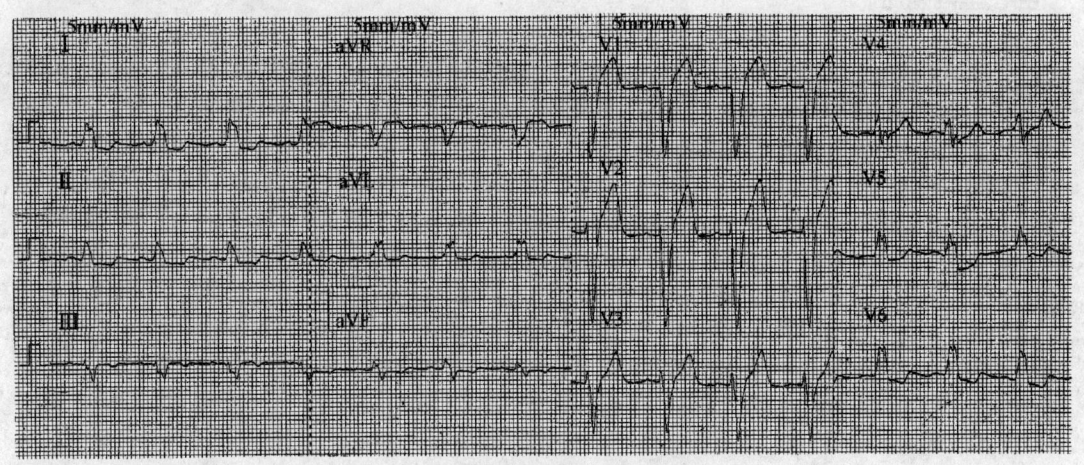

图4－2－25　完全性左束支阻滞

二、右束支阻滞（right bundle branch block，RBBB）

右束支阻滞时，激动通过左束支下传，从左心室面向右心室除极，右心室最后除极。

心电图特点：

1. QRS波群时限延长≥0.12s。

2. QRS波群形态改变　V_1导联呈rsR′或呈"M"型，Ⅰ、Ⅱ、aVF、V_5导联S波及aVR导联R波宽钝。

3. 继发S-T、T改变（图4－2－26）。

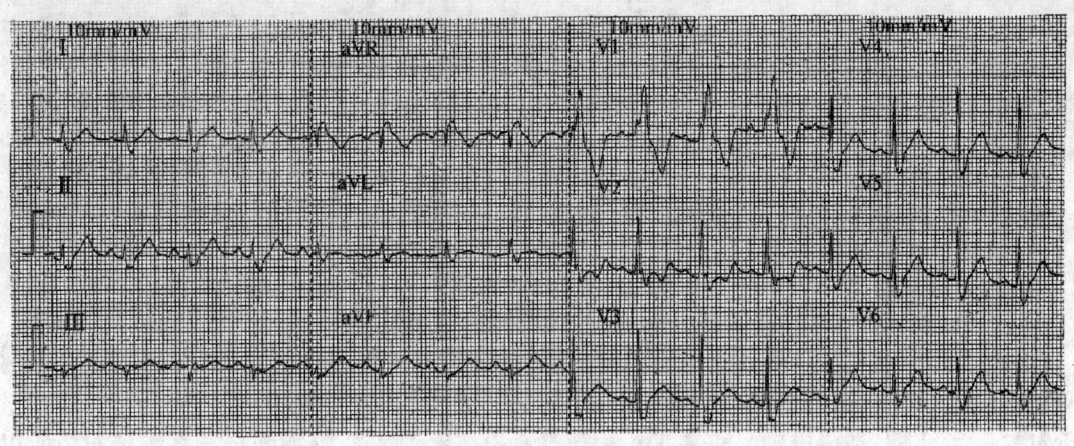

图4－2－26　完全性右束支阻滞

三、不完全性束支阻滞

（一）不完全性右束支阻滞（IRBBB）　临床上多见，心电图图形与完全性右束支阻滞相似，但QRS波群时限小于0.12s。

(二) 不完全性左束支阻滞 (ILBBB)　临床上少见，心电图图形与完全性左束支阻滞相似，但 QRS 波群时限小于 0.12s。

四、室内阻滞

QRS 波群时限≥0.12s，心电图图形既不像左束支阻滞，也不像右束支阻滞，称室内阻滞。常提示心肌损害弥散、广泛。

五、左束支分支阻滞（半阻滞）

(一) 左束支前分支阻滞 (left anterior hemiblock, LAHB)

简称左前分支阻滞或左前半阻滞。左束支前分支阻滞时激动通过左后分支使左心室后下壁除极，然后激动通过前后吻合支浦肯野纤维使左心室前上壁除极，因此左心室除极综合向量指向左、前、上，造成心电轴显著左偏，但激动基本上是沿心脏特殊传导系统传导，所以QRS 波群时限正常或仅有轻度延长。

心电图特点：

1. 电轴显著左偏 > -45°。
2. QRS 波群形态改变　Ⅰ、aVL 导联呈 qR 型，Ⅱ、Ⅲ、aVF 导联呈 rS 型，$R_{aVL} > R_I$，$S_{Ⅲ} > S_{Ⅱ}$。
3. QRS 波群时限 < 0.12s（图 4-2-27）。

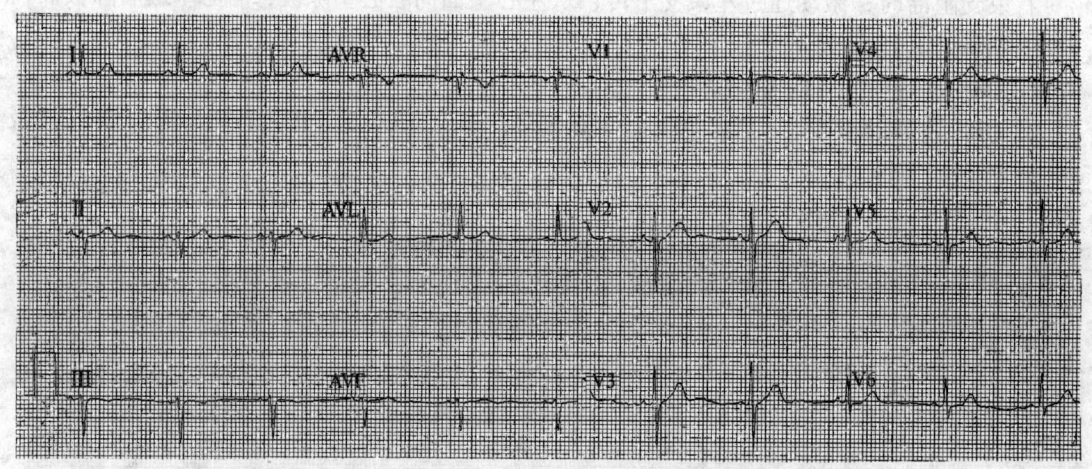

图 4-2-27　左前分支阻滞

(二) 左束支后分支阻滞 (left posterior hemiblock, LPHB)

简称左后分支阻滞或左后半阻滞。左束支后分支阻滞时激动通过左前分支使左心室前上壁除极，然后激动通过前后吻合支浦肯野纤维使左心室后下壁除极，因此左室除极综合向量指向右、后、下，造成电轴显著右偏。由于激动基本上是沿心脏特殊传导系统传布，所以QRS 波群时限无明显延长。

心电图特点：

1. 心电轴显著右偏 > +110°~120°。
2. QRS 波群形态改变　Ⅰ、aVL 导联呈 rS 型，Ⅱ、Ⅲ、aVF 导联呈 qR 型，$R_{Ⅲ} > R_{Ⅱ}$。
3. QRS 波群时限 < 0.12s。

第六节 房室传导阻滞

心脏电兴奋或电激动在传导过程中出现传导中断或传导延缓称为传导阻滞。从电生理的角度上讲传导阻滞实际上是不应期的异常延长引起。临床上最常见的阻滞是房室传导阻滞（auriculoventricular block，AVB），是由于房室交界区不应期延长所引起的房室传导迟缓或阻断。按阻滞的程度可分为：Ⅰ度房室传导阻滞、Ⅱ度房室传导阻滞和Ⅲ度房室传导阻滞，其中Ⅰ度、Ⅱ度属于不完全性房室传导阻滞，Ⅲ度属于完全性房室传导阻滞。

一、Ⅰ度房室传导阻滞（Ⅰ°AVB）

由于房室交界区的相对不应期延长，引起的房室传导时间延长，但每次心房激动都能下传至心室。

心电图特点：

1. P-R 间期 > 0.20s（成人），最长可达 1s。
2. 无 QRS 波群脱落现象。
3. 与前次心电图比较，在心率没有明显改变的情况下，P-R 间期较前延长 0.04s，即使在正常值范围内也可诊断Ⅰ度房室传导阻滞。例如以往 P-R 间期为 0.16s，现在为 0.20s 也可诊断为Ⅰ度房室传导阻滞（图 4-2-28）。

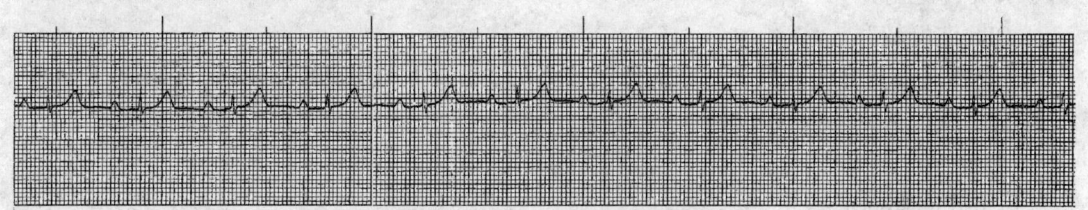

图 4-2-28　Ⅰ度房室传导阻滞

二、Ⅱ度房室传导阻滞（Ⅱ°AVB）

包括Ⅰ型、Ⅱ型、高Ⅱ度和几乎完全性房室传导阻滞。一个 QRS 波群脱落、连续二个 QRS 波群脱落或大部分 QRS 波群脱落均称为Ⅱ度房室传导阻滞。

（一）**Ⅱ度Ⅰ型房室传导阻滞**　阻滞部位在房室交界区，预后较好。这一型主要是由于房室交界区的绝对不应期与相对不应期均延长，但以相对不应期延长为主。Ⅱ度Ⅰ型房室传导阻滞的特点是 P-R 间期逐渐延长，直至 QRS 波群脱落，在脱落之后的 P-R 间期又重新缩短，以后又逐渐延长，循环往复，此型也称文氏型。

心电图特点（典型的文氏型）：

1. P-R 间期逐渐延长，直至 QRS 波群脱落。
2. R-R 间距逐渐缩短，由于 P-R 间期增量逐渐减少所致。
3. 长 R-R 间距之前的 R-R 间距小于长 R-R 间距之后的 R-R 间距。
4. 长的 R-R 间距小于二倍的短的 R-R 间距（图 4-2-29）。

（二）**Ⅱ度Ⅱ型房室传导阻滞**　阻滞部位在 His 束近左束支、右束支水平，预后较差。这一型主要是房室交界区的绝对不应期与相对不应期均延长，但以绝对不应期延长为主。心

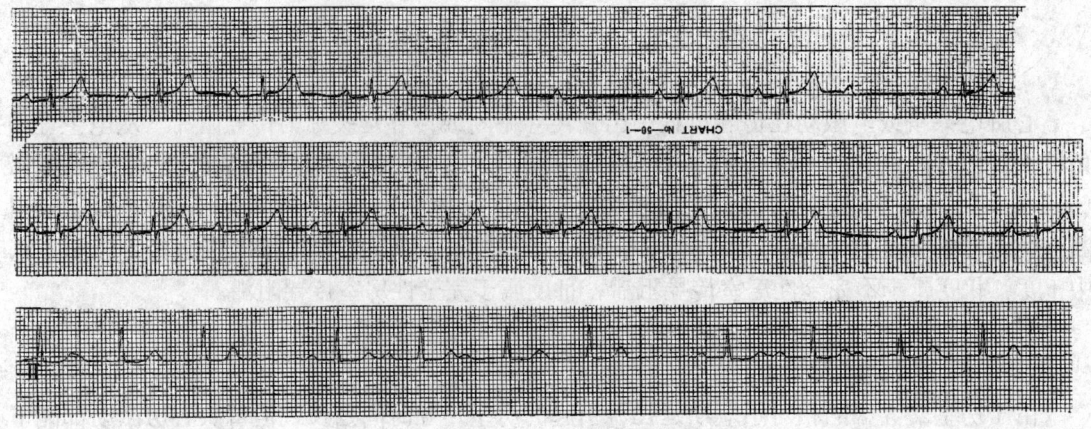

图 4-2-29　Ⅱ度Ⅰ型房室传导阻滞

电图表现为 QRS 波群有规律的或不定时的脱落，P-R 间期正常或延长，但 P-R 间期始终是固定的。

心电图特点：

1. P-R 间期固定。
2. QRS 波群呈比例脱落，例如呈 2:1、3:2、4:3 等的 QRS 波群脱落。
3. R-R 间距匀齐。
4. QRS 波群较宽。

（三）高Ⅱ度房室传导阻滞　房室传导比例在 2:1 以上的房室传导阻滞，例如：3:1、4:1、5:1 等。

心电图特点：

(1) P-R 间期固定。
(2) 传导比例固定，R-R 间距匀齐；传导比例不固定，R-R 间距不匀齐。
(3) R-R 间距越长越容易出现逸搏。

（四）几乎完全性房室传导阻滞　在Ⅲ度房室传导阻滞的基础上偶有 P 波下传。

三、三度房室传导阻滞（Ⅲ°AVB）

阻滞部位在 His 束或 His 束分支以下，常是完全性双支阻滞或是三支阻滞，预后很差。当房室交界区的绝对不应期异常延长，占据整个心动周期，使所有的心房激动都落到绝对不应期内，房室传导完全被阻断，称为Ⅲ度房室传导阻滞（完全性房室传导阻滞）。此时心房与心室分别由两个起搏点控制，通常窦房结控制心房，而房室交界区或是心室起搏点控制心室，形成完全性房室脱节（完全性房室分离）。

心电图特点：

1. P-P 间距匀齐，R-R 间距匀齐，P 与 QRS 无固定关系，各自保持自己的节律。
2. 心房率大于心室率。
3. 可根据 QRS 波群形态判定起搏点位置，QRS 波群时限 < 0.12s，心室率为 40~60 次/min，起搏点在房室交界区；QRS 宽大畸形，时限 > 0.12s，心室率为 30~40 次/min，则起搏点位置在浦肯野纤维（图 4-2-30、31）。

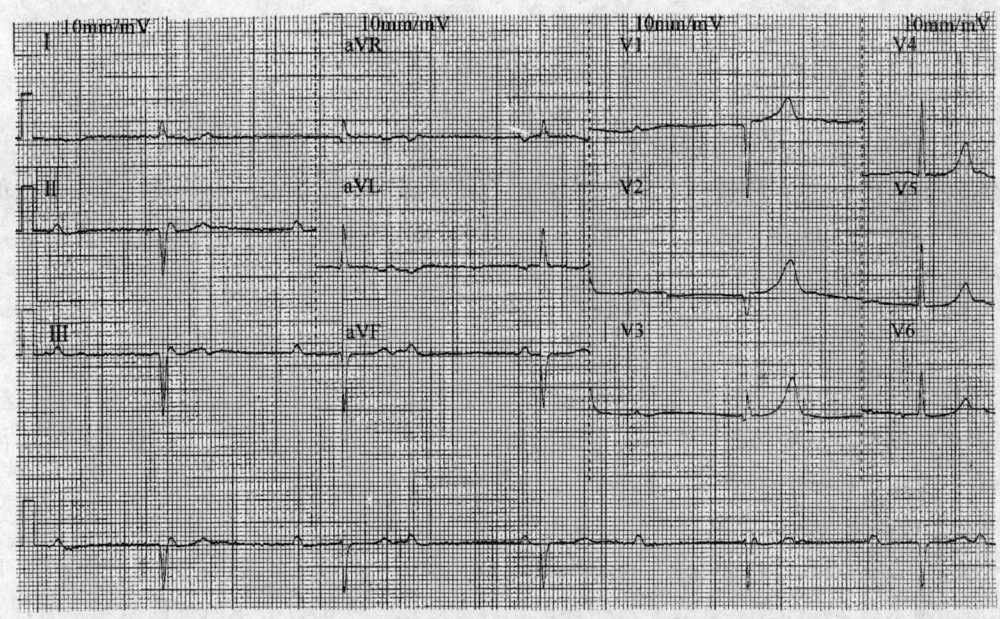

图 4-2-30　Ⅲ度房室传导阻滞（心室起搏点位置在房室交界区）

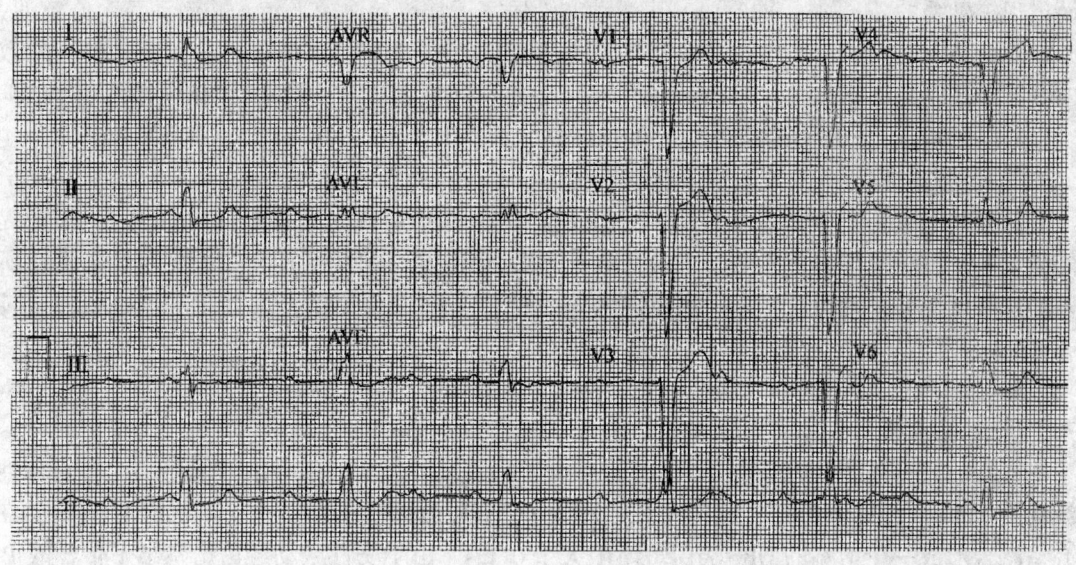

图 4-2-31　Ⅲ度房室传导阻滞（心室起搏点位置在浦肯野纤维）

表 4-2-1　几种房室传导阻滞的简便记忆方法

	P-R 间期	QRS 脱落
Ⅰ°AVB	延长 > 0.20S	无
Ⅱ°AVB　Ⅰ型	递增	有　循环往复
Ⅱ型	固定	有　成比例
高Ⅱ°AVB	固定	有　连续两个和两个以上
几乎完全 AVB	不定	偶有下传
Ⅲ°AVB	不定	心房、心室各自为政，房率>室率

第七节 预激综合征

窦房结的激动在向心室传导过程中,有一部分心室肌由于某种原因预先发生激动,与另一部分经正常传导途径下传的激动在心室相融合所形成的一系列心电图特征性改变,称预激综合征(Wolff-Parkinson-White,WPW 或 pre-excitation syndrome)。根据心电图图形的特点,又称特殊类型的融合波。

一、发生机制

预激综合征的发生主要是由于在心房与心室之间存在着附加的传导径路,使心房电激动通过附加径路快速下传而使一部分心室肌提前激动所致。目前经组织学上已证实的附加传导径路有肯氏束(Kent)、詹姆束(James)及马汉姆束(Mahaim)三类。

(一)肯氏束(Kent 氏束)

心房与心室之间的附加旁道,称肯氏束(Kent 束),又称房室副束。室上性激动沿 Kent 束下传,因未经过房室结,避免了房室结的生理性延迟,使部分心室肌提前激动,所以 P-R 间期 <0.12s。这一部分激动在心室肌内的传导未经由正常的希-浦系统,传导速度慢,因而出现较延缓的 delta 波。同时,心房激动亦沿房室正常传导途径下传,并激动其余心室肌,心室除极结束时间与正常相同(即 P-J 时间正常,小于 0.27s),两部分心室波相融合导致 QRS 波群基底部增宽,时限大于 0.12s。Kent 束是引起预激综合征最常见的附加传导径路。

心电图特点:P-R 间期缩短小于 0.12s,QRS 波群时限 >0.12s,有 Δ(delta)波。

(二)詹姆束(James 束)

部分结间束止于房室结下部,甚至直接与 His 束相连,称为詹姆束(James 束)。由于提前激动未经过房室结,首先激动了房室结下部或是 His 束,避免了房室结的生理性延迟,所以 P-R 间期缩短,小于 0.12s。此种预激综合征,又称 L-G-L 综合征(Lown-Ganong-Levine syndrome)。

心电图特点:P-R 间期 <0.12s。

(三)马汉姆(Mahaim)纤维

Mahaim 纤维起始于房室结下部、His 束或 His 束分支处,止于心室的任何部位。当窦性激动沿 Mahaim 纤维下传时,预先激动了一部分心室肌形成 delta 波,并与正常下传的激动在心室融合形成一个增宽的 QRS 波群,时限大于 0.12s。由于窦性激动经由房室结下传,故 P-R 间期大于 0.12s。

心电图特点:P-R 间期 >0.12s,QRS 波群时限 >0.12s,有 delta 波。

二、典型预激综合征的心电图

心电图特点:

1. 窦性 P 波 P 波在 Ⅱ、Ⅲ、aVF 导联直立,aVR 导联倒置,形态正常。
2. P-R 间期缩短,小于 0.12s。
3. 有 delta 波,即 QRS 波群起始部粗钝,呈"Δ"型。
4. QRS 时限增宽大于 0.12s。
5. P-J 时间正常,小于 0.27s。

6. 可伴有继发 ST-T 改变，T 波方向与 delta 波方向相反

三、预激综合征分型

根据典型的预激心电图心前导联的特征，可将预激综合征分为 A、B、C 三型，常见的为 A 型和 B 型。

1. A 型　主要见于左 Kent 束者，心电图特点为 △ 波向量指向右、下、前，$V_{1\sim6}$ QRS 波群主波向上（图 4-2-32）。

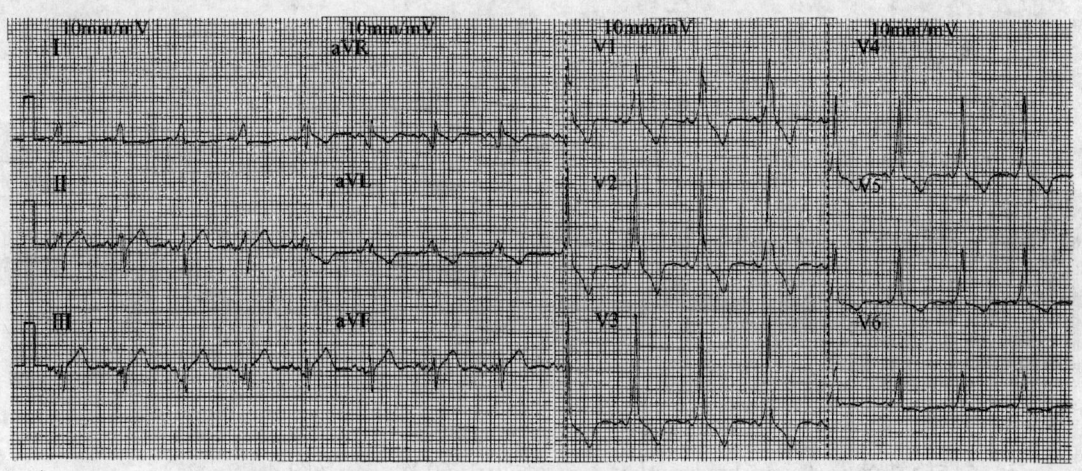

图 4-2-32　预激综合征（A 型）

2. B 型　主要见于右 Kent 束者，$V_{1\sim3}$ 导联主波向下，$V_{4\sim6}$ 导联主波向上，△ 波向量方向指向左、后（图 4-2-33）。

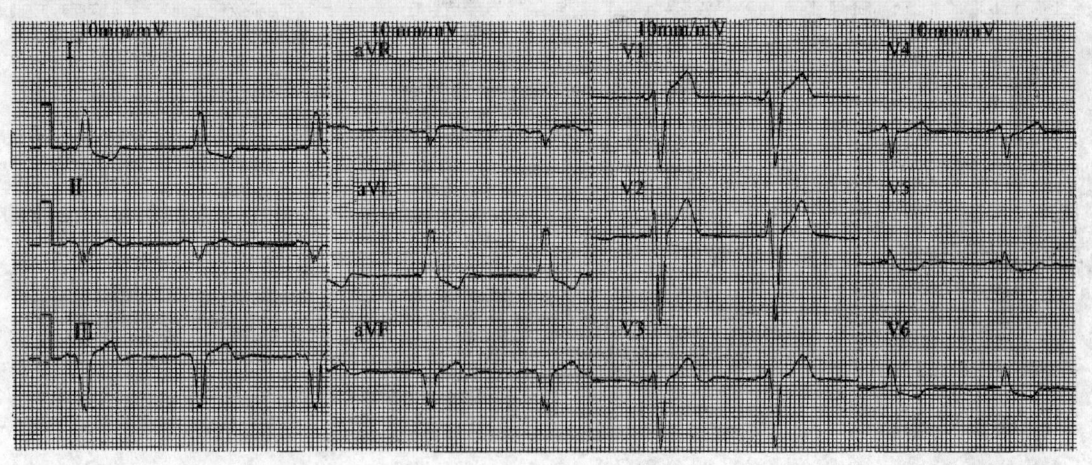

图 4-2-33　预激综合征（B 型）

第八节　窦性心律及窦性心律失常

一、正常窦性心律

正常窦性心律的心电图特点：

1. P波形态　呈锥形、顶端钝圆、光滑，在Ⅰ、Ⅱ、aVF、V_5导联直立，在aVR导联倒置，心电轴在0~90°之间。

2. P波时限　小于0.12s，P波允许有小切迹，峰距<0.04s。

3. P波电压　小于0.25mV。

4. P-R间期　为0.12~0.20s，其间期固定。

5. P-P间距　P-P间距匀齐（差别小于0.12s）。

6. 频率　60~100次/min。

二、窦性心律失常

在具备窦性心律的基础上，其中一条标准与正常窦性心律不同。

1. 窦性心动过速（sinus tachycardia）　频率大于100次/min，一般小于160次/min（图4-2-34）。

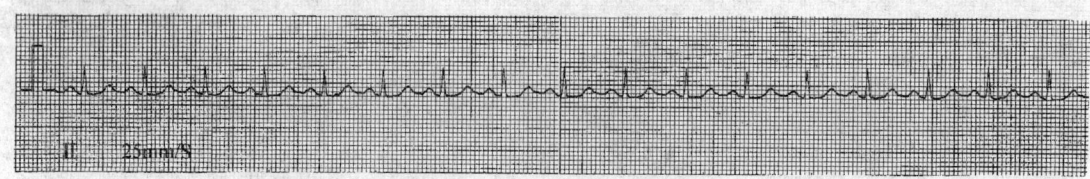

图4-2-34　窦性心动过速

2. 窦性心动过缓（sinus bradycardia）　频率小于60次/min（图4-2-35）。

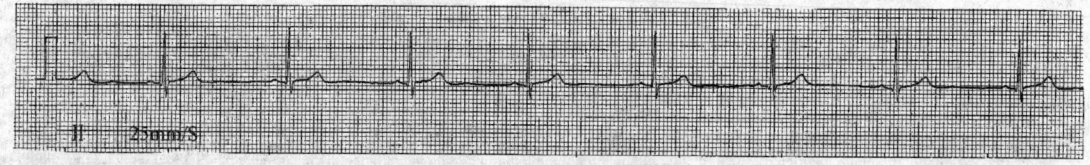

图4-2-35　窦性心动过缓

3. 窦性心律不齐（sinus arrhythmia）　同一导联P-P间距之差大于0.12s（图4-2-36）。呼吸性窦性心律不齐最常见，常见于健康人，吸气时窦性频率加快，呼气时窦性频率减慢。其产生原理与呼吸过程中迷走神经张力改变有关。非呼吸性窦性心律不齐是指窦房结发放冲动不规则，较多见于心脏病患者。

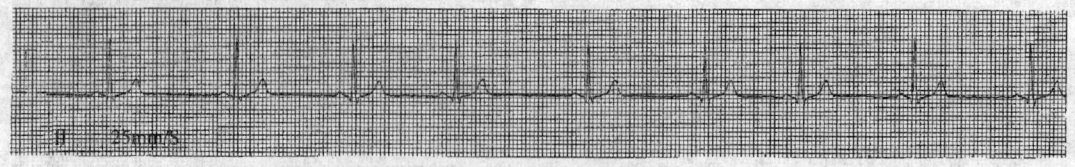

图4-2-36　窦性心律不齐

4. 窦房结内游走节律点

心电图特点：

(1) 窦性P波，在Ⅱ导联直立，在aVR导联倒置。

(2) P波电压改变，形态多变。

(3) P-P间距常不规则，P波频率为45~100次/min。

(4) 如果起搏点在窦房结头部，P波电压高，频率快；如在窦房结尾部，P波电压低，频率慢。

5. 窦性早搏 心电图上可见提前出现的 P 波，其形态与正常窦性 P 波相同，其后无代偿间歇。窦性早搏可偶发，也可频发，甚至呈二联律。

6. 窦性静止（sinus arrest） 又称窦性停搏。

心电图特点：在某一较长而不规则的时间内窦性 P 波缺如，较长的 P-P 间距与基本的窦性 P-P 间距不成倍数关系，亦可出现交界性逸搏或室性逸搏（图 4-2-37）。

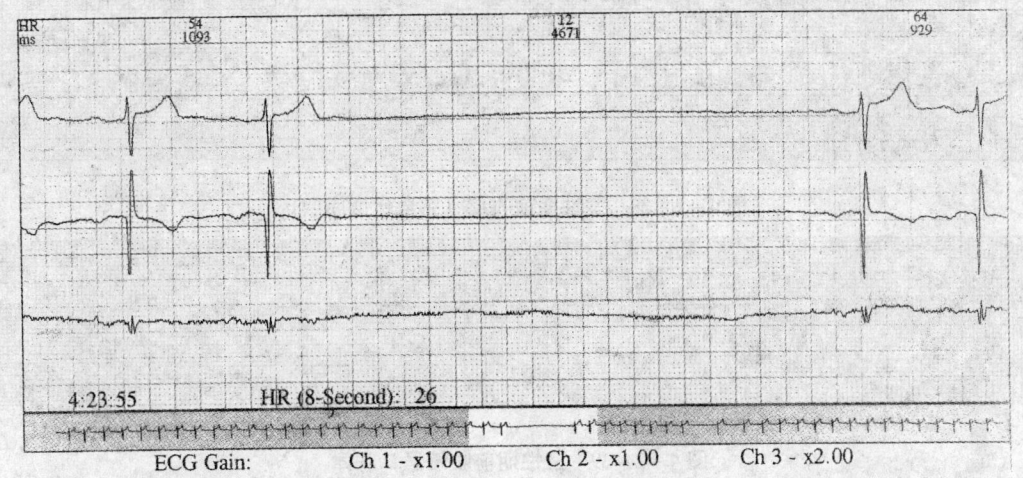

图 4-2-37 Holter 记录到的窦性停搏

第九节 主动性心律失常

心脏的主节律点是窦房结，窦房结的节律性最强，频率为 60~100 次/min，房室交界区频率为 40~50 次/min，心室频率为 20~40 次/min，因此窦房结控制着整个心脏的激动，其他节律点都为潜在起搏点，又称异位节律点（起搏点）。当异位节律点的兴奋性提高，控制了心室的激动，称为主动性心律失常。主动性心律失常中以期前收缩最常见，根据异位节律点的位置可分为房性、交界性、室性期前收缩三种，其中以室性期前收缩最为常见，其次是房性、交界性期前收缩。

一、期前收缩

（一）室性期前收缩（premature ventricular contraction）

心电图特点：

1. 提前出现的宽大畸形的 QRS 波群，时限≥0.12s，其前无 P 波。

2. QRS 波群后有代偿间歇

(1) 完全性代偿间歇：室性期前收缩未打乱窦房结节律的基本周期（图 4-2-38）。

(2) 不完全性代偿间歇：室性期前收缩打乱窦房结节律的基本周期，窦房结重新排列周期。

(3) 间位性或插入性室性期前收缩无代偿间歇（图 4-2-42）。

3. 联律间期（偶合时间，配对时间）

(1) 同源性室性期前收缩：联律间期一致，图形一致。

(2) 多源性室性期前收缩：联律间期不一致，图形不一致。

(3) 同源多形室性期前收缩：联律间期一致，图形各异。

4. 继发 S-T、T 改变 以 R 波为主导联，S-T 段下降，T 波倒置；以 S 波为主导联，S-T 段抬高，T 波直立。

5. 期前收缩可频发呈二联律、三联律、四联律（图 4-2-39~41）。

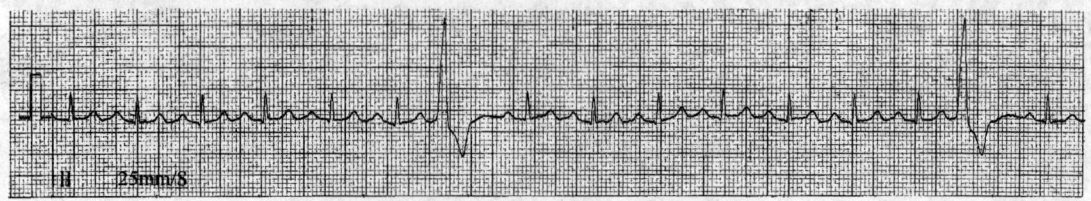

图 4-2-38 室性期前收缩（完全代偿间歇）

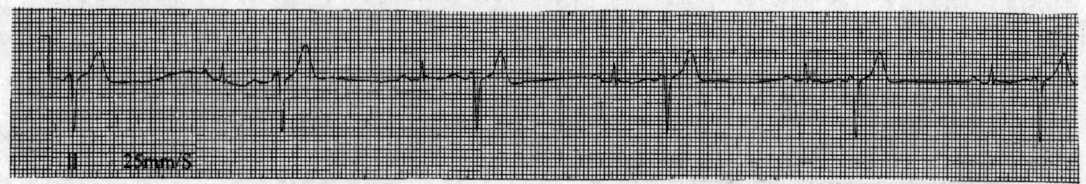

图 4-2-39 室性期前收缩呈二联律

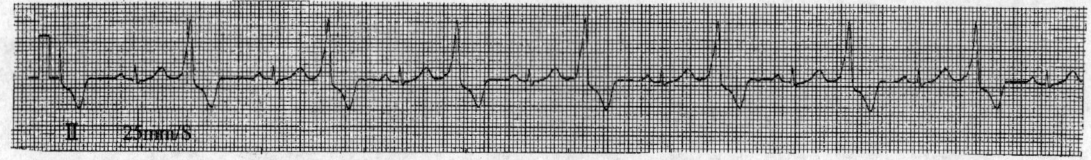

图 4-2-40 室性期前收缩呈二联律

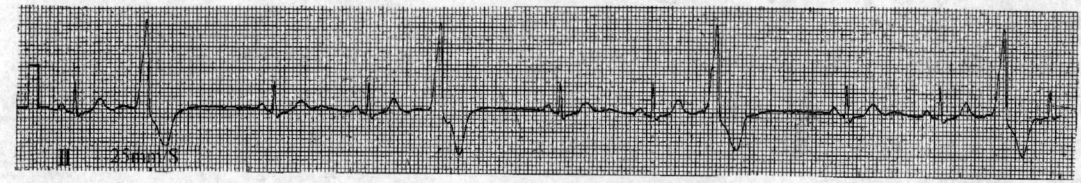

图 4-2-41 室性期前收缩呈三联律

（二）**房性期前收缩**（premature atrial contraction）

心电图特点：

1. 提前出现的 QRS 波群，其前有异位 P 波，其形态不同于窦性 P 波。

2. QRS 波群时限 <0.12s 时，其形态可以与窦性下传之 QRS 波群形态相似；QRS 波群时限 >0.12s 时，可以不同于窦性下传之 QRS 波群形态（房性期前收缩伴室内差异性传导）。

3. QRS 波群后代偿间歇不完全；间位性房性期前收缩无代偿间歇。

4. 期前收缩可频发呈二联律、三联律、四联律（图 4-2-43~45）。

（三）**交界性期前收缩**（premature junctional contraction）

心电图特点：

1. QRS 波群提前出现，其形态与窦性下传之 QRS 波群相同或略有差异，时限 <0.12s 或 >0.12s。

2. 提前出现的 QRS 波群之前有逆行 P 波，P'-R 间期 <0.12s 或 >0.12s，P 波在 Ⅱ、Ⅲ、

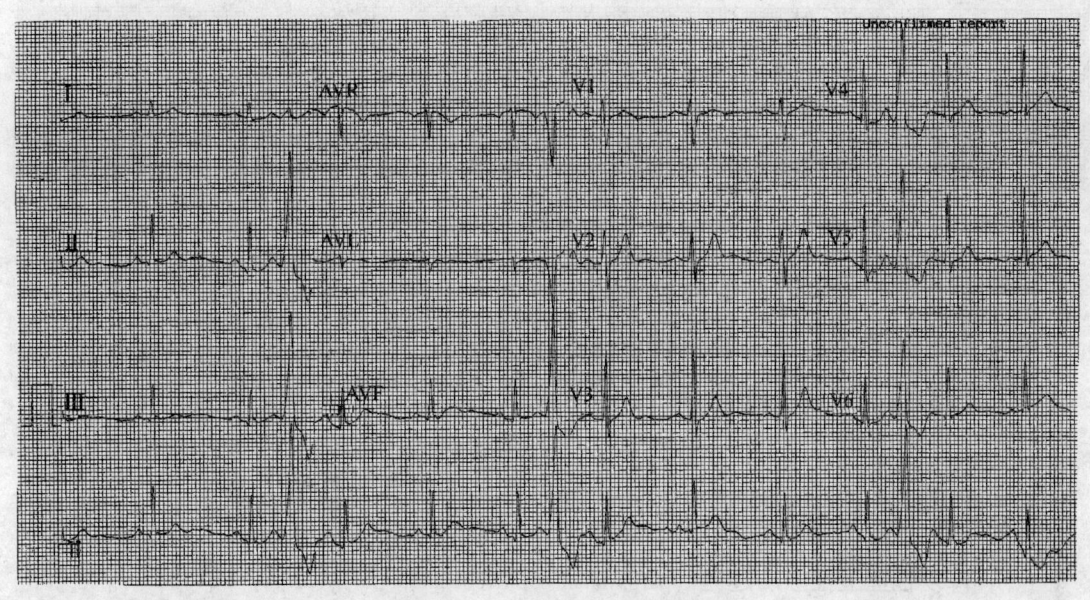

图 4-2-42 间位性室性期前收缩

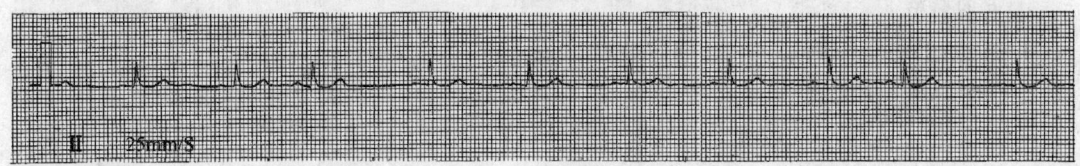

图 4-2-43 房性期前收缩

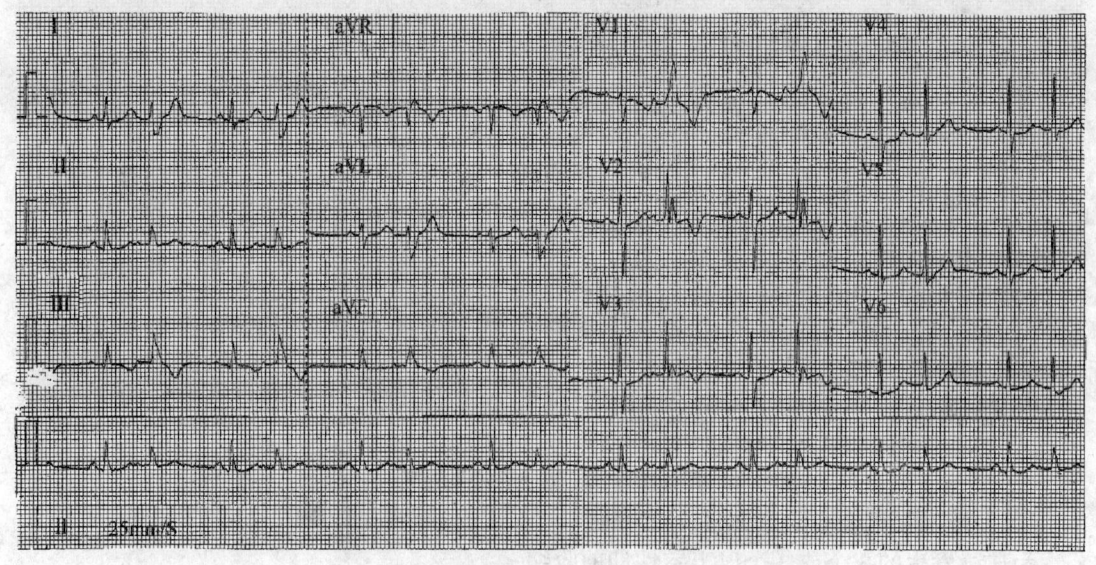

图 4-2-44 房性期前收缩伴室内差异传导呈二联律

aVF 导联均倒置，在 aVR 导联直立。P 波也可在 QRS 波群之后，或无 P 波。

3. 有完全性代偿间歇（图 4-2-46）。

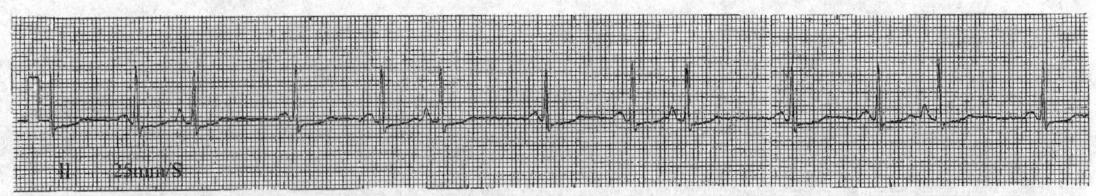

图 4-2-45 房性期前收缩呈三联律

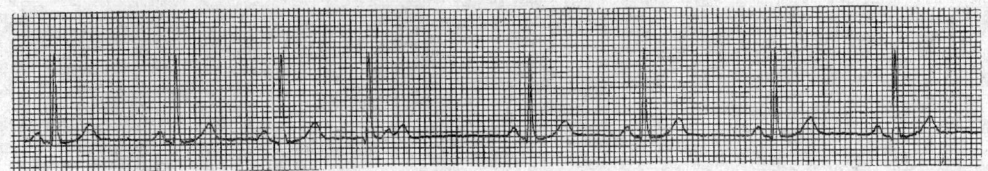

图 4-2-46 交界性期前收缩

二、阵发性心动过速

(一) 阵发性室上性心动过速（paroxysmal supraventricular tachycardia，PSVT）

为连续发生的 3 个或 3 个以上房性或交界性期前收缩。

心电图特点：

1. 连续出现的、快而匀齐的 QRS 波群，频率为 160~240 次/min。
2. QRS 时限一般小于 0.12s。
3. 阵发性室上性心动过速具有突发、突止的特点（图 4-2-47）。

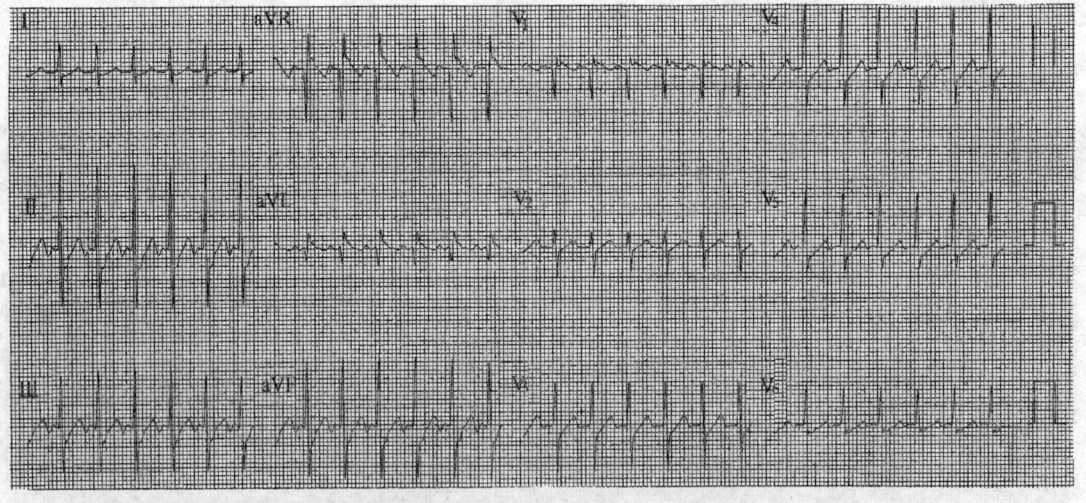

图 4-2-47 室上性心动过速

(二) 阵发性室性心动过速（paroxysmal ventricular tachycardia，PVT）

为连续发生的 3 个或 3 个以上室性期前收缩。

心电图特点：

1. 连续出现的 3 个或 3 个以上宽大畸形的 QRS 波群，R-R 间距略有不齐，频率为 150~200 次/min，最快可达 220 次/min（图 4-2-48）。
2. 可见房室脱节，房率慢，室率快，P 波与 R 波无关系。
3. 可见心室夺获，大部分夺获的 QRS 波群是正常的。亦可形成室性融合波。

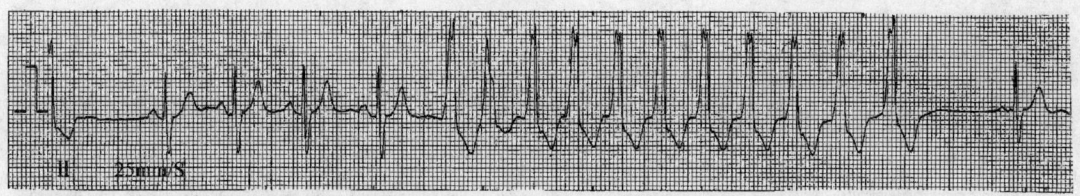

图 4-2-48　阵发性室性心动过速

三、扑动与纤颤

(一) 心房扑动 (atrial flutter, AF)

心电图特点:

1. P 波消失,代之以匀齐的、锯齿状或波浪状的 F 波,频率为 250~350 次/min。

2. F 波与 R 波以 2∶1 传导多见,传导比例固定,R-R 间距匀齐;传导比例不固定,R-R 间距不匀齐。

3. F-R 间期固定(图 4-2-49、50)。

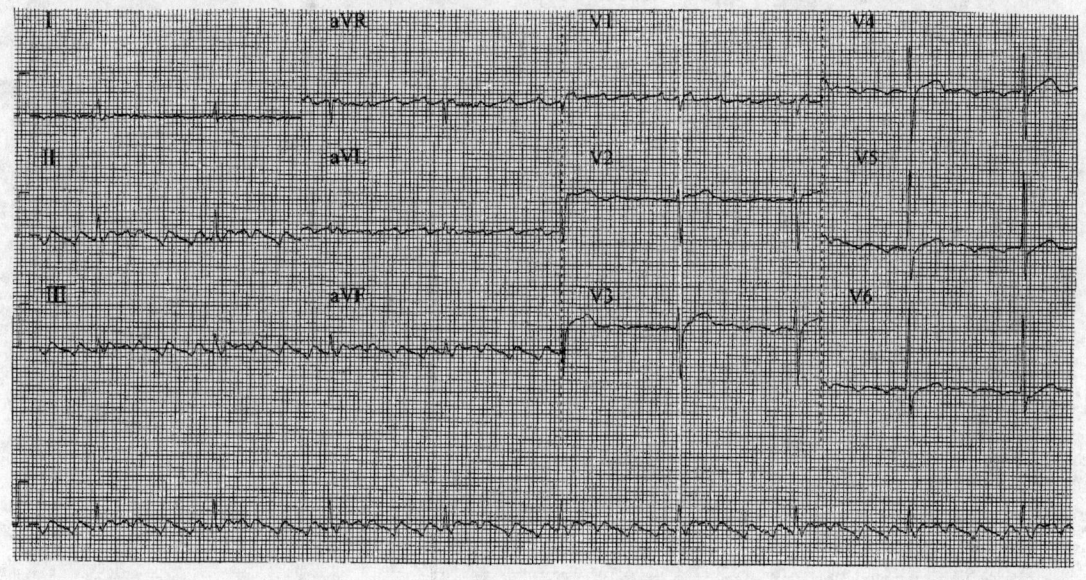

图 4-2-49　心房扑动(4∶1,扑动波呈锯齿状)

(二) 心房纤颤 (atrial fibrillation, Af)

心电图特点:

1. P 波消失,代之以大小、时限、电压绝对不等之 f 波,频率为 350~600 次/min。

2. R-R 间距绝对不等。心室率>100 次/min,称快速心房纤颤;心室率<60 次/min,称慢速心房纤颤,心室率>180 次/min 提示心房纤颤合并预激综合征(图 4-2-51、52)。

3. R-R 匀齐的几种情况

(1) 慢而匀齐:为合并Ⅲ度房室传导阻滞,提示洋地黄中毒。

(2) 快而匀齐:为合并阵发性心动过速,提示有心肌损害。

(三) 心室扑动 (ventricular flutter, VF)

心电图特点:表现为匀齐的、连续的、较大的波动,无法辨认 QRS-T 波,频率在 150~250 次/min 以上。

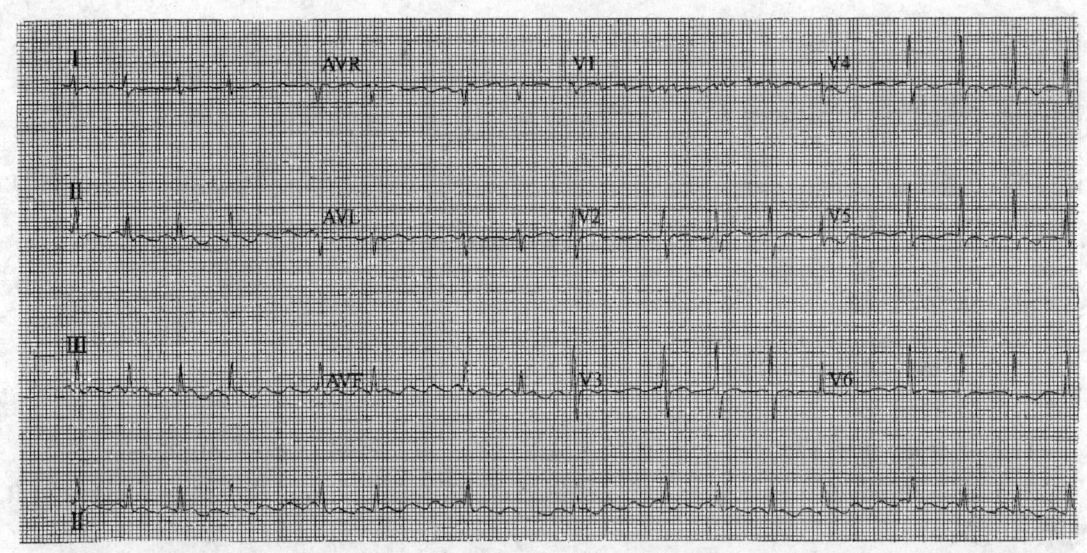

图 4-2-50 心房扑动（2:1~4:1，F 波呈波浪形）

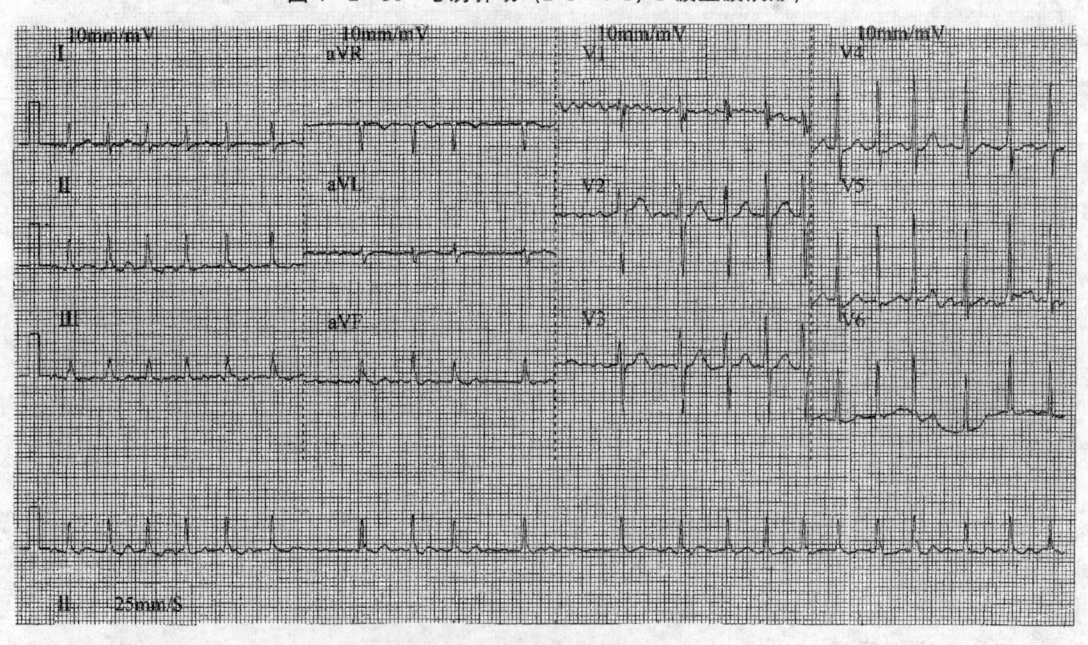

图 4-2-51 快速心房纤颤

（四）心室纤颤（ventricular fibrillation，Vf）

心电图特点：表现为不匀齐的波动，无法辨认 QRS-T 波，频率为 250~500 次/min。

第十节 被动性心律失常

正常情况下窦房结的自律性最高，成为心脏的主节律点，其他节律点（房室交界区、心室等）为异位起搏点（也称潜在起搏点）。由于某种原因导致窦性频率降低或停搏时，窦房结以下的次级异位起搏点代替窦房结发出延迟的激动，称为逸搏（escape）。连续 3 次或 3 次以上，称为逸搏心律（escape rhythm）。逸搏或逸搏心律常见于窦性心动过缓、窦性停搏、窦

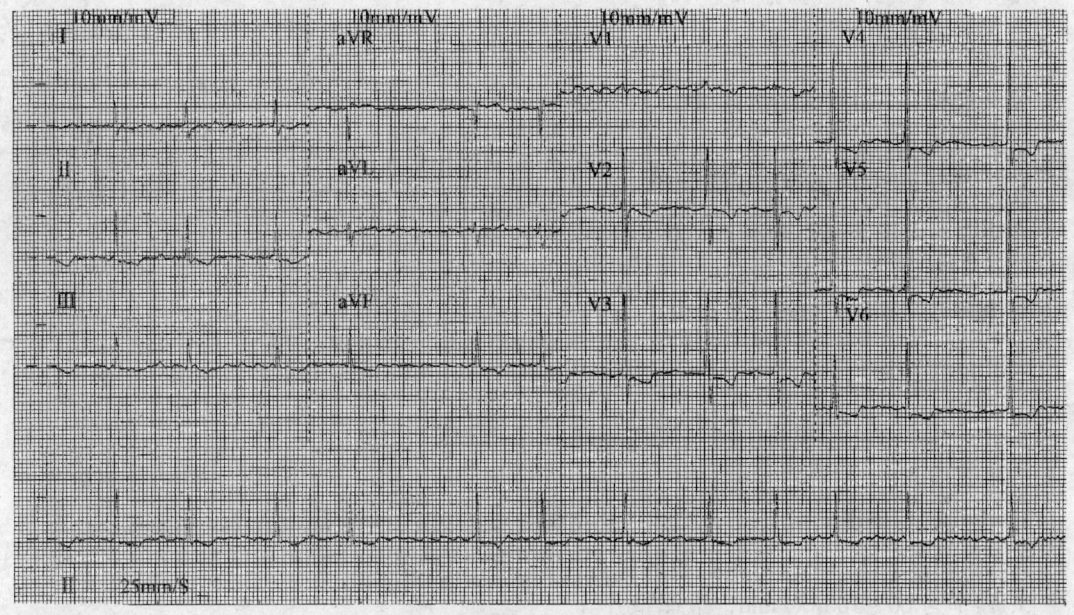

图 4-2-52 慢速心房纤颤

房或房室传导阻滞等,是与原发疾病相伴随的一种继发性的、被动的、缓率性的心律失常,也称被动性心律失常。它是防止长时间心室停搏的一种生理性的保护机制。

根据起搏点的部位,可将逸搏与逸搏心律分为房性、交界性和室性三种,其中以交界性最为常见。逸搏波的特点与相应早搏波相同,差别在于逸搏为延迟出现,而早搏为提前出现。

一、交界区逸搏

交界区逸搏主要因窦房结本身病变或窦性激动传出障碍所致,可见于窦性心动过缓、窦性停搏、窦房阻滞、期前收缩长间歇以后、Ⅱ度房室传导阻滞、心房扑动伴高度房室传导阻滞(Ⅱ度、Ⅲ度)等。

心电图特点:

1. 逸搏出现于长间歇以后,一般为 1.0~1.5s 左右,周期固定不变。
2. 逸搏 QRS 波群形态与窦性下传之 QRS 波群形态一致,时限小于 0.12s。
3. P 波与 QRS 波群的关系,可有三种表现形式:
(1) 窦性 P 波:可在 QRS 波群前或后,P-R<0.12s,R-P<0.20s。
(2) 逆行 P 波:可在 QRS 波前,但 P'-R<0.12s;也可在 QRS 波后,但 R-P'<0.20s。
(3) QRS 波前后无任何 P 波。
4. 频率缓慢为 40~60 次/min,节律整齐(图 4-2-53)。

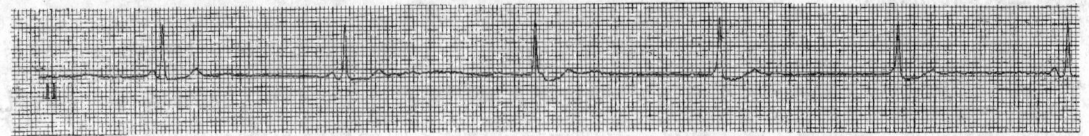

图 4-2-53 窦性心动过缓,交界性逸搏心律

二、室性逸搏

室性逸搏多发生于双结病变时,较少见。

心电图特点:

1. 出现于较长间歇后,一般大于 1.5s。
2. QRS 波群形态宽大畸形,时限大于 0.12s。
3. 有时可见逆行 P 波。
4. 频率小于 40 次/min,节律可不齐。

三、房性逸搏

房性逸搏多发生于窦房阻滞、房性早搏以后,临床上少见。

心电图特点:

1. 长间歇后出现异常 P 波(P 波倒置或双向),P'-R 间期略短,但大于 0.12s。
2. QRS 时限 < 0.12s,其形态与窦性下传之 QRS 波群基本相似。
3. 频率为 60~100 次/min,节律整齐。

第十一节 电解质紊乱的心电图

心肌细胞除极与复极所产生的动作电位曲线中的 2 相与 3 相相当于心电图中的 S-T 段与 T 波,基于产生心肌细胞动作电位的离子基础,2 相是慢 Ca^{++} 内流,3 相主要是快 K^+ 外流,所以电解质紊乱主要表现是 S-T、T 的改变,S-T、T 的改变也是电解质紊乱的早期表现。

一、低钾血症

细胞内外的 K^+ 浓度比率是跨膜静息电位的主要决定因素。低钾血症时,心肌细胞外 K^+ 浓度降低,可使细胞内外 K^+ 浓度梯度增大,但由于缺钾可减低细胞膜对钾的通透性而导致复极缓慢。因此,低钾血症时,心肌细胞的静息电位变小,更接近阈电位,使心肌的兴奋性增高,易发生心律失常。此外,低钾血症可导致心肌自律性增高,传导性降低。

心电图特点:

1. S-T 段压低,T 波低平、平坦或倒置。
2. U 波明显增大,甚至大于 T 波,可达 1mV,TU 融合呈驼峰状,称"骆驼背",并引起 Q-T 延长。
3. 可出现不同类型的心律失常,如窦性心动过速、期前收缩、阵发性心动过速、严重心室扑动、心室纤颤等(图 4-2-54)。

二、高钾血症

高钾血症时,心肌细胞外 K^+ 浓度增高,细胞内外 K^+ 浓度梯度降低,导致静息电位变小,使心肌的兴奋性增高。但当血清 K^+ 浓度过高时,静息电位过低时,可导致 Na^+ 的内流减少,使心肌兴奋性明显下降。此外,高钾血症可导致心肌的传导性和自律性降低。

心电图特点:

1. T 波高尖,升支与降支对称,基底部增宽,呈"帐篷状"。

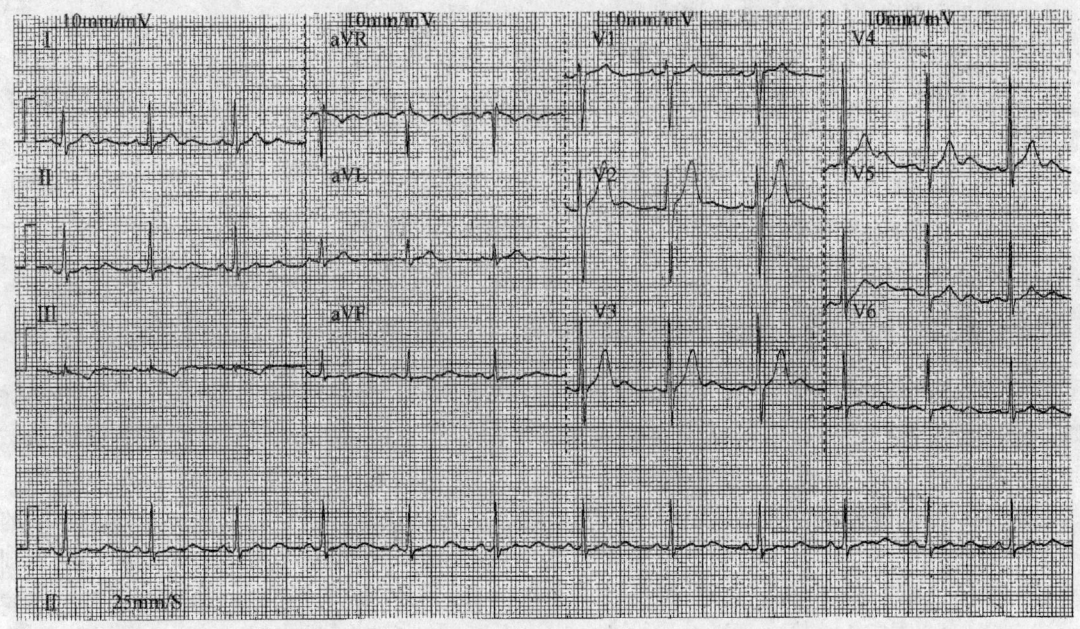

图4-2-54 低钾血症心电图（U>T，TU呈"骆驼背"）

2. P波与R波电压降低，QRS波群增宽，S波较深。

3. S-T段压低（图4-2-55）。

4. 可出现的心律失常有：窦性停搏、窦房阻滞、房室传导阻滞、室内阻滞、室性心动过速、心室纤颤等。

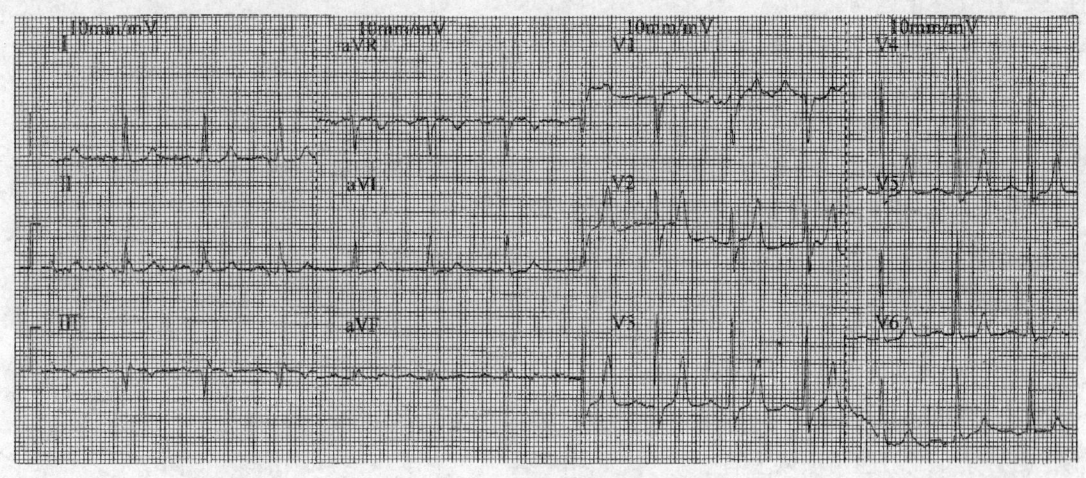

图4-2-55 高钾血症心电图（高尖T）

三、低钙血症

心电图特点：Q-T间期平坦，延长（主要是2相延长）。

四、高钙血症

心电图特点：

1. S-T段缩短，甚至消失。

2. Q-T 间期缩短，QRS 波群增宽。
3. 心律失常少见，偶可出现高度房室传导阻滞和室性心律失常。

若血清 Ca^{++} 浓度迅速升高，如快速注入钙制剂时，可表现为 T 波低平、倒置或 P 波形态变化。

第十二节 特殊心电图

一、运动心电图

凡疑有冠状动脉供血不足，临床上心绞痛症状不典型，休息时心电图正常或诊断不明确时，可以通过各种运动心电图试验协助诊断。目前临床上最常用的方式是活动平板运动试验。

运动时心脏对冠状动脉血液供应的需要增加，心率增快，心肌耗氧量增加。由于心率的增加与运动量呈线性关系，临床上可根据心率判断运动量。为了避免极量运动对病人的不利影响，现均采用次极量运动试验。次极量运动是以心率为标准，以运动心率达到最大心率的85%（约等于 190 - 年龄）作为运动终点。

运动试验应严格掌握适应证、禁忌证及运动终点的标准，试验前对被检查者做好解释及各种抢救准备，试验中、试验后密切监测被检查者的病情变化。

（一）运动终点的标准

试验前、中、后连续进行心电图及血压监测，并严密观察被检查者的反应。具备下列条件之一者应终止运动。

1. 心率达标。
2. 出现心绞痛或严重心律失常。
3. 血压较运动前下降≥10mmHg 或升高至 210mmHg。
4. 出现呼吸困难、头晕、面色苍白、步态不稳、运动失调等表现。

（二）次极量运动试验的心电图诊断标准

1. 阳性标准

（1）运动中或运动后 S-T 段缺血型下降≥0.1mV，持续 2min 以上。
（2）运动中或运动后 S-T 段近似缺血型下降≥0.2 mV。
（3）运动后 T 波由直立变为明显倒置。
（4）出现多源性室性早搏，阵发性心动过速等严重心律失常。
（5）有可疑阳性两项以上者。

2. 可疑阳性

（1）S-T 段缺血型下降 0.05~0.09mV，持续 2min 以上。
（2）S-T 段近似缺血型下降 0.1~0.19 mV 或单纯 J 点下降≥0.2mV。
（3）T 波由直立变为平坦或双向。
（4）频发室性早搏。
（5）U 波倒置

二、动态心电图（Dynamic Electrocardiogram，DCG）

Holter 于 1957 年发明动态心电图，1961 年用于临床，又名 Holter 监测。1978 年我国开始引进 Holter，并用于临床，现已成为临床心血管疾病诊断领域中一项最实用的、安全有效的无创伤检查方法，被广泛推广应用。

动态心电图是通过可随身携带的能连续记录人体 24 小时心电信号的微型心电监测仪，将所记录到的心电信号输入计算机，再经计算机回放系统进行分析处理、编辑与修改，由激光打印机打印出心电图波形、各项数据参数和心电图报告。根据动态心电图结果与被监测者记录的日常活动、症状等生活日志进行综合分析，可为临床诊断、治疗以及疗效观察等提供依据。

动态心电图可具有以下功能：①计算心率；②分析心律失常及心电图 ST-T 改变；③定性、定量心律失常；④广泛用于检测心肌缺血，筛选高危患者；⑤评定药物疗效及抗心律失常药物的致心律失常作用；⑥随诊埋植式心脏起搏器功能；⑦心率变异分析；⑧心室晚电位及检测血压等。

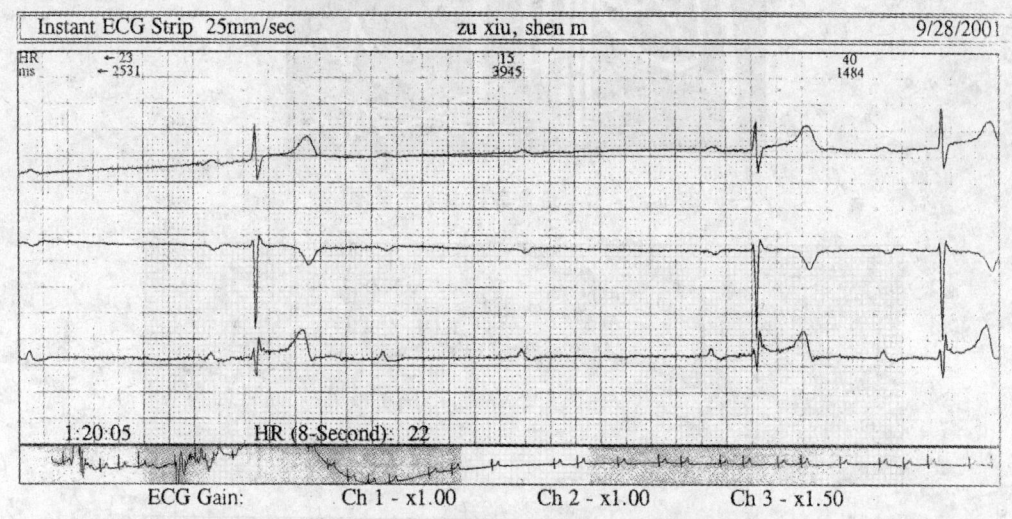

图 4-2-56　Holter 捕捉到的高Ⅱ度房室传导阻滞

三、食管心电图

食管位于心脏后方。其中段紧贴左心房，下段靠近左心室背面。采用双极食管起搏电极，于食管不同部位可获食管心电图（图 4-2-57）。

食管心电图主要用于：①测定窦房结功能；②分析和鉴别诊断某些复杂的心律失常；③经食管心房调搏超速抑制快速室上性心律失常。

食管心电图因电极所处的部位不同而有不同的特点，电极越接近心脏记录部位，记录的波形振幅越大，根据 P 波形态可调整电极在食管中的位置（图 4-2-58）。

1．心房上部　电极深度约 25~30cm。心电图特点：P 波倒置，QRS 波群呈 Qr 型，T 波倒置。

2．心房中下部　电极深度约 30~35cm。电极位于左心房中部者，心电图特点：P 波先正后负，振幅大，QRS 波群呈 Qr 或 QR 型，T 波倒置；若位于左心房下部则 P 波高尖。

3．心房与心室移行处　电极深度约 35~40cm。心电图特点：P 波双向或直立，振幅较小，QRS 波群呈 QR 或 Qr 型，T 波双向或倒置。

4．心室部　电极深度约 40~50cm。心电图特点：P 波直立振幅小，QRS 波群形态似体表心电图，V_5、V_6 的 QRS 波群呈 RS 或 qR、Rs 型，T 波直立。

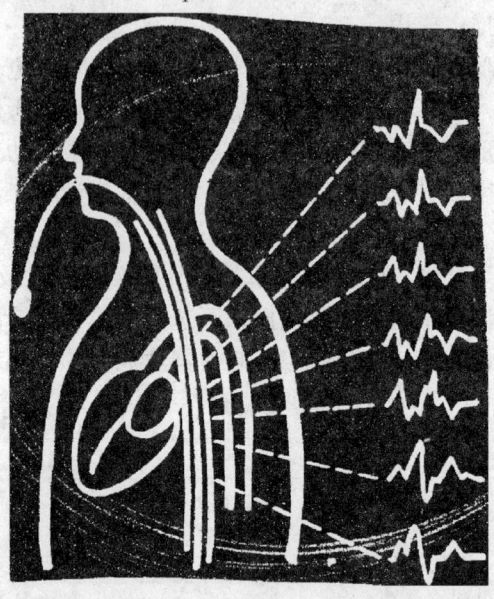

图 4-2-57 食管导心电图示意图

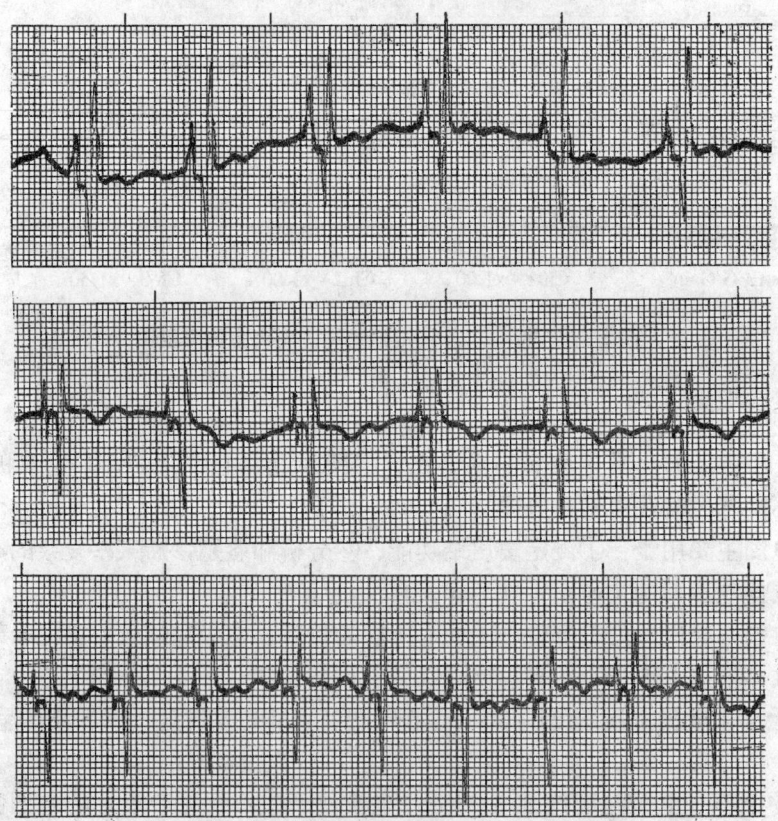

图 4-2-58 不同深度食管导心电图

四、心脏起搏器和起搏器心电图

心脏起搏器是以低能量的电脉冲通过电极导管临时或永久刺激心脏，以带动心脏搏动的治疗方法。现已广泛应用于临床，并成为治疗严重的心动过缓及某些快速心律失常（埋藏式自动心脏除颤起搏器）的行之有效的手段。

（一）起搏器命名代码

由于起搏器类型不断增多，功能日趋复杂，为便于了解起搏器种类及情况，国际已制定出三位字母和五位字母的代号。在阅读与分析起搏器心电图以前，首先必须了解起搏器上标明的三位或五位英文字母代号的含义，方能对一帧起搏器的心电图做出正确的判断。

第一位：代表起搏心腔，A（心房）、V（心室）、D（心房和心室）。

第二位：代表感知心腔，A（心房）、V（心室）、D（心房和心室）、O（无感知功能）。

第三位：代表起搏器感知后的反应方式，I（抑制）、T（触发）、D（双重反应-即心房触发和心室抑制或心房触发/抑制和心室抑制）、U（无反应）、R（逆传功能）。

第四位：表示起搏器有无程控功能，P（频率或输出脉冲程控功能）、M（多项参数程控功能）、O（无程控功能）。

第五位：表示起搏器的抗心律失常功能，B（短阵快速刺激）、N（以正常频率竞争）、S单个或多个程序（期前刺激进行扫描）、E（体外控制）。

例如：

VVI——表示起搏器起搏心室；感知心室自身刺激；感知后的反应方式是抑制型。

DDD——表示起搏心房、心室；感知心房、心室；感知后起搏器的反应方式既有抑制也有触发。

VAT——表示起搏心室；感知心房；触发心室激动。

（二）起搏器种类

根据起搏方式可分为单腔、双腔，目前已发展为三腔和四腔。根据性能可分为固定频率起搏器和按需起搏器。

1. 单腔起搏器　只有一根导管电极置于一个心腔。

（1）心房抑制型按需型起搏器（AAI）：起搏电极置于心房，起搏心房，是临床最常用的心房起搏器：刺激心房（A），能感知心房电活动（A），感知后的反应方式为起搏脉冲受抑制而不发放（I）。

心房按需型起搏器可引起房室顺序收缩，属于生理性或半生理性的起搏范畴，适用于房室传导功能正常的严重窦性心动过缓、窦房传导阻滞或窦性停搏，而不宜用于：①房室传导阻滞；②房室结文氏点在130次/min以下；③双分支或不完全三分支传导阻滞；④慢性心房扑动或心房纤颤（图4-2-59）。

（2）心室抑制型按需型起搏器（VVI）：即QRS抑制心室起搏器，是临床上最常用的心室起搏器，用于刺激心室（V），能感知心室活动（V），感知后的反应方式是脉冲发放受抑制（I）。而当无自身心率或自身心率缓慢时，起搏器以固定的频率起搏心室，即起搏器在需要时才起搏心室，从而避免了与自身心率发生竞争（图4-2-60）。

2. 双腔起搏器　有两根导管电极分别置于心房和心室，亦称房室顺序起搏器。其中全自动型起搏器（DDD），具有心房、心室顺序起搏（D），心房、心室双重感知（D）以及触发和抑制双重反应（D）的功能。它十分近似模拟人类的窦房结和房室结功能，不仅能维持患者的生命，并能提高生命质量，属于生理性起搏器。

（三）起搏器心电图

由起搏器电极激发心脏所产生的电活动的记录为起搏器心电图。由起搏器信号与起搏心腔（心房或心室）P波与QRS波群组成。心电图上的起搏信号表现为自基线上的一条垂直线，也称钉样标记。

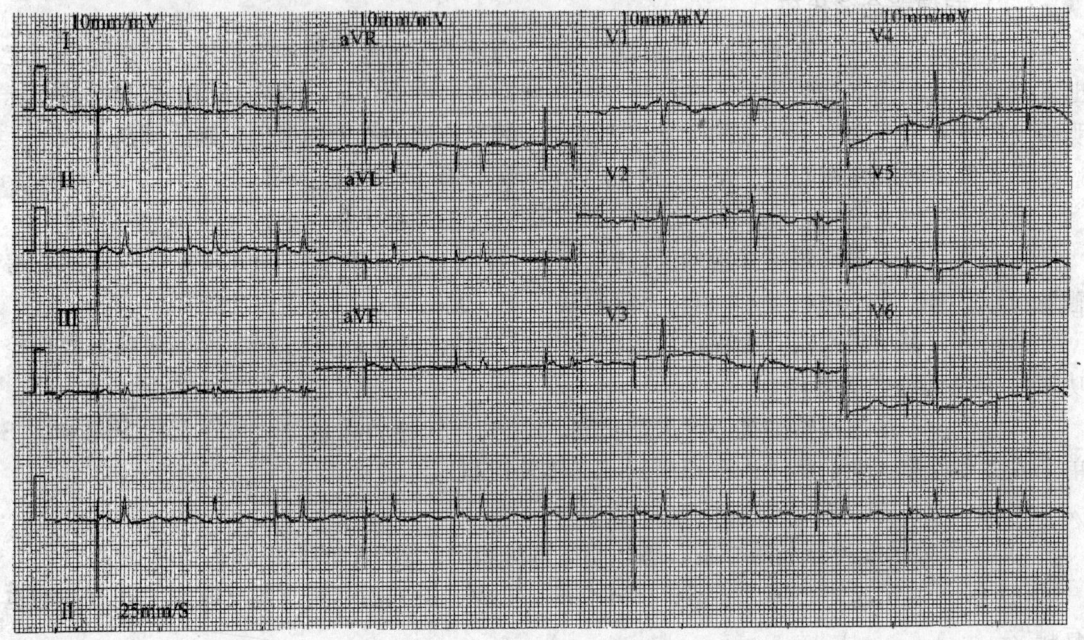

图4-2-59 心房起搏心电图（AAI）

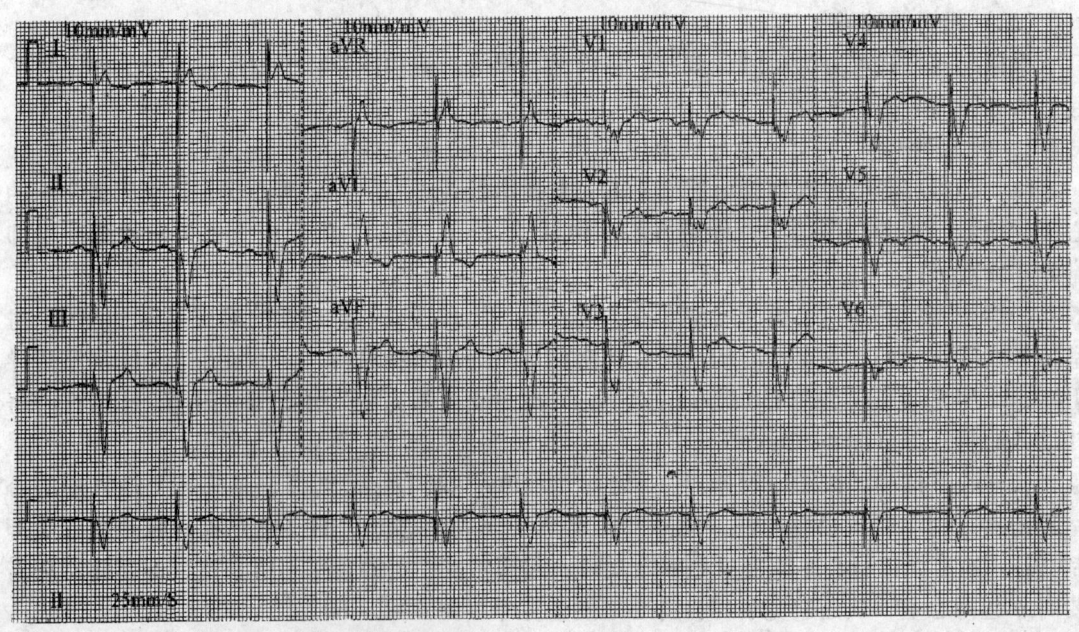

图4-2-60 心室起搏心电图（VVI）

1. 心房起搏心电图　起搏心房波表现为由刺激信号和其后的心房反应P波组成，P波形态各异，随起搏电极在心房内的位置而变化，右心房下部，房间隔或左心房起搏，P波为倒置的P'波（图4-2-59）。

2. 心室起搏心电图　起搏心室是由刺激信号与紧跟的宽大畸形的QRS-T组成，QRS时限大于0.12S，T波与主波方向相反。QRS形态取决于心室起搏部位。

常规右心室心尖部起搏，起搏的QRS在肢导呈左束支阻滞图形，电轴左偏，左胸导联QRS形态有两种：$V_{1\sim3}$表现为以S波为主的宽阔的QRS波群；V_5V_6表现为以R波为主的宽阔的QRS波群（图4-2-60）。

3. 房室顺序起搏心电图（DDD）　由心房起搏心电图与心室起搏心电图两部分组成（图4-2-61）。

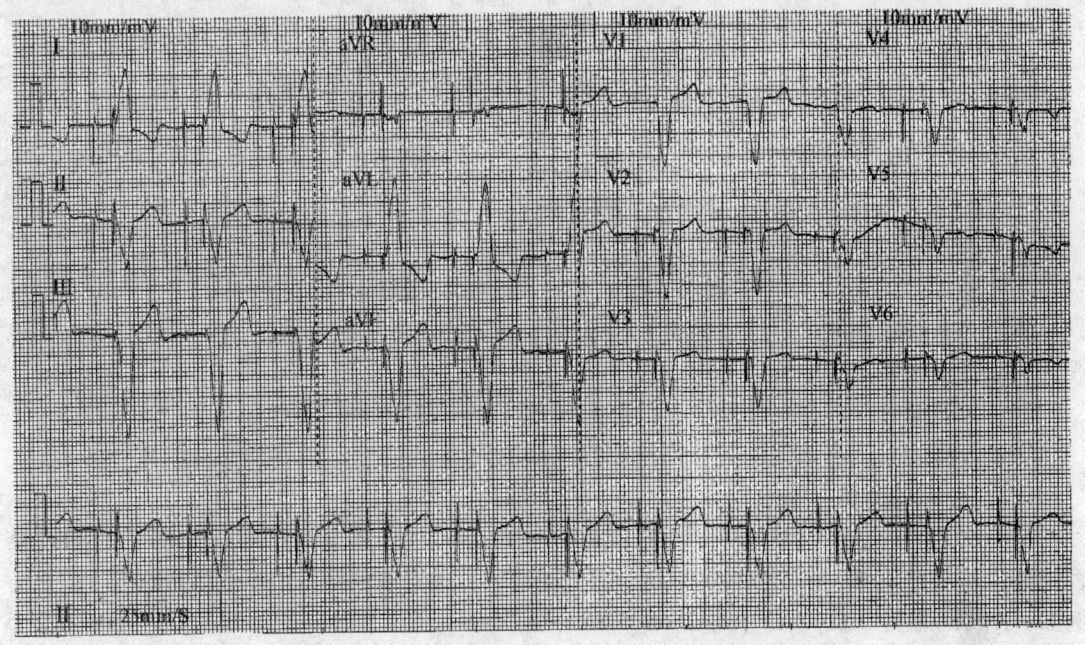

图4-2-61　房室顺序起搏心电图（DDD）

由于多腔起搏器的功能多样，其心电图表现远比单心腔起搏器复杂。因此，要对起搏器心电图做出正确的判断，除了有一份无伪差的心电图记录外，还必须彻底了解每一种型号起搏器的功能特性，各项参数和程控状态。当自身心率发生不同改变时，不同起搏器将对之做出的不同反应。为确定起搏器是否夺获心房，单凭常规心电图是不够的，必要时需加作食管心电图或双极胸导心电图观察P波，以及通过超声心电图（双维或M型）观察右房运动是否与心房刺激同步等。

第十三节　心电图的分析步骤和临床应用

一、心电图的分析步骤

（一）心电图测量方法

心电图记录纸由纵线和横线垂直相交组成坐标，纵线间距代表时间，横线间距代表电压。纵线间距和横线间距均为1mm。通常心电图机记录的纸速是25mm/s，故横坐标一个小格代表时间为 0.04s。一般心电图机采用的定准电压是 10mm 给 1mV 电压，所以纵坐标的一个小格代表电压 0.1mV。测量心电图时，首先检查定准电压是否正确，每个小格代表多大电压，以免影响心电图的判断（图 4-2-62）。

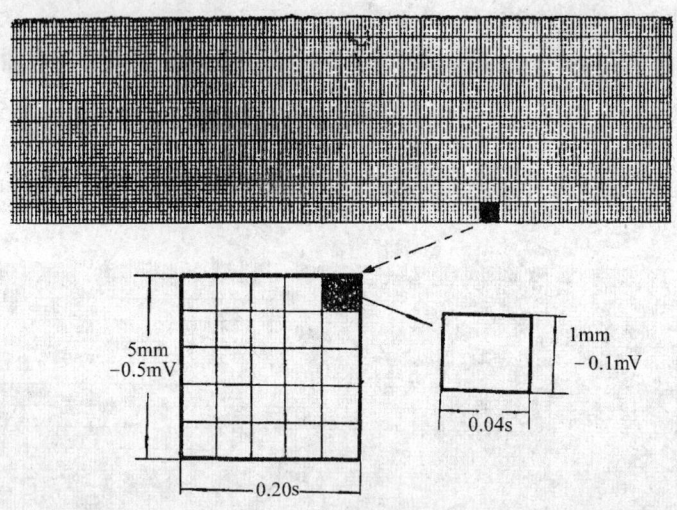

图 4-2-62　心电图纸组成示意图

测量心电图正向波的电压（振幅）应从等电位线的上缘量至波顶，负向波的测量从等电线的下缘量至波底。等电线以心电图 T-P 段为标准。

测量各间期时应选用振幅最大，波形起始部与终末部清晰的导联。

测量各波的时间自该波的起始部量至终末部的内缘。

（二）心率的测量

选用质量好的双脚规测量 P-P 间距或 R-R 间距，通常采用 R-R 间距，确定 R-R 间距是否规整，若规整用 60s 除以测得的 R-R 间距（秒数），所得数值即为心率（次/min）。例如：R-R 间距为 0.80s，心率等于 60/0.80 = 75 次/min。若 R-R 间距不规整，用 60s 除以 5~6 个 R-R 间距的平均值，所得数即为心率。心电图上的心率多指心室率。

（三）影响心电图图形的因素

一台高质量的、符合临床要求的心电图机，并能正规的操作机器，是进行心电图检查的最基本要求。由于外界因素影响会造成伪差，使心电图失真，影响心电图的判断，所以必须学会识别伪差。造成伪差的常见原因为：

1. 阻尼不足或阻尼过度　正常情况下标准电压应是直方波，四角锐利。阻尼不足可见直方波上升与下降处均有小曲折；阻尼过度可见直方波上方的双角波形圆钝。由于阻尼不足或阻尼过度可造成心电图失真。

2. 导联线连接错误　最常见的是将左、右上肢导联线颠倒（左右手反接），所描记的肢体导联心电图与一般的右位心近似，即Ⅰ导联中 P、QRS、T 波均倒置（图 4-2-63）。

3. 因患者紧张，肌肉颤动造成心电图 P、QRS、T 波上出现不规则小的颤动为"肌颤波"（图 4-2-64）。

4. 呼吸影响心电图基线不稳，基线漂移呈"呼吸曲线"。

5. 心电图描记过程中患者突然活动造成酷似期前收缩样的伪差。

6. 交流电干扰，表现在心电图上呈规律的每秒 50 次的细小波纹，可掩盖心电图中细小错折，影响心电图分析。

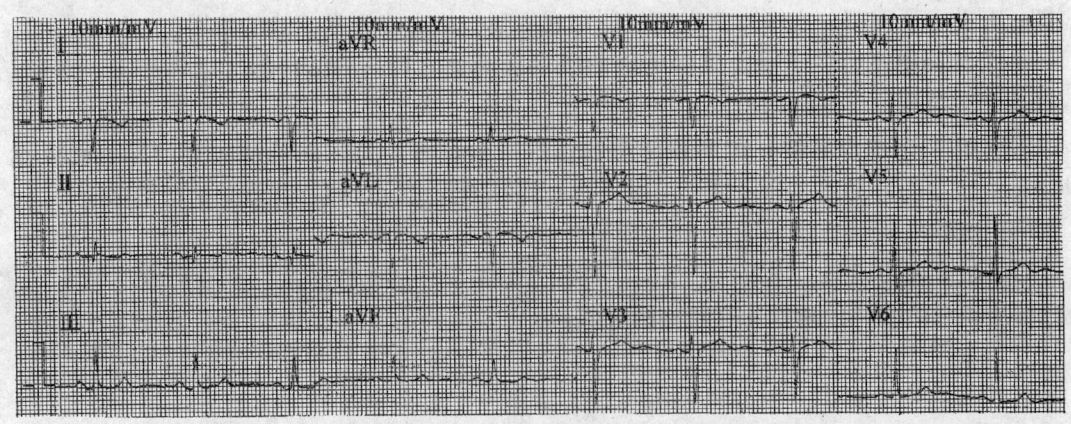

图 4-2-63 导联线联接错误（左右手反接）

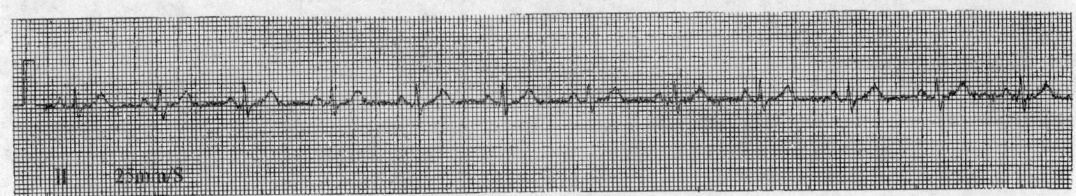

图 4-2-64 伪差（肌颤波）

二、心电图的临床应用

临床心电图学是临床心脏病学的重要组成部分。心电图作为临床疾病的重要辅助诊断手段，在某些疾病诊断中起着不可替代的作用。

（一）缺血性心脏病诊断

1. 有助于缺血性心脏病的定性诊断，如心绞痛或无痛性心肌缺血造成的心电图上 S-T、T 波改变，结合临床表现可以对疾病性质做出相应的判断。

2. 根据心肌缺血反映在心电图导联上的部位与导联数的多少，可以推测心肌缺血的部位与范围。

3. 心电图可对心肌梗死做出定性、定位、范围、程度的诊断，不仅简捷、方便而且准确性高。

4. 应用活动平板运动试验，不仅有助于早期缺血性心脏病的诊断，还可对心肌梗死后存活心肌的判断及预后进行评估。

5. 结合负荷试验，可对缺血性心脏病药物进行筛选和评价其疗效。

（二）心律失常的诊断

1. 准确判断心律失常异位起源点的位置，并进行定性分析，如各种早搏、心动过速等，同时对心律失常的严重程度做出相应评估。

2. 心电图结合药物试验能较准确评估心脏起搏和传导功能，例如阿托品试验等。

3. 结合动态心电图能够捕捉到常规体表心电图难以发现的心律失常，并能对心律失常进行定量分析。

4. 食管心电图的发展不仅能测定窦房结的功能，还能对复杂的心律失常进行鉴别诊断。

5. 心内心电图可直接记录窦房结、希氏束（房室束）、心房、心室电图，测定它们的不应期，有助于研究部分心律失常发生机制和观察某些抗心律失常药物的作用。

6. 心内心电图有助于研究某些特殊的电生理现象，如：隐匿传导、超常传导、房室结双径路，裂隙现象，为临床提供治疗依据。

7. 心内心电图多部位标测对预激综合征进行分型和定位，对心律失常的异位起搏点，如早搏、室上性心动过速、室性心动过速、心房纤颤等进行定位。并指导射频消融治疗。

（三）其他

对心肌炎和心肌病、先天性心脏病、肺源性心脏病、心瓣膜疾病、药物影响与中毒，以及电解质紊乱的临床诊断也具有较高的价值。

（刘长江）

第三章 放射影像学检查

学习目标：本章学习结束后，学生将会：
1. 叙述 X 线产生、特性和成像的基本原理。
2. 叙述 CT、MRI 成像的基本原理、图像特点及临床应用范围。
3. 描述各系统正常、基本病变及临床常见疾病的 X 线表现。
4. 描述各系统常见造影检查的方法及护理注意事项。
5. 根据放射影像学检查的不同特点做好病人检查前后的护理。

第一节 总 论

德国科学家伦琴 1895 年发现 X 线以后不久，X 线就被用于对人体检查，进行疾病诊断，形成了放射诊断学（diagnostic radiology），并奠定了医学影像学（medical imageology）的基础。放射诊断学是医学影像学中的主要内容，应用普遍。20 世纪 50~60 年代开始应用超声与核素扫描进行对人体检查，出现了超声成像（ultrasonography，USG）。70 和 80 年代又相继出现了 X 线计算机体层成像（X-ray computed tomography，CT）和磁共振成像（magnetic resonance image，MRI）等新技术。虽然各种成像技术的成像原理与方法不同，诊断价值与限度各异，但都能使人体内部结构和器官形成影像，从而了解人体解剖与生理功能状况以及病理变化，达到诊断的目的。70 年代同时迅速兴起的介入放射学（interventional radiology），即在影视监视下采集标本或在影像诊断的基础上，对某些疾病进行治疗，使影像诊断学发展到医学影像学的崭新局面。医学影像学扩大了对人体的检查范围，提高了诊断水平，而且对某些疾病进行治疗，大大扩展了本学科的检查内容，对临床医疗工作起了非常重要的作用。

我们学习医学影像学的目的是为了解各种成像的基本原理、方法和图像特点，掌握图像的观察、分析方法，并了解不同成像技术在疾病诊断中的价值与限度，以便正确选用。

一、X 线成像

（一）X 线的产生和特性

1. **X 线的产生** 1895 年科学家伦琴发现了很大能量、肉眼又看不见、但能穿透不同物质、能使荧光物质发光的射线。因为当初对这种射线的性质还不了解，所以称为 X 射线。为了纪念发现者称之为伦琴射线，现简称 X 线（X-ray）

一般说，高速行进的电子流被物质阻挡即可产生 X 线。具体说，X 线是在真空管内高速行进的电子流撞击了钨（钼）靶时而产生的，因此，X 线发生装置主要包括 X 线管、变压器和操作台。

2. **X 线特性** X 线是一种波长很短的电磁波。在电磁辐射谱中，居 γ 射线与紫外线之间，比可见光波的波长短得多，肉眼看不见。X线具备以下几种特性：

(1) 穿透性：X线波长很短，具有很强的穿透力，能穿透一般可见光不能穿透的各种不同密度的物质，并在穿透过程中受到一定程度的吸收即衰减。X线穿透力与X线管电压密切相关，电压愈高所产生的X线波长愈短，穿透力愈强；反之，电压低，所产生的X线波长愈长，穿透力愈弱。另外，X线的穿透力还与被照物体的密度和厚度有关。X线穿透性是X线成像的基础。

(2) 荧光效应：X线能激发荧光物质，使产生肉眼可见的荧光，即X线作用于荧光物质，使波长短的X线转换成波长长的荧光，这种转换叫做荧光效应，这个特性，是我们用来进行透视检查的基础。

(3) 摄影效应：涂有溴化银的胶片，经X线照射后，可以感光，产生潜影，经显、定影处理，感光的溴化银中的银离子（Ag^+）被还原成金属银（Ag）并沉淀于胶片的胶膜内。此金属银的微粒在胶片上显黑色，而未被感光的溴化银在定影及冲洗过程中，从X线胶片上被洗掉，因而显示出胶片片基的本色。依金属银沉淀的多少便产生了黑白影像。所以，摄影效应是X线成像的基础。

(4) 电离效应：X线通过各种物质都可以产生电离效应。X线进入人体也可产生电离作用，使人体产生生物学方面的改变，即生物效应，它是我们用来放射治疗和放射防护的基础（其具体的防护方法详见第二节）。

(二) X线成像的基本原理

X线之所以能使人体在荧屏上或胶片上形成影像，一方面是基于X线的特性，即穿透性、荧光效应和摄影作用；另一方面是基于人体组织有密度和厚度的差别，由于存在这种差别，当X线穿过人体各种不同组织结构时，它被吸收的程度不同，所以达到荧屏上和胶片上的X线量即有差异。这样，在荧屏或X线片上就形成黑白对比不同的影像。

因此，X线影像的形成，应具备以下三个条件：首先，X线应具有一定的穿透力，能穿透被照的组织结构；第二，被穿透的组织结构必须存在着密度和厚度的差别，这样在穿透过程中被吸收后剩余下的X线量才会有差别；第三，这个有差别的剩余X线仍是不可见的，还必须经过显像过程，如经X线片、荧屏或电视屏显示才能获得具有黑白对比、层次差异的X线影像。

人体组织结构是由不同元素所组成，依单位体积内不同元素和量的多少而有不同密度。人体组织结构的密度可归纳为三类，居于高密度的骨组织和钙化，中等密度的有软骨、肌肉、神经、实质器官、结缔组织及液体，低密度的脂肪组织及存在体内的气体。

人体组织结构和器官形态不同，厚度也不一致，其厚与薄的部分，或分界明确，或逐渐移行。厚的部分吸收X线多，透过的X线少；薄的部分则相反，在X线片上和荧屏上显示出的黑白对比和明暗差别以及由黑到白和由明到暗，其界限从较分明或渐次移行，都是与他们厚度间的差异相关，正常结构和病理改变中都有这种表现。

由此可见，密度和厚度的差别是产生影像对比的基础，是X线成像的基本条件，需要指出的是，人体组织结构的密度与X线片上的影像密度是两个不同的概念。前者是指人体组织中单位体积内物质的质量，而后者则指X线片上所示影像的黑白。物质的密度与其本身的比重成正比，物质的密度高，比重大，吸收X线量多，影像在照片上呈白影。相反物质的密度低，比重小，吸收X线量少，影像在照片上呈黑影。因此照片上的白影与黑影，虽然也与物体的厚度有关，但却可反应物质密度的高低，在术语中，通常用高密度、中等密度、低密度表达影像的白影、灰影及黑影。人体组织发生改变时，则用密度增高或密度减低来表达白影与黑影。

1. 自然对比：根据组织密度的比重高低，人体可概括为骨骼、软组织、脂肪和气体四类，这些人体组织内存在着的自然密度差别称为自然对比（天然对比），胸部自然对比最好。

2. 人工对比：是对缺乏天然对比的组织、器官，用人工方法注入一定量高于或低于它本身密度的物质，使之产生对比，称人工对比，也称造影检查。

（三）X线图像的特点

因为人体存在着自然对比和应用人工对比，X线可很好地反应人体组织和器官，并在良好的背景上显示出病变，但影像有其特殊性，其图像是X线穿透某一部位各层不同密度和厚度组织结构后的投影总和，是穿透该路径上各层投影相互重叠在一起的影像，正位投影中影像即有前部、中部及后部的组织，是把一个立体的人体结构照成平面图像，所以，前中后图像都是重叠图像。由于投照角度和中心线不同，图像也会有放大及失真。

（四）X线检查技术

1. 普通检查　包括荧光透视和摄影

（1）荧光透视（fluoroscopy）：简称透视，是常用的X线检查方法。由于荧光亮度较低，一般在暗室内进行。透视前对视力进行暗适应。采用影像增强电视系统，影像亮度明显增强，效果更好，应用越来越广泛。透视的优点，可转动病人的体位，多方向观察，了解器官的动态变化，如：心脏、大血管的搏动、膈肌运动和胃肠蠕动等。透视简单，费用低，可立即得出结论。其缺点为荧光亮度低，影像清晰度及对比度差。观察密度和厚度差别小的器官，如头颅、脊柱、盆腔均不适合透视检查。缺乏客观记录，不利于会诊和病变复查时前后对比。

（2）X线摄影（radiography）：所得照片称平片，是应用广泛的检查方法。优点是影像清晰，对比度及清晰度均较好，能使密度和厚度差异小的部位的病变显影，可留有客观记录，利于病变复查对比及会诊；其缺点是不能观察器官的功能运动，费用较透视高。

以上两种检查方法，各有优、缺点，二者可取长补短，结合使用，可提高诊断的准确性。

2. 特殊检查　随着医疗设备的更新和广泛使用，特别是CT和MRI的应用，过去所讲特殊检查内容已明显改变，有的已基本不被应用。

造影检查：主要是用于人体缺乏自然对比的器官，是将低于或高于它本密度的物质引入到器官及其周围，使之产生对比，被引入的物质称为造影剂，最常用的造影检查，如消化道造影、胆囊造影、泌尿系统造影、心血管造影等。

（五）X线诊断原则与步骤

X线诊断是重要的临床诊断方法之一。诊断以X线影像为基础，因此需要对X线影像进行认真、细致的观察，分辨正常与异常，并了解X线影像所反映的正常与病理的解剖特点。综合X线各种影像表现，结合临床资料，包括病史、症状、体征及其它临床检查资料进行分析、推理，才可能提出比较正确的X线诊断，因此X线诊断的正确与否，取决于对X线影像的特点及其解剖、病理基础的认识和诊断思维方法，为了做出正确诊断，在分析和诊断中应遵循一定原则和步骤。

观察X线片时，首先应注意投照的技术条件。例如摄影位置是否正确，摄影条件是否恰当，照片的质量是否能满足X线诊断需要。

为了不漏掉重要的 X 线征象，应按一定顺序，全面而系统地进行观察，如分析胸片时，应注意胸廓、肺、纵隔及胸膜。从肺尖到肺底，从肺门到肺周依次进行观察。在分析骨关节片时，应依次观察骨骼、关节及软组织，观察骨骼时应注意骨皮质、骨松质、骨膜，总之应全面细致观察。

在观察分析过程中，应注意区分正常与异常，为此应熟悉正常解剖和变异情况以及它们的 X 线表现，这是正确判断的基础。

观察异常 X 线表现，应注意观察它的部位和分布、数目、形态、大小、边缘、密度以及均匀性，还要观察器官本身的功能变化和病变邻近器官组织的改变。在此基础上，才可能推断异常影像的病理基础。X 线诊断是否正确，还必须用其它临床资料和影像检查结果加以验证。临床资料中的年龄、性别、职业史、接触史、生活史及其它检验结果还有治疗效果等，都对确定诊断具有重要意义。

X 线诊断结果基本上有三种情况：①肯定的结果，即经过 X 线检查能得出确切的诊断；②经过 X 线检查，排除某些疾病；③经过 X 线检查，发现了某些 X 线征象，但不能确定病变的性质，因而提出几个可能性。

（六）X 线诊断的限度

X 线诊断有重要的价值，但也有一定限度，①时间的限度，一些病变的早期可能没有异常的表现，以致于不能做出诊断；②病变部位和大小的限度，支气管内膜的病变或病变很小，也可没有异常 X 线表现；③病变密度的限度，如软组织内某些病变与其周围正常组织无密度差别；④造影检查的限度，如被检查者对造影剂过敏，即不能进行检查；⑤机器性质的限度，有些部位的病变不适宜进行 X 线检查。

二、放射影像学新进展

（一）X 线计算机体层成像（X-ray computed tomography，CT）

CT 是 Hounsfield 1969 年设计成功的，1972 年公诸于世。CT 不同于普通 X 线成像，它是用 X 线束对人体层面进行扫描，取得信息，经计算机处理而获得的重建图像。所显示的是横断面图像，其密度分辨力明显优越于 X 线图像，从而扩大了人体的检查范围，提高了病变的检出率和诊断的准确率，也大大促进了医学影像学的发展。

1. CT 设备　CT 设备主要有以下三部分：①扫描部分由 X 线管、探测器和扫描架组成；②计算机系统，将扫描收集到的信息数据进行储存运算；③图像显示和存储系统，将计算机处理重建的图像显示在显示屏上或用多幅照相机或激光照相机将图像摄下。

2. CT 的成像基本原理　CT 是用 X 线束对人体某部一定厚度的层面进行扫描，由探测器接受透过该层面的 X 线，再经探测转换为数字，输入计算机处理。图像形成的处理是对选定层面分成若干个体积相同的长方体，称之为体素。扫描所得信息经计算而获得每个体素的 X 线衰减系数或吸收系数，再排列成矩阵，即数字矩阵，数字矩阵可存储于磁盘和光盘中。经数字/模拟转换器把数字矩阵中的每个数字转为由黑到白不等灰度的小方体，即像素，并按矩阵排列，即构成 CT 图像，所以 CT 图像是重建图像，每个体素 X 线吸收系数可以通过不同的数学方法算出。

3. CT 图像的特点　CT 图像是由一定数目由黑到白不同灰度的像素按矩阵排列所构成。这些像素反应的是相应体素的 X 线吸收系数。不同的 CT 装置所得图像的像素大小及矩阵不同，像素大小可以是 1.0×1.0 mm、0.5×0.5 mm 不等，矩阵可以是 256×256 或 512×512 不等，显然像素越小，矩阵越大，构成图像越细致，空间分辨率越高。

CT图像以不同灰度来表示，反映器官和组织对X线的吸收程度，因此，与X线图像所示的黑白影像一样，黑影表示低吸收区，即低密度区，白影表示高吸收区，即高密度区，但是CT与X线图像相比CT的密度分辨力高，因此人体软组织密度差别虽小，吸收系数虽很接近，也能形成对比而成像，这是CT突出的优点。所以CT可以更好地显示由软组织构成的器官，如脑、脊髓、纵隔、肺、肝、胰以及盆腔器官等，并在良好的解剖图像背景上显示出病变的影像，且图像清晰。

X线可反映正常与病变组织的密度，但没有量的概念。CT不仅从不同灰度里显示其密度的高低，还可用组织对X线吸收系数说明其密度高低的程度，具有一个量的概念，把组织对X线吸收的系数换算成CT值（HU），用CT值来说明密度，人体中密度不同的各种组织的CT值则居于−1000到+1000HU的2000个分度之间。

4. CT的检查技术　患者卧于检查床上，摆好位置，选好层面厚度与扫描范围，并使扫描部深入扫描架的孔内，即可进行扫描。头部用横断面扫描，患者不能动，胸腹部扫描要停止呼吸，因为轻微的移动或活动可造成伪影，影响图像质量。检查分平扫、造影扫描和增强扫描。

（1）平扫：是指不用造影增强或造影的普通扫描，一般先做平扫，腹部检查时，禁食4~8小时，根据检查部位检查前用2%泛影葡胺口服或灌肠，已婚妇女放置阴道栓。检查膀胱时，要使尿液充满。

（2）增强扫描：是经静脉注入水溶性有机碘剂后，再进行扫描，血内碘浓度增高后，器官与病变碘浓度产生差别，使病变显示清楚，有利于诊断及鉴别诊断。注入方法分团注和静滴法。

（3）造影扫描：是先做器官和结构的造影，然后再进行扫描，最常用的有脑池造影CT扫描、脊髓造影CT扫描、胆囊造影CT扫描。

5. CT诊断的临床应用　由于CT的特殊诊断价值，现已广泛应用于临床，但CT设备昂贵，检查费用高，某些部位的检查及定性诊断还有一定限度，所以不宜将CT检查视为常规检查手段，应在了解其优势的基础上，合理地选择应用。

（1）CT检查对中枢神经系统疾病的诊断价值较高，应用普遍，对颅内肿瘤、脓肿与肉芽肿、寄生虫病、外伤性血肿、脑挫裂伤、脑梗塞与脑出血及椎管内肿瘤、椎间盘突出等诊断效果均较好。

（2）CT对头颈部疾病的诊断也很有价值，例如，对眶内占位性病变、鼻窦病变、中耳小胆脂瘤、听小骨破坏与脱位、内耳迷路的轻度破坏、耳的先天发育异常及鼻咽癌早期发现都有明显优势。

（3）对胸部诊断，特别是高分辨力CT的应用，日益显示出它的优越性。对肺肿瘤的直接和间接征象均显示很清楚，对慢性炎症、间质性改变均显示较好，对观察气管有无狭窄，肺门纵隔淋巴结有无肿大均有很大优势，对胸膜、横膈也可清楚显示。采用增强扫描对明确纵隔、肺门部淋巴结肿大、纵隔肿瘤及某些病变的定性均有帮助。

（4）心脏及大血管的CT检查：对心包病变、冠状动脉和心瓣膜钙化、大血管钙化及动脉瘤改变等CT均能很好地显示。

（5）腹部及盆腔疾病的检查，应用日益广泛，对肝、胆、胰、脾、泌尿和生殖系统疾病诊断，尤其是占位性病变的诊断有较大帮助。对炎症、外伤等病变，观察病变和周围结构的关系，有无淋巴结肿大等都有很大价值。

(6) 骨与关节病变CT检查也逐渐增多，对炎症、肿瘤、各种骨病、复杂部位的骨折均有帮助。

(二) 磁共振成像（magnetic resonance image，MRI）

磁共振成像是利用原子核在磁场内共振所产生的信号，经重建成像的一种成像技术。磁共振是一种核物理现象，早在20世纪40年代，这种现象应用于波谱学，20世纪70年代有了MRI成像技术的报道，使磁共振不仅应用于物理学和化学，也应用于临床医学领域。近年来，磁共振技术发展十分迅速，日趋成熟和完善，检查范围覆盖了全身各系统，并在世界范围内推广应用。

1. MRI设备 MRI设备包括磁体、梯度线圈、供电部分、射频发射器及MRI信号接受器，这些负责MRI信号产生。探测编码、模拟转换、计算机、磁盘与磁带机显示器等，则负责数据处理、图像重建、显示与存储。

2. MRI成像的基本原理 单数质子的原子核，如人体内广泛存在的氢原子核，其质子有自旋运动，带正电产生磁矩，有如一个小磁体，小磁体自旋轴的排列无一定规律，但如在均匀的强磁场中，小磁体的自旋轴将按磁力线的方向重新排列，在这种状态下，用特定频率的射频脉冲进行激发，作为小磁体的氢质子核吸收一定量的能量而共振，即发生了磁共振现象。停止发射射频脉冲，则被激发的氢质子把吸收的能量逐步释放出来，其相位和能量都恢复到激发前的状态，这一恢复过程叫做弛豫过程。而恢复到原来平衡状态所需要的时间为弛豫时间。一种是自旋晶格弛豫时间，又称纵向弛豫时间，反映自旋核把吸收的能量传给周围晶格所需要的时间，也就是90度射频脉冲使质子由纵向磁化转到横向磁化之后再恢复到纵向磁化激发前状态的63%，所需要的时间称T_1。另一种自旋-自旋弛豫时间又称横向弛豫时间，反映横向磁化衰减、丧失的过程，也是横向磁化衰减到最大值的37%时所需要的时间，称T_2。T_2衰减是由共振质子之间相互磁化作用所引起，与T_1不同，它引起相位的变化。

人体不同器官的正常组织与病理组织的T_1是相对固定的，而且他们之间有一定的差别。T_2也是如此，这种组织间弛豫时间上的差别，是MRI的成像基础，有如CT时的组织吸收系数，而是有T_1、T_2和自旋核密度等几个参数，其中T_1与T_2尤为重要。因此，获得选定层面中各种组织的T_1（或T_2）值，就可获得该层面中包括各种组织影像的图像。

3. MRI图像特点

(1) 灰阶成像：具有一定T_1差别的各种组织，包括正常与病变组织，转为模拟灰度的黑白影，则可使器官及其病变成像。MRI所显示的解剖结构非常逼真，在良好清晰的解剖背景上，再显示病变影像，使病变同解剖结构的关系更明确。

应该注意的是，MRI的影像虽然也以不同灰度显示，但反映的是MR信号强度的不同，或弛豫时间T_1与T_2长短，而不同于CT图像反映的组织密度。MRI的图像如主要反映组织间T_1特征参数时，为T_1加权像（T_1 weighted image. T_1WI），它反映组织T_1的差别，如主要反映组织间T_2特征参数时，则为T_2加权像（T_2 Weighted image. T_2WI）。因此一个层面可有T_1WI和T_2WI两种扫描成像方法。分别获得T_1WI和T_2WI，有助于显示正常组织与病变组织。正常组织，如脑神经各种软组织间T_1差别明显，所以T_1WI有助于观察解剖结构，而T_2WI则对显示病变组织较好。

在T_1WI上，脂肪呈短T_1，MR信号强，影像白；脑与肌肉T_1居中，影像灰；脑脊液呈长T_1；骨与空气含氢量少，MR信号弱，影像黑。在T_2WI上则与T_1WI不同，例如脑脊液T_2

长，MR信号强而呈白影。

(2) 流空效应：心血管内的血液由于流动迅速，使接收射频信号的氢质子迅速离开该范围之外，所以测不到 MR 信号，在 T_1WI 和 T_2WI 上均显黑影，这就是流空效应，这一效应使心腔和血管显示空而黑的影像，是 CT 不能比拟的。

(3) 多方位成像：MRI 可获得人体横断面、纵断面、矢状面及任何方向断面的图像，有利于病变的三维定位。一般 CT 则难以做到直接三维显示，需采用重建的方法才能获得冠状面或矢状面图像以及三维重建立体图像。

(4) 呼吸和心电门控成像技术，不仅能改善心脏大血管的 MRI 成像，还可获得其动态图像。

4. MRI 检查技术　MRI 扫描技术不同于 CT 扫描，MRI 扫描不仅能横断面扫描，还能矢状面或冠状面扫描，还需获得 T_1WI 和 T_2WI。因此需选择适当的脉冲序列和扫描参数。常用自旋回波（spine echo, SE）技术。扫描时间参数有回波时间（echo time TE）和脉冲重复间隔时间（repetition time TR）使用短 TR 和短 TE 可得 T_1WI，而用长 TR 和长 TE 可得 T_2WI，时间以毫秒计算。依 TE 的长短，T_2WI 又可分为重、中、轻三种，病变在不同 T_2WI 中信号强度的变化，可以帮助判断病变的性质。例如肝血管瘤，T_1WI 呈低信号，在轻、中、重度 T_2WI 则呈高信号，且随着加重程度，信号强度有递增表现，在重 T_2WI 上信号特强。肝细胞癌则不同，T_1WI 显示稍低信号，在轻、中度 T_2WI 显示稍高信号，而重度 T_2WI 上又略低于中度 T_2WI 的信号强度。结合其他临床影像学表现，二者不难区分。

MRI 常用的 SE 脉冲序列，扫描时间和成像时间均较长，因此对患者的制动非常重要，采用呼吸门控和（或）呼吸补偿，心电门控和周围门控，以及预饱和技术等，可以减少由于呼吸运动及血液流动所导致的呼吸伪影，血液伪影以及脑脊液波动伪影等的干扰，可以改善 MRI 图像质量。

为了克服 MRI 中 SE 脉冲序列成像速度慢，检查时间长这一主要缺点，近年来开发了梯度回波脉冲序列，快速自旋回波脉冲序列等成像技术，已取得了重大成果并广泛应用于临床，另外还开发了脂肪抑制和水抑制技术，进一步增加 MRI 信息。

MRI 另一种新技术是磁共振血管造影（magnetic resonance angiography, MRA）。血管中血液，它的 MR 信号取决于流速，流动快的血液常呈低信号，因此在流动的血液及相邻组织之间有显著的对比，从而提供了 MRA 可能性，目前已应用于大、中血管病变的诊断，并在不断改善。MRA 不需穿刺血管和注入造影剂，有很好的应用前景。MRA 还可用于测量血流速度及观察其特征。

MRI 也可进行造影增强，即从静脉注入使质子弛豫时间缩短的顺磁性物质作为造影剂，进行 MRI 造影增强。常用的造影剂为马根维显（gadolinium-DTPA, Gd-DTPA）。这种造影剂不能通过完整的血脑屏障，不被胃粘膜吸收，完全处于细胞外间隙内以及无特殊靶器官分布，有利于鉴别肿瘤和非肿瘤的病变。中枢神经系统 MRI 做造影增强时，病灶增强与否及增强程度与病灶血供的多少和血脑屏障破坏的程度密切相关，因此有利于神经系统疾病的诊断。

MRI 还可用于拍摄电视、电影，主要用于心血管疾病的动态观察和诊断。

基于 MRI 对血流扩散和灌注的研究，可以早期发现脑缺血性改变。已步入临床的应用，正在逐渐推广。

带有心脏起搏器的人需远离 MR 设备，体内有金属植入物，如金属夹，不仅影响 MRI 的图像，还可对患者造成严重后果，所以不能进行 MR 检查。

5. MRI 诊断的临床应用　MRI 诊断广泛应用于临床，时间虽短，但已显示出它的优越性。

在神经系统应用较成熟，使病变定位诊断更为准确，并可观察病变与血管的关系。对脑干、幕下区、枕大孔区、脊髓及椎间盘的显示均明显优越于 CT。对脑髓鞘疾病、多发性硬化、脑梗塞、脑与脊髓肿瘤、血肿、脊髓先天异常与脊髓空洞症的诊断价值较高。

心脏、大血管在 MRI 上因可显示内腔，所以，心脏大血管的形态学及动力学的研究，可在无创伤的检查中完成。

对腹部与盆腔器官，如肝、肾、膀胱、前列腺和子宫，颈部和乳腺，MRI 检查均有相当优势。在恶性肿瘤的早期显示和对血管的侵犯以及肿瘤的分期方面优于 CT。

骨髓在 MTI 上表现为高信号区，侵入骨髓的病变，如肿瘤、感染及代谢性疾病，MRI 可清楚显示，在显示关节内病变及软组织方面也有其优势。

MRI 在骨骼和胃肠方面有限度，MRI 检查是无创伤检查，不会给人体健康带来不良影响，但设备昂贵，费用高，应严格掌握适应证。

(三) 介入放射学

介入放射学，是一门影像学指导下诊断与治疗同时进行的学科，具体说介入放射学是指在医学影像设备的监视指导下，经皮或腹腔穿刺针或导管做抽吸、注射、引流、造瘘，或对空腔、血管成型、灌注、栓塞等诊断与治疗的微创伤技术，由于它创伤轻、效果好，所以迅速得到推广及广泛应用，成为介于内、外、妇－放射科等边缘学科，且自成体系，成为一门医学影像学的新学科。

介入工作与常规影像诊断不同，它要求术者必须具备外科手术操作技巧，内科药物治疗知识和影像诊断及鉴别诊断水平，术者除必须掌握 Seldinger 插管方法外，还需充分做好各种术前准备，决定抗凝方法，穿刺部位，术中决定必要的药物辅助，术后尚需做好临床观察及一般处理，有时还必须做好并发症的处理，与紧急抢救措施。

(刘玉花　孙伯章)

第二节　造影检查的应用及护理

一、X 线检查

如上节所述，X 线进入人体可产生电离作用，从而引起人体的生物物理和生物化学改变，即生物效应。在进行 X 线的检查时，应认识这种生物效应，以避免不必要的副作用。

(一) X 线的生物效应

X 线是一种电磁波，具有辐射作用，生物细胞特别是增殖性强的细胞，经过一定量的 X 线照射后，可以产生抑制、损伤、甚至坏死。人体组织接受 X 线照射后，视其对 X 线敏感度不同，而出现种种反应。这一作用，一方面可在治疗中得到充分应用，另一方面也会给人体带来放射损伤。

X 线对人体的影响包括躯体效应和遗传效应。前者表现在受照射本人身上，后者表现在受照射者的后代身上。主要表现为急、慢性放射病；胚胎致死、畸形、发育障碍；以及白内障、癌变、白血病等危及生命的重大疾患。

人类接受 X 线照射引起的生物效应与下列因素有关：

1. 辐射剂量和剂量率 辐射生物效应与照射剂量大小成正比。在一定的剂量率范围内，高剂量率照射比低剂量率照射的生物效应强。

2. 分次照射和间隔时间 在辐射剂量相同的情况下，分次照射其生物效应低于一次照射，间隔时间越久，生物效应愈小。

3. 部位和面积 生物效应同受照射面积成正比，且当照射条件相同时，不同部位引起的生物效应不同。比如，腹部照射的全身后果最严重，其次是盆腔、头颅、胸部和四肢。

此外，不同个体对放射线的反应也不尽相同。年龄越小越敏感，体质越差时，对射线的反应越强。不同器官、组织和细胞对射线的敏感性也不一样，如淋巴、胸腺、骨髓、性腺、胚胎组织对射线就高度敏感。因此，对 X 线的防护就显得非常必要。

(二) X 线的防护

我国早在 80 年代就不断提出和完善放射卫生防护的标准，提出放射工作人员的辐射剂量限值和公众中个人的剂量限值。

关于 X 线的防护，一般指三组人群：一是使用电离辐射的医务工作者，包括核医学及 X 线检查；其次是受检查的患者；第三是医学工作场所周围的非放射工作人员、候诊者、陪同者等。上述公众中的剂量限制即是指这一部分。

关于 X 线工作者的防护及方法，我国的 X 线防护标准中已有明确的规定。关于受检者及其周围公众的防护，其在机器、设备以及 X 线操作方面也已有明确的规定。

在防护护理方面，值得注意的是候诊者或是陪伴者的安全和防护，应避免不必要的照射。非受检人员不要进入受检房间，以减少二次射线的照射。有些人出于好奇的心理，站在透视的荧光屏旁，这是绝不可取的。其次，协助 X 线医师，尽量减少受检者的照射野。缩小照射野的面积不仅使直接照射的面积和剂量减少，邻近器官和组织所受散射线的剂量也将减少，特别是身体很小的婴幼儿。因此，在导引患者进行 X 线检查（包括放射治疗）的过程中，护士就有必要配合医生，沟通患者及其陪同家属的关系，做好必要的防护工作。

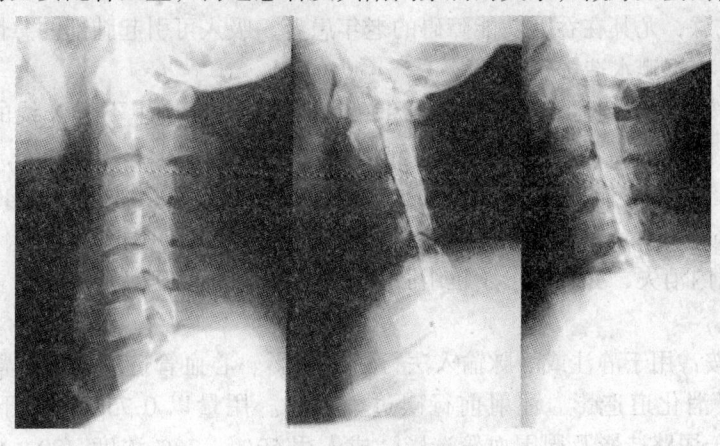

图 4-3-1 造影检查
左：颈椎侧位平片显示骨结构。中：脊髓造影后蛛网膜下腔显影，显示颈神经根
右：脊髓、蛛网膜膜下腔及硬膜外病变清晰可见

二、造影检查

普通 X 线照片对某些组织器官的分辨率较低，为了提高不同组织、器官间的分辨率，有时需要将某些诊断用对比剂引入器官或其周围（图 4-3-1），使之产生明显的密度对比，

以显示其形态、功能,这种方法,称之为造影检查。这种对比剂称之为造影剂。

(一) 造影剂的应用

1. 造影剂的特点　理想的造影剂应具备以下特点:显影效果好,毒性小,价格便宜,易排泄。常见的有低密度造影剂和高密度造影剂两大类。

(1) 低密度造影剂:主要有空气、氧气、二氧化碳等。可用于蛛网膜下腔、关节囊、胸腹腔以及软组织间隙等。因其显影效果较差,氧气又有形成气栓之虞,目前已较少应用。

(2) 高密度造影剂:原子量高,比重大。目前主要为钡剂、碘剂。

钡剂:为医用纯硫酸钡粉末,加以水和胶配成混悬液。以重量/体积表示浓度,用于胃肠道造影,亦曾用于支气管造影,但排空较差。

碘剂:主要有有机碘水剂,包括离子型(如泛影葡胺、胆影葡胺等)和非离子型(如优维显、碘帕醇、碘海醇等)。可用于血管造影、泌尿系造影、关节造影等。其中非离子型造影剂的毒、副作用小,部分可用于椎管、脑室造影。其他碘剂还有丙碘酮:有油混悬剂和水混悬剂,用于支气管造影。乙碘油:用于瘘道,子宫输卵管造影。碘番酸:主要用于口服胆囊造影。

2. 引入途径

(1) 直接引入:①口服法:用于上消化道造影。②灌注法:用于支气管、结肠、子宫造影等。③穿刺注入:用于心血管、关节、淋巴管造影、椎管造影等。

(2) 间接引入:造影剂先被引入某一特定组织或器官,经吸收后聚集于某一器官,包括吸收性聚集和排泄性聚集,使器官显影。如:经静脉尿路造影、口服胆囊造影、静脉胆道造影等。

3. 目前常用的部分造影剂

(1) 硫酸钡:为良好的胃肠道造影剂。本身无毒,主要危害是钡盐在结肠内积存、水分被吸收而使粪便秘结、形成钡粪石,严重时可导致肠梗阻;残留在阑尾内可发生阑尾炎。钡剂吸入也应予注意,尤其在吞咽功能障碍的老年患者,吸入可引起肺部的急性炎症。

(2) 离子型有机碘水造影剂

1) 胆影葡胺:用于静注,经肝脏与胆汁一起排泄并浓缩产生不透 X 线的影像。用于静脉法胆道造影。静注前需做碘过敏试验。注射速度宜慢,一般 2~4ml/min,每次 20ml,以期增加造影剂与血清蛋白的结合率,增加通过肝脏的浓度。一般注射 20~40min 胆道显影,2~2.5h 胆囊显影。其毒副作用为注射后可出现温热、流涎、呕吐、心悸、眩晕、荨麻疹等,多在短时间内消失,必要时可予抗组胺类药物治疗。极个别者可发生严重变态反应,甚至休克、死亡。

2) 泛影葡胺:用于静注或静脉输入法行尿路造影、心血管造影、逆行肾盂输尿管膀胱造影、以及口服消化道造影。注射前行碘过敏试验。用量以 0.75g/kg 以下为宜,亦有达 1.0g/kg 者。用于尿路造影及周围血管造影,成人用 60%~76% 浓度,20~40ml。心脏及主动脉造影时成人用 40ml。尿路造影应在 2~3min 内注完,心室造影时 20ml/s 注入。脑血管造影时宜用葡胺盐溶液(忌用钠盐),10ml/次,冠状血管造影时却需用含有钠盐的泛影葡胺针剂而不宜用纯泛影葡胺。泛影葡胺的毒副作用与胆影葡胺相同,但由于泛影葡胺做造影时往往用量较大,特别是在脱水或少尿的情况下可发生肾衰。

上述两种为离子型造影剂,在使用中,有碘过敏、甲亢、肝肾功能严重障碍者禁用。此外,禁用于脊髓、脑室和脑池造影。

(3) 非离子型有机碘水造影剂：非离子型造影剂在体内不发生离解，因此在体液中不带电荷，对体液干扰小；理论上不会游离碘离子，不会发生碘过敏（故生产厂商不提倡做过敏试验）。此外，因其在体液中不会发生离解，同样浓度的造影剂注入体内后，渗透压要明显低于离子型造影剂。

1) 优维显：为单聚体非离子型低渗造影剂，常用于血管造影，包括脑血管造影、泌尿系造影、CT 增强造影等，但不能做椎管造影。腹部血管造影时，常用 300mgI/ml，50~100ml。一般成人每次不超过 1.5gI/kg。副作用为头痛、热感、皮肤发红，罕见恶心、呕吐，均为短暂一时性反应。

2) 碘海醇：为非离子型水溶性造影剂，对神经系统毒性较低，故广泛用于脊髓造影，也用于血管造影、尿路造影、关节造影等。副作用有热感、头疼、恶心、呕吐、皮疹、荨麻疹等。

现已公认非离子造影剂产生的不良反应要比离子型造影剂轻而少。日本在 1987~1988 年间对离子型和非离子型造影剂做了大规模随机观察，应用离子型造影剂 169 284 例，非离子型 168 363 例。离子型的严重和非常严重的不良反应发生的近似值为 0.25%，非离子型为 0.04%，比率约为 6。每一组中都有一个死亡病例。这一方面说明了非离子型造影剂的副反应轻，且较离子型要低得多。同时也说明任何一种造影剂都不是绝对安全的，在实际应用中，要引起注意。

上述非离子型造影剂也禁用于甲亢、对碘造影剂过敏、肝肾功能严重损害、心脏和循环功能不全，以及脱水或长期糖尿病等患者，多发性骨髓瘤患者也要慎用。

(4) 其他

1) 丙碘醇：水混悬剂 50%，7.5g/15ml，油混悬剂 60%，9g/15ml，用于支气管造影，可在肺内水解吸收，不良反应发生少，主要是头痛、发热、咳嗽加剧、咳血痰等。术前应做碘过敏试验。有上呼吸道感染、肺出血伴有高热、心肺功能不全、碘过敏者禁用。

2) 乙碘油：为碘化脂肪乙酸酯，比重及粘度均较碘油小，较易进入小的窦穴和狭窄的腺管。用于淋巴管、输卵管及窦道造影。子宫输卵管造影用量为 5~20ml。淋巴管造影用量单侧不超过 15ml，双侧同时应用，不超过 20ml。用药前需做碘过敏试验。副作用有发热、胸闷、气急、恶心、呕吐等。严重肺功能障碍及碘过敏者禁用。本品油质太薄，不宜单独用于支气管造影。

3) 碘番酸：片剂，0.5g/片，6 片/瓶。口服后与肠粘膜上的脂蛋白结合而被吸收，经门静脉入肝，在肝内与葡萄糖醛酸结合成糖苷体，分泌入胆汁，被胆囊浓缩而显影。用法为中午服高脂肪食物，晚餐宜少（忌食脂肪），餐后 0.5~1h 温开水吞服，每 5min 一片，30min 服完。14 小时后拍片（服药前忌油腻食物），如胆囊显影，给病人高脂食物，餐后 0.5~1h 再拍片，以观察胆囊收缩功能。不良反应主要有恶心、呕吐、腹泻、咽喉灼热、排尿困难、有烧灼感等。肝、胆、肾功能不全者忌用。甲亢病人、孕妇慎用。

4) 马根维显（钆喷酸葡胺）：496mg/ml，20ml/瓶。为顺磁性造影剂，用作核磁共振（MRI）增强，可明显地缩短 T_1 弛豫时间，轻度缩短 T_2 弛豫时间。故可用于增强和辨认遭到破坏或缺乏血脑屏障的区域。用法为静注，儿童 0.2ml/kg，成人 0.2~0.4ml/kg。副作用据文献记载，仅 0.9%有恶心、头痛、呕吐，0.1%有荨麻疹，灶性抽搐。

【附】有机碘溶液的过敏试验

有机碘溶液的变态反应，可发生于第一次或多次应用时，因此，每次使用前都需做过敏试验。要注意过敏试验本身即可引起变态反应，过敏试验阴性者仍不能完全排除变态反应发生的可能。因此，要先了解病人的过敏史后再进行试验，同时作好抢救准备。

方法为：用30%有机碘溶液1ml注入静脉，密切观察10min，注意有无心悸、颊粘膜水肿、恶心、呕吐、荨麻疹、血压下降等不适反应。如有，忌用有机碘溶液。

4. 造影剂的常见反应及处理

（1）造影剂的常见反应：婴幼儿、年老体弱、久病卧床、心肾功能不良、有造影剂过敏史者，造影剂反应一般比较强烈，发生率也高，这一类人称之为高危人群，对此类人一般以用非离子型造影剂比较安全。造影剂的不良反应一般分为毒、副反应和过敏反应两个方面。前者常常与造影剂的纯度、制造中的工艺水平及机体对造影剂的刺激反应有关，而后者主要是变态反应。理论上，两种情况都存在，但在临床上，其表现症状很难截然分开。因此，临床上往往按其症状表现大致区分其反应的强度。①轻度反应：发热、发痒、恶心、皮疹。②中度反应：寒战、发热、头疼、眩晕、胸闷、心悸、皮疹、呕吐。③重度反应：胸闷、心悸、冷汗、面色苍白、意识丧失、血压下降等。

造影剂反应的临床症状颇多，而临床上遇到的最紧急的情况就是过敏性休克，其发作突然，经过迅速，处理不当可危及生命。因此，临床上对过敏性休克的观察非常重视，一般需密切观察其：①神志和呼吸——神志是否恍惚，呼吸是否有频率和深度的改变——直接反应了脑的功能；②血压、脉压——反应了心输出量和心脏的功能；③脉象与脉率——反映了心输出量与肾上腺素能的分泌情况。④皮肤的颜色、光泽、温度、有无冷汗及毛细血管（甲皱、口唇）的充盈状态——反应微循环的情况。如注意了上述问题，一般可以发现早期休克，在休克的代偿期予以及时治疗，可以取得较好的效果。

（2）对造影剂反应的处理：对于一般的毒、副反应，主要是头晕、头疼、发热、恶心等，症状均较轻，对症处理即可。对于出现高热、寒战时，需考虑到热原反应，马上终止应用造影剂、对症处理，并严密观察，避免进一步加重而出现弥漫性血管内凝血；对严重的过敏反应，主要从三个方面予以处理：①抗组胺类药物的应用：如盐酸苯海拉明、氟美松、肾上腺素等。②扩容：扩大有效循环量，改善微循环，包括维持血循环的渗透压平衡，体液的酸碱平衡及电解质平衡。③给氧：提高血氧饱和度，改善心、脑、肾、肺等生命重要器官的供氧状态。关于这些，有关休克治疗的章节中，已有详述，在此不予赘述。

需要提出的一点是：造影检查需用造影剂，而任何一种造影剂，都有它的毒、副作用，尤其是含碘的注射用造影剂，因其直接、大量注入血管内，其副作用就可能发生得更快，也更明显。因此，在应用含碘造影剂时，一定要询问既往有无过敏反应和药物过敏史，尤其是含碘药物的过敏史。其次是要了解病人的临床状态，包括心、肝、肾功能情况，体质状态，以及有无甲亢、骨髓瘤等含碘药物的禁忌证，并备好急救药品、器械。此外，尚需做必要的碘过敏试验。至于其他类型造影剂，分别有各自的特点，应用中可以有不同的毒副反应类型，在此不予详述，而将其在各系统的应用中予以分述。

（二）造影检查的方法和护理

1. 呼吸系统　以支气管造影为例（由于高分辨CT的出现，目前已多用CT来检查支气管病变）

（1）适应证：

1）原因不明的咯血，或拟诊支气管扩张，为确定手术范围。

2）平片拟诊肺癌，用以显示病变区支气管中断、狭窄或充盈缺损情况（也可用CT）。

3）慢性肺化脓症或慢性肺结核需明确有无合并支气管扩张者（也可以用CT）。
4）了解不张肺叶的支气管情况以确定肺不张的原因。
(2) 禁忌证：
1）对碘和麻醉剂过敏者。
2）全身情况衰弱，年老，有严重心、肺、肝、肾功能不全者。
3）肺或支气管急性感染或浸润进展期肺结核。
4）两周内曾大咯血，需在咯血停止后7～10天再检查。
5）甲亢、骨髓瘤患者禁用含碘造影剂。
(3) 造影方法：造影剂一般选用丙碘酮。患者取坐位或卧位，喉头喷雾麻醉后（亦有不用喉头麻醉者），用消毒的14或16号橡皮导管蘸少许液体石蜡经鼻或口腔插入气管，使其前端达气管分叉上方1～2cm处，经导管注入麻醉剂麻醉气管，然后，缓慢注入造影剂，随时调整体位，充盈至5～6级分支，拍片，拔管。
(4) 检查的护理
1）术前拍平片，了解病变部位。向患者讲明造影目的、程序及注意事项，取得患者的合作。
2）术前1日做碘及麻醉药的过敏试验。
3）术前4小时禁食。术前1小时给予镇静剂，口服或肌注鲁米那0.1g。痰多病人体位引流20分钟，或提前3天给祛痰药。术前半小时皮下注射阿托品1ml，抑制分泌。拔出导管后应鼓励患者咳出造影剂，痰多者行体位引流。喉头麻醉者，术后2小时禁食，以防误吸。
4）应用丙碘酮或硫酸钡胶浆者术后可能有发热，可对症处理。应用碘油者，有报告肺部晚期发生肉芽肿、肺纤维化，甚至有发生脑部油栓的报道。因此，需要术后观察病人有无头痛、恶心、呕吐以及运动功能失常等神经症状和体征。
2. 消化系统
(1) 以胃、十二指肠造影为例。主要用钡剂，经口服充入消化道，观察消化道的形态及功能。
1）适应证：
①先天性胃肠道异常。
②消化道出血、腹痛、恶心、呕吐，需明确病因者。
③上腹部肿块，确定与胃肠道的关系。
④胃、十二指肠手术后的复查。
2）禁忌证
①胃肠道穿孔。
②急性胃肠道出血，需出血停止后2周，大便潜血阴性后才可进行。
③肠梗阻。
④不明原因的急性上腹部疼痛。
3）造影方法：先常规胸、腹透视，检查有无异常密度影，并观察胃泡形态、有无软组织块影或滞留液。然后吞钡数口，观察食道形态及通过情况。放平体位，检查胃部粘膜。继续吞钡，充盈胃腔，检查胃腔充盈情况，随着钡剂排入十二指肠，检查十二指肠的形态。检查中，随时拍片，留作记录。
4）检查的护理：

①必须空腹，一般需禁食6~12小时。

②幽门梗阻患者，检查前一日需进流食，检查时如胃内有大量滞留物，应抽液洗胃后再进行检查。

③检查前2~3天不服用重金属药物。

(2) 以钡灌肠结肠造影为例

1) 适应证：

①结肠先天异常。

②结肠肿瘤和肿瘤样病变。

③结肠慢性炎症，如结核。

④结肠梗阻、肠套叠的诊断和整复。

2) 禁忌证：

①结肠穿孔或坏死。

②急性阑尾炎等结肠急性化脓性病变。

3) 造影方法：肠道清洁后，以浓度为60%~120%（w/v）的硫酸钡经导管逆行自直肠灌入结肠。在透视下转动体位，观察结肠的充盈形态，蠕动情况。然后，令患者排出造影剂，观察结肠粘膜的形态，随时拍片记录在案。

目前多用双重造影法，即注入硫酸钡以后，再注入一定量的空气充盈胃肠道，使胃、小肠、结肠的肠腔、形态、粘膜显示得更加细腻。

4) 检查的护理：

①术前1日晚进少渣饮食。

②术前1日晚8时许，开水冲服番泻叶9g，半小时后再冲服1次。

③检查前1.5小时用温水或生理盐水清洁洗肠。

④尚可用口服洗肠液清洁肠道，方法为术前3天吃少渣饮食，检查前5小时以200ml的口服洗肠液稀释至3 000ml，于1小时内饮完，4小时后行消化道检查（包括上消化道造影）。

⑤硫酸钡消化道造影一般安全可靠，但操作不当可以造成消化道穿孔。口服钡剂也有发生误吸致死者。此外，因钡剂受到污染而发生交叉感染情况亦有发生。因此，在术前药物的准备、器具的消毒，以及具体操作中，都应予以注意。

3. 循环系统　循环系统造影检查主要是依靠心脏或血管造影来显示心脏及目标血管的解剖结构及其形态学和血流动力学异常。虽然在呼吸系统造影中我们没有提及肺动脉、支气管动脉造影，在消化系统中没有提及腹腔动脉造影、肠系膜上动脉造影等，但由于各系统的血管造影方法基本相似，而相对于循环系统中，心血管造影最为复杂，今以选择性冠状动脉造影为例，来描述该造影的方法及其可能出现的问题。

(1) 设备及人员配备

1) 高性能的X线造影设备，包括数字成像及图像处理设备、能大容量地储存和输出图像；以及电影图像的录放设备，便于病变的显示、交流和会诊。同时，X线设备应具有多方位，多角度的投照功能。

2) 为了能在适当的时限内注入大量的造影剂，需要使用具备下述功能的高压注射器：能与心电R波同步触发的注射功能；能控制流速于0.5~35ml/s；能控制注射时间；自动吸药及注药。

3) 心电及压力监测设备：在造影的过程中应全程监测心电和血管内压力。

4）洗片机、电影放映机（或是 X 线造影机自带光盘存储功能）：以便随时用不同速度回放造影过程。

5）穿刺器械：包括穿刺针，导管鞘，导管及导丝以及多联三通等。

6）一组训练有素的医师、护士和技术人员：分别担任术者；台下病人的用药、护理、观测和抢救、心电压力的监测；X 线机及高压注射器的操作等。

(2) 适应证

1）典型的胸痛，疑心绞痛者。

2）心电图 ST-T 改变，疑冠心病者。

3）中老年人各种心律失常，需除外冠心病所致者。

4）心脏扩大、心力衰竭、心电图有心肌梗死波形，需与原发心肌病鉴别者。

5）心绞痛需行冠状动脉旁路手术或经皮冠脉成形术者。

6）心肌梗死后期，经检查证明仍有存活的缺血心肌，需行冠脉介入治疗者。

7）室壁瘤需手术切除及冠脉搭桥者。

8）心瓣膜置换术前，需了解冠脉情况。

9）先心病疑有冠脉畸形者。

(3) 禁忌证

1）过敏、甲亢、骨髓瘤患者。

2）严重心肺功能不全者。

3）频发顽固的心动过速者。

4）严重的电解质紊乱，需纠正后才可进行。

5）久病卧床、年老体弱及严重肝肾功能不全者。

(4) 造影方法：用离子型或非离子型水溶性碘造影剂。双侧腹股沟区备皮、消毒、铺巾，皮肤切开小口，以特定穿刺针（一般用 Seldinger 穿刺针）自腹股沟韧带下方 2cm 向头侧穿刺股动脉，穿刺成功后拔出针芯，自针尾插入导丝并固定导丝退出穿刺针，再沿导丝套入导管鞘，将导管鞘置入股动脉，从导管鞘侧管中抽出鞘中的血液和气泡，注入肝素 3 000IU，接上三联三通，并将三通分别接上压力换能器、肝素盐水瓶及造影剂瓶，尾部接上环柄注射器，将测压系统中充满盐水，排尽气泡，校压力为零。将冠状动脉造影导管用肝素盐水冲洗后置入导丝，通过导管鞘推进至升主动脉水平，抽出导丝，并吸出导管内血液（约 2ml）弃去，将导管尾端与三联三通相连，将导管内充满造影剂推进到冠状动脉入口处，如压力正常，推注 1~2ml 造影剂，证实进入冠脉以后，即可开始造影。造影时让患者深吸气后憋住气，于 2~3s 内快速手推造影剂 6~8ml，进行连续造影。然后让患者咳嗽 2~3 次以排出冠脉内的造影剂。待心率、血压、心电图基本恢复后再开始另一次造影，并采取不同方位的投照、摄影。

冠状动脉造影前或造影后可根据病情行左心室造影，左室造影时造影剂的推进速度为 16~18ml/s，需用高压注射器。

造影后拔出导管鞘，穿刺部压迫止血。

(5) 检查的护理

1）向家属交代病情、造影目的以及可能出现的问题，征得家属同意并签手术同意单。对病人简单说明操作过程，消除病人的顾虑和取得其配合。

2）训练病人深吸气、憋气和强有力的咳嗽动作。

3）术前一日常规备皮、作碘过敏试验，并禁食6小时以上。术前于左下肢建立静脉通道，上检查床后进行心电监测。

4）术中：严密观察病情，保证液体通路，及时用药，配合医生参加除颤和抢救工作。

5）术后：一般需砂袋压迫6小时，卧床24小时，避免局部出血、血肿，同时监测心率、血压、心电图变化及足背动脉的搏动情况。

冠状动脉造影为一种侵入性检查，需经动脉插管注入造影剂，故有可能出现并发症。其原因有①急性冠脉缺血，可因痉挛、血栓、气栓及夹层引起。②动脉系统栓塞。③动脉损伤。④造影剂反应。症状严重者可死于操作当时或发生心肌梗死，脑栓塞等严重并发症，也有穿刺动脉出血、A-V瘘、动脉夹层等。当然，由于左室造影时快速大量注入造影剂，造影剂过敏以外的毒副反应也明显增多（包括大量高张力造影剂扩容使心室负荷加大）。因此，对这类病人的护理内容也更多。除进行术前准备外，术中对病人情况的观察和护理、用药及输液，以及参加除颤抢救工作；术后穿刺点出血的观察和护理，心脏功能的观察，神经系统中神志及功能的观察都是重要的。

4．泌尿系统　以静脉肾盂造影为例。

（1）适应证：

1）肾、输尿管病变，包括肿瘤、畸形、结石、结核和积水等。

2）原因不明的血尿。

3）肾与肾外包块的鉴别。

（2）禁忌证：

1）碘过敏病人、甲亢、骨髓瘤患者。

2）泌尿系统急性炎症或严重蛋白尿时。

3）肾功能不良或尿素氮高于3.5mmol/L（10mg/dl），造影一般不显影。

4）妊娠或产褥期。

（3）造影方法：本检查可用任何经肾脏排泄的有机碘溶液，常见的为76%复方泛影葡胺。病人仰卧于检查台，腹部以压迫器加压，压迫两侧输尿管通路，然后经肘静脉注入造影剂20ml～40ml（速度不要太慢，以1min内注完为好，便于提高显影效果），于注药后5～7min、15min、30min分别摄片，观察肾脏显影速度、形态，必要时可延迟拍片以使肾盂、肾盏显影满意。然后去除腹压，拍全尿路照片以显示输尿管和膀胱的情况。

（4）检查的护理：

1）造影术前1日口服番泻叶6～9g或蓖麻油20～30ml清理肠道，也可口服洗肠液清洁肠道。

2）术前12小时禁食。

3）术前拍腹部（泌尿系）平片，观察有无异常阴影。

4）造影前排尿。

5）作碘过敏试验。

6）泌尿系造影中主要常见的反应为药物反应，包括毒副作用及过敏反应。离子型造影剂容易改变细胞膜或血管上皮细胞的蛋白功能从而引起反应，其中最严重的是过敏性休克。此外，尚需注意，骨髓瘤病人、肾病综合征的病人应用醋碘苯酸钠进行静脉肾盂造影后可发生急性肾功能衰竭，应注意观察。

5．关节造影　以膝关节造影为例。

(1) 适应证：
1) 关节损伤：主要观察半月板情况。
2) 关节病变：需观察关节囊以定性者。
(2) 禁忌证：
1) 关节感染性疾患。
2) 关节新鲜损伤及出血者。
3) 碘过敏者忌用碘剂。
(3) 造影方法及护理：术前常规摄取 X 线平片，观察膝关节有无骨损伤或其他病变。然后，取髌骨外（或内）上角作穿刺点，局部消毒，局麻后以 19 或 20 号穿刺针沿髌骨后方刺入髌上囊，抽出关节内积液或陈旧血液，注入水溶性碘剂 8ml。拔针。压迫穿刺点，并令病人作膝关节伸屈、旋转动作数次，使造影剂在关节内散布均匀。然后在病人仰卧和俯卧情况下分别摄取正位、内旋（45°）、外旋（45°）照片共六张，必要时加摄髁间位和侧位照片，观察关节的全貌。

膝关节造影一般较安全，发生反应者并不多见。但因是应用碘造影剂，对碘过敏的临床观察是必不可少的。也曾有因局部反应致全关节肿胀疼痛，影响行动持续数日者。另外，对于关节感染也需要注意，因为关节内的操作不同于其他部位，一旦感染，则将会遗留下永久性功能障碍。

(三) CT 与 MRI 增强检查

CT 与 MRI 的常规检查方法在第一节中已有详述。本节中主要简述其造影（增强）检查的应用。CT 与 MRI 增强的药物不同，但其方法相似，即包括普通增强（CE）及血管造影（CTA MRA）两类。前者是较快注入造影剂（静滴或团注）后，经一定时间间隔重复病变区扫描，观察病变的增强情况。而后者是用团注法注入造影剂后，根据所要显示的血管计算（或测定）所需延迟的时间，然后做一定范围内连续不间断的多层面扫描，并将扫描采集到的数据经计算机处理，做三维立体重建，显示该部的血管形态。

CT 增强检查所用造影剂为离子型或非离子型碘水造影剂。MRI 增强造影剂目前主要是马根维显（Magnevist），为一种经肾脏排出的顺磁性造影剂，主要成分为钆喷酸葡胺。用量一般为 0.2mol/kg。CT 增强检查所用的碘水造影剂可能发生的毒、副反应已如前所述。在此尚需注意团注增强时，大量（100ml 左右）造影剂（尤其是高渗的离子型）注入时，对血管的扩容而加重心脏的负荷，因此，除在常规碘剂应用的注意事项外，对心脏功能的观察也是必要的。马根维显由于用量较小，其主要副作用为恶心、呕吐及皮肤粘膜的过敏反应。当然，有过敏倾向的患者，较他人更易发生反应。极少数情况下，过敏反应以至休克均有可能发生，这点与碘剂的应用所应注意的事项基本相似。

（迟文涛　孙伯章）

第三节　X 线诊断

一、呼吸系统

在影像学诊断方面，呼吸系统疾病的应用最广泛。呼吸系统主要包括气管、支气管及肺组织。由于肺泡内含有气体，使肺脏与周围器官形成良好的天然对比。

(一) 检查方法

1. 透视 (chest fluoroscopy)　　可随意转动患者体位进行动态观察，应用简单、方便、经济，但漏诊率偏高，并且无永久性记录。

2. 摄影 (radiography)　　可作永久性记录，便于会诊、复查对比。投照位置包括：后前正位、侧位、前后卧位、斜位及前弓位等。

3. 支气管造影　　将高密度造影剂注入气管、支气管内，可直接观察支气管内病变。目前已不常使用。

4. 计算机断层扫描 (computed tomography, CT)　　可显示胸部横断面解剖图像，其密度分辨力明显优于X线图像。CT是X线照射人体后经过计算机处理，以图像密度改变作诊断。

5. 磁共振成像 (magnetic resonance image, MRI)　　多断面解剖图像。MRI是原子核在磁场内共振产生信号经重建成像，以图像信号改变诊断疾病。

6. 血管造影　　经插入血管内的导管高速注入造影剂连续照像，以获得目标血管的图像。

(二) 胸部正常X线表现

一张胸部X线片所显示的图像是胸部立体结构的一个重叠影像，除了透明的肺组织和致密的纵隔等影像外，还重叠着胸壁等影像。

1. 胸廓

(1) 软组织：自上而下依次可见：胸锁乳突肌及锁骨上皮肤皱褶、胸大肌、乳房及乳头 (图4-3-1)。

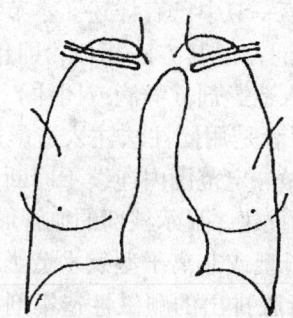

图4-3-1　胸部软组织

(2) 骨骼：可见左右共十二对的肋骨及一对锁骨。胸骨仅可见胸骨柄两外上角突出于纵隔的阴影。胸椎可见诸胸椎两侧之横突突出于纵隔阴影之外。肩胛骨一般位于肺野之外 (图4-3-2)。

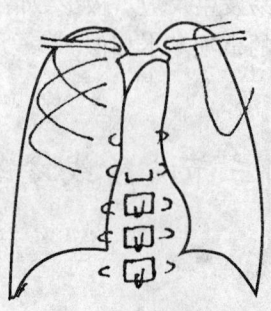

图4-3-2　胸部骨骼影像

2. 纵隔 两肺之间的胸腔脏器的统称。包括：心脏、大血管、气管、主支气管、食管、胸腺、淋巴管、淋巴结及神经等。正常情况下纵隔居中，病理情况下可移位及普遍性或局限性的增宽。

3. 横膈 分左右两叶，位于胸腹腔之间，呈圆顶状。膈顶一般位于第9、10后肋水平，左侧横膈较右侧低约1~2cm，呼吸时两膈运动一致，吸气时下降，呼气时上升。

4. 肺及支气管

(1) 肺野：指含有空气的肺组织在胸片上所显示的透亮区域。为了病变定位准确，人为地把每侧肺作了分区，即在第2、4前肋骨头下缘分别划一条水平线把每一侧肺分为上、中、下三个肺野。另外把每侧肺纵行三等分，即可分为内、中、外三个带（图4-3-3）。

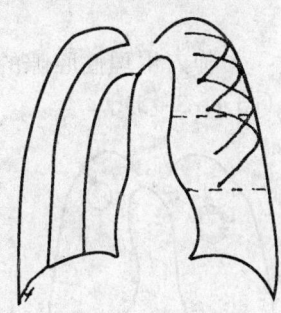

图4-3-3 肺野、带的划分

(2) 肺门及肺纹理

1) 肺门：是肺动脉、肺静脉、支气管及淋巴组织的总投影。位于两肺中野的内带，97%的人左肺门比右肺门高1~2cm。病理情况下可引起肺门的增大、缩小或移位等改变。

2) 肺纹理：指以肺动脉分支为主，包括肺静脉系统和淋巴管系统，向肺野呈放射状分布的阴影。肺纹理由粗渐细，走行自然。

3) 肺叶：属解剖学范畴。左肺分上叶、下叶；右肺分上叶、中叶、下叶。

（三）基本病变的X线表现

肺部疾病的X线表现是以大体病理改变为依据的，其X线基本病变有如下几种：

1. 渗出（exudation） 肺泡内气体被病理性液体或组织所代替。X线表现为边缘模糊的、密度稍高而均匀的云絮状阴影。多见于各种炎症性浸润、结核病灶的周围炎或肺水肿等（图4-3-4）。

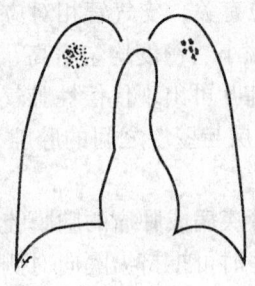

图4-3-4 渗出与增殖性病变

2. 增殖（proliferation） 肺组织内肉芽组织形成。X线表现为密度较高、边缘清楚的结节状阴影。多见于肺结核或各种慢性肺炎等（图4-3-4）。

3. 纤维化（fibrosis） 病变由纤维结缔组织所代替，是组织修复或愈合的表现。X线表现为密度增高、边缘锐利的索条状或网状阴影。见于慢性肺结核或尘肺等。

4. 钙化（calcification） 是退行性变或坏死组织内钙盐的沉积，为病变愈合的表现。X线表现为斑点状、斑块状、边缘不规则、密度极高的阴影。见于肺结核、淋巴结结核或错构瘤"爆米花样"钙化等。

5. 空洞与空腔

（1）空洞（cavity） 为肺内病变组织发生液化及坏死，坏死液化物经引流支气管排出而形成。X线表现为病变阴影中出现透亮区，其透亮区的大小不一、形状各异。空洞内如存留液体，可在液气交界处看到液平面。见于肺结核干酪样坏死、肺脓肿或肺癌等（图4-3-5）。

（2）空腔（air containing space） 为肺内生理性腔隙的病理性扩大。X线表现为薄壁透亮区。见于肺大泡或含气肺囊肿等（图4-3-5）。

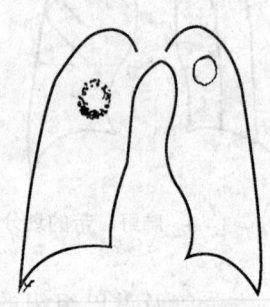

图4-3-5 空洞与空腔性病变

6. 肿块（mass） 以团块形式出现的各种病变。X线表现为高密度、均匀或不均匀、边缘清楚的团块状阴影。见于肺内良恶性肿瘤、结核球、转移瘤、机化性肺炎或血肿等。

7. 肺间质病变 发生于肺间质的弥漫性病变，分布于支气管周围、血管周围及小叶间隔。X线表现为索条状、网格状、蜂窝状及广泛小结节状阴影。见于间质性肺炎、尘肺或结缔组织病等。

8. 肺气肿（emphysema） 肺组织过度充气而膨胀的状态，属支气管病变。X线表现为肺透亮度增加、肺纹理稀少、肋间隙增宽、横膈下降、桶状胸和垂位心脏。

9. 肺不张 属支气管阻塞性病变，支气管完全阻塞后造成相应肺内气体减少，并体积缩小。X线表现与阻塞的支气管部位有关，支气管相对应部位的肺体积缩小，密度增高。若某肺叶不张则不张的整个肺叶体积缩小、密度均匀增高、叶间裂呈向心性移位。纵隔及肺门可有不同程度的向患侧移位。邻近肺叶可出现代偿性肺气肿。

10. 胸膜病变 胸膜腔为胸膜脏层与壁层之间的腔隙，正常情况下胸膜腔内有少量液体起滑润作用，且胸膜腔内为负压。

（1）胸腔积液：由炎症、心血管疾病或肿瘤的胸膜腔转移所致。X线表现为上缘呈反抛物线形状的均匀致密阴影。液体量多时可推挤纵隔向对侧移位（图4-3-6）。

（2）气胸：空气进入胸腔，使原来的负压消失，肺组织被压缩向肺门。X线表现为压缩肺组织与胸壁间出现含气透亮带，其间无肺纹理。气体量大时纵隔向对侧移位，横膈下降。多见于自发性或外伤性肺泡破裂、胸壁穿通伤等。

（3）液气胸：气胸合并有液体，液体上缘形成液平面（图4-3-7）。

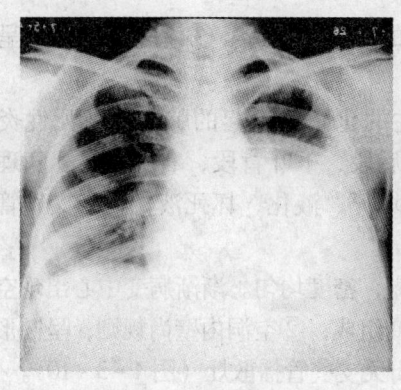 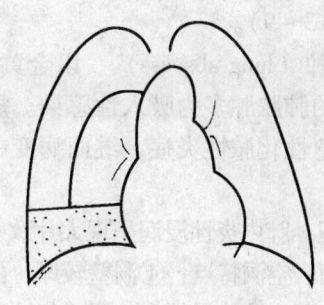

图4-3-6 左侧胸腔积液　　　　　　　　图4-3-7 右侧液气胸

(4) 胸膜肥厚、粘连、钙化：因胸膜炎症引起纤维素沉着或肉芽组织增生等所致。X线表现为肋膈角变钝，横膈幕状粘连，胸廓塌陷，肺野密度增高等。胸膜钙化的特点常为长条状或斑块状极高密度影。

(四) 常见病的X线诊断

1. 大叶性肺炎 (lobar pneumonia)　主要由肺炎双球菌引起，多见于青壮年，临床特征性表现为咳铁锈色痰。

X线表现：与病理分期有关。在早期即充血期，由于肺泡壁毛细血管扩张、充血，X线表现可无明显异常改变或仅表现为肺纹理增加及模糊。当病变进入实变期即红色肝变期及灰色肝变期时，肺泡内有大量的细胞浸润及充满分泌物，肺泡内无气体。典型的某个大叶实变，呈密度均匀的致密阴影，病变范围与肺叶的分布一致，病变不超过叶间胸膜。病变进入消散期后，肺泡内炎性渗出物逐渐吸收、消散，肺泡重新充气。X线表现为不均匀的斑片状密度增高阴影，呈散在分布，以后逐渐吸收，直至肺部阴影完全消失（图4-3-8）。

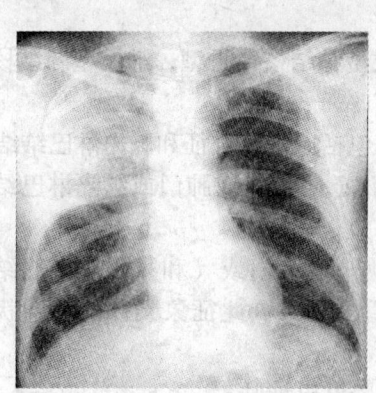 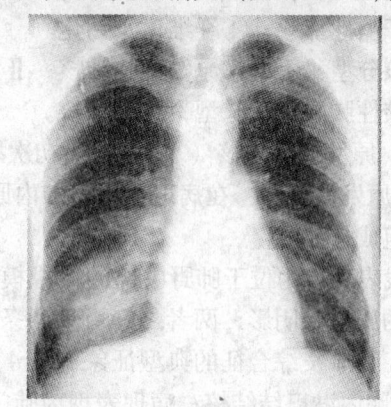

图4-3-8 大叶性肺炎　　　　　　　　图4-3-9 肺炎支原体肺炎

2. 支气管肺炎 (bronchopneumonia)　亦称小叶性肺炎。主要也是由肺炎双球菌引起，多见于儿童及老年人。在病理上实变的范围是小叶性的，但可融合成大片。

X线表现：①发病部位为脊柱旁、两肺中下肺野的内中带；②沿肺纹理分布的斑点状、斑片状模糊阴影；③病变密度不均匀。

3. 肺炎支原体肺炎 (mycoplasmal pneumonia)　亦称非典型性肺炎。由肺炎支原体引起，有时呈流行性发病，患者血清冷凝集试验多数为阳性。发病部位多位于中下肺野，主要炎性病变沿着肺间质扩展。

X线表现：①发病部位多为中下肺野；②密度均匀的片絮状阴影；③沿肺纹理分布呈羽毛状（图4-3-9）。

4. 肺脓肿（lung abscess） 以金黄色葡萄球菌为主的化脓菌引起的肺实质坏死性炎性病变。常见的肺脓肿多为吸入性感染。病变好发于上叶后段、下叶背段，右肺多见。病理表现初期发生急性化脓性炎症，继而病变中心肺组织发生坏死、液化，坏死液化物经支气管排出形成空洞。

X线表现：肺内炎性浸润呈现大片致密阴影，边缘模糊，密度均匀。渐渐病变中心出现空洞形成气液平面。空洞特点：①洞壁较厚，由炎性渗出性病变组成；②空洞内壁尚规则，呈圆形或椭圆形；③空洞内液体量较多，形成气液平面；④其他肺野无支气管播散灶（图4-3-10）。

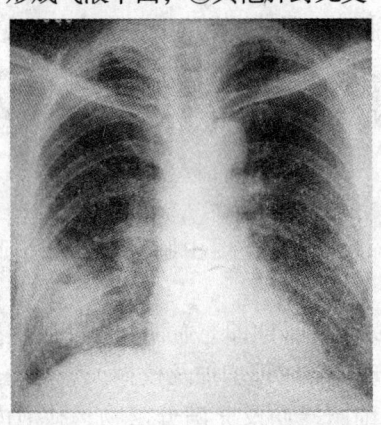

图4-3-10 肺脓肿

5. 肺结核（pulmonary tuberculosis） 肺结核是由结核杆菌引起的肺部慢性传染病。结核杆菌进入肺组织引起的基本病变是：①渗出：结核性肺泡炎；②增殖：结核性肉芽肿；③变质：干酪性坏死；④纤维化及钙化。

结核分型：Ⅰ型，原发型肺结核；Ⅱ型，血行播散型肺结核；Ⅲ型，继发型肺结核；Ⅳ型，结核性胸膜炎；Ⅴ型，肺外结核。

（1）原发型肺结核（Ⅰ型）：为初次感染的结核，包括原发综合征和胸内淋巴结结核。

1）原发综合征：在病理上由①肺内原发病灶；②淋巴管炎；③肺门或纵隔淋巴结炎三个部分组成。

X线表现：为位于肺野中部的边缘模糊的片絮状阴影及肺门或（和）纵隔淋巴结肿大而形成的团块状阴影，两者之间可见索条状影为淋巴管炎所致。此征象又称"哑铃状"双极现象，为原发综合征的典型征象（图4-3-11）。

2）胸内淋巴结结核：病理表现为肺门或（和）纵隔淋巴结肿大。

X线表现：一侧或两侧肺门影增大如团块状或结节状，右肺门多见；一侧或两侧纵隔呈半圆形或分叶状凸出的致密影，边缘清楚。若同时伴有淋巴结周围炎可表现为边缘模糊的团块影。

（2）血行播散型肺结核（Ⅱ型）：为原发性肺结核未愈，结核菌进入血循环所致。

1）急性粟粒型肺结核：是由于大量结核杆菌于短期内侵入血循环，播散至肺脏所致。一般发病后3~4周左右才出现典型肺内表现。

X线表现：早期两肺呈毛玻璃样改变。十余天后，肺内出现典型之X线改变即两肺可见直径约2mm左右、大小相等、均匀分布的粟粒状结节影。通常概括为"三均"现象，即分布均匀、大小均匀及密度均匀（图4-3-12）。

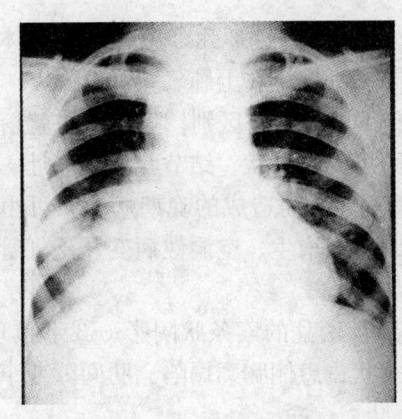 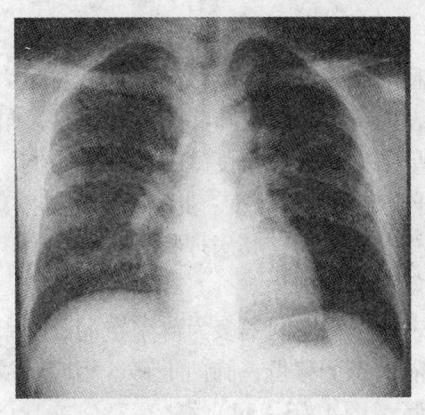

图4-3-11 原发综合征　　　　　图4-3-12 急性粟粒型肺结核

2）亚急性或慢性血行播散型肺结核：较少量的结核杆菌在较长时间内屡次侵入血循环，播散至肺脏所致。由于结核菌的多次侵入，肺内病灶新旧不同，形态也不一。

X线表现：特点为"三不均"，即分布不均匀，肺尖部病灶多，肺下部病灶稀少；大小不均匀，肺尖部病灶大，肺下部病灶小；密度不均匀，肺尖部多为密度较高的陈旧病灶，肺下部为密度淡的比较新鲜的病灶。

（3）继发型肺结核（Ⅲ型）：此型肺结核是成年人结核中最常见的类型，是发病最多、最复杂的一型肺结核。因为机体已产生了特异性免疫力，病变趋向局限于肺的局部。

1）结核性肺内浸润：其好发部位为两肺肺尖、锁骨上下区域及下叶背段。病程一般较长，约3~6个月左右。

X线表现：渗出性病变早期与肺炎不易区别，表现为边缘模糊密度增高阴影，由均匀逐渐变得不均匀，变化较慢。若此时未经治疗，病情继续恶化，病变在渗出的基础上出现干酪性坏死、溶解，形成空洞。干酪性物质经支气管排出的过程中，若被再吸入，则可播散到肺的其他部位形成播散灶。其典型X线表现为①渗出病变：片状、斑片状阴影由均匀变得不均匀；②空洞形成：薄壁空洞（周围炎性渗出物少）、内壁光滑、无液面或偶有小液面；③支气管播散：其他肺野的斑点状（粟粒状至结节状）阴影（图4-3-13）。

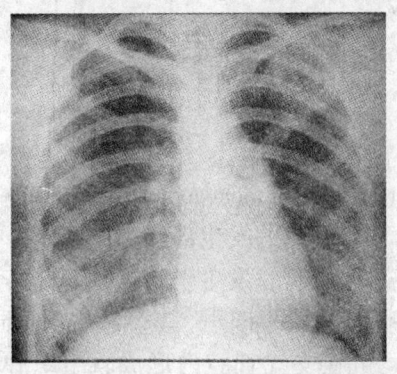

图4-3-13 左上浸润型肺结核空洞形成

2）结核球：为纤维组织包绕非液化的干酪样结核病变而形成。

X线表现：结核球直径2~3cm，圆形或椭圆形结节影，一般单发，边界清楚、光滑，其内密度不均，可有斑块状钙化。附近常有散在的纤维索条影或称作卫星灶的斑点状阴影。长时间追查，病灶无变化。此类型肺结核临床比较多见。

3) 干酪性肺炎：是由于大量结核杆菌感染引起的急性干酪性坏死。患者往往机体抵抗力极差，且对结核杆菌高度敏感。病灶可呈大叶性分布，好发于右上肺。

X线表现：为肺段或肺叶的致密阴影，早期不易与大叶性肺炎区别，病变很快就溶解形成空洞，呈多发虫蚀样密度减低的无壁空洞。其他肺野可见斑点状、结节状播散病灶。

4) 纤维空洞性肺改变：指肺结核早期未治愈，反复恶化而造成的晚期病变，可由上述诸型肺结核演变而来，其病理特征是肺内有广泛的纤维组织增生、空洞性病变及支气管播散病灶，并伴有牵拉现象。

X线表现：①空洞：多为薄壁空洞；②纤维化：走行紊乱的索条状阴影；③牵拉现象：气管、纵隔向患侧移位；肺门上移，相应肺纹理呈垂柳状；患侧胸廓塌陷、肋间隙变窄、局部胸膜肥厚（图4-3-14）。

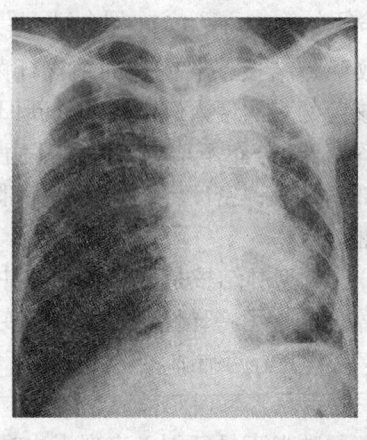

图4-3-14 慢性纤维空洞型肺结核

(4) 结核性胸膜炎（Ⅳ型）：是由结核杆菌侵犯胸膜所致，其中渗出性胸膜炎比较多见。

X线表现：为胸腔积液的X线征象，若有胸膜粘连可形成包裹性胸腔积液；若发生在叶间胸膜可形成叶间胸膜积液。有纤维素渗出者可引起胸膜肥厚、粘连及钙化。

6. 肺肿瘤（tumor of lung）

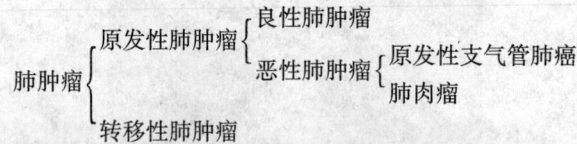

(1) 原发性支气管肺癌（primary bronchogenic carcinoma of lung）：为一种发源于支气管上皮或支气管粘液腺的癌瘤。根据肺癌的发生部位，可以分为中心型和外围型两类。发生于肺段支气管及以上部位的肺癌为中心型，发生于肺段以下支气管的肺癌为外围型。

1) 中心型肺癌：依据肿瘤生长方式不同，其X线表现不同。

①肿瘤向管腔内生长：a. 可在支气管腔内形成软组织肿块（支气管造影可见充盈缺损），使管腔狭窄，病变早期可引起局限性肺气肿，因这一阶段时间很短，临床上常难于发现；b. 由支气管内分泌物阻塞及引流不畅而发生相应部位的阻塞性肺炎，特点是在同一部位反复发生的肺内炎症，且为非感染性肺炎好发部位，抗炎治疗无效；c. 当支气管管腔被完全阻塞时，气体不能进入而产生肺不张。肺不张表现为肺叶或肺段体积缩小，肺门移位。如发生在主支气管的肺癌，可引起一侧肺不张，表现为纵隔向患侧移位、同侧胸廓塌陷、同

侧横膈升高、对侧肺代偿性肺气肿。如发生在右肺上叶支气管的肺癌，X线表现为右肺上叶发生肺不张而近肺门处癌性肿块外凸，使外凸肿块边缘与肺不张之上移内收的叶间裂边缘连成"反S状"改变（图4-3-15）；d.肿瘤侵犯膈神经引起膈运动麻痹，呼吸时出现两膈矛盾运动。以上四种表现被称为中心型肺癌的间接征象。而肺门处的肿瘤团块是肺癌的直接征象。

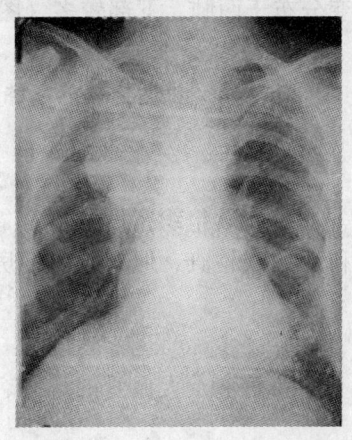 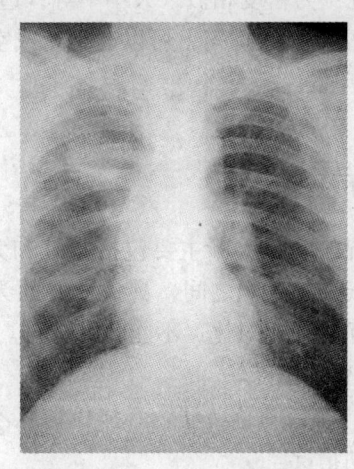

图4-3-15 右肺上叶中心型肺癌　　　　图4-3-16 外围型肺癌

②肿瘤沿管壁生长：肿瘤沿支气管壁内生长，通常不易形成肿块，则不易出现间接征象，故很难被发现。

③肿瘤向管腔外生长：常可见到肿块，为肺癌的直接征象。增大时也可产生肿瘤向腔内生长的相应间接征象。

2）外围型肺癌：可发生于肺野的任何部位，易被发现。X线表现为圆形、椭圆形或不规则的团块状阴影，大小不一，多数病灶直径约在1~2cm，偶有儿头大小。肿瘤可呈分叶状，病灶近侧边缘清楚，远侧边缘模糊，可有毛刺（图4-3-16）。肿瘤一般密度均匀，少有呈沙粒样钙化。鳞状上皮癌肿块往往较大且易形成空洞，其特点为①偏心空洞；②空洞壁较厚；③空洞内壁凹凸不平，可有壁结节形成。

无论中心型肺癌还是外围型肺癌均可发生转移。常先转移至肺门和纵隔淋巴结，表现为肺门肿大、纵隔增宽。胸膜转移表现为胸腔积液。肋骨转移表现为肋骨骨质破坏。

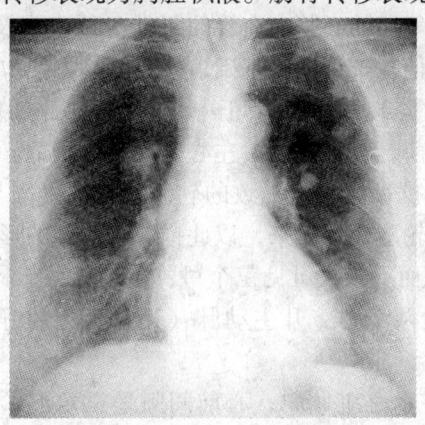

图4-3-17 肺转移瘤

(2) 肺内转移瘤：体内任何部位的恶性肿瘤均可发生肺内转移。其蔓延途径可以是血液循环播散，淋巴管的转移和邻近器官的直接侵犯。在各种原发肿瘤中，最常见的是绒毛膜上皮癌，其次是乳腺癌、肝癌、胃癌、骨肉瘤、唾液腺癌、甲状腺癌、肾上腺癌及前列腺癌等。

X线表现：为密度相似，大小不等，边缘清楚的多发圆形阴影，大小可从粟粒样到直径10cm左右。密度一般均匀，可以有钙化或空洞形成。病变分布于两肺，下部较多（图4-3-17），亦可单发。

（黄晓英　范家栋）

二、循环系统

循环系统的X线诊断主要包括心脏和大血管的疾病。心脏属软组织密度的器官，在胸腔内位于含气的肺组织之间，具备良好的天然对比，有利于X线检查，但心脏内各房室的大小由于相互间缺乏对比，不能直接分辨。

（一）检查方法

1. 透视　可以随意转动患者体位，从不同角度观察心脏各房室及大血管的形态、大小变化以及搏动情况。

2. 摄片　从不同的角度观察心脏和大血管的轮廓，观察各房室和大血管的边缘，留下永久的记录。常规作心脏三位投照：①后前位（正位）：胶片与球管的距离为2m。②右前斜位（第一斜位）：患者右前斜45°投照，需同时吞服硫酸钡使食管显影。③左前斜位（第二斜位）：患者左前斜60°投照。读片时需结合三个位置综合观察分析。

3. CT　利用横断扫描技术，来显示心脏、大血管以及其与周围组织器官的毗邻关系。最新类型的CT机可作多平面重建和表面重建，如冠状动脉及各房室的显像。

4. MRI　利用血管中流动的血液产生的流空现象，使心脏、大血管的内腔呈黑色的无信号区，显示其形态及走行。可作多平面观察。

5. 心血管造影　将造影剂通过导管快速注入心腔和大血管内。观察其腔内的形态及血流动力学的改变。

（二）正常X线表现

心脏大血管的影像学检查方法多种多样，其中超声、CT、MRI操作复杂，有的检查需用造影剂，价格又较贵。本节叙述的心脏大血管的正常X线表现及常见疾病主要是摄片检查，原因是常规心脏三位片是其他检查诊断之基础，操作简易方便。

心脏位于胸腔内、横膈上方，2/3位于正中线的左侧，1/3位于右侧。心脏分左、右两部分，共四个心腔。右心偏前，左心偏后，左心房位于后上部。

在X线片上心脏大血管投影呈均匀一致的软组织密度，因与相邻之肺组织存在天然对比，可将心脏大血管的边缘轮廓显示出来，以此推测各心腔的形态和大小。

1. 后前位　心左缘自上而下依次可见三个弓：主动脉弓、肺动脉段（又称心腰部）、左心室。心右缘自上而下可见两个弓：升主动脉（儿童为上腔静脉）及右心房（图4-3-18）。

2. 右前斜位　此位置显示心脏倾斜，心前间隙呈三角形，升主动脉与降主动脉重叠，胃泡在脊柱前方。心前缘依次为主动脉弓、肺动脉弓、右心室及左心室。心后缘依次为左心房、右心房。患者吞服硫酸钡后显示食管三个生理性压迹分别为主动脉弓压迹、左主支气管压迹及左心房压迹（图4-3-19）。

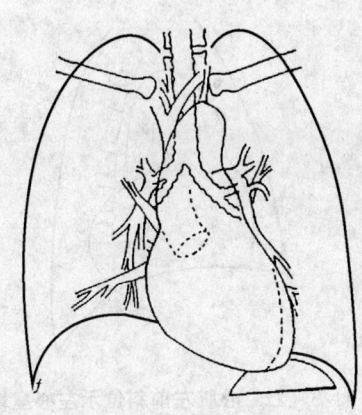
图4-3-18 心脏后前位X线影像

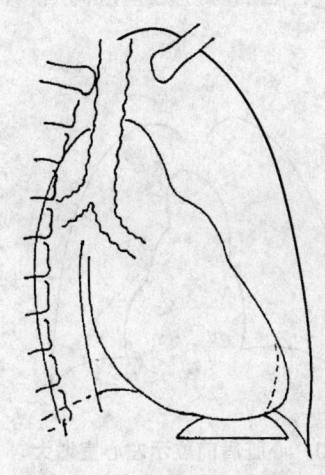
图4-3-19 心脏右前斜位X线影像

3. 左前斜位 此位置显示心脏呈垂位，心前间隙呈长条形，并显示展开的主动脉，升主动脉与降主动脉围成一个窗称主动脉窗。胃泡位于脊柱后方或与脊柱重叠。心脏基本上对称分为左、右两部。心前缘依次为右心房及右心室。心后缘依次为左心房及左心室。在主动脉窗内，左心房上方有左主支气管影（图4-3-20）。

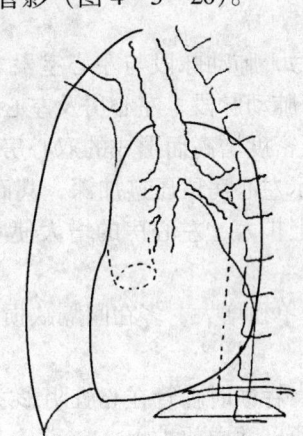
图4-3-20 心脏左前斜位X线影像

肺循环：肺门是由肺动脉、肺静脉、支气管及淋巴组织等组成，肺纹理基本上是由肺动脉组成，只有下肺野能显示横向走行的肺静脉。

正常心脏有三种类型：横位心：后前位心影纵轴和水平面的夹角（心轴角）小于45°；斜位心：心轴角约为45°；垂位心：心轴角大于45°。

（三）基本病变的X线表现

心脏大血管疾病的X线诊断是根据心脏轮廓的改变，借某些房室和大血管的增大程度、搏动增强或减弱以及肺循环的改变而间接推测的。而心脏增大是诊断心脏病变的重要征象。

1. 各房室增大的X线表现

（1）左心室增大

1）后前位：心脏左心缘向左扩大，左心室段延长，心尖向左、向下延伸（图4-3-21）。

2）左前斜位：心后缘左心室段向后、向下突出，与脊柱重叠，心后间隙消失（图4-3-22）。

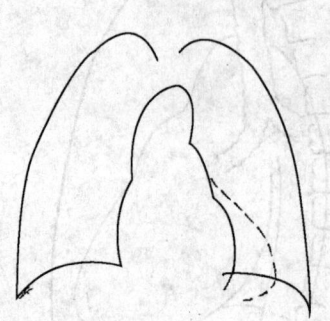

图4-3-21 心脏后前位示左心室增大

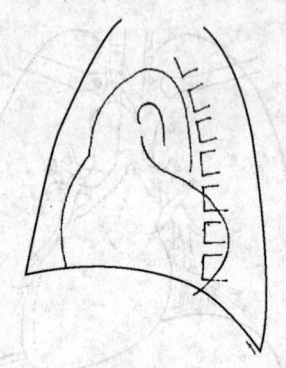

图4-3-22 心脏左前斜位示左心室增大

（2）右心室增大

1）后前位：心脏向左侧扩大，使心尖抬高、圆钝、上翘，肺动脉段膨隆。心脏明显增大时，心脏向左后旋转，右心缘也可向右扩大。

2）右前斜位：肺动脉段膨隆，右心室段膨隆，心前间隙变小。

3）左前斜位：右心室段延长突出，心前间隙变窄，与横膈的接触面延长。

（3）左心房增大

1）后前位：左心缘出现四个弓，肺动脉段与左心室段之间又出现一个弓即扩大的左心房，自上而下依次为：主动脉弓、肺动脉段、左心房及左心室段。右心缘出现双边影即左心房和右心房。在心影中的左心房区密度增高而形成的双心房影。

2）右前斜位：吞钡的食管显示左心房段压迹加深，甚而受压后移。

3）左前斜位：左心房向后向上扩大，左心房的增大使左主支气管抬高，气管分叉角度加大。

（4）右心房增大：右心房很少单独增大，多在间隔缺损、右心室增大或心衰时出现。

1）后前位：右心缘向右扩大。

2）右前斜位：心后下缘隆起，吞钡时食管在心脏阴影之中穿过。

3）左前斜位：心前缘上段延长，并向前扩大。

（5）主动脉增大：主动脉弓增宽，主动脉球膨隆，主动脉迂曲、延长。以后前位及左前斜位显示明显。

2. 心脏疾病所致的心脏形状改变 可分为三种类型：

（1）二尖瓣型：心外形呈梨形，主要是肺动脉段的突出。见于二尖瓣病变如风湿性心脏病、肺源性心脏病、多血型先天性心脏病—房间隔缺损、室间隔缺损及动脉导管未闭等。

（2）主动脉型：主要是主动脉球膨隆突出，心腰相对凹陷，左心缘向左下扩展。见于主动脉瓣病变如高血压性心脏病、梅毒性心脏病、少血型先天性心脏病—法洛四联症等。

（3）普大型：心脏向两侧增大。见于心肌炎、心包积液及全心衰竭等。

（四）常见心脏病的X线表现

1. 风湿性心脏病（rheumatic heart disease） 风湿性心脏病的主要病理改变是由于风湿性心内膜炎侵犯瓣膜游离缘，产生充血、肿胀、增厚、表面赘生物及纤维蛋白沉积，使瓣膜粘连、融合而狭窄。各瓣膜均可损害，但以二尖瓣为常见，可引起二尖瓣的狭窄或/和闭锁不全。当二尖瓣狭窄时则血液自左心房流经二尖瓣至左心室受阻，引起左心房内压力升高，左心房增大，并由于二尖瓣的狭窄使进入左心室的血流量下降引起左心室萎缩，年幼患者主动脉球变小。左心房压力的升高使肺静脉压力升高，肺内淤血，肺循环阻力增加，再影响到右心室负担增加而致右心室增大。

X线表现：主要是左心房增大，肺淤血，肺门影增大，右心室增大。心脏外形呈二尖瓣型。

（1）后前位：左心缘四个弓、肺动脉段膨隆、主动脉球正常或变小、右心缘双边影、心脏呈现双心房影、两肺门影增大呈残根状及肺纹理增粗增多（图4-3-23）。

（2）右前斜位：食管的左心房压迹加深甚而后移、肺动脉段膨隆、右心室段膨隆及心前间隙变小（图4-3-24）。

（3）左前斜位：左心房段膨隆、左主支气管抬高。右心室段膨隆、心前间隙下部变小（图4-3-25）。

2. 高血压性心脏病（hypertensive heart disease） 主要病理基础是长期高血压引起左心室肥厚扩大以至最后左心衰竭。主动脉壁可钙化。

X线表现：左心室增大和主动脉迂曲。心脏外形呈主动脉型。

（1）后前位：左心室段向左、向下延长，主动脉弓突出，心腰相对凹陷。

（2）左前斜位：左心室段向后扩大突出与脊柱重叠，心后间隙缩小。

3. 慢性肺源性心脏病（chronic pulmonary heart disease） 主要病理改变是肺部慢性病变（慢性支气管炎、哮喘、肺气肿或各级支气管痉挛、狭窄、阻塞、纤维化等）导致肺通气困难，肺血管床减少，肺循环阻力增加，肺动脉高压，右心室负担增加。

X线表现：肺部病变、肺动脉段膨隆及右心室增大。心脏外形呈二尖瓣型。一般在后前位片上即可看到相应的征象。①肺部改变：显示病人所患长期慢性肺内病变的X线征象；②肺动脉段膨隆；③肺门影增大，右下肺动脉增宽，直径大于1.5cm；④右心室增大；⑤心外形呈二尖瓣型。

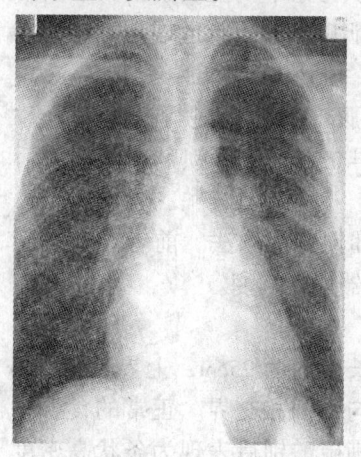 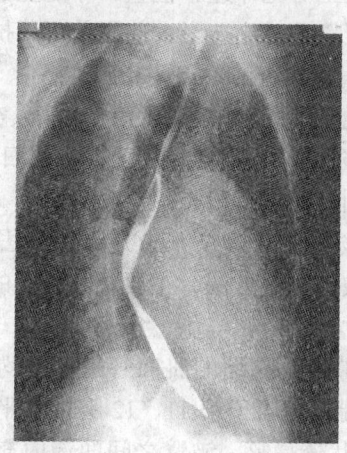 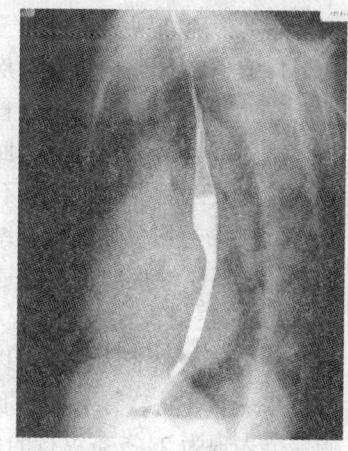

图4-3-23 风湿性心脏病（正位）　　图4-3-24 风湿性心脏病（右前斜位）　　图4-3-25 风湿性心脏病（左前斜位）

4. 先天性心脏病（congenital heart disease） X线平片上可根据肺血管表现分为多血型和少血型。多血型为肺循环血液增多，肺门增大，如房间隔缺损或室间隔缺损等；少血型为肺循环血液减少，如法洛四联症等。

(1) 房间隔缺损（atrial septal defect） 血流自左心房经缺损的房间隔流入右心房，使右心房血流量增加致右心房增大，久之又影响右心室使之增大，肺动脉段膨隆。

X线表现：①心外形呈二尖瓣型；②右心房及右心室增大；③肺动脉段突出；④肺充血。

(2) 法洛四联症（tetralogy of Fallot） 本病属紫绀型先天性心脏病，主要是胚胎发育期原始动脉干的不均等分隔所致。包括四种畸形：肺动脉狭窄、高位室间隔缺损、主动脉骑跨、右心室肥厚。

X线表现：①肺动脉狭窄：心腰凹陷，肺门小，肺纹理稀少；②右心室肥厚致心尖圆钝上翘；③主动脉弓增宽，主动脉球膨隆突出，左心室因血流量减少而缩小；④心脏外形呈"靴型"。

5. 心包积液（pericardial effusion） 病理基础是心包膜脏层和壁层的炎性病变，常见于结核性、风湿性、化脓性或病毒性心包积液。一般心包积液在300ml以下心影形态和大小在X线平片上不易改变，而难于做出诊断。

X线表现：在后前位片上可见①普大型心，心影各弧度消失，心外形呈"烧瓶状"或"球状"；②在透视下可见心缘搏动减弱或消失；③上腔静脉增宽。

（黄晓英 范家栋）

三、消化系统

消化系统包括自咽至直肠的胃肠道，及肝脏、胆系和胰腺等器官。胃肠道在解剖上都属于中空脏器，在正常情况下食管是空虚的，胃肠道常含有不同程度的气体和内容物，肝脏和胰腺等则为实质性器官。除食管位于胸腔内，其余脏器都位于腹腔内。

（一）检查方法

消化系统的器官都是由软组织构成，各器官之间缺乏天然对比，因此，透视和摄片不能显示各消化器官，必须借助于人工对比即造影检查，才能显示其形态、功能及解剖关系。常用造影剂为硫酸钡。方法为气钡双重对比造影，造影前可用抗胆碱药使胃肠道蠕动减弱。

1. 食管造影 检查食管疾病，检查前不需要特殊准备。

2. 上消化道造影 检查食管、胃及十二指肠疾病。病人空腹12小时后进行检查。

3. 小肠造影 检查空、回肠及回盲部疾病。于检查当日早7点空腹服钡剂，两小时后首次检查，以后根据需要隔不同时间进行检查。

4. 结肠造影 用于检查结肠病变。检查方法分为口服法和钡剂灌肠法。前者观察结肠的功能及器质性疾病；后者是被动充盈方法，主要观察结肠的器质性病变。

（二）正常X线表现

1. 食管 食管为中空可以扩张及收缩的肌肉管道，平均长度约为25cm，上界起自第6颈椎水平的环状软骨下缘，下端在相当于第11、12胸椎水平与贲门相交界。正常的食管粘膜皱襞表现为2~5条纵行的条状透亮影。皱襞之间凹沟内充满硫酸钡后表现为条状高密度影。食管有四处生理性狭窄和三处压迹，生理性狭窄为：①咽同食管交界处；②主动脉弓压迹处；③左主支气管横过食管处；④膈肌食管裂孔处。压迹有：①主动脉弓压迹；②左主支气管压迹；③左心房压迹（图4-3-26）

2. 胃 胃的入口是贲门，出口是幽门，内侧缘为胃小弯，外侧缘为胃大弯。胃小弯折弯处叫角切迹或胃角，在贲门部划水平线，在胃角划垂直线，把胃分成三部分：胃底、胃体

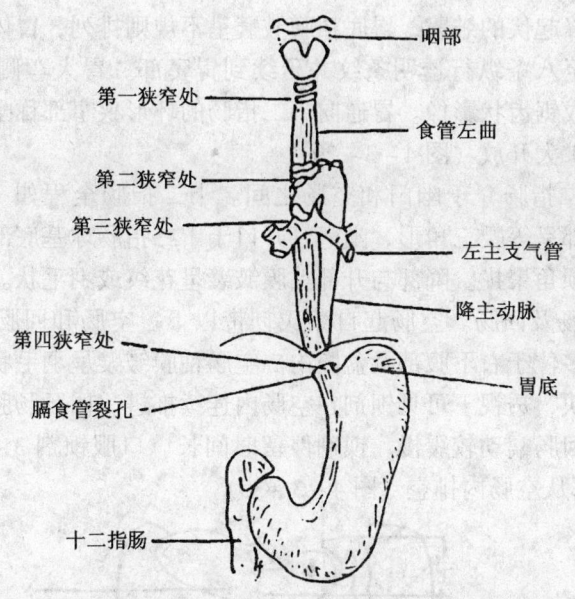

图 4-3-26 正常食管的解剖图

和胃窦。胃底内含气形成为胃泡，人体站立时可见气液平面（图 4-3-27）

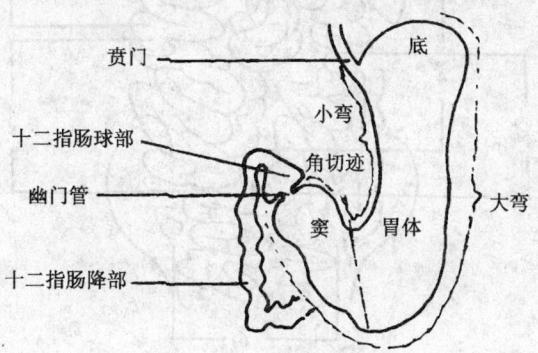

图 4-3-27 胃及十二指肠各部名称

胃的形态、大小变化，与人的体型、位置和胃的功能有关。胃型通常分为：牛角型、鱼钩型、无力型和瀑布型（图 4-3-28）。

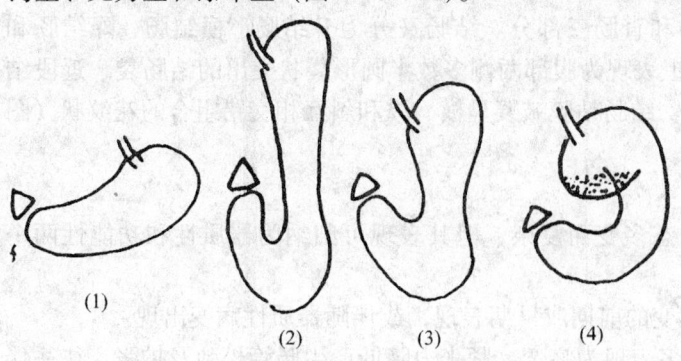

图 4-3-28 胃的四种生理形态示意图
(1)牛角型;(2)无力型;(3)鱼钩型;(4)瀑布型

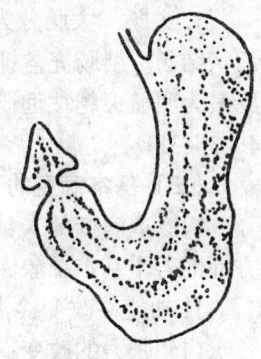

图 4-3-29 正常胃及十二指肠球部的粘膜皱襞示意图

胃的粘膜面有沟峰起伏的皱襞，胃底粘膜皱襞呈不规则排列，胃体小弯侧粘膜皱襞表现为与胃长轴平行的四至八条纵行透明条纹并延续到胃窦部。胃大弯侧皱襞走行比较弯曲紊乱，使胃大弯边缘形成锯齿状影像。胃通向十二指肠的环形狭窄部称幽门管，在胃蠕动波的强烈冲击下，幽门即扩大开放（图4-3-29）

3．十二指肠　十二指肠介于幽门和空肠之间。十二指肠全程如"C"字形，可分为球部、降部和升部。球部呈等腰三角形，幽门管开口于十二指肠球基底部中央，球粘膜皱襞呈纵行走向，自底部向顶角聚拢。降部与升部粘膜皱襞呈花纹或羽毛状。

4．小肠　包括空肠及回肠。空肠起自蔡氏韧带以下。空肠和回肠间无明显界限。空肠位于左上腹部，回肠多位于右下腹部及盆腔内。空肠粘膜皱襞呈羽毛状排列与肠轴垂直。空肠蠕动较强，排空甚快，透视下可见钡剂在空肠内连续推进。回肠肠腔较空肠细，充盈比较饱满，皱襞也较少。回肠蠕动较缓慢，钡剂停留时间长。口服钡剂3～6小时钡剂到达回盲区，8～10小时应全部从空肠内排空（图4-3-30）

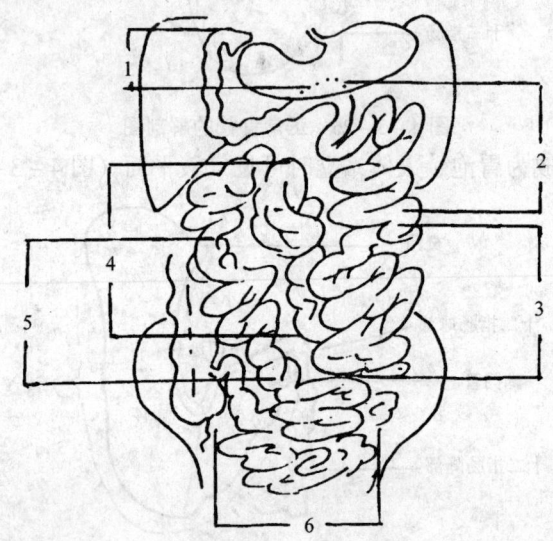

图4-3-30　小肠的分组
1．十二指肠　2．上部空肠　3．下部空肠　4．上部回肠
5．中部回肠　6．下部回肠

5．大肠　大肠分为盲肠、结肠和直肠三部分。结肠又分为升结肠、横结肠、降结肠和乙状结肠。结肠充盈钡剂时，X线上表现为腹部两侧多数半圆形袋状突出的结肠袋，近段结肠最为明显，越往远段则肠袋渐浅。结肠粘膜皱襞呈横、纵和斜互相交错组合的花纹状（图4-3-31）。

(三) 基本病变的X线表现

胃肠道病变的X线表现尽管形态多变而复杂，但其表现可归纳为器质性和功能性两个方面的若干基本征象，常互为因果。

1．功能性改变　常是器质性病变的前期或早期表现，或伴随器质性病变出现。

(1) 张力的改变：紧张力增强多表现为痉挛。紧张力降低产生肠管松弛及扩张、往往伴随运动力减弱。

(2) 蠕动的改变：蠕动减弱表现为低频率及浅的蠕动波。蠕动增强表现高频率及深的蠕动波。炎症病变时蠕动多半增强，而肿瘤浸润部位则肠管蠕动减退或消失。

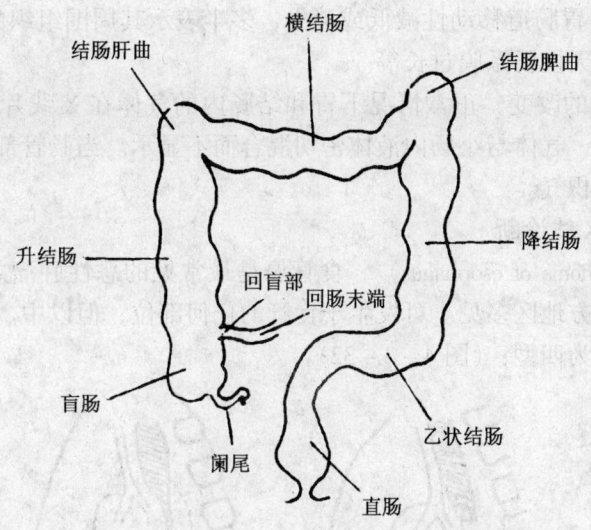

图 4-3-31 正常结肠

(3) 运动力的改变：表现为运动力加快或减退。如在炎症病变区，特别是存在溃疡时，多伴有激惹现象，表现为运动力增快。胃肠道梗阻或紧张力严重减退时，则排空减缓或停止。

(4) 分泌功能的改变：一般表现为分泌亢进。在溃疡病或胃炎时，胃液分泌增加。

2. 粘膜皱襞改变　粘膜皱襞的形态随着器官功能不同时经常变化。①粘膜皱襞粗糙、迂曲或紊乱表示有慢性炎症。②粘膜皱襞纠集，可表示溃疡性瘢痕收缩或肿瘤的存在。③粘膜皱襞破坏、中断、消失多半表示肿瘤浸润。

3. 轮廓的改变

(1) 向腔外突出的阴影

1) 龛影：是充钡胃肠局部轮廓向外突出的含钡影像。胃肠道粘膜被炎症或肿瘤侵蚀，产生伤面，且逐渐向组织深层侵蚀破坏，钡剂填入创面，在切线位时显示为龛影。正面显示圆形或椭圆形的斑点状钡影。

2) 憩室：为胃肠轮廓上向外膨出的囊袋状影，有正常粘膜通向囊袋之中。

3) 瘘道：消化道管壁为病变所侵及发生坏死穿孔形成瘘道。瘘道形成原因见于手术后、恶性肿瘤及慢性感染等。

(2) 缺损性改变

1) 充盈缺损：是充钡胃肠轮廓某局部向内突出而未被钡剂充盈的影像。最常见于肿瘤，也可见于炎症性肉芽组织及异物等。良性肿瘤呈边缘整齐的类圆形的阴影，恶性肿瘤多为不规则的充盈缺损。

2) 外压性改变：管腔外的肿物或其他脏器压迫管壁，可形成外压性缺损。

4. 管腔大小的改变

(1) 狭窄性病变：胃肠道管径的狭窄多见于炎症瘢痕挛缩或肿瘤，狭窄程度有不完全性或完全性，造成肠管内容物或钡剂通过阻碍或梗阻，在狭窄近端可伴有管腔扩张。

(2) 扩张性改变：胃肠道扩张多由于紧张力降低或远侧有狭窄造成，常累及较长范围。也见于神经作用不平衡所致等。

5. 位置的改变　可能是先天性异位、粘连牵拉所致的移位或附近脏器及肿物的推移。

6. 移动性改变　胃肠道移动性减低或消失，多半表示其周围组织的粘连或病变的侵蚀。移动范围过大见于先天性肠系膜过长等。

7. 气体分布异常的改变　正常情况下胃和结肠内的气体在 X 线片上显影，小肠内的气体由于小肠蠕动较快，气体与小肠内液体密切混合而不显示。当肠管部分或完全梗阻时，梗阻近端肠管可见大量积气。

（四）常见病的 X 线诊断

1. 食管癌（carcinoma of esophagus）　食管癌是最常见的恶性肿瘤之一，好发于 40 岁以上的男性，在国内北方地区多见。可发生于食管的任何部位，但以中、下部较多，根据其病理形态可将食管癌分为四型：（图 4 - 3 - 32）。

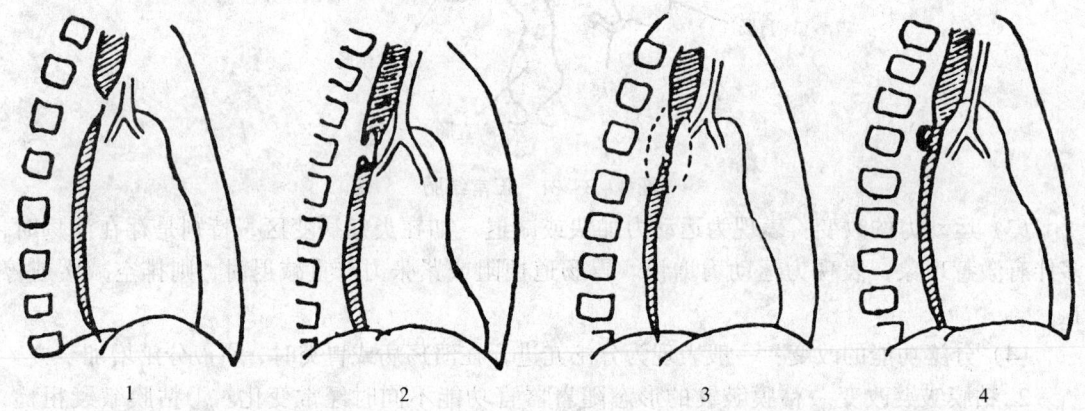

图 4 - 3 - 32　食管癌的不同类型

1. 硬化型；2. 蕈伞型：腔内可见充盈缺损影；3. 髓质型：周围有软组织肿块影，病变范围长。
4. 溃疡型：表面可见不规则龛影形成

（1）硬化型：由于病变属食管壁内浸润，致管壁呈环状增厚，管腔狭窄，病变较局限，长约 3～5cm，狭窄段管壁对称光滑，其上方食管不同程度扩张，病变交界处呈漏斗形（图 4 - 3 - 32 - 1）。

（2）蕈伞型：肿瘤仅侵及粘膜下层或深达肌层浅层，肿块突入腔内，表面有表浅溃疡。X 线表现主要为充盈缺损，肿瘤形态不规则，如蕈伞状，上下缘呈圆形隆凸，界限清楚，表面常伴有深浅不一，大小不等的龛影。根据肿瘤的大小，钡剂通过呈现不同程度的梗阻（图 4 - 3 - 32 - 2）。

（3）髓质型：肿瘤累及食管全层，癌组织几乎全部代替该食管并向腔内外生长，癌表面有深浅不同，范围不等的溃疡。X 线表现为不规则管腔狭窄，一般较长，癌变表面可见龛影。癌本身的软组织影显示机会较多，显示的软组织肿块影可超出正常食管管壁的轮廓（图 4 - 3 - 32 - 3）。

（4）溃疡型：癌组织自粘膜层侵犯深达肌层，偶可达浆膜层致穿孔形成瘘道。癌组织破坏管壁而形成溃疡。主要表现为形态不规则的长形龛影，其长径与食管纵轴一致，周围有不规则的充盈缺损（图 4 - 3 - 32 - 4）。

2. 胃、十二指肠溃疡（gastric ulcer and duodenal ulcer）　溃疡是一种常见的胃肠道疾病，但由于不易彻底治愈而经常反复，给患者带来很大痛苦，如果并发出血或穿孔可造成严重后果。胃溃疡还可能恶性变。因此，早期诊断和治疗是十分必要的。

X 线表现：

(1) 龛影：为溃疡的直接征象。正位观察溃疡表现为圆形密度增高的龛影，其周围有粘膜水肿时而致组织增厚，呈环形透明区。切线位呈"乳头状"或"锥状"，边界光滑整齐，密度均匀。慢性溃疡的龛影周围有放射状皱襞并达溃疡边缘，为瘢痕收缩所致。（图4-3-33）。

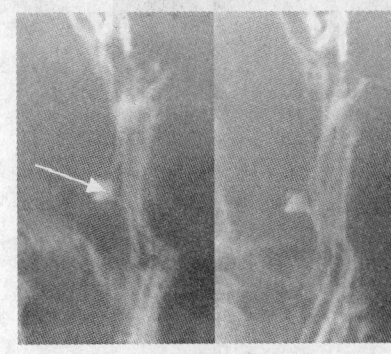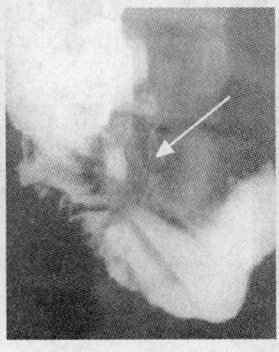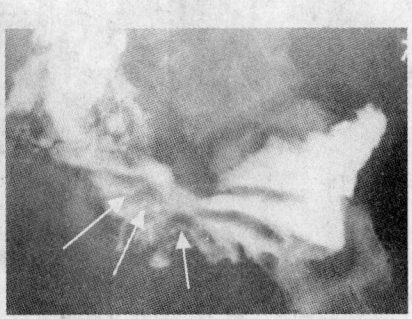

图4-3-33 胃溃疡龛影
1. 胃溃疡（龛影）切线位呈"乳头状"；2. 胃溃疡（龛影）正位呈"圆形"密度增高影
3. 胃溃疡（慢性）龛影周围"放射状"粘膜皱襞

(2) 功能性改变：为胃运动及分泌功能的异常，是溃疡的伴随改变，常随着溃疡的愈合而恢复正常。①运动功能异常：主要表现为溃疡附近有痉挛现象。如胃小弯溃疡引起环状肌痉挛收缩，使相对的大弯侧出现凹形切迹。十二指肠球部溃疡常见球部激惹。所谓激惹是指在透视下钡剂在球部不能停留，通过很快。幽门或十二指肠球部的溃疡往往伴有幽门痉挛。此外，还可表现为紧张力及蠕动的异常。②分泌功能异常：主要表现为分泌功能亢进，即胃内空腹滞留液增多。

(3) 瘢痕引起的器官变形：慢性溃疡因纤维增生引起收缩而导致器官变形，并在溃疡愈合后仍持续存在。胃小弯溃疡可使胃小弯短缩，胃窦或球部的溃疡可使胃窦部或球部狭窄变形，严重者可造成不同程度的通过障碍。

龛影及功能改变常为溃疡的早期表现，器官变形常为溃疡的晚期表现。

3. 胃癌（gastric carcinoma） 胃癌是胃肠道最常见的肿瘤之一。好发于40~60岁，可发生在胃的任何部位，胃窦发生率达50%~55%，其次是贲门及胃小弯。

(1) 蕈伞型：为突入胃腔内结节状或菜花状肿块，大小不等，肿瘤表面有浅溃疡。X线表现以充盈缺损为主，边缘不规则但较清楚。粘膜皱襞在充盈缺损周围中断或消失。胃壁也于病变区域显示限局性僵硬（图4-3-34）

(2) 溃疡型：肿瘤常深达肌层，形成大的不规则形溃疡，其边缘隆起称"环堤"，较常见，溃疡位于胃轮廓之内，若溃疡骑跨角切迹或小弯垂直部，切线位投影时可形成"半月征"，即位于腔内的大而浅呈半月形的龛影以及周围边界清晰的环堤相组合的征象。溃疡形态不规则，具有特征性指压征和裂隙征。粘膜皱襞至溃疡环堤的边缘处突然中断或破坏，并显示明显僵硬。（图4-3-35）

(3) 浸润型：分为局限性和弥漫性浸润，后者少见。由于癌组织浸润胃壁达浆膜层，故胃壁增厚，蠕动消失，胃腔变形。局限性浸润型胃癌的X线表现主要为局部胃腔变形，表面光滑，胃壁僵硬，蠕动消失。胃窦部的浸润型胃癌常为环形狭窄容易引起梗阻。弥漫性浸润型胃癌，由于广泛浸润，使整个胃壁增厚而无弹性，胃腔缩小形成"皮革胃"。（图4-3-36）

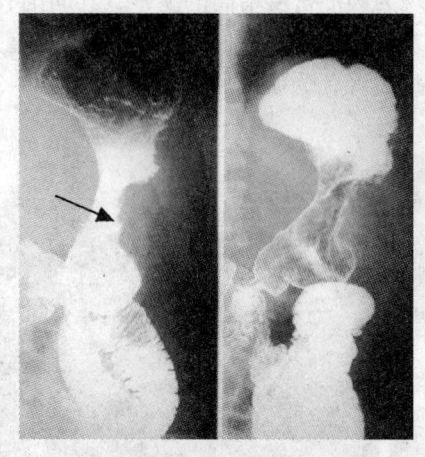

图4-3-34 胃癌（蕈伞型）
腔内充盈缺损呈"菜花状"

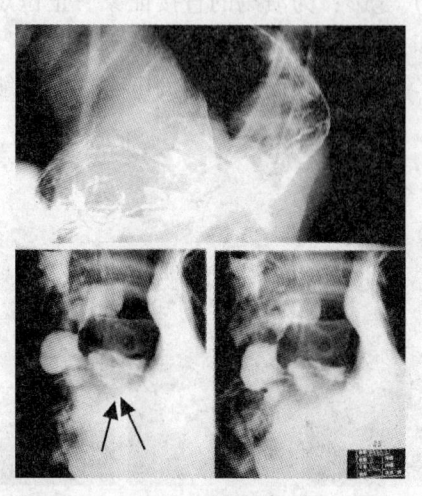

图4-3-35 胃癌（溃疡型）"半月征"

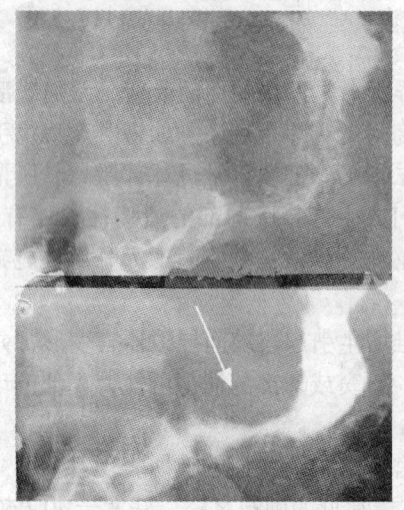

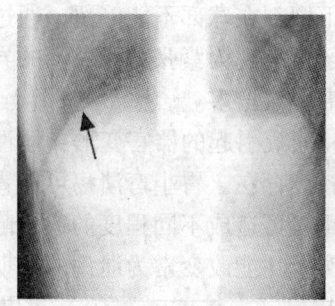

图4-3-36 胃癌（浸润型）胃腔缩小呈"皮革胃"　　图4-3-37 胃肠道穿孔（膈下游离气体）

4．急腹症

（1）胃肠道穿孔（perforation of gastro-intestinal tract）　胃肠道穿孔病因多为溃疡，其次为伤寒、外伤或肿瘤等。穿孔后胃肠道内的气体逸入腹腔内形成气腹。站立位照片或透视时气体上升到腹腔的最高处即膈下，在一侧或两侧膈下呈新月形带状透光区。X线检查发现膈下游离气体是诊断胃肠道穿孔的重要依据（图4-3-37）

诊断穿孔应注意的是X线检查未发现膈下游离气体时，不要轻易否定穿孔的存在。若消化道穿孔小逸入腹腔气体少、穿孔时间短、或因穿孔周围组织粘连而将气体包裹于局部，均可不产生气腹征象。

（2）肠梗阻（intestinal obstruction）　肠梗阻分为机械性肠梗阻及麻痹性肠梗阻。机械性肠梗阻最常见原因是由肠粘连引起，此外有炎症、肿瘤、异物（如蛔虫）、肠扭转及肠套叠等。

X线表现：①小肠内气体增加：在梗阻后1～3h，肠管扩大和胀气；②小肠内液体滞留：肠梗阻3～6h后，立位透视或照片可见多数高低不齐、长短不等的阶梯状液平面；③梗阻部位以上的肠腔扩张；依据扩张肠管的粘膜皱襞形态可推测梗阻部位：空肠环形皱襞密集排列如弹簧。回肠粘膜皱襞基本上见不到。（图4－3－38）

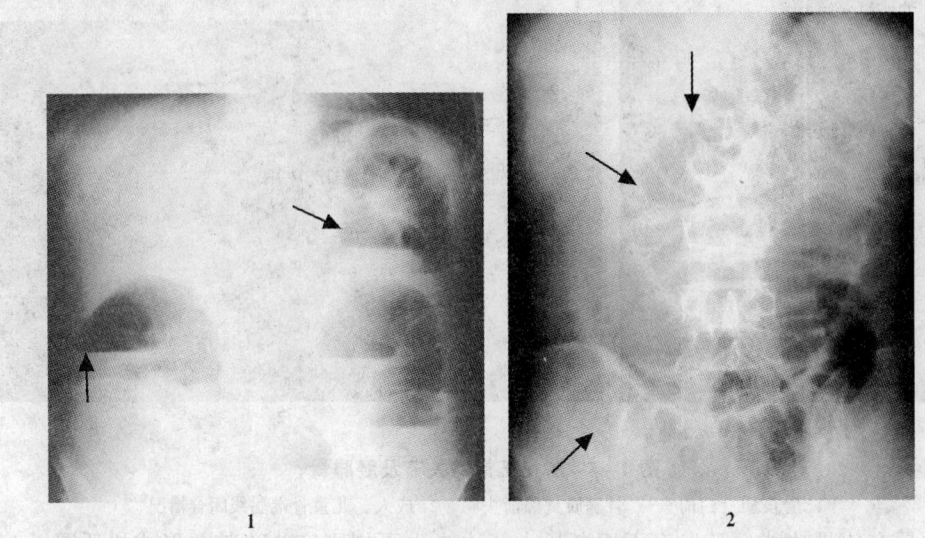

图4－3－38　肠梗阻
1. 立位时呈"阶梯状"液平面
2. 卧位时呈"弹簧样"粘膜皱襞

当高位小肠梗阻，患者呕吐过甚；部分绞窄性肠梗阻；或患者就诊时间较早，小肠梗阻病理改变尚未明显表现时，病人虽存在肠梗阻，X线表现可无典型征象。

四、骨关节系统

骨与关节系统是人体的支架，主要负担着躯干和肢体的运动功能。骨骼含有大量钙盐，为人体中比重最大，密度最高的组织，因此它能与周围的软组织形成鲜明的对比。在骨关节本身的结构中，密实的骨皮质与其内部的松质骨，也有不同的密度，而产生层次不同的对比。这些天然对比构成了X线检查骨关节疾病的基础。

（一）检查方法

1. 常规检查：以X线摄片为主。其原则是：①照片必须采用正位及侧位两个位置。②照片要包括骨关节周围的软组织。③检查四肢骨骼时，照片必须包括一个关节。④如果一侧改变轻微不能肯定病变时，可加拍对侧相应部位对照。

2. 特殊检查：有造影、CT及MR等。造影包括关节造影、血管造影、椎间盘造影等。

（二）正常X线表现

1. 长管状骨

（1）骨干：骨干的外层为高密度的骨质称骨皮质，骨皮质向两端延伸，逐渐变薄。骨干所包围的腔隙称骨髓腔。在骨皮质表面有层坚韧的结缔组织膜称骨膜，骨皮质内面有层膜所覆盖称骨内膜。骨膜为软组织，X线上不显影。（图4－3－39）。

（2）骨端：长骨的两端称骨端，即骨骺骨化后的部分。骨端部主要由网状的骨小梁所构成的骨松质组成，骨皮质在此显著变薄，包绕着宽阔的骨端。骨端的表面有关节软骨覆盖，在关节造影时才能显现。

（3）骨骺：为长骨未发育完成的一端。在胎儿时期多为软骨，即骺软骨，X线片上不显

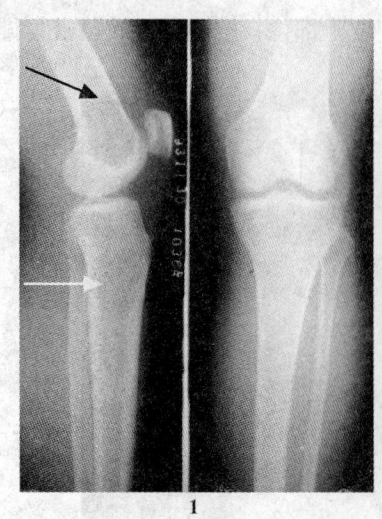
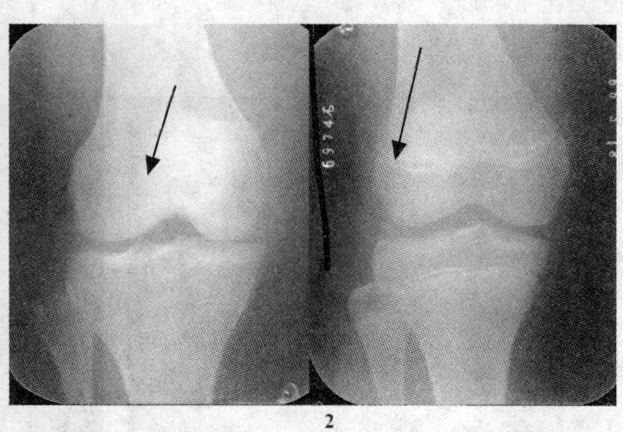

图 4-3-39　正常膝关节及胫腓骨
1. 骨皮质（白箭头）、骨髓质（黑箭头）　2. 成人、儿童骨端骺线闭合情况

影。骺软骨有化骨功能，随发育而逐渐长大，边缘由不规则变为光整并形成松质骨。

（4）骺板：当骨骺与干骺端不断骨化，其间的软骨逐渐变薄而呈板状时，则称为骺板。居骨骺与干骺端之间的软骨骺板在 X 线片上呈横行透光影称之为骺线。骺板不断变薄最后消失，即骨骺与骨干结合骺线消失。（图 4-3-40）

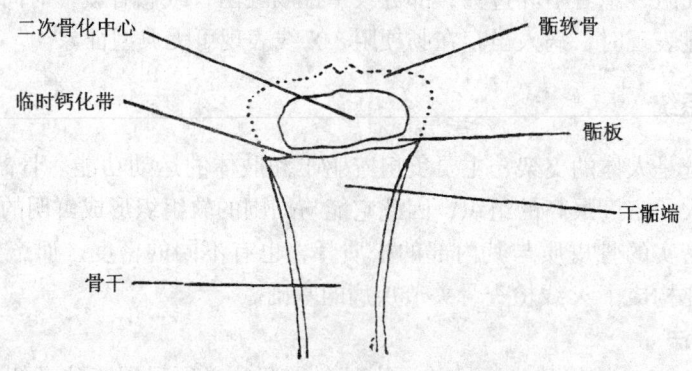

图 4-3-40　小儿长骨端示意图

2. 关节　关节由两个或两个以上的骨端组成。骨端的关节面上覆盖一层关节软骨，关节周围为关节囊所包围。由于关节囊、关节软骨及其周围软组织都缺乏天然对比，在 X 线片上仅显示为透亮的关节间隙，代表相对骨端的关节软骨和介于其间的真正关节腔隙。

3. 脊柱　除第一、二颈椎和骶尾骨外，典型的脊椎是由椎体和椎弓所组成。在正位片上，椎体呈长方形，中心为松质骨，周围为致密的骨皮质。椎板、椎弓根的横断面及上、下关节突与椎体重叠，椎体的两侧显示横突，棘突位于椎体中线。在侧位片上椎弓、上下关节及棘突在椎体后面清楚地显示。椎间盘的纤维软骨板、髓核及周围纤维环系软组织密度，故呈宽度匀称的横行半透明影称之为椎间隙。椎间孔居相邻椎弓、椎体、关节突及椎间盘之间。（图 4-3-41）（图 4-3-42）。

（三）基本病变 X 线表现

1. 骨密度的改变

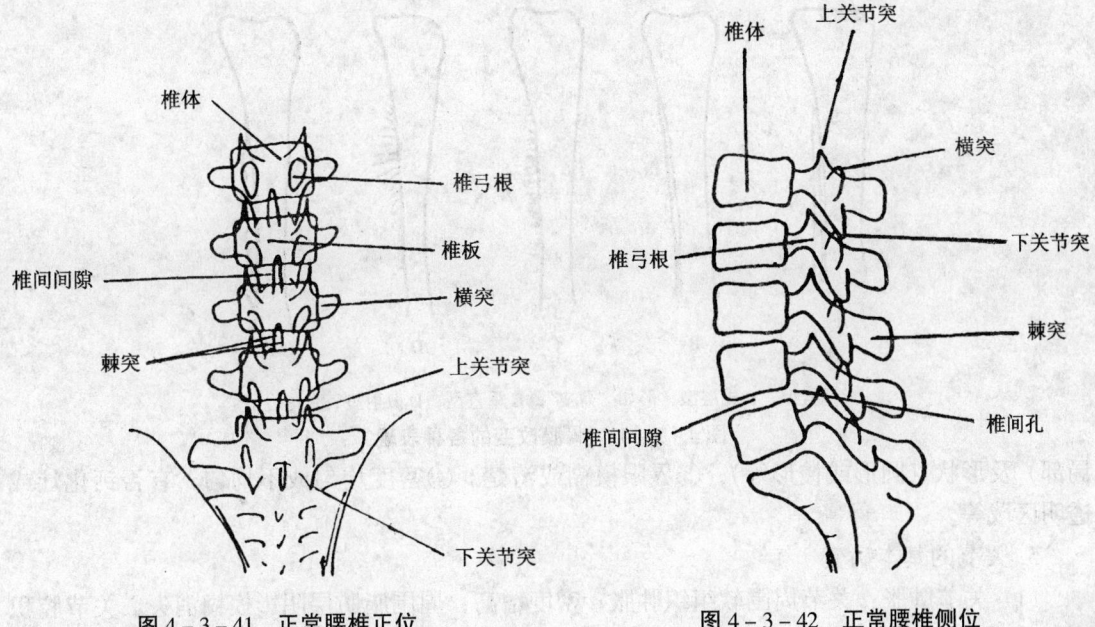

图4-3-41 正常腰椎正位　　　　图4-3-42 正常腰椎侧位

(1) 密度减低

1) 骨质稀疏：是指单位体积内骨组织的有机成分和钙盐减少，但二者含量比例正常。X线表现骨密度减低，骨皮质变薄，骨小梁数目减少，松质骨结构呈粗糙稀疏现象。

2) 骨质软化：是指单位体积内骨组织有机物含量正常，而钙盐含量减少。表示骨结构的未钙化的骨样组织相对增多，使骨骼失去硬度而软化。X线表现为骨密度减低，骨结构呈高度稀疏现象，骨小梁模糊而粗糙，与骨质疏松中的骨小梁纤细而清楚不同，承重的长骨常发生各种变形。

3) 骨质破坏：即局部骨质为病理组织所代替而造成骨组织消失。X线表现为限局性骨密度减低或骨质缺损。

(2) 密度增高

1) 骨质增生或硬化：表现为单位体积内骨量增加，因此比正常骨致密。X线表现为骨皮质增厚致密，松质骨变为均匀密实，髓腔变窄甚至闭塞。

2) 死骨：当骨结构的血液供应受到严重障碍时，骨质就会发生坏死形成死骨。由于死骨片存在于脓液和肉芽组织所形成的X线透明区内并且易被压缩，所以显得格外致密。

3) 矿物质沉积：如铅、磷、铋等矿物质在进入人体后，大部分沉积于骨骼，尤其集中于正在生长发育的部分。如儿童的长骨干骺端，显示有横行带状密度增高的阴影。弥漫地分布在全身骨骼中的小量矿物质一般不足以增高骨骼的密度。

2. 骨膜的改变　正常骨膜不能显影，只有在骨膜增生而骨化时才能显示，通常表示有病变存在。对骨膜的任何慢性刺激，无论是外伤、感染、肿瘤，无论病变是在骨内或附近的软组织，都可以引起骨膜的改变，骨膜改变的表现：①葱皮状：与骨皮质表面平行或分层状。②日光线状或针状：与骨皮质表面垂直；③花边状（图4-3-43）。

3. 骨骼形态的改变　骨膜增生、或骨内膨胀性病变以及骨质破坏等都可以影响骨骼的形态。

4. 周围软组织的改变　骨周围软组织改变包括：①肿胀或萎缩；②肿胀范围（弥漫或

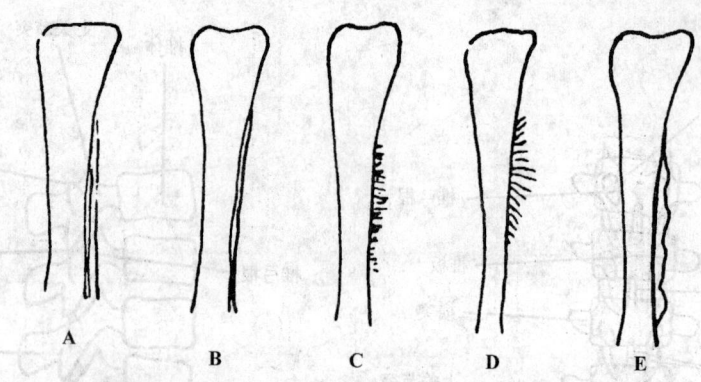

A 平行型；B 成层型、形如"葱皮"；C 垂直型；D 散射型；E 花边型
图 4-3-43 骨膜改变的各种表现

局部）及形状（圆形或梭形等）；③界限模糊或清楚；④密度均匀或不均匀，有否钙化灶或透明区域等。

5. 关节的基本病变

（1）关节肿胀：关节周围软组织肿胀，密度增高，周围脂肪层阴影模糊消失。关节腔积液可致关节间隙增宽。

（2）关节破坏：早期只涉及关节软骨，X线上显示为关节间隙狭窄如病变侵及软骨下骨质则产生骨质破坏。当破坏严重时，关节可以产生半脱位和畸形。

（3）关节退行性改变：关节软骨缓慢地分裂溶解，逐渐为纤维组织所替代，因而产生关节间隙狭窄，关节边缘常有继发性骨赘生长。

（4）关节强直：是慢性关节疾病的后果。当关节软骨及附近骨质破坏后，关节间隙显示狭窄或完全消失。骨小梁通过关节面关节强直。关节纤维性强直，X线仍能显示关节狭窄的间隙。关节骨性强直则X线片上可以很清楚地见到骨小梁贯通于两端关节面之间，使两者连接在一起。

（四）常见病的X线诊断

1. 骨折（fracture）

（1）骨折的X线表现：骨结构突然中断称骨折，X线上表现为密度减低骨折线。

1）完全性骨折：骨骼完全断离称完全性骨折。以其形态不同，可分横形、纵形、斜形、螺旋形、T形、Y形、粉碎形、嵌入及凹陷骨折（图4-3-44）。

2）不完全性骨折：多发生于小儿。长骨一侧骨皮质的断裂或皱折称青枝骨折。头颅扁骨的骨折有线状及星状骨折。

3）病理骨折：指在肿瘤、囊肿及其他骨病的基础上发生的骨折。

（2）骨折的对位及对线情况

1）骨折的对位：即断端有无向内外，前后和上下移位。上、下移位骨折在正位片可见断端重叠，侧位片则断端分离，即可与嵌入性骨折相鉴别。

2）骨折的对线：指两段断骨的纵轴形成的角度，产生成角畸形。

3）纵轴旋转的情况：旋转的方向和程度是以断骨的上段为标志而判断下段的转位情况。

（3）骨折的愈合情况

骨折的愈合主要依靠骨痂形成。儿童在骨折1～2周后开始骨痂生长，成人较迟，需要3～4周后才能显现。断端之间的骨痂骨化使骨折线变模糊，随后骨小梁生长通过断端，最

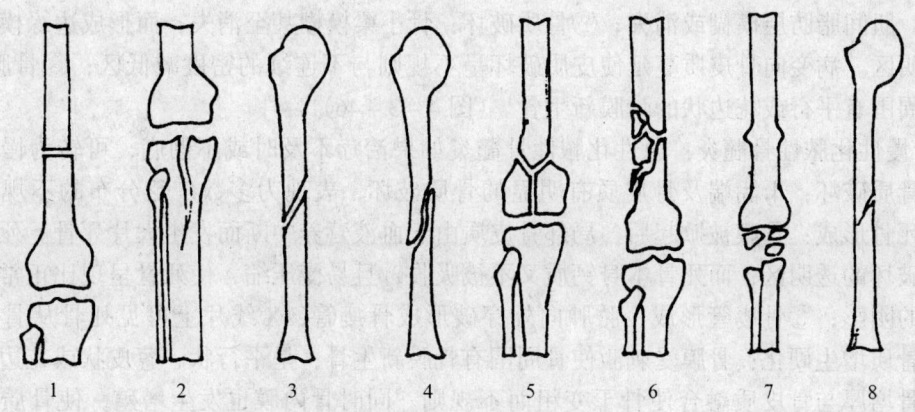

图 4-3-44 各种不同的骨折线
1.横形骨折。2.纵行骨折。3.斜行骨折。4.螺旋形骨折。
5.Y形骨折。6.粉碎形骨折。7.青枝骨折。8.不完全性骨折。

后骨折线消失而愈合。

(4) 常见的骨折

1) 柯雷骨折(Colles fracture):是桡骨远端 2~3cm 以内的横行或粉碎骨折,伴有远侧断骨背倾畸形,以致背倾角小于 90°,常可合并尺骨茎突骨折。

2) 肱骨髁上骨折:多发生于 3~10 岁儿童。骨折线横过鹰嘴窝,远侧端多向背侧移位。

2. 化脓性骨髓炎(pyogenic osteomyelitis) 指骨骼的全部组织发生化脓性感染,包括骨炎、骨髓炎及骨膜炎。常见儿童及青年人。感染途径以血行为最常见,或由附近软组织或关节感染蔓延而发病。致病菌以金黄色葡萄球菌最常见。好发长骨的胫骨、股骨、肱骨和桡骨等。

(1) 化脓性骨髓炎的蔓延途径:干骺端的感染病灶可蔓延至:①骨皮质和骨膜,破坏骨膜,渐扩展至软组织,穿破皮肤,也可破坏骨皮质形成骨膜下脓肿并再度侵犯骨髓腔;②骨髓腔,并可侵犯至骨皮质;③破坏骨骺板、骨骺和关节软骨后,扩展至关节。(图 4-3-45)

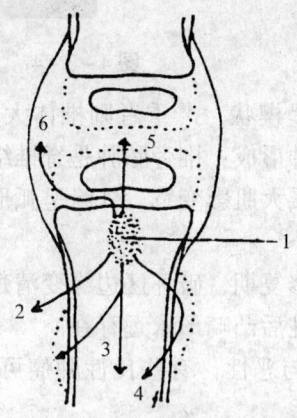

图 4-3-45 化脓性骨髓炎的蔓延途径
1.骨骺端感染病灶。2.蔓延至骨皮质和骨膜,破坏骨膜,扩展至软组织,穿透皮肤。3.蔓延至骨髓腔,并可侵犯骨皮质。4.蔓延至皮质,破坏骨皮质,形成骨膜下脓肿,亦可再度侵犯骨髓腔。5.破坏骨骺板、骨骺和关节软骨后,扩展至关节。6.破坏骨骺板,病变侵入关节。

(2) X 线表现

1) 急性化脓性骨髓炎:①软组织肿胀:皮下脂肪层增厚、密度增高、并有呈粗大的网状结构。肌间脂肪层模糊或消失;②骨质破坏:骨小梁模糊甚至消失,而形成边缘模糊的斑片状透明区。病变向骨皮质蔓延使皮质破坏呈不规则与不连续的密度减低区;③骨膜增生:骨皮质周围有平行或花边状的骨膜新生骨。(图4-3-46)

2) 慢性化脓性骨髓炎:急性化脓性骨髓炎如果治疗不及时或不彻底,可转为慢性骨髓炎。①骨质破坏:干骺端及骨皮质有明显的骨质破坏,表现为多数广泛分布的不规则透明区;②死骨形成:骨膜被掀起后,局部骨皮质由于血液营养中断而发生大片死骨。死骨周围为骨质破坏的透明区,而死骨本身钙质又不被吸收,且易受压缩,使死骨呈现比正常骨质更为致密的阴影;③骨瘘管形成:脓肿向外穿破形成骨瘘管,X线片上可见死骨从骨瘘管排出;④骨质增生硬化:骨膜受刺激使骨周围有骨膜新生骨,呈平行状、葱皮状或花边状。骨膜新生骨增厚与骨皮质融合使骨干变粗而不规则。同时骨内膜也发生增殖,使骨质增生硬化,骨髓腔变窄甚至闭塞。(图4-3-47)

3. **脊柱结核**(tuberculosis of spine) 为骨关节结核中最常见。发病部位以腰椎最多,其次为胸椎,颈椎较少见。椎体结核主要为干酪性骨炎引起松质骨的破坏。

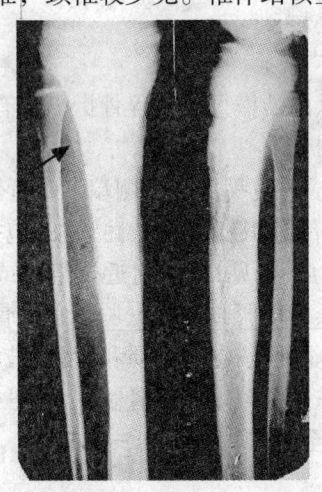
图4-3-46 化脓性骨髓炎(急性)

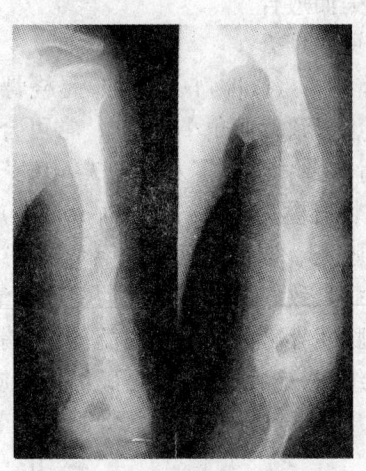
图4-3-47 化脓性骨髓炎(慢性)

X线表现:①椎体破坏变形呈楔状,严重者则椎体大部分破坏甚至消失;②椎间隙狭窄;③脊柱后突畸形;④椎旁脓肿形成:椎旁脓肿是脊椎结核的特点,正位片表现在胸椎两旁有梭形软组织阴影,腰椎旁见腰大肌影变宽,外缘呈弧形突出。颈椎侧位示椎前软组织影增宽。(图4-3-48)

脊柱结核愈合时,病变转入修复期,破坏区边缘变清楚,并逐渐缩小消失。破坏的相邻椎体通常产生骨性强直,以致脊柱后凸畸形永远存在。

4. **骨肿瘤** 骨肿瘤分为良性与恶性,有些良性肿瘤可发生恶变。恶性骨肿瘤又可分为原发性或继发性。

(1) 良性骨肿瘤

1) 骨软骨瘤(osteochondroma) 骨软骨瘤由软骨组织所构成,常见在骨干骺端发生,多见于青年人的胫骨、腓骨和肱骨的近端及股骨的远端。临床上可扪及硬性突出。

X线表现:①长骨干骺端类圆形或菜花状的骨性突起,内侧多见;②细长的蒂或宽基底的病变皮质与长骨骨皮质相连;③软骨帽:指游离端由软骨组织造成的透明区,可钙化。④背向关节生长,并随骨发育成熟而停止生长。(图4-3-49)

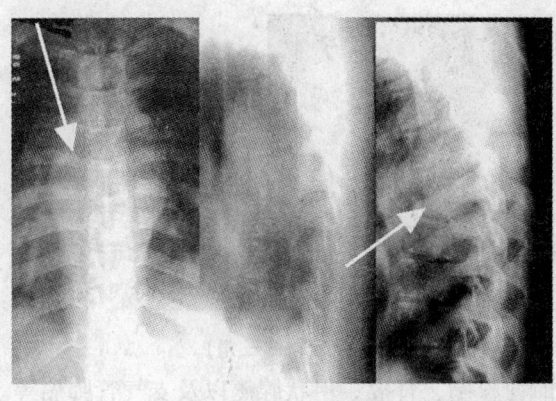
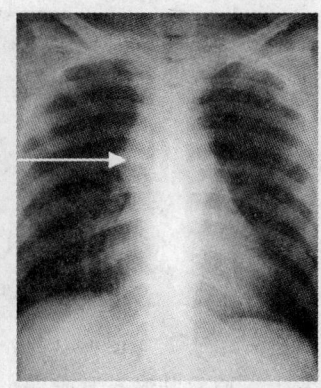

图 4-3-48 脊柱结核
1.胸椎椎体破坏。2.椎旁脓疡。

2）巨细胞瘤（giant cell tumor of bone） 多见于青壮年，好发于股骨远端、胫骨和腓骨近端及桡骨远端。检查时可扪及肿块呈乒乓球样感觉。

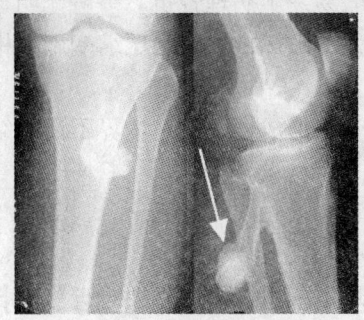
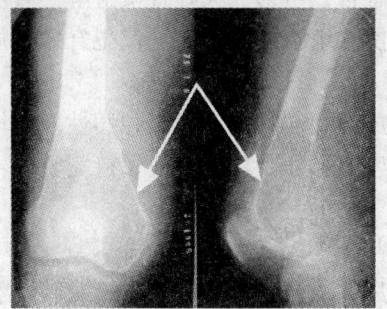

图 4-3-49 骨软骨瘤　　　　　　图 4-3-50 骨巨细胞瘤

巨细胞瘤在干骺端处开始，向骨骺生长，但不越过关节。常偏于一侧，肿瘤使局部骨质破坏，呈密度减低的透明区，有明显的边界。轮廓呈分叶状其间可见有不规则的骨嵴，X线片上呈典型的肥皂泡状。病灶周围无骨膜反应。随着肿瘤的增大，可使原有骨嵴被溶解，边缘又出现新的骨嵴。病变区骨皮质受压变薄，无侵蚀破坏现象。（图 4-3-50）

当发生恶变时，病变边界变模糊，骨皮质有不规则的破坏，肿瘤侵入软组织内生长，附近骨膜发生增殖。

(2) 恶性骨肿瘤

1）原发恶性骨肿瘤　以成骨肉瘤（osteogenic sarcoma）为多见，是原发恶性骨肿瘤中最恶性，最常见的。多见于青年人，好发于股骨远端及胫骨、肱骨近端，在长骨干骺端生长。主要临床症状为疼痛、肿胀及功能障碍。病变发展迅速，肿胀表面的皮肤常有发热及浅静脉扩张现象。

X线表现：①瘤骨：是肿瘤细胞形成的骨组织。形状有针状、象牙状及棉絮状。②骨质破坏：干骺端不规则的骨质破坏，早期引起的筛孔状或虫蚀状骨皮质破坏，晚期为大片状骨缺损。③骨膜增生：肿瘤侵犯骨皮质后，骨膜反应非常明显，可呈线样或/和葱皮样，骨膜增生被肿瘤破坏，而部分边缘残留，形成骨膜三角（Codman 三角）。④软组织肿块：表现为境界清楚的肿块或边缘模糊的弥漫性肿胀，密度不均，可含有数量不等的瘤骨。（图 4-3-51）

2）转移性骨肿瘤（metastatic tumor of bone） 转移性骨肿瘤通常由身体其他处癌瘤经血

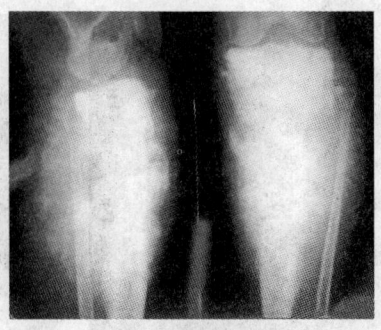

图4-3-51 成骨肉瘤骨膜三角（Codman三角）

行转移而发生。原发肿瘤有乳腺癌、前列腺癌、肾癌、甲状腺癌以及支气管肺癌等。转移病灶多见于骨盆、脊柱、肋骨，及肱骨或股骨的近段。X线表现可分为溶骨型、成骨型及混合型。以溶骨型为常见。

①溶骨型转移瘤：发生于肋骨及长管骨的松质骨中，表现为多发虫蚀样骨质破坏区。当破坏区融合，可形成大片骨质溶解。骨皮质亦遭破坏。易发生病理骨折。一般无明显骨膜增生及周围软组织侵袭。多见侵犯脊柱，病变单发或多发，破坏椎体使之压缩变扁，椎间隙可正常。

②成骨型转移瘤：由于肿瘤性新骨增生，在松质骨内形成多发的、境界不清的结节状或片状致密阴影，骨皮质一般保持完整。

五、泌尿系统

泌尿系统包括肾脏、输尿管及膀胱。由于各器官均由软组织构成，缺乏天然对比，X线检查多需造影才能使之显示。

（一）检查方法

1. 腹部平片 又称KUB平片（即kidney、ureter、bladder）。摄影前应清洁肠道以免粪便和气体干扰。平片主要观察肾的大小、形状和位置，并可显示泌尿系统的阳性结石和钙化影。

2. 造影检查

（1）静脉肾盂造影（intravenous pyelography，IVP）：又称排泄性尿路造影。有机碘液如泛影葡胺在静脉注射后，几乎全部经肾小球滤过排入肾盏和肾盂而使之显影。IVP不但显示肾盏肾盂、输尿管及膀胱的解剖形态，而且可以了解肾的排泄功能。

（2）逆行肾盂造影（retrograde pyelography）：在膀胱镜检查时，将导管插入输尿管后注入造影剂，使肾盂和输尿管显影。此法用于IVP显影不良或不适宜作IVP的患者。

（3）膀胱及尿道造影：膀胱造影（cystography）是将导管插入膀胱，注入造影剂使膀胱显影。主要用于诊断膀胱肿瘤、膀胱憩室等和前列腺肥大等造成的疾病。尿道造影（urethrography）是将导尿管插入前尿道，或将注射器直抵住尿道口注入造影剂，显示男性尿道病变。也可在IVP结束前进行排尿期尿道摄影。尿道造影法用于各种原因造成的尿道狭窄。

（二）正常X线表现

1. KUB平片：由于肾周脂肪组织与肾组织形成天然对比，在KUB平片上，肾的大小、形态及位置清晰可见。肾脏呈"豆形"，边缘光滑，肾门的部位稍凹陷，肾脏长约12～13cm，宽约5～6cm，呈"八字"位于脊柱两侧。双肾影位置在第12胸椎与第3腰椎之间，左侧较右侧高约 1~2cm，随体位及呼吸状态不同肾影可稍移动。平片上输尿管不显影。膀胱充满尿液时在盆腔内呈球形阴影。

2. 造影：肾脏的大体结构可分为肾实质和肾盂肾盏两个部分。肾实质影在静脉肾盂造影片上因为肾小管内有造影剂停滞而清楚显示。肾小盏显示呈短柱状，顶端由于肾乳头的突入而呈杯口状凹陷，乳头周围的隐窝称为肾小盏的穹窿部。6~8 个肾小盏汇合而成 2~3 个肾大盏，肾大盏的基底部与肾盂相连。肾盂呈三角形或锥形，尖端向下方倾斜，同输尿管相连。输尿管全长约 25cm，宽约 3~4mm，上段基本上和人体长轴平行，下段在进入盆腔后，向外走行，然后向前内倾斜进入膀胱。输尿管有三个生理狭窄区，分别在输尿管和肾盂交界处、越过骨盆边缘处及膀胱壁内段。肾盂、肾盏和输尿管均有蠕动。膀胱的形状和大小决定于其充盈和膨胀的程度，正常膀胱呈梨形、圆形或椭圆形，边缘光滑锐利。（图 4-3-52）

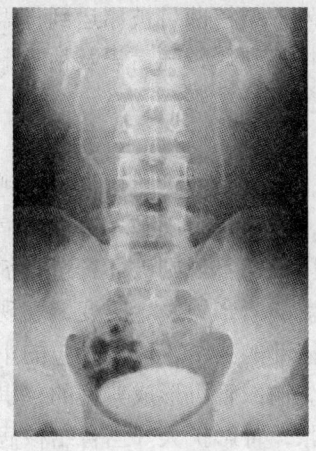

图 4-3-52　正常尿路造影

（三）常见病的 X 线表现

1. 结石　泌尿系统结石大部分由草酸钙组成，在 KUB 平片上呈高密度而称阳性结石。偶为鉴别诊断或发现有无其他并存疾患，可做造影检查。

（1）平片：肾结石（renal stone）的大小和形态很不一致，可为圆形、卵圆形或桑椹状，单发或多发。大结石充填整个肾盂或肾盏时称鹿角样结石或铸型结石。（图 4-3-53~54）。右上腹部阳性结石有时要与胆囊结石等鉴别，此时可加照侧位片，胆石位于脊柱之前方，肾

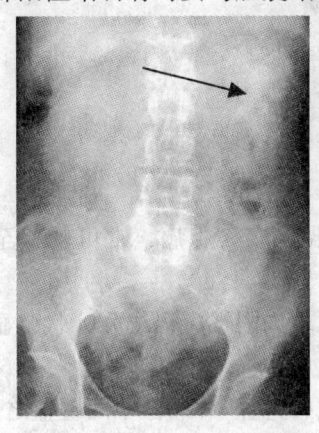

图 4-3-53 平片　肾结石（铸型结石）

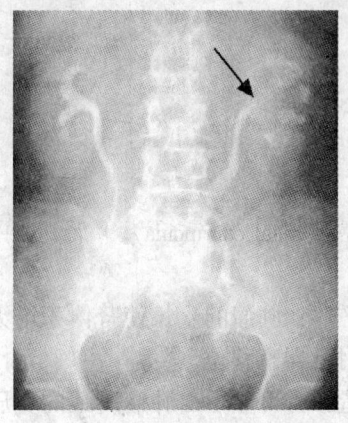

图 4-3-54　造影　肾结石（铸型结石）

石靠后一般与脊柱影像重叠。输尿管结石多半由肾盂肾盏排下来的，小椭圆形，位于输尿管的行程内，其长轴与输尿管一致。膀胱结石可为原发的或来自上部尿路，常位于腹中线，耻骨联合的上方，数目多少不一，形状为圆形或椭圆形，可出现分层结构。

(2) 造影：肾盂肾盏或输尿管结石造成梗阻时，其近段尿路发生扩张积水，IVP 显影迟缓，影像淡薄。肾盂肾盏轻度积水时，肾盏的杯口状外形变为平坦或凸起呈杵状。肾盂的下缘亦由凹弧而变为圆隆。严重的积水时，肾盂肾盏均肥大扩张，呈多个大小不等的囊状，边缘光滑，肾实质受压菲薄，肾功能不同程度的减弱。

2．结核

(1) 病理：结核菌通过血行在肾皮质内形成病灶，一般可自愈。当结核菌进入肾小管侵及乳头时，形成肾小盏杯口的溃疡。少数未愈的皮质病灶扩展而累及肾盂肾盏，将病灶内干酪坏死组织排出而形成空洞。此外，结核菌可被尿运到肾盂内，向下尿路播散，使所有的粘膜上皮遭受感染及破坏。开始为粘膜破坏，随后累及粘膜下层及肌层，最后由于修复性的纤维组织增生、收缩，使管腔发生狭窄及扩张。

(2) X 线表现

①平片：可显示结核钙化影，肾结核的钙化可自少许钙化点至全肾钙化，钙化的形态无特征。肾影可因积水或积脓增大，或因肾组织破坏萎缩而缩小。

②造影：表现为肾盏杯口呈鼠咬样不规则破坏，造影剂经肾盏杯口的破坏处，使肾实质内的空洞充盈；粘膜面病变使肾盏的紧张力发生改变，表现为轻度扩张，进而肾盂边缘不规则，最后发生狭窄变形。肾小盏体部的狭窄，可使相应的小盏扩张积水，严重狭窄导致闭锁时表现为一个或几个肾盏的缺如。输尿管可形成典型的"串珠样"改变。当输尿管明显狭窄时，可导致肾盂肾盏的积水或积脓，肾影扩大。当肾结核病变广泛和严重时，肾组织可完全破坏而不可恢复，此时的功能丧失称为结核性肾自家截除。(图 4-3-55)

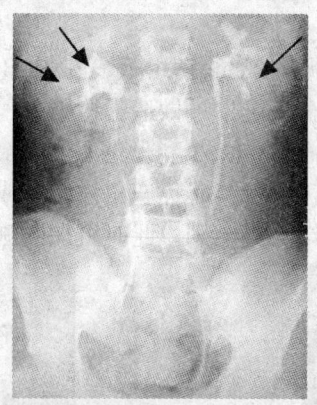

图 4-3-55 肾结核（造影）

3．肾癌（renal carcinoma） 肾脏肿瘤以肾癌较为多见，多为腺癌，常可转移至肺、脑或骨骼等。

(1) 平片：肿瘤的生长使肾体积增大变形，肾轮廓出现局限性突出或分叶状，显著增大时可引起附近器官移位。

(2) 造影：可显示出肿瘤所致的受压变形移位的肾盂、肾盏。肿瘤位于两肾盏之间时，可使肾盏伸长变细，肾盏间距离增大。肾盂肾盏也可因肿瘤压迫侵蚀而部分或完全闭塞，阻塞近端的肾盏扩张积水。此外，肿瘤还可直接侵犯肾盂肾盏产生不规则充盈缺损。(图 4-3-56)

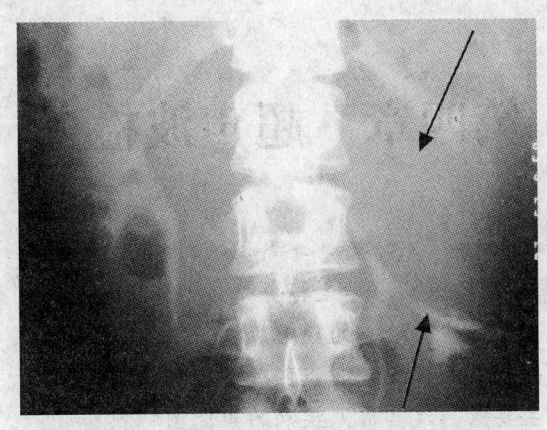

图4-3-56 肾癌（造影）肿块压迫肾盂、肾盏

（徐雷 范家栋）

第四章 超声波检查

> **学习目标**：本章学习结束后，学生将会：
> 1. 叙述超声的定义及超声波检查的原理。
> 2. 解释声像图的概念、人体组织回声强度分型和意义。
> 3. 描述正常腹部主要脏器及其常见疾病的声像图特点。
> 4. 将超声波检查的护理要求应用于进行超声波检查的病人。

超声波检查，即超声诊断，是现代医学影像诊断技术之一。它在医学影像的临床应用中占有特别重要的地位。超声诊断和其他影像诊断技术如 CT（X 线电子计算机断层扫描）、MRI（磁共振成像）、核素成像（NM）相比，具有以下显著的特点：

1. 可以迅速为临床提供高质量的软组织器官和病变的断层图像。
2. 能够动态地（实时地）显示出不断运动着的器官的剖面结构，包括心脏、腹部大血管的运动和胃肠蠕动，反映这些脏器的功能及其异常变化。
3. 可以根据临床需要，灵活地对人体不同部位和器官、组织进行超声扫描（扫查），包括系列的纵断面、横断面、冠状断面和斜断面检查。
4. 超声检查无痛苦、无损伤、无放射性。此外，一般无需注射造影剂，易于为患者尤其儿童所接受。
5. 操作简便，必要时可在急诊床旁和手术中进行。
6. 通过超声引导，还可以进行穿刺组织学活检、囊液或脓液抽吸等介入性诊断和处理，从而大大提高临床诊断和治疗水平。
7. 设备和检查费用较低，便于广泛应用和重复多次检查。

现代超声诊断已由实时灰阶图像显示发展到彩色多普勒血流成像的新阶段。彩色多普勒血流成像，已被誉为"无损血管造影"，它有助于了解各种器官、组织的血流灌注，诊断多种心脏疾病和周围血管疾病，为人体各种不同器官疾病的诊断增加了丰富的诊断信息，故有极其广泛的临床用途。因此，可以说这是超声诊断的另一个显著特点。

第一节 超声诊断基础知识

一、超声及其特性

超声是指超过人耳听力范围的高频声波（大于 20 000Hz）。临床超声诊断常用的频率高达 2~10MHz（兆赫，10^6Hz）。

超声波具有以下特性：

(一) 类似光线，具有良好的方向性——束射特性

它以疏密波的形式传导并且可以聚焦形成声束。在人体组织中，平均声速为 1 540m/s，和生理盐水的声速相近（约 1 500m/s），和空气以及骨骼的声速则相差很大（分别为 334m/s 和 4 080m/s）。

(二) 具有反射特性

在传导过程中，若遇到两种不同密度物质构成的大界面，如肝包膜或胆囊壁时，声束就会发生反射。两种介质的声阻（resistance，R = 声速×密度）相差愈大，反射就愈强烈。声束如果通过均质性液体如胆汁、腹水，则不发生反射，无回声出现。当它通过肝、脾等实质性器官时，由于遇到实质内小血管内红细胞等构成的"小界面"，会发生散射（scattering）而产生微弱的回声。当两种介质之间的声阻差小至 0.1% 时，也会产生明显的反射（回声 echo），并且可被超声仪器敏感地发现。利用超声在人体组织器官内的界面反射回声和散射回声，是现代灰阶超声诊断仪（B 型超声）显示软组织器官包膜及其内部细微结构的基础。

(三) 具有明显的衰减特性

超声透过不同组织时，会被不同程度地吸收而使回声减少、减弱。某些肿瘤组织以及含钙和富于胶原纤维的组织，对超声的吸收衰减大于正常肝组织，实质器官又大于含液器官。因此可以根据组织声衰减的不同表现来鉴别不同器官和病变组织的性质（图 4-4-1~2）。

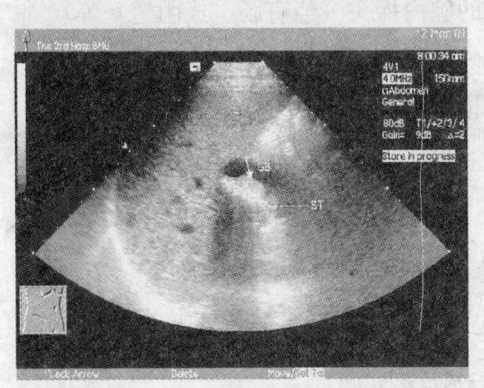

图 4-4-1 正常肝和胆囊结石
箭头示正常肝无明显衰减，结石回声后方声衰减及声影
CB: 胆囊 ST: 结石

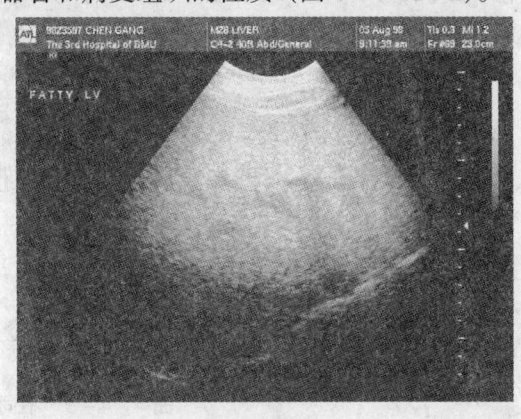

图 4-4-2 脂肪肝
图示右肝膈面的弧形强回声因脂肪肝的声衰减而显示不清

需要指出：超声频率愈高（波长愈短），组织分辨力愈强；然而，超声被组织的吸收和衰减愈严重（超声的穿透力愈降低）。所以，超声诊断常用的频率既不可过高，也不宜过分减低。这正是我们为什么检查浅表器官采用较高的超声频率（>7MHz），检查腹部器官多采用较低频率（3.5MHz）的缘故。

(四) 多普勒频移 (Doppler shift)

超声如果遇到运动的物体如血管内的红细胞，反射回来的声波频率发生改变，即称多普勒频移，它和界面运动的速度呈正比。利用这一 Doppler 原理，可以测定心血管和腹部脏器的血流速度和方向，判断血流有无异常（如规则的层流和不规则的湍流），并以可听到的声音、频谱图或彩色图像（彩色多普勒血流图 CDFI）等方式加以显示。

二、仪器和探头

（一）超声诊断仪

以其显示方式不同，可分为 A 型（示波，除用于眼科以外，基本上已被淘汰）、B 型（图像显示，也称二维图像显示）、M 型（运动曲线描记，也称 M 型超声心动图）和 D 型（Doppler 频谱描记，彩色多普勒血流成像）等不同类型及其组合。我们通常采用的普通超声诊断仪均以 B 型超声（黑白图像显示）为主，也称实时灰阶超声扫描仪，同时也具有 M 型超声心动曲线显示的功能。目前，彩色超声诊断仪已普遍应用，其功能更加齐全，除可提供高分辨力的灰阶图像而外，同时还可以进行多普勒血流的检测，从而大大丰富了诊断信息，扩大了应用范围。

（二）超声探头（换能器）

由具有压电效应的晶片材料和电缆组成，是超声扫描时发射并接收回声的重要部件。探头有扇扫式、电子相控阵式、凸阵式和线阵式等多种类型（图4-4-3）。通常心脏超声检查多用扇扫式或相控阵式；腹部超声多用凸阵式或线阵式。常用超声探头的频率为 2~5MHz（兆赫），一般用于心脏和腹部器官的检查；为了检查眼、甲状腺、乳房和肢体血管等浅表器官和组织，则常用 7MHz 以上的高频探头或 5~12MHz 的超宽频/变频探头，以提高图像的分辨率。此外，还有专门用于检查前列腺、女性盆腔用的腔内探头（经直肠、经阴道）等。

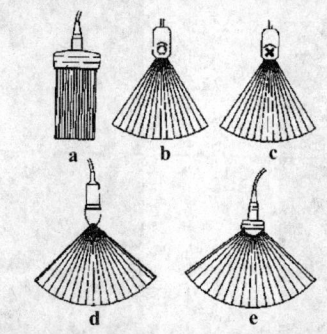

图4-4-3　不同探头声束扫描示意图
a 线阵式　b 扇扫式　c 相控阵式　d、e 凸阵式

三、声像图及其产生

（一）声像图（sonogram）
也称超声断层图（ultrasonotomogram），它反映了超声探头所在部位人体组织器官的断面图像及其病理改变。

（二）声像图的产生——超声扫描

首先，探头向人体内发射脉冲式超声束（系列脉冲信号），同时接收该超声束穿过人体表面和深部各层组织器官时的回声反射（系列回声信号）。探头作为换能器，能够将回声信号转换成微弱的电信号，通过超声仪器选择性放大显示在屏幕上（屏幕上出现一条代表回声强度的明暗不同的系列光点——灰阶声像图的组成线，即扫描线）。

其次，探头能够将超声束从探头的一端向另一端高速移动（如凸阵式、线阵式探头），或将超声束自探头的一侧方向往另一侧方向高速偏转（如扇扫式、相控阵式探头），如此实现超声扫描。在超声仪的屏幕上便产生了一幅由无数回声信号构成的图像——声像图。

随着超声工程和电子技术的进展，现代超声诊断仪能够为临床提供高分辨力、高清晰度的人体软组织器官断层图像——实时灰阶声像图。

声像图借助于回声信号（echo signals），能够真实地反映复杂的人体器官、组织的断层结构，包括各内脏的解剖、形态、大小、内部回声特点和相邻关系以及病理改变。

四、正常和异常声像图的识别

人体器官、组织多种多样，它们的回声强度、回声的形状（点状、线状、条带状等）、回声的分布（均匀与否）也各不相同。然而，上述回声改变具有一定的规律和特点。了解这些回声的特点和声像图术语，有助于我们辨认正常和异常的声像图，理解声像图的诊断意义。

人体回声的强度：

（一）高回声（强回声）

见于皮肤（表皮、真皮）、多种器官的包膜（如肝、胆囊、脾）、大血管的管壁（如下腔静脉、腹主动脉）（图4-4-4）。含气肺表面、骨骼和结石的回声是最强的，且常伴有后方声影。含气肺常有典型的多次反射表现，伴有后方边缘模糊的声影。

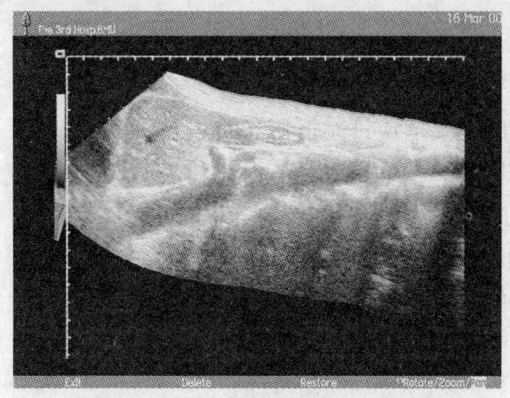

图4-4-4 腹部正中纵断面声像图
皮肤、肝包膜、胃内气体、血管壁及椎骨表面均呈强回声表现，椎骨强回声结构的深方尚伴有声影

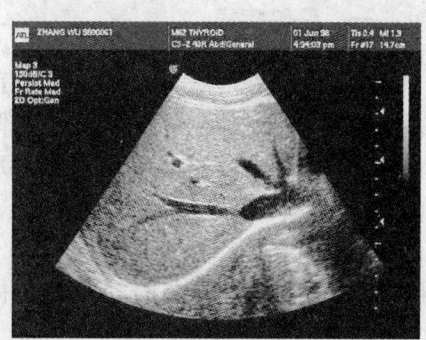

图4-4-5 正常肝脏声像图
（经肋缘下第二肝门斜断面），肝脏呈均匀等回声，肝左静脉、肝右静脉和肝中静脉自肝脏汇入下腔静脉

（二）中等回声（等回声）

见于正常肝、脾等实质器官（图4-4-5）。

肾脏内部回声比较特殊。肾皮质为中等回声，但比肝脏实质回声稍低；肾锥体为低回声；肾中央区（肾窦）呈强回声，是由于此区内集合系统、肾血管、脂肪及结缔组织相互交织形成复杂的界面所致。

（三）低回声（弱回声）

皮下脂肪呈典型的低回声表现。

（四）无回声

见于胆汁、尿液、囊肿内囊液、漏出液的胸水或腹水。这些含液结构都伴有后方回声增强，构成典型的声像图特征。血液和脓液可能为无回声或极低水平回声（图4-4-6）。

上述人体回声的规律在病理情况下会发生许多改变。例如，肝脓肿时，在肝实质内出现圆形或椭圆形的无回声或低回声（回声减少），其后伴有回声增强（提示含液病变）。又如肝癌时，肝内可出现局部回声增强或回声减弱的肿块，伴有回声不均匀；当肿瘤内部出现液化坏死时，瘤内还可能出现小片无回声区。可见，认识声像图的种种回声改变及其规律，是声像图诊断的基础。

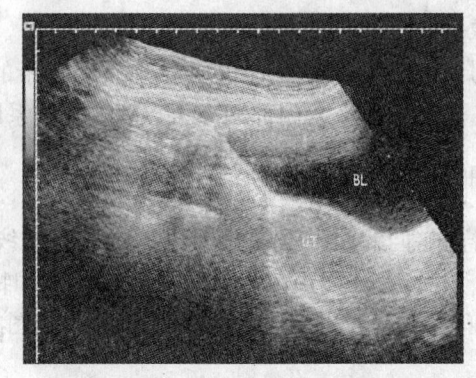

图 4-4-6 正常膀胱声像图

示膀胱纵断面，膀胱腔（BL）呈无回声结构，内壁光滑。其后方的茄形等回声结构为子宫（UT）

第二节 常见腹部疾病超声诊断的临床应用

一、肝脏疾病

超声检查在肝脏影像诊断中占有重要地位。它的主要适应证是肝脏各种占位性病变，包括肝囊肿、肝肿瘤、肝脓肿等，对部分弥漫性肝实质疾病如慢性肝炎、肝硬化、脂肪肝、淤血肝的诊断也有一定的帮助。超声引导下经皮肝穿刺还有更多的用途，包括：组织学活检（包括自动活检）和针吸细胞学检查，肝脓肿穿刺抽脓及经皮肝穿刺胆管造影或置管引流，肝癌的介入性治疗等。近年来研究证明，彩色多普勒血流成像（CDFI）可为肝肿瘤和肝硬化门脉高压等病提供丰富的血流信息并有助于临床诊断和鉴别诊断。

正常肝脏声像图：（图 4-4-5）

1. 包膜光滑，右侧膈面呈圆顶形，边缘锐利。
2. 肝实质呈弥漫性中等水平回声。
3. 肝内血管（肝静脉、门静脉）回声清晰，呈自然分布。

（一）孤立性肝囊肿（单纯性肝囊肿）（图 4-4-7）

肝内出现圆形或椭圆形无回声区，其特点是：

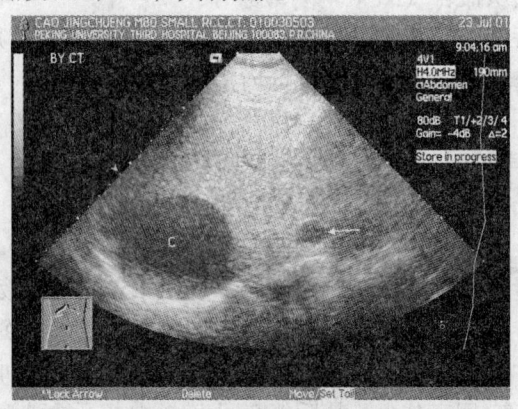

图 4-4-7 单发肝囊肿

肝实质内圆形无回声性肿物

1. 囊壁薄而清晰，边缘光滑。
2. 囊内无回声，偶见分隔。
3. 后壁回声增强。
4. 有时出现侧边声影和可压缩性。

(二) **多囊肝** (图 4-4-8)

1. 肝脏普遍增大，表面不规则。
2. 肝内出现许多甚至数不清的囊泡样结构，大小不等，呈无回声或低回声。

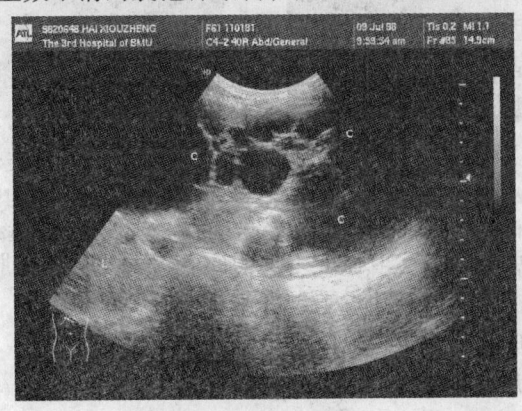

图 4-4-8 多囊肝
肝内难以计数的囊状无回声结构，大小不等，C 代表多数囊肿

3. 本病常有家族遗传病史，并且近半数可与多囊肾并存。根据以上表现容易做出诊断。

(三) **肝包虫囊肿**

超声表现和诊断要点：

1. 单房性包虫囊肿 与孤立性肝囊肿超声表现相似（详见孤立性肝囊肿节段）。经放大观察，可见母囊囊壁呈双层结构，此征具有特征性。
2. 多房性包虫囊肿 囊肿内呈多数分隔或多房结构代表母囊中出现多数子囊。
3. 混合性包虫囊肿 多房囊肿伴有实性成分。实性成分常位于母囊中央，故常呈典型的车轮状。
4. 陈旧性包虫囊肿 囊壁常钙化，回声增强并产生声影；囊内混浊不清。
5. 合并感染并有退行性变的囊肿常有囊液混浊、囊壁增厚或内层囊壁塌陷。

本病诊断必须结合流行病学史、Casoni 皮肤过敏试验和包虫血清学检查。

(四) **肝脓肿** (图 4-4-9)

1. 单发性或多发性肝内占位性病变。回声减弱或无回声，其后方回声常有不同程度增强。液化的脓腔边缘常多数不整齐，其周围还可能有炎症引起的弱回声带。
2. 可能出现的伴随征象 ①肝脏局部肿大；②膈肌运动受限；③右侧胸腔积液。

(五) **肝脏肿瘤** (图 4-4-10)

肝脏肿瘤的声像图表现与病理形态有密切关系。有巨块型（>10cm 或超过一叶者）、大块型（直径 5cm 以上）、结节型（3~5cm 以内），弥漫浸润型。小于 3cm 的孤立性病变也称小肝癌型。超声诊断肝脏肿瘤主要依据肝内是否出现限局性的回声异常和弥漫浸润型肝癌的回声征象组合。

1. 限局性回声异常。肿瘤结节有：
(1) 回声减少型：代表均质性肿瘤。

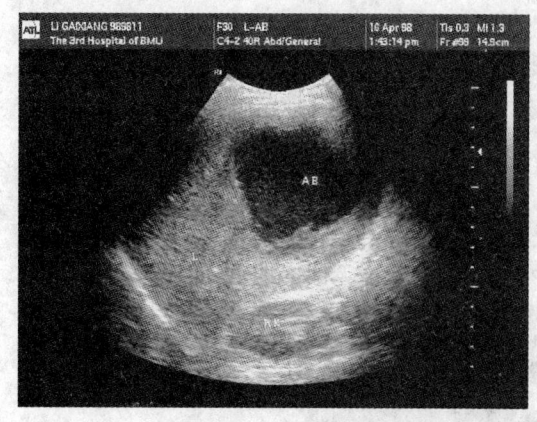 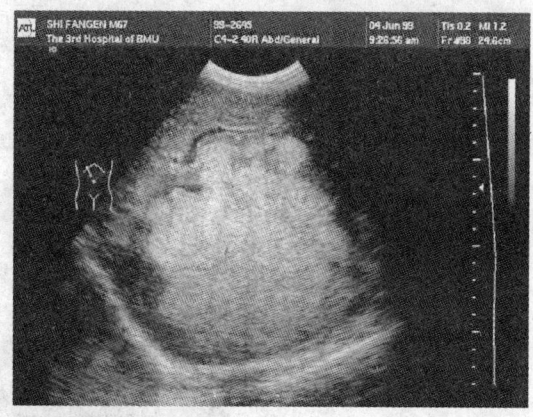

图4-4-9 肝脓肿
脓肿液化充分，形成无回声区，边缘不规则，周围有弱回声晕。AB代表脓腔内液体

图4-4-10 巨块型肝癌，回声增多型
肝脏内巨大的高回声肿块，边缘不规整，内部回声不均匀，后方回声衰减，周围有弱回声晕

(2) 回声增多型：回声增多、增强或不均匀回声代表非均质性肿物，说明血管和间质成分较多，或与瘤内出血、坏死、钙盐沉着、纤维化等有关。

(3) 等回声型：说明肿块的回声强度与周围肝组织相等。

(4) 靶型（瘤体中央回声增多）：系肿瘤中心性出血坏死所致（尚无液化）。

(5) 囊性变型：即肿瘤中间出现无回声区，代表中心液化坏死。

2．弥漫型肝癌的回声征象组合

(1) 肝大，形态失常。

(2) 肝实质回声紊乱，典型者呈"虫蚀样"改变。

(3) 普遍性血管回声减少、紊乱。

(4) 深部肝组织和后方肝包膜回声减低（衰减）。

原发性肝癌声像图表现多种多样，前述各种类型图像改变几乎皆可见到，但总的来说，以回声增多型相对多见，而且大多数内部回声不均匀。肿物边缘常不规则，可能见到很窄的无回声带即"声晕"。转移性肝癌的表现也是多种类型，其中以回声减少型相对多见，肿物的边界常比较清楚。来自消化道的粘液性腺癌肝转移，常表现特征性的密集强回声。

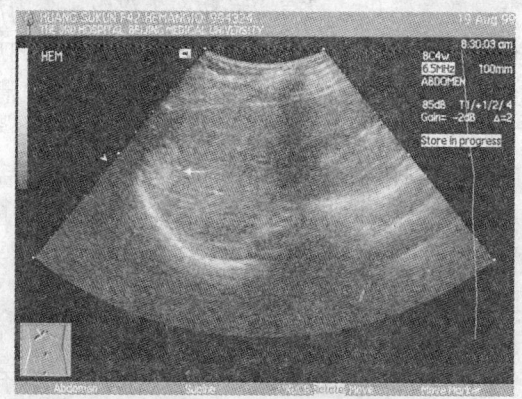

图4-4-11 肝血管瘤
边缘清楚的高回声结节

(六) 肝血管瘤 (图 4-4-11)

肝血管瘤在肝脏良性肿瘤中多见。毛细血管性血管瘤多呈回声较强的小结节,边缘很清楚。海绵状血管瘤体积较大,少数直径可达 10~20cm,超声有以下特点:

1. 圆形或椭圆形,边缘回声较强,可以规则或欠规则。
2. 较大的肿瘤内部回声不均匀,常有隐约可见的低回声区甚至像蜂窝状或多房囊肿。
3. 后壁声衰减不显著,常见回声增强。
4. 瘤体质地较软,加压检查常有可压缩性。血管瘤生长速度缓慢,对邻近的血管无显著的压迫畸形,随诊观察(3~6个月)体积多无明显改变。

(七) 肝硬化 (图 4-4-12)

典型的表现:

1. 肝脏体积缩小。
2. 肝包膜细波浪状或锯齿状不规则。
3. 晚期内部回声增强,肝静脉壁回声减弱、管腔变细而不规则。
4. 常伴有明显的门静脉高压表现如:

(1) 脾肿大(厚度 >4cm)。
(2) 脾静脉、肠系膜上静脉、门静脉增粗,常见静脉曲张和侧支循环征象。
(3) 腹水征:腹膜腔内出现无回声区。
(4) 彩色多普勒超声有助于显示门静脉血流异常(如流速减低、出现反向血流),门静脉内血栓和侧支循环(如脐旁静脉开放、胃左静脉扩张、脾肾静脉侧支循环等)。

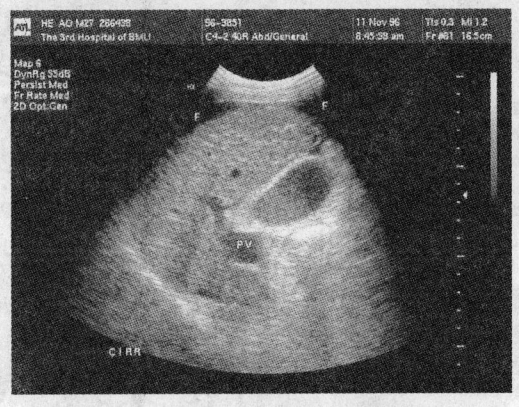

图 4-4-12 肝硬化合并腹水

肝外形缩小,表面不光滑;内部回声增强、粗乱;肝内静脉变细,且壁不平滑。胆囊壁增厚,肝周围有腹水无回声区(F)

(八) 肝外伤

超声检查有助于发现肝实质内血肿、包膜下血肿、肝周围积液(积血、胆汁),检查有无游离性腹腔积液。肝实质挫伤和新鲜出血时表现肝实质回声增强并分布不均;典型的血肿回声减弱以致无回声,边缘不规则。包膜下血肿常呈梭形,使肝实质受到挤压。

(九) 介入性超声的应用

利用超声可以对肝内占位性病变进行准确的定位,以便临床经皮穿刺抽液、抽脓或活检。超声引导下经皮穿刺细胞学或病理组织学检查,大大提高超声诊断的特异性。对于肝囊肿或比较局限的肝癌结节不适于手术治疗者,还可进行超声引导下经皮穿刺酒精硬化、射频消融和微波凝固等微创性治疗。手术中肝脏超声检查采用高频高灵敏度探头,对肿瘤及其与毗邻血管的关系得到清晰显示，可以发现更多的肿瘤病变，并确定有无血管内侵犯（癌栓），作更为精确的解剖定位。以上这些对于决定手术具体方案极有帮助。

二、胆道系统疾病

目前超声检查已成为胆道疾病首选的影像检查方法。超声不仅能够清楚地显示胆囊外形和大小，观察有无结石、炎症及肿瘤等，还能用于显示肝外胆管及其分支，查明有无胆管扩张、阻塞，提示阻塞原因，为梗阻性黄疸的诊断和鉴别诊断提供有力的帮助。采用脂餐试验，还可以进行胆囊收缩功能的检查，并观察肝外胆管有无梗阻和病变。超声检查敏感、准确、无痛苦、无损伤、无放射性。无需使用对比剂。它不受胆囊功能的影响，黄疸、胆道梗阻和对碘过敏病人均无限制。

正常胆囊声像图：空腹情况下纵断扫查，胆囊呈梨形或长茄形，囊壁薄而光滑，后壁回声增强。长度平均 $6.3\pm1.0cm$，前后径平均 $2.5\pm0.5cm$，长度一般不超过 8.5cm，前后径一般在 3.5cm 以内。采用改进的技术，可以测出正常胆总管、肝总管的前后径，它们内径的超声测值分别不超过 9mm 和 5mm（注：胆总管平均 $5.4\pm1.5mm$，肝总管 $3.5\pm0.7mm$）。

（一）胆石症（图 4-4-13）

1. 胆囊结石的主要诊断依据：

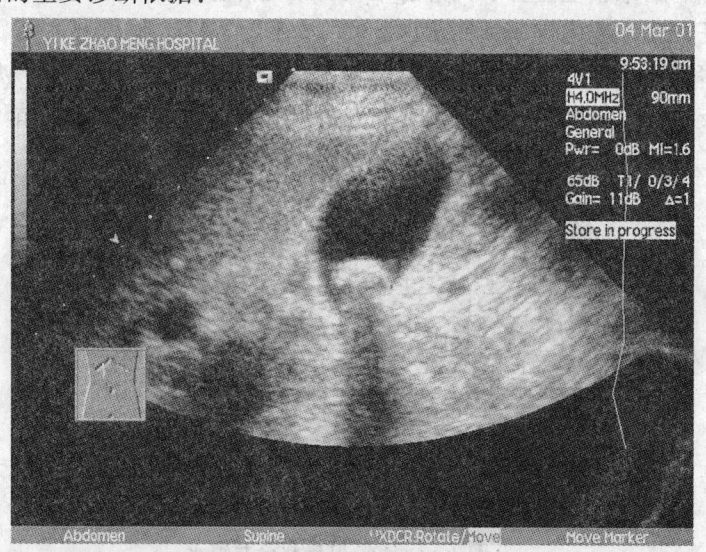

图 4-4-13　胆囊单发结石

胆囊内弧形强回声团，伴有声影，随体位改变移动

胆囊内多数粒状强回声，伴有声影

（1）胆囊内出现点状或团块状强回声。

（2）伴有声影。

（3）上述异常回声随体位变化而移动。

胆囊内结石回声的形状、大小、数目因人而异。

2. 胆总管结石的主要诊断依据：

（1）常伴有结石以上部位胆管扩张。

（2）合并慢性炎症者胆管壁常增厚而且不太光滑。

（3）肝内胆管结石可产生局部肝内胆管扩张。

(4) 结石呈粗大点状或团块状强回声伴有声影。

(5) 脂餐试验对于无症状和部分阻塞的胆总管结石诊断有帮助（脂餐后管径增加 > 1mm）。

(二) 急性胆囊炎（图 4-4-14）

通常可有以下表现：

1. 胆囊增大。

2. 胆囊壁增厚（≥3mm）并分成两层，其间为一窄的弱回声带（代表炎性水肿）。严重者，胆囊壁高度增厚（>5mm）回声不均，粘膜层中断或脱落。

3. 胆囊腔内可因脓性渗出物产生弥漫性低水平回声或沉积物产生的水平面。

4. 胆囊区压痛，亦称超声 Murphy 征阳性。

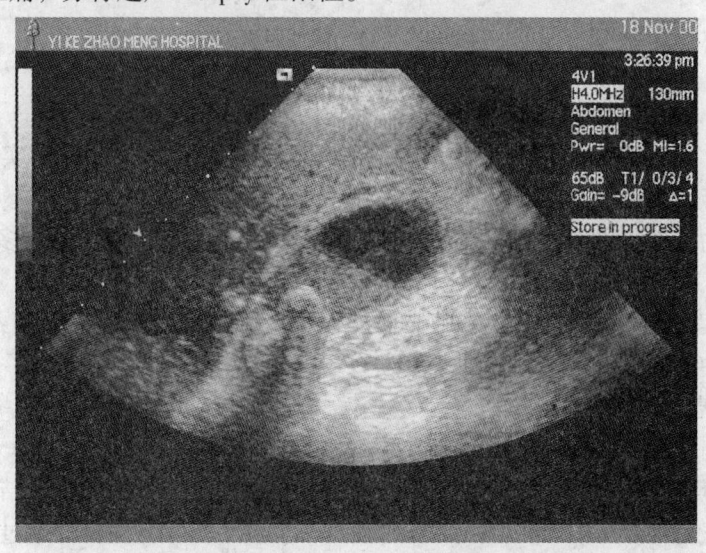

图 4-4-14 急性胆囊炎合并胆囊结石和胆泥

胆囊壁不规则增厚，有双边征，壁内回声不均匀，胆囊颈部可见结石征象，伴有大量沉积的胆泥呈中等水平回声

5. 胆囊周围出现无回声带，提示液体积聚或局部积脓甚至穿孔。

(三) 慢性胆囊炎（图 4-4-15）

典型者有以下表现：

1. 囊壁增厚，呈双边表现，多数比较规则。

2. 胆囊小甚至看不到胆囊腔，提示胆囊萎缩。

3. 胆囊内结石征象。囊壁-结石回声-声影三联征，亦称 WES 征，对于诊断慢性胆囊炎合并结石有较高特异性。

4. 脂餐试验可见胆囊测值在脂餐前后改变不大，提示收缩功能减退甚至无收缩功能。

(四) 胆囊癌

超声有助于胆囊癌的术前诊断。声像图有以下类型：

1. 小结节型 肿物似小结节或呈息肉样，直径 0.4~2.5cm，基底宽或有蒂，常位于胆囊颈部（图 4-4-16）。

2. 蕈块型 肿块回声似蕈块状突入胆囊腔内，肿块的基底部较宽。

3. 厚壁型 常超过 0.5cm 而且不规则。

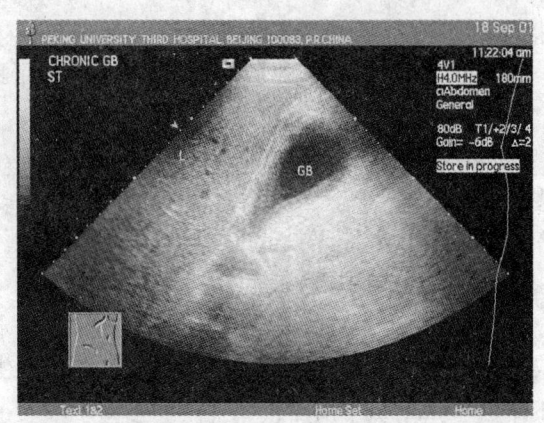

图 4-4-15 慢性胆囊炎
胆囊壁均匀性增厚，粘膜回声增强

4. 混合型　介于蕈块型与厚壁型之间。

5. 实块型　是胆囊癌的常见型，系晚期表现，胆囊腔可消失。有的实块在其中心部可出现合并结石产生的强回声及声影。

彩色多普勒检查：以上各型，往往可见肿物内和胆囊动脉血流信号增多，流速和阻力指数增高。

胆囊癌的其他伴随征象尚有：①肿瘤向外侵犯，肝与胆囊间境界模糊不清。②胆囊颈、肝门部淋巴结肿大。③肝内转移癌征象。

(五) 胆囊息肉样病变

常见的息肉样肿物（假性息肉）有：

1. 限局性胆固醇沉着症。表现为：胆囊壁上附着回声较强的微小结节，直径约 2～5mm，可带蒂，无声影及移动性。小结节的数目一至数个不等，呈良性经过。

2. 胆囊良性肿瘤，如乳头状腺瘤等，可带蒂。直径大于 1cm 的肿物多为增生性赘生物，宜考虑手术治疗。

3. 其他　炎性息肉、腺肌症、早期腺癌等。早期腺癌通常基底较宽、无蒂，直径大于1cm，但也有例外（图 4-4-16）。

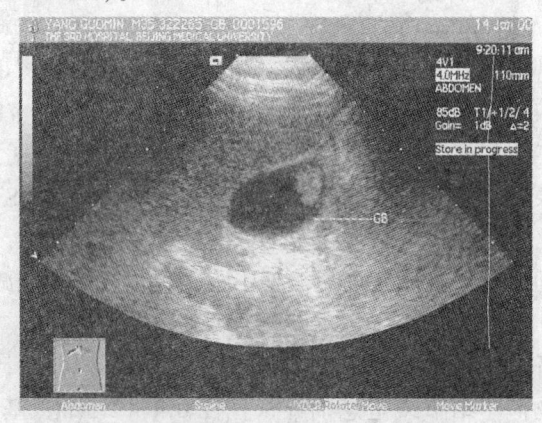

图 4-4-16 胆囊癌
胆囊底部 1.5cm×0.8 的等回声结节，有蒂

(六) 胆道蛔虫症

灰阶超声能显示胆管和胆囊内蛔虫的断面图像。在胆管蛔虫纵断表现为"内管征"或"空心面征",胆管壁内的平行线样回声代表虫体,常伴有较轻度胆管扩张。超声能够观察蛔虫数目,对虫体在胆道内定位,判断其死活以及估计蛔虫是否排出或存留残体均有很大帮助。

(七) 先天性胆总管扩张

超声发现右上腹囊性肿物,位于肝下方。右上腹纵断图上可见肿物位于胆囊深方,呈椭球形或圆筒形,与肝总管相连。在横断图上囊性肿物位于胆囊内下方。根据上述位置特点和与肝总管相连的关系,一般容易做出准确诊断。

(八) 梗阻性黄疸的诊断和鉴别诊断 (图4-4-17)

1. 梗阻性黄疸诊断的主要依据

(1) 肝外胆管扩张:肝外胆管位于门脉腹侧扩张时产生"双筒枪征"。胆总管和肝总管测量分别超过9mm和5mm应考虑扩张的可能,少数老人正常胆总管测值可达10~11mm。

(2) 胆囊增大,提示胆总管阻塞。慢性胆囊炎及胆囊管阻塞时无此征象。

(3) 肝内胆管扩张,包括左右肝管以及它们的分支。扩张时产生"平行管征"(因与门脉分支伴行)。肝内胆管扩张有限局性和普遍性之分。限局性胆管扩张时在肝管内或肝内常能发现病变如结石、局部狭窄、肿瘤等;普遍性肝内胆管扩张(左右肝管扩张)的病因依梗阻水平而有不同(后述),往往说明胆道梗阻持续的时间较长。

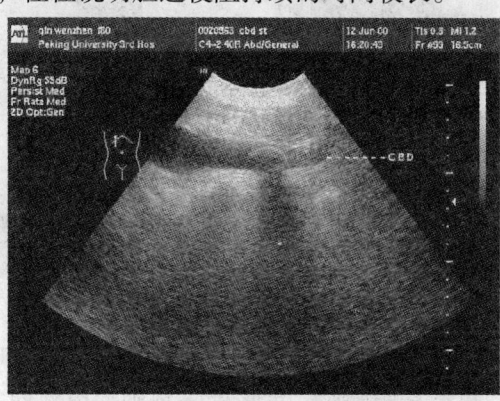

图4-4-17 胆总管末段结石引起肝外胆管扩张

2. 胆道阻塞水平的判断

(1) 肝总管近端阻塞或肝门部阻塞(高位阻塞)的声像图表现:

1) 左右肝管扩张。

2) 胆总管和胆囊无扩张。

3) 可能有肝总管结石或左右肝管结石、肝总管肿瘤、肝门区肿瘤(肝癌或肝门区肿大的淋巴结)等声像图表现。

(2) 远端胆总管阻塞(低位阻塞)声像图表现:

1) 胆总管扩张,常伴有胆囊增大和肝总管扩张,最后肝内胆管普遍扩张。

2) 胰管扩张("胰管-胆总管双扩张"提示乏特壶腹水平阻塞)。

3) 阻塞的原因:出现胰头癌、慢性胰腺炎、胰头区其他占位性病变的声像图或胆总管结石声像图。如果肿瘤、结石过小,或遇肠气过多,可能找不到阻塞的原因,需借助其他造影方法进一步明确诊断（ERCP、PTC 等）。

超声引导下经皮肝胆管造影（PTC），可以减少穿刺的盲目性，减少合并症，提高成功率。经皮肝胆管引流（PTCD）并留置导管，可以使重度梗阻性黄疸患者症状缓解，改善全身状况，为进一步积极处理如手术做好准备，可以降低手术死亡率。

三、胰腺疾病

灰阶超声适合于胰腺肿瘤和囊肿的诊断；对诊断急性和慢性胰腺炎也有一定的帮助，但敏感性稍差。宜在空腹情况下检查，用凸阵或扇扫探头较好。采取坐位和饮水（400ml）后，可以显示得更清晰。

正常胰腺声像图：上腹部横断图上胰腺呈横跨脊柱及其前大血管的长条状结构，边缘整齐光滑，内部呈较粗的点状回声，较肝实质回声稍强或相近，青少年回声稍弱。主胰管呈平行线状，宽度不超过 2~3mm（图 4-4-18）。

（一）急性胰腺炎

1. 水肿型　胰腺普遍肿大，典型者似腊肠样；内部回声均匀性减弱，可以伴有对邻近血管（下腔静脉、肠系膜上静脉、脾静脉）的压迫征（图 4-4-19）。

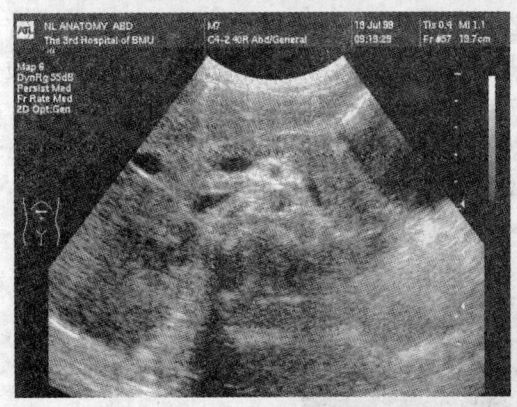

图 4-4-18　正常胰腺声像图

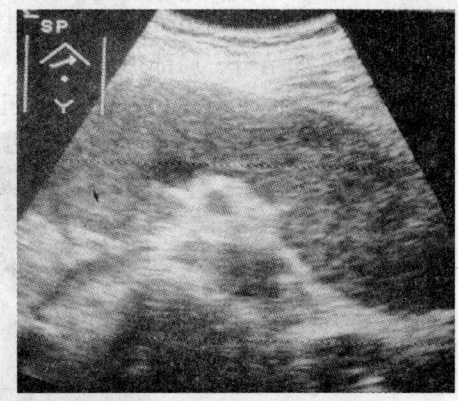

图 4-4-19　水肿型胰腺炎
胰腺明显肿大，回声减低

2. 出血（坏死）型　胰腺高度肿胀，外形常不规则，内部回声很不均匀，出现不规则高低水平回声，还可由于液化过程产生小片状无回声区。此外，常见有胰腺周围和血管周围积液、网膜囊积液、左肾旁间隙积液或腹水征。

超声对于胆原性胰腺炎（往往合并胆道系统结石）和临床表现不典型的胰腺炎或淀粉酶无明显增高的胰腺炎，最有诊断价值。值得指出，临床怀疑坏死性胰腺炎时，由于患者腹痛、腹胀，超声检查不易全面，常有较大的局限性，X线、CT是首选的影像检查方法。

（二）慢性胰腺炎（图 4-4-20）

超声诊断慢性胰腺炎敏感性较差，典型者可有以下表现：
1. 胰腺体积缩小。
2. 表面轻度不规则。
3. 胰腺实质回声显著增强，内部出现粗大的点状强回声或多个细点状强回声。
4. 胰管扩张，典型者呈串珠样，可伴有结石回声及声影。

少数慢性胰腺炎局部肿大，外形和内部回声不规则，并可合并胆总管扩张或胆管胰管双

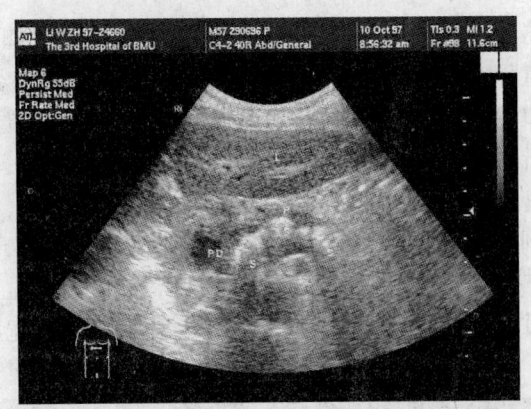

图 4-4-20 慢性胰腺炎（胰管内多发结石形成）

扩张，难以和胰腺癌鉴别。超声引导细针组织学活检有助于鉴别。

（三）假性胰腺囊肿、胰腺脓肿

多数位于胰腺附近；囊肿可大可小，囊壁边界清晰，可能稍厚或不规则；囊内无回声或弥漫性低水平回声，可有沉渣产生的分层平面。

超声诊断假性囊肿比较敏感，超声引导下穿刺有助于常规化验、细菌学、淀粉酶和细胞学检查，对于本病明确诊断和随诊极有裨益。

（四）胰腺癌（图 4-4-21）

1. 胰腺肿大分限局性、弥漫性两种。限局性肿大者肿物边缘不规则，有伪足样突起。
2. 肿物回声减少，多数内部回声不均匀。
3. 继发周围血管压迫征，或胆管、胰管扩张，胆囊肿大。
4. 转移征象　晚期多伴有肝内转移瘤、主动脉旁淋巴结肿大、腹水等声像图表现。

超声诊断胰腺肿瘤具有实际应用价值。小于 1~1.5cm 的肿物超声检查可能还有困难。胰尾部肿瘤易于漏诊。肥胖和肠气过多患者胰腺声像图常模糊不清，故结合 CT 和 ERCP 检查仍属必要。

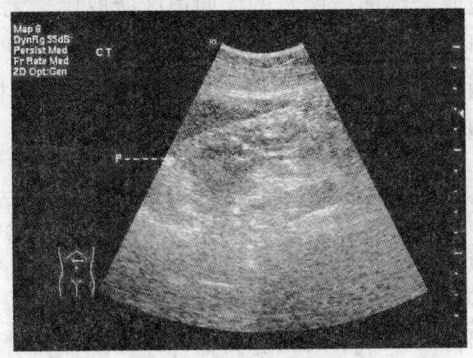

图 4-4-21 胰腺癌
示胰头钩突部位不规则的低回声小结节，有伪足状突起
P 代表胰头部

四、肾脏疾病

超声检查在肾脏疾病诊断方面的应用极为广泛，其中包括：不同程度的肾积水、肾的多种囊性肿物（如肾囊肿、多囊肾）、肾实质和肾盂肿瘤、肾结石、肾外伤、化脓性肾感染和

肾周围脓肿、肾结核、先天性肾发育异常（如肾发育不全和肾缺如、异位肾、蹄铁形肾）等。超声检查已成为移植肾术后不可缺少的影像学随诊手段。此外，超声引导普遍用于肾活检、肾囊肿的穿刺抽吸和注药治疗，扩张肾盂穿刺抽液（抽脓）和置管造瘘等。总之，它已成为肾脏疾病影像学诊断的首选方法。

正常肾脏声像图（图4-4-22）：

1. 肾脏纵断面呈椭圆形或扁卵圆形。肾的包膜清晰、平滑、回声较强。肾皮质呈均匀的中低回声，肾锥体回声更低。肾中央区（也称肾窦区，此区内肾盂、肾盏、血管和脂肪组织交织）呈不规则的强回声区。冠状断面上容易显示肾盂、肾盏的宽度以及肾动静脉及其在肾内的分布。

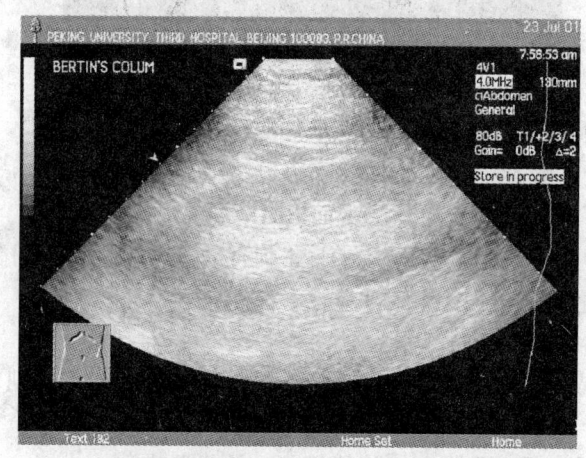

图4-4-22 正常肾脏声像图（纵断面）

2. 肾脏横断面在肾门部呈马蹄铁形，靠近肾的上极或下极呈卵圆形或圆形。

（一）肾积水

1. 声像图特点

（1）肾窦强回声部分地或全部地被增宽的无回声区所取代，无回声区的边界清楚。

（2）在横断面上，无回声区呈椭圆形或圆形，至肾门附近常更宽大、更突出。

（3）在冠状断面上呈烟斗形。其形态与肾盂扩张的X线征象相符合。冠状扫查能够显示扩张的肾盂、肾盏的典型征象。

2. 肾积水的严重程度

（1）轻度肾积水：肾外形和肾实质无改变；肾窦部出现窄带状或扁卵圆形无回声区，冠状扫查可见肾盂、肾盏包括肾小盏均有轻度扩张。

（2）中度肾积水：冠状扫查显示肾窦区典型的烟斗状无回声区，提示肾盂、肾盏皆有显著扩张；肾小盏的终末端和肾锥体顶端的轮廓变平；肾体积轻度增大，但超声测量表现不够显著（图4-4-23）。

（3）重度肾积水：肾窦区强回声被显著扩张囊状无回声区所代替，其周边呈花边状，肾实质明显受压，不同程度变薄；肾体积明显增大。

（二）单纯性肾囊肿（图4-4-24）

单纯性肾囊肿比较多见，发生率随年龄而增长。囊肿的壁很薄，其中充满澄清液体。小的囊肿直径仅几毫米或几厘米，一般无临床症状，大的囊肿可以形成腹部肿物。这种囊肿常单发。部分病人有2个以至数个，称多数性单纯囊肿，可双侧性分布，本病预后良好，应与

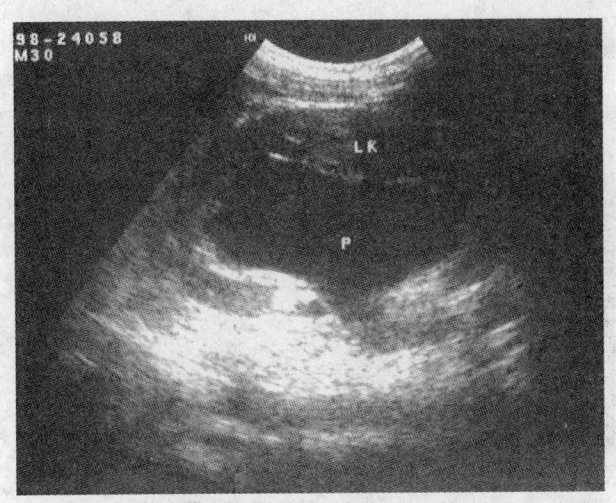

图 4-4-23 肾积水（中度）
LK 左肾实质
P 扩张的肾盂肾盏，呈烟斗状

先天性多囊肾鉴别（后述）。声像图特点：

1．一般呈圆形或椭圆形无回声区。
2．囊壁菲薄，光滑整齐。
3．其后壁回声增强。

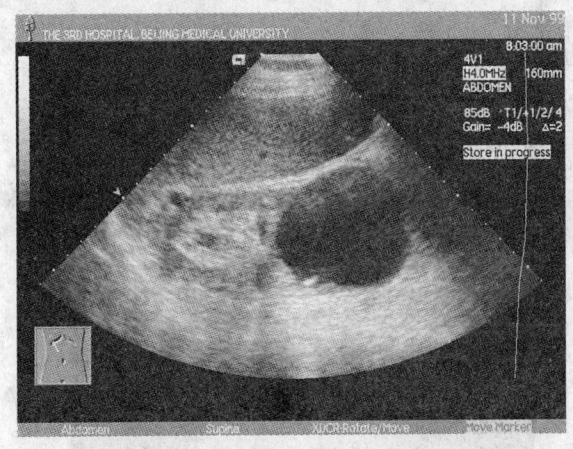

图 4-4-24 单纯性肾囊肿

有的囊肿两旁尚可见到边缘折射所致声影，也称侧边效应。囊肿在肾内常造成肾皮质和肾窦弧形压迹，也可向外隆起使肾局部肿大畸形。位于肾窦区的囊肿，称肾盂旁囊肿。

（三）多囊肾（图 4-4-25）

多囊肾属于先天性发育异常，往往双肾受累。声像图特点：

1．成人型多囊肾表现为双肾显著增大，表面不规则，常呈分叶状。
2．双侧肾脏出现许多大小不等囊泡样无回声和低回声区，囊壁整齐。
3．肾窦区被多数囊泡压迫变形。

（四）肾肿瘤

肾脏原发性肿瘤可分为良性和恶性，但以恶性占大多数。肾肿瘤又分肾实质肿瘤和肾盂肿瘤两类。肾实质肿瘤在成人多数是肾细胞癌（透明细胞癌），在儿童多为肾胚细胞瘤

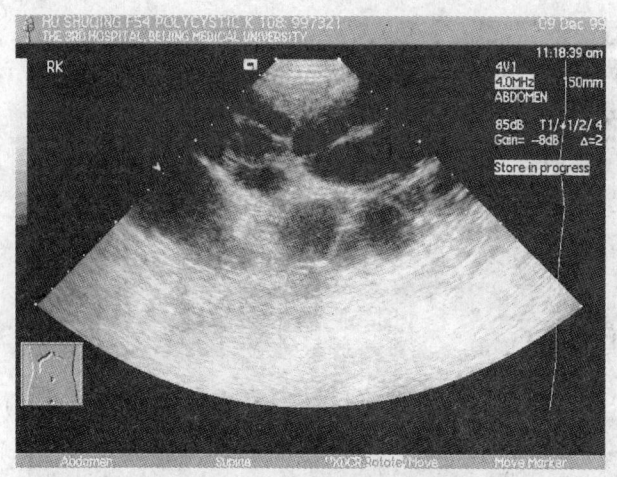

图 4-4-25 多囊肾声像图

（Wilms 瘤）。错构瘤（血管平滑肌脂肪瘤）是比较常见的一种良性肿瘤，集体超声检查有时发现。肾盂肿瘤较肾实质肿瘤少见，约占肾肿瘤的 15%。肾盂肿瘤 80% 左右是移行上皮细胞癌，少数是鳞状上皮癌。良性（移行上皮性）乳头状瘤属常见肾盂肿瘤，但易于复发和恶变。

1. 肾细胞癌　典型声像图特点（图 4-4-26）：

（1）肾实质回声异常　多数呈回声减少型，少数呈等回声型、回声增多型和囊性变型四型。后者与实性肿瘤内部出血、坏死、液化过程有关。

（2）肾局部隆起和外形异常　病变多呈圆形或椭圆形，有占位性特点。偶尔外向性生长甚至带蒂，被误认为肾外肿瘤。

（3）肾窦区受病变压迫移位、变形。

（4）扩散和转移征象：肾细胞癌常沿肾静脉扩散，从而引起肾静脉、下腔静脉瘤栓和阻塞。用二维和彩色超声容易加以证实。有时可见肾门淋巴结和腹膜后淋巴结肿大导致肾静脉、下腔静脉移位受压。肾癌引起肝内转移者比较少见。

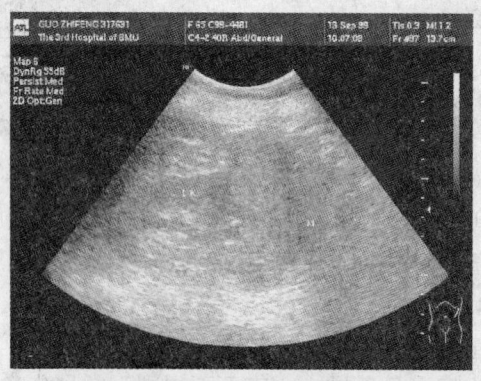

图 4-4-26　肾细胞癌

左肾下极巨大低回声性肿块（M），导致肾脏失去正常形态

2. 早期肾癌　超声普查有助于发现早期肾癌，发现率 0.07%～0.2%。声像图特点：体积较小，一般为 2～3cm 圆形结节，或呈"不典型囊肿"；回声增强者占半数以上，但比肾窦回声低，少数不均匀或呈蜂窝状，无转移征象。手术治疗效果极好，8 年治愈率 98.4%。

3. 错构瘤（血管平滑肌脂肪瘤）　呈圆形结节，边界清楚，有密集而均匀的强回声。

声像图具有一定的特征性。瘤体较大的错构瘤声衰减显著,可有声影。CT 增强扫描有助于证实本病,并排除肾癌。

(五)**肾结石**(图 4-4-27)

肾结石是常见病,20~40 岁居多数。肾结石主要分布在肾的集合系统内,位于肾盂者居多,肾盏次之。双侧性肾结石不到 10%。90% 的肾结石含钙,X 线易于显示,尿酸结石和胱氨酸结石 X 线显影较淡或不易显影。超声检查均有助于诊断。

单纯肾结石一般不产生疼痛。结石引起尿路阻塞或肾盂、输尿管平滑肌强烈收缩则产生肾绞痛。血尿或镜下血尿比较多见。症状性肾结石常与肾盏或肾盂扩张(肾积水)合并存在,并可继发尿路感染。输尿管结石常引起其近端输尿管扩张,疼痛发作期肾盂和输尿管扩张者更多见。

声像图特点:

1. 肾窦区内出现点状或团块状强回声,伴有声影。鹿角状结石呈珊瑚状。
2. 肾结石继发肾积水时,出现扩张的肾盂、肾盏图形。
3. 肾和输尿管结石若无合并肾盂、输尿管扩张,超声显示小的结石比较困难。采用肌肉注射速尿 15min 后,重复肾脏超声检查;并且应沿输尿管投影方向扫查,寻找扩张的输尿管及远端的结石强回声,后者常伴有声影。

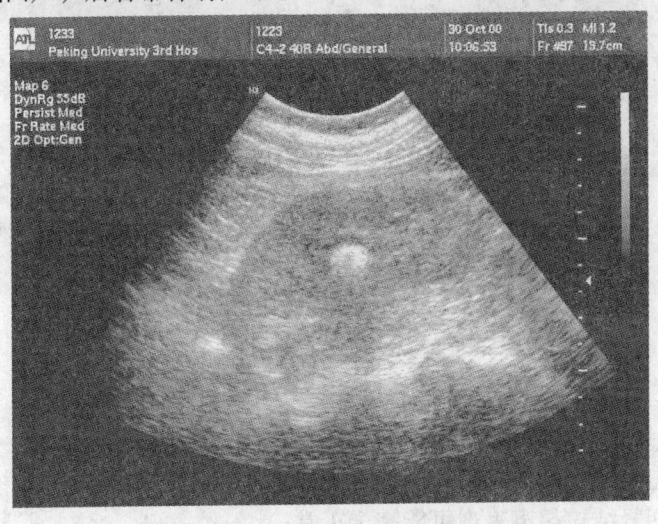

图 4-4-27 肾结石

(六)**肾外伤**

闭合性肾损伤可分为肾挫伤、肾实质裂伤(包膜破裂)、肾盏(肾盂)撕裂、肾广泛撕裂(全层裂伤、甚至肾蒂断裂)四型。肾挫伤可发生在肾实质内,也可引起包膜下血肿;肾包膜破裂引起肾周围积血和积液。肾蒂撕裂者常引起出血性休克。

声像图特点:

1. 肾实质挫伤

(1)局部肾实质回声不规则增强,其中可有小片回声减低区。

(2)肾包膜完整;或在包膜下与肾实质之间,出现新月形或梭形低回声区,代表包膜下血肿。

2. 肾实质裂伤(包膜破裂)

(1)肾周围积液(积血)征象显著。即:肾包膜外被无回声或低回声区包绕。多量出血时，肾的大部分被无回声区包绕。

（2）肾破裂处包膜中断现象，局部肾实质内可有血肿引起的带状低回声。破裂处可位于肾中部，或上、下极，但有时不易找到，除非裂伤范围较大。

3. 肾盏撕裂伤：往往与实质病变并存，但包膜完整。特点是伴有肾盂肾盏扩张征象，集合系统因血块阻塞时才显著。扩张的肾盂肾盏中常有不规则低水平回声。

4. 肾广泛性撕裂伤：声像图可兼有上述两型表现，其中肾周大量积液（积血）征象突出，断裂部位的肾脏结构模糊不清。

（七）肾周围脓肿（4-4-28）

肾周围脓肿的断面图像主要表现为环绕肾脏周围的带状无回声区或低回声区，带区的宽度和形态依积脓的量而不同，超声检查不仅有助于本病的诊断并可与急性肾盂肾炎、肾脓肿等化脓性感染性疾病进行鉴别，而且还有助于指导穿刺抽吸，或协助选定最佳引流部位以便作切开引流手术。

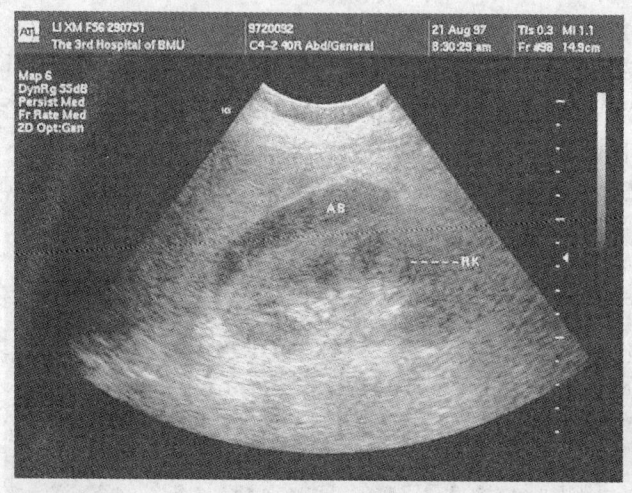

图 4-4-28 肾周围脓肿

（八）肾结核

肾结核声像图具有多样性，其特点主要取决于肾脏的病理改变：

1. 声像图发现的早期结核表现为肾实质局部肿胀、回声减弱，边界模糊，可能酷似肾肿瘤。（注：最早期肾结核超声表现可能完全正常。）

2. 肾实质破坏，由于干酪样坏死、液化性空洞、纤维化和钙化，出现多种多样的回声异常。如：肿胀的肾实质的低回声病变区中有强回声团块出现（代表钙化）；中央有时出现小片或大片低回声区，代表结核性空洞和肾实质破坏变薄。

3. 局部肾盂肾盏不规则性扩张，但其边缘不齐，壁厚，大部为不规则低回声，代表积脓。

（九）移植肾

移植肾术后并发症相当多见。超声检查作为影像学监护手段，对于发现移植肾有无输尿管阻塞、肾周围积液如血肿、脓肿、尿液囊肿，有无肾血管并发症以及对于肾排异的诊断和鉴别诊断等均能发挥积极作用，它有助于临床正确及时的处理。超声检查移植肾的适应范围可参考表 4-4-1

表4-4-1 移植肾超声检查适应证

---

1. 输尿管阻塞所致肾积水：外压性、吻合口局部狭窄，结石（少见）
2. 肾周围积液：血肿、脓肿、尿液囊肿、淋巴囊肿
3. 肾排异：急性肾排异、慢性肾排异
4. 肾功能衰竭病因的鉴别：如急性肾排异与急性肾小管坏死的鉴别；无功能肾的其他病因如肾积水，肾周积液和肾排异之间的鉴别
5. 肾血管合并症：肾动脉吻合口和远端狭窄、阻塞，肾静脉血栓
6. 超声引导下定位穿刺：肾周局部积液的抽吸引流、经皮肾造瘘术、移植肾内病变的活组织检查

第三节 超声波检查的护理

一、护理基本原则

1. 根据医嘱认真核对超声检查申请单上姓名、性别、年龄、床号、住院号是否准确无误；申请单上病史、重要检查临床诊断、检查部位和申请医师各栏目是否填写齐全。
2. 将申请单递送超声诊断科预约登记室，办理预约手续，领取预约通知单。
3. 将预约通知单交给病人或其家属妥为保管，阅读预约单上检查前准备和注意事项，并向病人交代清楚。
4. 提醒病人或家属，按预约时间前往超声检查。对于重危患者和体质虚弱的病人，宜轮椅或活动床搬运。护理人员给予指导或陪同前往。
5. 胸部检查（胸膜、肺、纵隔）者，必须带胸部X线片和CT片以及以往影像检查报告单。
6. 取回住院患者超声报告单，放入病历夹中。对于重要检查结果，应主动向医师报告。

二、腹部超声检查的护理

1. 检查肝脏、胆囊、胰腺疾病，宜在晨间空腹条件下进行。急诊例外，疑有梗阻性黄疸者也不必苛求。
2. 检查膀胱、输尿管、前列腺疾病和妇产科病人（经腹、盆腔检查），在检查前应鼓励病人饮水400~500ml，保持膀胱适当充盈（有明显尿意时）。
3. 对于疑难、复杂病变需与过去的超声检查结果比较的患者，应带以往超声检查记录和其他影像检查记录。
4. 接受肝穿刺、肾活检等介入性超声诊断处理者，需按肝穿刺、肾活检术后常规护理，注意观察记录术后病人一般情况、定时测量和记录脉搏、血压等。

（张武 王金锐 苗立英）

第五章 核医学检查

> **学习目标**：本章学习结束后，学生将会：
> 1. 叙述核医学检查及治疗的基本原理及注意事项。
> 2. 描述临床常见疾病核医学检查的原理、方法、检查前准备及注意事项。
> 3. 根据不同疾病核医学检查的要求做好病人检查前的准备。

第一节 概述

核医学（nuclear medicine）分为实验核医学（experimental nuclear medicine）和临床核医学（clinical nuclear medicine）。前者是利用核技术研究生命现象的本质，建立和发展新的诊断方法，不断推动临床核医学发展的技术。后者是一门利用开放型放射性核素诊断和治疗疾病的学科。

核医学诊断方法按是否将放射性核素引入体内而分为体外检查法（in vitro methods）和体内检查法（in vivo methods）。后者根据成像与否又可分为显像和非显像法两种。

核医学检查及治疗前的准备以及病人与医生的密切合作十分重要，有时甚至成为其成败的关键。

一、核医学检查的基本原理及注意事项

（一）体外检查法

1. 原理 体外检查法是将受试者的生物样品在体外试管内对其微量生物活性物质进行检测，对疾病进行诊断的技术。它是利用放射性标记的配体为示踪剂，以竞争结合反应为基础的。例如放射免疫分析（radioimmunoassay，RIA）。

2. 注意事项 在取血或其他生物样品进行放射性标记的配体试验前，避免作将放射性核素引入体内的各种检查（或经10个物理半衰期后）。以避免其对该试验检测结果的干扰。

（二）体内检查法

1. 原理

（1）显像法 放射性核素显像是一种以脏器内外、或同一脏器中正常组织与病变之间的放射性浓度差为基础的脏器或病变的显像方法。一方面放射性核素或其标记物引入人体后选择性聚集在或流经特定脏器或病变，使其与周围组织形成放射性浓度差；另一方面核医学显像设备可探测到这种放射性浓度差，将脏器或病变显示成像。成像原理包括：细胞选择性摄取；化学吸附作用；微血管栓塞；特异性结合；通道、灌注和生物分布；直接参与代谢过程诸途径。

显像方式又可分为静态与动态显像；局部与全身显像；阳性与阴性显像；以及平面与断

层显像。

(2) 非显像法 非显像法与显像法的区别在于以探测放射性核素或其标记物在脏器或组织中被摄取、聚集和排出的情况并以时间放射性曲线等非显像的形式显示。

2. 注意事项 体内检查法的注意事项对于不同系统各有差别。除检查甲状腺外，一般要求封闭甲状腺；检查前移走身上的金属物品；注射显像剂后排尿时避免污染皮肤及内衣裤等。注射放射性药物（radiopharmaceutics）由通过射线防护培训、考核合格的核医学科专人负责。除核对药物名称、病人姓名外，还要核对放射性药物的量及其标定时间；除要按常规进行无菌操作外，还要严格按照射线防护有关规定进行操作；并避免注射至血管外，必要时事先准备三通进行注射。注射完要对注药名称、量、时间及供药厂家等进行记录。并观察病人 15min 左右，以便及时处理注药后的个别不良反应。

二、核医学放射性核素治疗原理及注意事项

（一）原理

放射性核素治疗（radionuclide therapy）即将放射性核素或其标记物引入体内，它们高度选择性聚集在病变部位、并发射出射程短并主要以电离激发的方式对病变进行集中照射的 β 或 α 粒子，达到抑制或破坏病变组织的目的，而邻近和全身正常组织受照剂量很低。

（二）放射性核素治疗注意事项

甲状腺疾病（主要是甲亢）、恶性胸腹水及关节积液、骨转移瘤等疾病的核素治疗都有其详细的适应证、禁忌证、治疗方法及注意事项。在此仅对注意事项作一般性介绍：

1. 治疗宜避开妊娠、哺乳期。
2. 治疗前后宜进行肝肾功能、血小板、白细胞的监测，上述指标如有明显异常应停止治疗或根据情况慎用或减量。
3. 治疗前宜停用抑制治疗药物吸收的有关药物和食物。
4. 治疗前后宜对病人密切观察，对可能出现问题者宜事先用药预防，对治疗后出现的问题宜及时对症处理。
5. 用药后病人的排泄物应在衰变池中储存衰变达 10 个半衰期后再排放。
6. 接受剂量较大时应隔离病人，当其体内放射性核素活度通过物理衰变及生物排泄降至 30mCi 以下时，方可解除隔离。

三、临床核医学常用放射性药物

表 4-5-1 临床核医学常用放射性药物

放射性核素	物理半衰期	衰变类型	射线能量 MeV		标记药物	用途
			βmax	γ		
$^{3}_{1}H$	12.33a	$β^{-}$	0.0186 (100)		$^{3}H_{2}O、^{3}HHO$ ^{3}H-配体	测定人体总体水量 体外配体结合分析
$^{11}_{6}C$	20.38min	$β^{+}$ (>99) EC (0.2)	0.97	湮灭辐射	$^{11}CO、^{11}CO_{2}$ ^{11}C-葡萄糖 ^{11}C-色氨酸 ^{11}C-棕榈酸 ^{11}C-甲基-螺环呱啶酮	脑、肺功能显像 测定局部脑葡萄糖代谢 测定心肌氨基酸代谢和蛋白质合成 测定心肌脂肪代谢 神经受体显像

续表

放射性核素	物理半衰期	衰变类型	射线能量 MeV		标记药物	用途
			βmax	γ		
$^{13}_{7}N$	9.96min	$β^+$	1.19	湮灭辐射	$^{13}NH_3$ ^{13}N－氨基酸	脑、心肌 PET 显像 测定蛋白质代谢
$^{15}_{8}O$	2min	$β^+$	1.72	湮灭辐射	$^{15}O_2$ $^{15}O-CO$ $^{15}O-CO_2$	脑、肺 PET 显像 估价血容量和脑血流
$^{18}_{9}F$	109.8min	$β^+$ (97) EC (30)	0.649 (97)	湮灭辐射	$Na^{18}F$ $^{18}F-FDG$ ^{18}F－氟多巴	骨肿瘤显像 脑、心肌肿瘤葡萄糖代谢显像 脑 PET 神经受体显像
$^{32}_{15}P$	14.3d	$β^-$	1.71 (100)		$Na_2H^{32}PO_4$ 胶体 $Cr^{32}PO_4$ $^{32}P-DFP$	治疗真性红细胞增多症，作敷贴剂 肿瘤间质治疗 测定红细胞寿命
$^{67}_{31}Ga$	78h	EC	0.82 (3) 1.88 (82)	0.071 (24) 0.023 (69) 0.165 (24) 0.296 (22)	^{67}Ga－枸橼酸镓	肿瘤显像
$^{89}_{38}Sr$	50.75d	$β^-$	1.463 (100)	0.9139 (0.009)	$^{89}SrCl$	治疗骨转移瘤
$^{99m}_{43}Tc$	6.02h	IT (>99)	IC0.119 (9)	0.141 (89)	$Na^{99m}TcO_4$	脑、甲状腺显像
					$Na^{99m}Tc-Tc_2S_7$ 胶体	肝、脾显像
					^{99m}Tc－植酸钠	肝显像
					$^{99m}Tc-MAA$	肺灌注显像
					^{99m}Tc 磷（膦）酸盐	骨显像
					$^{99m}Tc-DMSA$	肾显像
					$^{99m}Tc-DTPA$	脑、肾显像
					$^{99m}Tc-HAS$	心血管、胎盘显像
					$^{99m}Tc-PYP$	亲心肌梗死显像
					$^{99m}Tc-IDA$ 类衍生物	肝胆显像
					^{99m}Tc－吡哆醛氨基酸类	肝胆显像
					$^{99m}Tc-TBI、CPI$ MIBI	心肌显像
					^{99m}Tc－脂肪酸	心肌显像
					$^{99m}Tc-HMPAO$	脑血流显像
					$^{99m}Tc-ECD$	脑血流显像
					$^{99m}Tc-MDP$	骨显像
$^{123}_{53}I$	13.2h	EC		0.159 (100)	$Na^{123}I$	甲状腺显像及功能测定
					$^{123}I-IMP$	脑血流显像
					^{123}I－胆固醇	肾上腺皮质显像
					$^{123}I-MIBG$	心肌或肾上腺髓质显像
					^{123}I－脂肪酸	心肌显像
					$^{123}I-OIH$	肾图测定
					$^{123}I-LSD$	脑神经受体显像

续表

放射性核素	物理半衰期	衰变类型	射线能量 MeV βmax	射线能量 MeV γ	标记药物	用途
$^{125}_{53}I$	58d	EC，(100) γ	0.027 – 0.032 (138) Te – KX 0.035 (7)		^{125}I – 配体	体外配体结合分析等
$^{131}_{53}I$	8.04d	β–，γ	0.608 (87) 0.335 (9) 0.250 (3)	0.364 (80) 0.722 (3) 0.637 (9) 0.284 (5) 0.080 (2)	$Na^{131}I$ ^{131}I – HAS ^{131}I – MAA ^{131}I – OIH ^{131}I – RB ^{131}I – 三油酸甘油酯 ^{131}I – 胆固醇 ^{131}I – MIBG ^{131}I – 5 – 碘尿嘧啶	甲状腺病诊断治疗 循环血浆容量测定 肺灌注显像 肾图测定 肝胆显像 脂肪吸收试验 肾上腺皮质显像 肾上腺髓质显像 胃显像及治疗胃癌
$^{201}_{81}Tl$	72h	EC		0.030 0.032 (98) 0.135 0.167 (10)	$^{201}TlCl$	心肌灌注显像 肿瘤显像 甲状旁腺显像

四、临床核医学常用仪器简介

(一) 医用活度计

此仪器是核医学诊断和治疗疾病中测量放射性药物中的放射性核素活度的一种必备仪器，以保证以准确的量用于日常的将放射性核素引入体内的诊断、治疗目的。

(二) γ 计数器

γ计数器以井型晶体作为探测元件，探测样品中的γ辐射强度。在核医学中常用于体外检查法的放射免疫分析（RIA）中样本的测量。

(三) 微机肾图仪及甲状腺功能仪

微机肾图仪及甲状腺功能仪是体内检查法中非显像法所用仪器。前者由铅准直探头、电子测量系统、微机系统和操作台四部分组成。用于多种肾功能的测量。后者现在主要由甲状腺测定装置和微机组成。用于测定甲状腺对^{131}I摄取的速度和量，以评价甲状腺的功能。

(四) γ照相机 – 计算机系统、单光子发射计算机断层显像以及正电子发射计算机断层显像设备

此三种显像设备均为体内检查法中的显像法所用设备。γ照相机 – 计算机系统由探头、控制台和照相机系统三部分组成。主要形成平面的多种核医学影像。单光子发射计算机断层显像（single photon emission computed tomography，SPECT）设备主要由探头、机架、断层床、计算机和光学照相系统组成。和γ相机一样，主要通过对放射性药物选择性聚集脏器所发射的γ射线的探测，不仅形成平面影像，此外，它还可在计算机的辅助下重建并形成断层影像。正电子发射计算机断层显像（positron emission computed tomography，PET）设备主要是对正电子发射体发射出的正电子与邻近物质作用产生湮没辐射后产生的双光子的探测，并进行

断层显像的仪器。除监测血流和器官功能外,主要可进行代谢和受体方面的显像。是目前核医学中最为先进的显像设备。

五、射线的防护

辐射防护的基本原则是在决定接受照射时必须利大于弊;并使其保持在可以合理达到的最低水平及避免一切不必要的照射;同时保证个人所受的剂量当量不超过规定的限值。射线防护措施包括对内照射和对外照射两部分。内照射主要指放射性核素通过吸入、食入、皮肤、粘膜及破损的伤口进入体内,分布在组织或器官中形成的照射。对内照射的防护即防止放射性核素通过吸入、食入、皮肤、粘膜及破损的伤口进入体内。外照射是指电离辐射源处于体外,其射线作用于人体。其防护措施是尽可能减少受照时间;尽可能加大与放射源的距离以及借助物体的吸收屏蔽作用减少人体受照剂量。

(张燕燕)

第二节 各系统的核医学检查

一、神经系统

(一) 局部脑血流断层显像 (regional cerebral blood flow tomography, rCBF)

1. 原理和方法 具有脂溶性、电中性和低分子量的脑显像剂可以自由通过完整无损的血脑屏障 (blood brain barrier, BBB), 根据通过 BBB 的特性, 脑显像剂可分为化学微栓型和惰性气体型两类。

静脉注入化学微栓型显像剂后,它可以通过血脑屏障进入脑细胞,进入后立即转变为水溶性化合物,因此不能再反向通过血脑屏障,而被滞留在脑内。显像剂进入脑细胞的量主要与局部脑血流量呈正比,而局部脑血流又与局部脑细胞的能量代谢和功能有关,因此可以通过脑血流断层显像来反映局部脑组织的血流量和功能状态。

临床上使用的化学微栓型显像剂主要为 ^{99m}Tc - ECD 或 ^{99m}Tc - HMPAO。静脉注药后, 15~60 min 内显像, 受检者带眼罩, 仰卧位, 头部置于头托内, 听眦线与地面平行, 身体固定, 探头尽量贴近头颅进行断层采集。

2. 主要临床应用

(1) 短暂脑缺血发作(TIA)和可逆性缺血性脑疾病(PRIND):为各种原因引起的暂时症状一般在 24h 内消失。主要表现为脑组织不同部位存在 rCBF 低灌注区和脑细胞功能低下区。通过显像了解有无持续低灌注状态,有助于临床脑缺血发作的诊断,预后和治疗的决策。

(2) 脑梗塞:SPECT 较 CT 及 MRI 灵敏,可在 48h 发现病灶。绝大部分病灶表现为放射性分布减低区,且可以发现 CT 及 MRI 所不能发现的病灶周围过度灌注和对侧小脑失联络现象。本法对脑梗塞早期诊断,病情估计、疗效评价等有较高的价值。

(3) 癫痫病灶的定位:阳性率和特异性较 XCT 和 MRI 高。发作期表现为局限性放射性增高区。发作间期表现为该部位放射性减低。

(4) 痴呆病因的鉴别诊断。

(5) 精神和情感障碍性疾病的诊断。

3. 检查前准备及注意事项 受检者准备：注射显像剂前 1h 口服过氯酸钾 400mg 封闭脑室脉络丛和甲状腺。注射显像剂前 5 min 带眼罩和耳塞，避免各种精神刺激，直至注药后 5 min。

（二）核素脑血管造影及血脑屏障显像（radionuclide cerebral angiography and brain imaging）

1. 原理和方法 弹丸式静脉注射 $^{99m}TcO_4^-$ 或其他不进入脑细胞的显像剂后，在头颈部快速连续显像，即可显示显像剂在脑血管内充盈、灌注和流出的动态过程并显示脑血管的形态和走行。

正常脑组织存在血脑屏障，血液中的放射性药物不能进入脑细胞，脑实质呈放射性空白区。脑内病变破坏血脑屏障后，放射性药物可以进入病变部位而表现为放射性浓聚影。根据放射性浓聚大小、形态、位置对大脑实质病变做出定位诊断。

2. 临床应用 ①颈动脉狭窄的诊断；②脑血管畸形；③缺血性脑血管疾病；④脑死亡的判断；⑤脑肿瘤的诊断；⑥硬膜下血肿的诊断。

3. 检查前准备及注意事项 检查前 1h 常规口服过氯酸钾 400 mg，余无特殊。

（三）脑池显像（cisternography）

1. 原理、方法和临床应用 将某些药物如 ^{99m}Tc-DTPA 经腰穿引入脊髓珠网膜下腔。通过脑脊液循环，依次使各脑池及小脑凸面及大脑凸面显影。

临床可用于交通性脑积水的诊断，本法是唯一能确诊本病的方法。

脑脊液漏的诊断和定位：于漏管或漏口部位出现异常放射性浓聚。

2. 检查前准备及注意事项 检查前无须特殊准备，需临床有经验的医师配合腰穿操作。腰穿后病人须去枕平卧 6h。

二、循环系统

（一）心肌灌注显像（myocardial perfusion imaging）

1. 原理和方法 正常心肌具有摄取某些阳离子的功能，如 ^{201}Tl 和 ^{99m}Tc-MIBI 等。局部缺血坏死的心肌摄取能力减低而表现为放射性减低区。心肌摄取该放射性药物的量与心肌血流灌注量呈正相关。某些心肌缺血患者在静息状态下，由于冠状动脉的储备功能和侧支循环形成，心肌灌注显像可无异常表现，但运动负荷时，狭窄的冠状动脉不能增加血流量致使该供血区表现为放射性减低区。

^{99m}Tc-MIBI 在心肌内无再分布，因此静息显像和运动负荷显像需分别注射显像剂，分日进行显像。^{201}Tl 被心肌摄取后随时间出现再分布，因此只需注射一次显像剂，先进行运动负荷显像，然后进行延迟再分布显像。运动心肌灌注显像病人需在运动至次极量时，注入心肌显像剂，1h 后显像。检查可在一日内完成。

2. 临床应用
(1) 心肌缺血和心肌梗死的诊断及鉴别诊断。
(2) 胸痛或心电图检查阳性者的明确诊断。
(3) 估价冠心病病人的预后。
(4) 评价冠心病的内科或外科治疗后效果。
(5) 血管再通术前心肌细胞存活的估测：PET 心肌代谢断层显像是鉴别心肌是否存活的理想方法，但应用 SPECT 在一定程度上也可反映心肌细胞的活力。可采用 ^{201}Tl 24h 延迟显像，或 ^{201}Tl 再注射的方法。原放射性缺损区出现了放射性再分布，表示心肌存活。

(6) 心肌病的辅助诊断：静息平面显像，心肌内放射性分布可不均匀，呈花斑样改变。

3. 检查前准备及注意事项

(1) 运动负荷显像的相对禁忌证：不稳定心绞痛；急性心肌梗死发病4周内；充血性心力衰竭；急性心肌炎、心包炎和心内膜炎；严重室性心律失常；严重主动脉瓣狭窄；年老体弱或不能完成预计运动量者。

(2) 病人准备：检查前应停服β受体阻断剂（如心得安等）及钙拮抗剂（如异搏定等）等扩血管药2天。并向病人及家属说明试验方法，以取得病人的合作。检查当日提前1h口服高氯酸钾400mg。空腹（糖尿病人早餐可食少量粥）。患者需自备脂餐（鸡蛋、牛奶等），注药后20 min后食用。运动负荷检查当日，患者需穿宽松、前开口的内衣，女士不戴胸罩，穿合适运动的鞋。

(二) 门控心血池显像（gated cardiac blood pool imaging）

1. 原理和方法　利用^{99m}Tc标记红细胞均匀分布于血循环中，心室因富含血液，故可清晰显影。采用门控技术，利用患者自身的心电图R波和R-R间期内间隔相等的信号，触发照相机连续动态采集心血池影像。可动态观察整个心动周期内心室收缩和舒张的过程，观察室壁运动，计算整体及局部的心功能参数。

2. 临床应用　①可借助运动负荷试验对冠心病心肌缺血辅助诊断。②室壁瘤特异性诊断。③传导异常疾病的诊断。④心肌病的辅助诊断。

3. 检查前准备及注意事项

禁忌证：房颤、严重的心律失常。检查前1h口服高氯酸钾400 mg。余无特殊。

(三) 核素心血管造影（radionuclide cardioangiography）

1. 原理和方法　由外周静脉"弹丸"式注射显像剂，用γ相机连续动态采集显像剂随血流经过中心循环而使心血管各部分陆续显影的情况。从而分析各部位的显像时序和时间、心脏各腔室及大血管的位置、形态、大小，对各种心血管疾病做出诊断。

2. 临床应用　①各种先天性心脏病的诊断。②各个主要动脉的狭窄、畸形、或血栓的诊断。③肢体或脏器小动脉供血情况。

3. 显像准备　一般无须特殊准备。用^{99m}Tc–高锝酸盐显像或用于儿童时，检查前1h口服高氯酸钾400 mg以封闭甲状腺。幼儿或难以合作的成人要给予镇静剂，并在检查时适当固定体位。

(四) 核素下肢静脉造影（radionuclide lower limbs venography）

1. 原理和方法　在不取下扎缚在注入血管近心端止血带的情况下，经双侧足背浅静脉注入显像剂，由于浅静脉被阻断，正常情况下示踪剂将通过交通支流入深静脉，因此可以对深静脉进行显像。

2. 临床应用　①双下肢深静脉梗阻或不全梗阻。②静脉瓣功能不全。③静脉血栓。

3. 检查前准备及注意事项　一般无须特殊准备。下肢水肿严重者于检查当日保持下肢抬高或热水浸泡以减轻水肿，以便寻找穿刺静脉。

三、消化系统

(一) 肝脾显像（liver and spleen imaging）

1. 原理和方法　^{99m}Tc-植酸钠静脉注入后与血液中的钙离子螯合形成^{99m}Tc-植酸钙胶体，它可以被肝脏的枯否细胞及脾脏的单核吞噬细胞所吞噬，从而使肝、脾显影。当发生病变时，单核巨噬细胞系统吞噬放射性胶体的功能减低或丧失。显像图上呈现放射性稀疏或缺损区。可进行平面或断层显像，其中断层显像可提高小病变的检出率。

2．临床应用　肝内占位病变的定位，与肝血池显像及肝癌阳性显像对照鉴别肝血管瘤和肝癌。

3．病人显像无特殊准备。

(二) **肝血流血池显像**（hepatic artery perfusion and blood pool imaging）

1．原理和方法　肝脏血供丰富，静脉注入放射性核素标记的血液成分（如红细胞）时，可获得肝血池影像。显像方法同肝脾显像。如采用弹丸注射，动态连续采集，同时可得到肝动脉血流灌注像。

2．临床应用　对肝内占位病变进行鉴别诊断，提供有无肝血管瘤的可能。利用肝动脉血流灌注显像，可提供肝内占位病变的血供情况。

3．检查前准备及注意事项　注药前 1h 常规口服高氯酸钾 400mg。余无特殊。

(三) **肝胆显像**（hepatobiliary imaging）

1．原理和方法　IDA 类放射性药物能够被肝多角细胞从血液中摄取继而分泌到毛细胆管，它与胆汁一起经胆道系统排至肠道内。可以通过肠道、胆道及胆囊的显影情况反映肝内外胆管的通畅情况并了解胆囊的收缩功能。

静脉注入 IDA 类显像剂后，即刻开始连续动态采集腹部影像，观察胆囊、胆管及肠道显影情况。常规显像 30 min 后，服脂餐（鸡蛋两只）。进一步观察胆囊收缩情况。

2．临床应用　①急慢性胆囊炎的诊断。②黄疸的鉴别诊断，尤其是小儿先天性胆道闭锁和新生儿肝炎所致的黄疸的鉴别。③异位胆囊或胆道畸形的诊断。④胆道手术后的疗效观察或术后并发症的观测（胆漏、吻合口狭窄、梗阻等）。⑤对碘有过敏或血清胆红素浓度过高，不适合作 X 线胆道造影或不显影者。

3．检查前准备及注意事项　病人检查前禁食至少 2h 以上。患者须自备煮鸡蛋或炸鸡蛋 2 个。

(四) **消化道出血显像**（gastrointestinal bleeding imaging）

1．原理和方法　人体红细胞被 ^{99m}Tc 标记后，含血较多的肝、脾、肾、腹部大血管显影，胃肠壁含血较少基本不显影。如果肠壁有破溃，^{99m}Tc 标记的红细胞从肠壁逸出，则该处出现异常放射性浓聚灶。出血量大时，肠管可以显影。

2．临床应用　主要应用于各种原因所致的消化道出血的定位诊断。尤其是胃镜及肠镜不能确诊的消化道出血。

3．检查前准备及注意事项　检查前 30 min 口服高氯酸钾 400 mg 封闭胃黏膜。检查前病人应停止使用止血药，特别对于少量出血的病人，以免出现假阴性结果。因多数为急诊病人，且检查时间较长，须有临床医生陪同，且作好必要的救护准备。

四、泌尿系统

(一) **肾动态显像、肾小球滤过率测定**（dynamic kidney imaging and GFR measurement）和**肾图**（renography）

1．原理和方法　肾动态显像的基本原理基本与肾图相同。静脉注射由肾小球滤过或肾小管上皮细胞分泌的而不被回吸收的显像剂。γ 相机快速连续采集包括双肾和部分膀胱区域的放射性影像，为肾动态显像。可以依次观察到显像剂灌注肾动脉后迅速聚集在肾实质，然后逐渐由肾实质流向肾盏、肾盂和输尿管而达膀胱的整个过程，可以提供很多信息。常用药物是^{99m}Tc-DTPA。肾图是使用肾图仪的两个放射性探测器在体表直接分别探测和描记两肾区的时间-放射性曲线，即肾图。常用药物^{131}I-邻碘马尿酸。

2. 临床应用　①单侧肾动脉狭窄性高血压。②双肾及分肾肾功能的判定。③尿路梗阻及与单纯尿路扩张的鉴别诊断。④移植肾的监测。

3. 检查前准备及注意事项　肾图和肾动态显像检查，检查前不禁食，受检者检查前30 min须饮水300～500 ml，不憋尿，检查前排空膀胱。

（二）利尿剂介入试验（diuretic test）：

1. 原理和方法　非机械性梗阻引起的肾盂扩张，由于肾盂张力下降，尿流速率减慢，可出现假性梗阻图形。应用利尿剂后，在短时间内由于尿量增加，尿流速率加快，淤积在肾盂中的尿液加速排出，因而肾图曲线C段下降明显得到改善。但如为机械性梗阻所致的肾盂扩张，C段下降不良，注射利尿剂后无类似的改变。

检查方法同肾图和肾动态显像。当出现排除不良图形时，静脉注入速尿 0.5mg/kg，继续描记肾图曲线或继续采集影像直至达到预期目的。

2. 临床应用　鉴别诊断机械性尿路梗阻和单纯扩张。

3. 检查前准备及注意事项　进食饮水如常，显像前30 min饮水500 ml，检查前排尿。尽可能检查前3天停服任何利尿剂，前2天不进行静脉肾盂造影。

（三）巯甲丙脯酸介入试验（captopril test）

1. 原理和方法　当单侧肾动脉狭窄时，患肾通过加强血管紧张素转换酶的作用，血管紧张素Ⅱ增加，肾小球输出小动脉收缩从而提高灌注压和肾小球滤过压，保护性自我调节，来维持正常的肾小球滤过率。captopril是一种血管紧张素转换酶的抑制剂，服用后使得血管紧张素不能增多，导致肾小球滤过率下降。健侧肾不受影响。因此服用captopril前后的肾图或肾动态显像会有明显变化，患肾由正常变为异常或异常所见更加明显。增加了两侧的不对称性。从而提高了单侧肾动脉狭窄的检出率。

显像方法同肾图及肾动态显像。口服巯甲丙脯酸25～50 mg以前和服用后1 h分别两次作肾图或肾动态显像，进行比较。

2. 临床应用　单侧肾动脉狭窄的诊断。

3. 检查前准备及注意事项　检查前停利尿剂5天，captopril类药物2～3天。检查前4h内禁食固体食物，饮水如常。检查前2天不进行静脉肾盂造影。

口服captopril后需每隔15～30 min监测血压1次，若出现血压明显下降，可静脉输入生理盐水解除。

五、内分泌系统

（一）甲状腺摄碘试验（^{131}I thyroid uptake test）

1. 原理和方法　甲状腺具有选择性吸收碘（I$^-$）合成甲状腺激素的功能。其摄取I$^-$的量和速度一定程度上与甲状腺的功能有关。利用甲功仪在甲状腺部位对^{131}I发射的γ射线进行测量，根据测得的量及动态变化，可以判断甲状腺的功能状态。常规服药后测定2h、4h、24h摄碘率。并与正常值比较。

2. 临床应用　①甲亢及甲低的诊断。②甲亢^{131}I治疗前了解摄^{131}I率及有效半衰期，以便正确估计^{131}I的剂量。③亚急性甲状腺炎的辅助诊断。

3. 检查前准备及注意事项　除甲状腺功能外，还有很多因素可以影响甲状腺对^{131}I的摄取：

(1) 检查前需禁食含碘食物如海带、紫菜、海鱼、海虾等2周。

(2) 含碘药物如碘化物、复方碘溶液、碘酊、含碘片根据服用多少需停用2~8周。含溴类药物和过氯酸盐、硫氢酸盐等需停2~4周。碘油造影，需停用1年以上。

(3) 中草药如海藻、昆布、贝母、牛蒡子、木通、常山、夏枯、丹参、连翘、黄药子、香附等根据服用多少停用2~6周。

(4) 甲状腺片及抗甲状腺药物停服4~6周。

(5) 受检者早晨空腹。

(6) 检查当日带水杯。因检查时间较长，嘱病人作好准备。

禁忌证：妊娠、哺乳期妇女。儿童慎用，剂量减半。

(二) 甲状腺显像（thyroid imaging）

包括甲状腺动态显像及甲状腺静态显像。

1. 原理和方法　^{131}I进入体内后主要被甲状腺摄取浓聚，参与甲状腺素合成，因此可以进行甲状腺显像。当正常甲状腺组织被切除或治疗破坏后，分化较好的甲状腺癌转移灶也可显影。因$^{99m}TcO_4^-$与I^-相似也可被甲状腺吸附，使甲状腺显像，但不参与甲状腺素的合成。^{99m}Tc能量适中，半衰期合适，故较常用于甲状腺显像。但^{99m}Tc也可被唾液腺、胃黏膜等部位所摄取，故当探测异位甲状腺组织及甲状腺癌转移灶时宜用^{131}I。

弹丸注射$^{99m}TcO_4^-$后，即刻连续动态采集甲状腺动脉血流像。20 min后采集静态像。^{131}I一般空腹口服后24h进行显像。

2. 临床应用　①异位甲状腺的诊断。②甲状腺结节的诊断和鉴别诊断。③判断颈部肿物与甲状腺的关系。④对亚急性甲状腺炎及慢性淋巴细胞性甲状腺炎的辅助诊断。⑤寻找甲状腺癌转移灶。

3. 检查前准备及注意事项　禁忌证基本同甲状腺摄碘试验。

检查前准备基本同甲状腺摄碘试验。甲状腺癌转移灶显像时，需甲状腺已被切除或已经^{131}I大剂量治疗后破坏，停用甲状腺激素类药物至少2周。口服显像剂前空腹4h。

(三) 甲状旁腺显像（parathyroid imaging）

1. 原理和方法　甲状腺组织及甲状旁腺组织均可摄取^{201}Tl或^{99m}Tc-MIBI；正常甲状腺组织摄取量较低，且清除较快。因此通过延迟显像可以突出甲状旁腺病灶。正常甲状旁腺因体积小，血流量及细胞活性较低而不能显示。

2. 临床应用　主要应用于甲状旁腺功能亢进的诊断和病灶的术前定位。

3. 检查前准备及注意事项　检查前提前1h口服高氯酸钾400 mg。余无特殊。

（张卫方　张燕燕）

六、骨骼系统

(一) 骨骼显像（skeletal imaging）

1. 原理及方法　骨显像剂静脉注射后，被骨的无机盐成分羟基磷灰石晶体吸附和被未成熟的骨胶原结合而沉积在骨骼内，可以特异地显示骨骼影像。局部血流量、骨盐代谢和成骨活性变化时，将改变局部显像剂的聚集量而呈现异常影像。

静脉注射^{99m}Tc-MDP后2~4h进行静态全身及局部显像。根据病情而定是否需作血流、血池以及断层骨显像。

2. 主要临床应用　①恶性转移性骨肿瘤。②骨折。③移植骨监测。④急性化脓性骨髓炎。⑤无菌性骨、骨垢坏死。⑥假体合并症。⑦畸形骨炎。

3. 检查前准备及注意事项

(1) 静脉注射显像剂前1小时口服过氯酸钾400 mg，封闭甲状腺和胃黏膜。

(2) 多饮水以促进骨显像剂经尿排出，显像前排尿。

(3) 排尿时严防污染衣裤和皮肤。显像前应先探测有无明显污染，必要时更换内裤及擦净污染。

(4) 显像前取走身上含金属或高比重的物品，如金属假牙、硬币、腰带金属环、首饰等，不能取走者（如植入假肢、乳房、起搏器等）需记录性质及位置，供分析影像时参考。

(5) 尿管肠道吻合术后患者的尿袋要尽量排空和标明显像时的位置。

(二) 骨三相显像（three phase skeletal imaging）

1. 原理和方法　骨骼三相显像是一种在一次注射显像剂后用三个时相的影像显示局部骨骼动脉血流、血池和骨盐代谢情况的显像方法。

"弹丸"式静脉注射^{99m}Tc-MDP 740~1110MBq后，在包括拟诊病变和对称部位的区域内，立即以2~3s一张的速度连续采集一分钟以获血流相；随后在1~4min内采集1~2张静态像，此为血池像；3小时后再进行静态延迟显像。

2. 主要临床应用　①原发性骨肿瘤。②急性骨髓炎和蜂窝性组织炎的鉴别。③股骨头无菌性坏死的早期诊断。④骨化性肌炎。

3. 检查前准备及注意事项　受试者检查前准备同骨显像。

七、呼吸系统

(一) 肺灌注显像（pulmonary perfusion imaging）

1. 原理和方法　将大于肺毛细血管管径的放射性颗粒注入静脉，颗粒将随血流通过肺动脉随机地灌注到肺毛细血管床而栓塞在该处，局部栓塞的量与该处的血流灌注量呈正比。

受检者取仰卧位，缓慢静脉注射^{99m}Tc-MAA 185MBq。

2. 主要临床应用（见肺气溶胶显像之后）。

3. 检查前准备及注意事项

(1) 严重过敏体质及严重肺动脉高压者不作。

(2) 有右到左分流的先天性心脏病患者慎作。

(3) 肺叶切除的患者给予一半的剂量。患者检查前可吸氧3~5分钟。

(4) 注射前用力振荡^{99m}Tc-MAA，以防颗粒聚集。

(5) 注射时尽量避免回血，以防颗粒凝集。

(6) 注射中和注射后嘱病人深呼吸。

(7) 疑肺动脉高压者嘱病人坐位静脉注射显像剂。

(二) 肺气溶胶吸入显像（pulmonary ventilation imaging）

1. 原理和方法　受检者吸入放射性气溶胶如^{99m}Tc-DTPA，气溶胶雾粒经气道进入肺泡，故可进行显像以观察气道的通畅性和肺的局部通气功能。

将^{99m}Tc-DTPA置于喷气雾化室内，通入压缩氧气（>7个大气压）流量7~9 L/min，放射性气溶胶即可生成。受试者坐位吸入^{99m}Tc-DTPA气溶胶5 ml左右。

2. 主要临床应用（包括肺灌注和肺气溶胶吸入显像）　①肺栓塞的诊断和疗效观察。②肺癌的诊断、手术选择和术前估计术后残留肺功能。③慢性阻塞性肺部疾病。④肺血管高压。

3. 检查前准备及注意事项

(1) 嘱患者吸入时不要吞咽唾液，将唾液接至弯盘中。

(2) 避免浅快的呼吸。

(3) 吸入后漱口，并呼吸新鲜空气 1min。

（张燕燕）

八、淋巴显像（lymphoimaging）

1. 原理和方法　在组织间隙内注入放射性标记的大分子或胶体物质，不能通过毛细血管基底膜，而主要被毛细淋巴管吸收，引流至淋巴结，一部分在淋巴窦内被摄取吞噬，另一部分随淋巴液引流至体循环，最后被肝、脾网状内皮系统清除。因此通过γ相机可动态显示各级引流淋巴结的分布形态、相互关系及淋巴引流功能状态。根据欲显像的部位的不同，药物的注射部位不同。观察盆腔淋巴结，需在肛周注射。观察上肢或下肢以及腹膜后淋巴结，在双手第 1、2 指间皮下（下肢为第 1、2 趾蹼间皮下）注射药物。此为临床上应用最多的部位。另外可根据不同需要在颈部、胸骨旁注药等。

2. 临床应用　①身体各部位水肿原因的鉴别诊断，了解局部引流淋巴结的解剖分布和功能。②恶性淋巴瘤的累积范围。③了解其他恶性肿瘤经淋巴系统转移的途径及程度。④淋巴结根除术后及淋巴搭桥术后的疗效判断。

3. 检查前准备及注意事项　因此项检查注射部位特殊，应在检查前向病人解释清楚以求其密切配合。检查乳糜胸或乳糜胸水，有大量胸腹水者，在检查前一日穿刺抽液。检查乳糜尿，应在发作期进行，前一天进食高脂食物诱发阳性。

（张卫方　张燕燕）

第三节　正电子发射计算机断层（PET）检查

一、原理和步骤

正电子发射计算机断层（positron emission computed tomography PET）技术是利用机体解剖形态方式进行血流、功能、代谢和受体显像的技术。它在分子水平上显示了生物活性物质的量、分布和它们随时间的变化，故又称生化或分子显像。目前主要用于脑及心脏血流、功能、代谢、受体显像和全身肿瘤的探测。对于肿瘤基本做到定位、定性、定量、定期。

PET 检查主要包括以下几个步骤：

加速器生产放射性核素→化学合成→注射显像剂→采集数据→图像处理（重建断层）→分析图像、出报告（检查前准备宜在化学合成之后、注射显像剂之前进行）

二、检查前准备及注意事项

（一）一般准备

1. 了解病史及患者是否能耐受检查，需要镇静剂否。

2. 禁食 6h 以上。

3. 介绍检查过程、所需时间及保持体位不动的重要性。得到患者的理解和配合。

4. 去除患者身上的所有金属物品。

5. 测量患者的身高、体重及血糖。

6. 有妊娠、哺乳情况宜避免做此检查。

(二) 全身及局部显像 (^{18}F-FDG) 的准备

1. 禁食 6h 以上。

2. 糖尿病患者，根据血糖情况注射胰岛素（使血糖水平达到 80～130mg/dl）。

3. 不宜在检查当天灌肠。

4. 注射显像剂前休息 10～15 min。

5. 以三通注射显像剂，避免显像剂漏至血管外。

6. 注射显像剂后在安静、避光的房间平卧 45～60 min。

7. 排尿后进行摆位采集（注意尿液不要污染皮肤及衣裤）。

(三) 脑显像 (^{18}F－FDG) 的准备

1. 禁食 6h 以上。

2. 休息，封闭视听 15～20 min。

3. 以三通注射显像剂，避免显像剂漏至血管外。

4. 注射显像剂后在安静、避光的房间平卧 45～60 min。

5. 排尿后进行摆位采集（注意尿液不要污染皮肤及衣裤）。

(四) 心肌代谢显像 (^{18}F-FDG) 的准备

1. 禁食 6h 以上，停有关药物 24h 以上。

2. 糖尿病患者，根据血糖情况注射胰岛素（使血糖水平达到 80～130 mg/dl）。

3. 非糖尿病患者口服 50～100 g 葡萄糖，休息 30 min。

4. 注射显像剂后在安静、避光的房间平卧 40～45 min。

5. 排尿后进行摆位采集（注意尿液不要污染皮肤及衣裤）。

以上为 PET 显像中最常用的三种，其他较特殊的显像也是在其基础上加之特殊的要求。

（张燕燕）

第五篇　资料的整理与分析

> **学习目标**：本篇学习结束后，学生将会：
> 1. 描述资料整理与分析的意义及基本步骤。
> 2. 有意识加强资料整理与分析的临床思维能力训练。
> 3. 运用资料整理与分析的基本步骤对所收集的主、客观资料进行整理与分析，并提出相应的护理诊断。

通过与护理对象或其他相关人员的交谈、身体评估以及所做的各种辅助检查等，获得了有关护理对象健康状况的大量资料，这只是完成了护理评估收集资料的过程。要根据这些纷繁复杂的资料得出恰当、准确、全面的护理诊断，还需要对所收集的资料进行整理、归纳、分析、综合、推理、判断等一系列临床思维过程。事实上，不仅仅是护理诊断过程，而且在整个护理过程都贯穿着这样一个不断发现问题、分析问题和解决问题的思维过程。只有正确掌握和熟练运用这些临床思维方法，才能不断提高护理水平。当然，它的实现需要有丰富的医学知识和临床经验做基础，是需要毕生努力而不断完善的漫长过程。对于初学者来说，更要对此给予足够的重视，有意识地加强这方面的训练。

收集完资料到做出护理诊断，一般要经历以下几个步骤：资料的核实、资料的组织、资料的分析与综合、确立护理诊断四个步骤。

一、资料的核实

全面、真实、准确的资料收集是做出正确护理诊断的基础。因此，在完成收集资料的过程后首先要做的就是检查所收集的资料是否全面、真实、准确。

1. 资料的全面性　可根据收集资料的不同组织形式的要求逐项检查有无遗漏。注意有无只重视护理对象的某种征象而忽略了其他征象的可能。如一位因咳嗽、咳痰而就医的病人只注意了他的呼吸系统表现，事实上他可能还有高血压病或其他系统的问题存在。对于缺漏的资料一定要及时补充。

2. 资料的真实性和准确性　在收集资料的过程中，可能因各种因素而影响所收集资料的真实性和准确性。

造成主观资料不真实、不准确的可能原因有：①护理对象的理解力或语言表达能力差；②护理对象有意夸大病情，以期引起医护人员的重视，或因某种原因而隐瞒病情；③代述者不能真实体验病者的痛苦和感受，或不完全了解病情；④评估者在收集主观资料时采取主观臆断及先入为主的态度。

造成客观资料不真实、不准确的可能原因有：①评估者对身体评估意义的认识不足，未能为护理对象进行全面、细致的评估，或采取不负责任的态度；②身体评估的方法不正确、不熟练，因而不能发现异常体征；③医学知识及临床经验不足，对异常体征视而不见；④由于各种原因或客观条件不能对护理对象进行满意的检查；⑤辅助检查结果不真实或错误。

为此，评估者应根据具体情况对资料的真实性和准确性做出恰当的判断，确认有无上述情况存在而导致资料的相互矛盾和不真实。一旦发现，一定要采取适当的方式及时予以纠正。

二、资料的组织

资料的组织就是对资料进行分类的过程。护理评估常用的资料分类方式有以下几种：

1. 生理、心理及社会系统模式　将资料按生理系统、心理系统和社会系统进行分类组织。该系统模式源于传统的身体系统模式。身体系统模式按组织器官的功能将身体分为呼吸系统、循环系统等不同系统来组织资料，是医生诊断疾病常用的模式。随着医学模式的转变，人们逐渐认识到心理、社会因素与健康的密切关系。因此，在原有的身体系统模式中又增加了心理、社会内容，便形成了目前国内护理评估较常用生理、心理、社会系统模式。

2. 功能健康型态模式　即按照 Marjory Gordon 的 11 个功能健康型态对资料进行分类组

织。其11个功能型态分别为：健康感知-健康管理型态、营养-代谢型态、排泄型态、活动-运动型态、睡眠-休息型态、认知-感知型态、自我感知-自我概念型态、角色-关系型态、性-生殖型态、应对-应激耐受型态、价值-信念型态。由于该模式能够帮助护理人员顺利找出护理诊断而受到越来越广泛的应用。

3. Maslow的需要层次模式　将资料按人的需要层次由低向高依次分为生理需要、安全需要、爱与归属的需要、尊重的需要、自我实现的需要五个方面进行组织。在满足较高级的需要前必须首先满足其较低级的基本生理需要。

4. Orem的自理需要模式　按照Orem的自理理论组织资料。根据Orem的自理理论，人具有完成一般性自我照顾需要的能力；当一个人不能完成这些需求时，便出现了自我照顾缺陷；护理的目的就是帮助病人克服和战胜其自理缺陷恢复自理能力。

5. 人类反应型态模式　人类反应型态是北美护理诊断协会为使护理诊断标准化而发展的一种护理诊断分类系统，包括九个人类反应型态。后来该型态也被作为一种护理评估资料的分类模式。

对资料的分类方式可有多种。每种资料分类方式都有自己的优点和不足之处。评估者可根据自己的知识基础、临床经验以及个人的护理理念有不同的选择。本书在护理病历书写一篇中介绍的护理病历范例所体现的资料组织形式则是以生理、心理、社会系统模式为基本框架编制而成的。

三、资料的分析与综合

在完成上述工作后，则进入另一个关键步骤，即对资料进行深入的分析与综合，以判断护理对象可能存在的健康问题及其相关因素。

1. 寻找有意义的资料和线索　首先是根据护理对象的具体情况对所收集的资料做出哪些是正常的，哪些是异常的判断。能否做出准确的判断取决于护理人员所具有的医学基础知识、护理学知识、人文及社会学知识和临床经验等。护理人员不仅要熟练掌握各种健康指标的正常标准或范围，还要充分考虑到个体的差异性。在明确正常与否的基础上，找出各资料之间的相互关系，并对资料做进一步的分析、判断，保留有意义的资料，去除其他无关资料。评估者必须具有敏锐的观察力能够抓住所有有意义的资料和线索。

2. 找出可能的护理诊断及其相关因素　根据所找到的有意义的资料及其相互关系，做出可能的合理解释，形成假设。经过进一步的分析和推理，提出可能的护理诊断及其相关因素。然后再根据所提出的护理诊断及其相关因素，寻找其他可能支持或否定的资料和线索。这里值得注意的是：①要尽可能将有关信息综合起来考虑，绝不能根据单一的资料和线索就轻易得出结论；②即使有多个资料和线索支持，也要注意是否还需要其他的资料支持；③尽可能给出更多的可能的假设。只有这样才能增加结论的准确性、全面性。

四、确立护理诊断

经过反复分析、综合、推理、判断，对所提出的可能护理诊断进行评价和筛选，最后对照相应的护理诊断标准做出恰当的护理诊断。所确立的护理诊断是否全面、准确与资料的收集、整理和分析过程密切相关。因此，每个环节都不能疏忽大意。其中对资料的整理与分析过程是一个复杂的发现问题、分析问题和解决问题的临床思维过程，需要在实践过程中不断培养和提高。对于初学者更需要在学习和实践过程中有意加强这方面的能力训练，反复实践，才能逐渐熟练掌握和运用。

总之，护理评估不仅需要熟练掌握相应的交谈技巧、身体评估技能等以便收集全面、系统、准确、真实的健康资料，而且还要重视培养分析、综合、推理、判断等临床思维能力。而这都需要认真学习、反复实践，才能不断提高。

(孙玉梅)

第六篇　护理病历的书写

学习目标：本篇学习结束后，学生将会：
1. 叙述书写护理病历的意义及基本要求。
2. 描述护理病历的种类、内容及格式。
3. 根据评估所收集的主、客观资料，按要求的内容及正确格式书写护理病历。

对于护理评估收集的资料必须进行分析、归纳和整理，并以文件的形式记录下来，即形成所谓的护理病历。编写护理病历的目的在于对护理对象的健康状况进行动态的观察、比较，以便为其提供高质量的护理，同时也便于同行参阅。护理病历反映了护理人员为护理对象进行护理的全过程，是执行护理程序、实施整体护理必不可少的记录。它不仅是反映护理工作过程和质量的基本资料和重要依据，而且也是进行护理教学、科研的宝贵资料来源，同时还是医疗纠纷的重要参考资料。每个护理人员都必须勤学苦练，以认真负责的精神、实事求是的科学态度书写好护理病历。

第一节 书写护理病历的基本要求

1. 内容要真实、全面 护理病历必须真实、客观地反映护理对象的健康状况、所采取的护理措施等。要求护理人员要认真、仔细、全面、系统地收集病人的有关资料，绝不能以主观臆断代替真实而客观的评估。
2. 描述要精练、准确 要使用规范的医学词汇、术语以及缩写进行书写，内容要力求精练、准确、通顺、重点突出、条理清楚。
3. 格式要规范 应按规范的格式、内容和要求及时书写各种护理文件。
4. 填写要完整，字迹要清晰 病历中各个项目要填写完整，不可遗漏。字迹要规整、清晰，不得随意修改或粘贴。各种记录应注明日期和时间，并签名或盖章，以示负责。

第二节 护理病历的种类、格式与内容

目前我国护理病历的书写主要限于住院病人，其种类主要包括入院护理病历、护理计划单、护理日志、健康教育指导。

一、入院护理病历

入院护理病历是病人入院后首次进行的全面、系统的护理评估记录，其内容包括病人的一般资料、健康史、身体评估及有关的辅助检查结果等。一般要求病人入院后24小时内完成。

入院护理病历必须以相应的理论框架为指导而设计。目前应用较多的是人的生理、心理、社会模式，及Marjory Gordon的功能性健康型态模式，其他如Orem的自理模式、Maslow的人类基本需要层次论模式、人类健康反应类型模式等也有采用。

入院护理病历格式有开放式、表格式及混合式三种，临床上以混合式最常用。

开放式要求护理人员用描述性语言记录所收集的资料，因而自由度较大，有助于使用者主动性的发挥和评判性思维能力的培养。我学院教学中所使用的入院护理病历主要是按生理、心理、社会模式，并参照Orem的自理模式、Maslow的人类基本需要层次论等相关理论设计的，并采用开放式格式书写。其主要内容及格式如下：

附　入院护理病历

入院护理病历
一般资料

姓名：	入院日期：
性别：	入院方式：
年龄：	病历采集日期：
职业：	病史陈述者：
民族：	可靠程度：
籍贯：	入院医疗诊断：
婚姻：	主管医生：
文化程度：	责任护士：
住址：	

健康史

入院原因
　　主诉：
　　现病史：
日常生活型态及自理能力
　　饮食型态：
　　休息与睡眠型态：
　　排泄型态：
　　自理能力及日常活动：
既往史
个人史
　　出生及成长情况：
　　月经史：
　　婚育史：
　　过敏史：
　　嗜好：
家族史
心理评估
　　认知能力：
　　情绪状态：
　　自我概念和自尊：
　　对健康与疾病的理解和期望：
　　重大应激事件及应对情况（应激与应对能力）：
　　价值观与信仰：
社会评估
　　家庭关系：
　　生活与居住环境：
　　工作与受教育情况（职业及工作环境、受教育水平）：
　　社交状况：
　　经济状况：
　　文化评估：

身体评估
实验室及其他检查
主要护理诊断

签名：

表格式是将所要收集的资料内容以表格形式事先印制好，记录时只需在适合的备选项目上打"√"即可。该形式既可指导护理人员全面、系统的收集和记录病人的评估资料，避免遗漏，又可有效地减少书写的时间和书写负担，同时也增加了记录资料的一致性。但因其形式固定，限制了使用者的主动性和评判性思维能力的发挥。

混合式则是采用表格式的同时留出一定的空间用以描述各种有价值的发现（见示例）。该形式既可保证资料记录的一致性，又可提供有价值的信息。目前被普遍应用的病人入院评估表多采用该种形式。

示例 病人入院评估表（功能健康型态的部分内容）

健康认知-健康管理型态
吸烟史：无，有＿＿＿年，＿＿＿支/日，戒烟＿＿＿年；饮酒史：无，有＿＿＿年，＿＿＿两/日，戒酒＿＿＿年； 其他嗜好：无，有（＿＿）； 定期体检：从不体检、不定期体检（说明＿＿＿＿＿＿＿＿＿＿＿＿＿＿＿＿＿＿）、定期体检（＿＿＿年/月一次） 寻求保健信息：从不、偶尔、经常； 寻求方式：读书、看电视、参加讲座、其他＿＿＿＿＿＿＿＿＿＿＿＿＿＿； 对既往健康状况的看法：很好、较好、一般、较差、很差＿＿＿＿＿＿＿＿＿＿＿＿＿＿＿＿＿＿＿＿＿＿＿＿； 对目前健康状况的看法：很好、较好、一般、较差、很差＿＿＿＿＿＿＿＿＿＿＿＿＿＿＿＿＿＿＿＿＿＿＿＿； 本次住院的期望：＿＿； 对于诊疗方案，希望：完全由医护人员决定、事先应予通知、共同讨论后由医护人员决定、共同讨论后由自己决定
营 养—代 谢 型 态
基本膳食：普食、软食、半流食、流食、其他＿＿＿＿＿＿＿＿＿＿＿；＿＿＿＿餐/日，＿＿＿＿两/日； 膳食搭配：平衡膳食、高蛋白饮食、高糖饮食、高脂饮食、素食、治疗饮食＿＿＿＿＿＿、其他＿＿＿＿＿＿＿； 饮水：＿＿＿＿ml/d，以白开水、矿泉水、茶水（浓、淡）、咖啡、其他＿＿＿＿＿＿＿＿＿＿为主； 食欲：良好、减退、亢进；咀嚼困难：无、有＿＿＿＿＿＿＿；吞咽困难：无、有＿＿＿＿＿＿＿＿＿＿＿＿； 体重变化：无变化、增加＿＿＿＿＿＿、下降＿＿＿＿＿＿＿；皮肤破损愈合情况：良好、不易愈合。
排 泄 型 态
排便情况：正常、便秘、腹泻（＿＿＿次/日），失禁（＿＿＿次/日）、其他＿＿＿＿＿＿＿＿＿＿＿＿＿＿＿＿； 造瘘：无、有（类型＿＿＿＿＿＿）；应用缓泻剂：无、口服＿＿＿＿＿＿、灌肠＿＿＿＿＿＿、其他＿＿＿＿＿； 排尿情况：＿＿＿＿ml/d，＿＿＿＿次/日，夜尿＿＿＿＿次/日；颜色：淡黄、浓茶色、酱油色、其他＿＿＿＿＿； 性状：透明、脓性、血性、其他＿＿＿＿＿＿；排尿障碍：无、尿潴留、尿失禁、尿淋漓、尿急、尿痛、其他＿＿＿＿＿＿；

对于初学者来说，应在掌握入院护理病历书写内容及格式要求的基础上，采用开放式书写方式以便训练和培养自己独立完成入院护理病历的能力。

二、护理计划单

护理计划单是护理人员为病人在其住院期间所制定的护理计划及其效果的全面、系统的记录。其内容包括确立护理诊断/合作性问题的时间及名称、制定的护理措施、停止时间、效果评价等（参见表6-2-1）。通过护理计划单可以了解到①在病人住院之初，所确立的护理诊断/合作性问题、所制定的护理措施及其效果；②在治疗与护理过程中，确立的新护理诊断/合作性问题及其护理措施等，以及对原有护理计划进行的修改和补充等；③在病人出院时，所有护理诊断/合作性问题的解决情况，对于那些尚未完全解决的，病人出院后需要采取的进一步康复措施等。

表6-2-1 护理计划单

科室_____ 病室_____ 床号_____ 姓名_____ 医疗诊断_____ 住院号_____

日期	护理诊断/合作性问题	预期目标	护理措施	签名	停止日期	效果评价	签名

在护理计划单的使用过程中，发现护理人员需要重复书写大量常规采用的护理措施。为减轻书写负担、节约书写时间，人们开始以"标准护理计划"的形式将每种疾病最常见的护理诊断及相应的护理目标、护理措施等编写成册。有了"标准护理计划"，护理人员就可不必花费大量的时间重复书写常规的护理措施。原有的护理计划单则演变成了"护理诊断项目表"（表6-2-2）。若病人存在标准护理计划以外的护理诊断/合作性问题，则将与之相应的预期目标及护理措施写在"附加的护理计划单"中（表6-2-3）。在护理诊断项目表中，护理人员按照优先顺序列出病人的护理诊断/合作性问题，并标明相应的护理计划是在标准护理计划中，还是在附加的护理计划中即可。

标准护理计划的使用不仅减轻了护理人员的书写负担，有助于护理人员将更多的时间和精力用于观察、分析、判断病人的健康状况、制定相应的护理计划和提供直接的护理措施上。同时也为缺乏经验者提供了一个学习并逐渐熟练掌握系统化整体护理的机会。其缺点是可能会阻碍护理人员主动思考以及为病人提供个体化护理的积极性。

表6-2-2 护理诊断项目表

科室_____ 病室_____ 床号_____ 姓名_____ 医疗诊断_____ 住院号_____

确认时间	护理诊断	标准	附加	签名	停止时间	效果评价	签名

表6-2-3 附加的护理计划单

科室_____ 病室_____ 床号_____ 姓名_____ 医疗诊断_____ 住院号_____

时间	护理诊断	预期目标	护理措施	签名

三、护理日志

护理日志是病人在整个住院期间健康状况变化及护理过程的全面记录。一般护理日志的内容可包括：①病人的健康状况及病情变化，如自觉症状、饮食、睡眠、大小便的变化，身体评估所见及辅助检查结果等；②心理活动、情绪变化；③特殊检查的情况、结果及心理情绪反应；④对上述资料的分析、解释、判断和评价；⑤护理查房记录；⑥对护理计划的修订情况；⑦所给予的治疗及效果；⑧所实施的护理措施及效果评价；⑨病人及其家属的要求与期望等。

记录内容要真实、全面而又应重点突出，对病人的健康问题及护理措施等要有分析、有判断、有预见、有计划、有总结，前后记录要连贯。记录的频率依病情而定，一般要求一级护理的病人至少每日一次，二级护理病人至少每周两次，三级护理病人至少每周一次，若病情有变化应随时记录。

护理日志示例如下：

科别___呼吸内科___ 病室_5_ 床号_2_ 姓名_刘淑红_ 年龄_25_岁 住院号_210394_

日期	时间	护 理 记 录	签 名
24/4	9AM	病人自述发热、咳嗽、咯灰白色痰，痰量不多，易于咯出。出汗较多，口干，今晨饮水约 400ml。身体评估：T 39.1℃、P 90 次/分、R 20 次/分、BP 110/80mmHg，右下肺可闻及少量湿啰音。血常规示 WBC 10.4×10^9/L、RBC 4.5×10^{12}/L、Hb138g/L。给予酒精擦浴，并遵医嘱给予青霉素 480 万 + 0.9%生理盐水 500ml，Bid，静点。嘱病人多饮水，以补充因出汗而丢失的液体，适当选择自己喜欢的果汁类饮品，补充维生素和盐类。	刘 英

首次护理日志，即病人入院后的第一次护理记录，记录内容与一般护理日志有所不同，要求对病人入院时的健康状况及拟实施的主要护理措施等做出简要的描述。首次护理日志相当于入院护理病历及护理计划的简要形式，记录必须重点突出、简明扼要。其内容包括：①病人的姓名、年龄、性别、主要的住院原因（包括主诉及医疗诊断）；②目前的主要症状、体征及重要的辅助检查结果；③治疗原则及主要治疗药物；④确立的主要护理诊断；⑤计划实施的主要护理措施。首次护理记录要求必须在当日（夜）负责护士下班前完成。

首次护理日志示例如下：

科别___呼吸内科___ 病室_3_ 床号_2_ 姓名_王 莉_ 年龄_35_岁 住院号_210385_

日期	时间	护 理 记 录	签 名
21/4	10AM	患者，女性，35 岁，因持续发热、腹泻 18 天，门诊以"溃疡性结肠炎"于今日收入病房。 患者于 18 天前无明显诱因出现寒战、高热，并于当日进食柑橘数小时后开始腹泻，每日 6～8 次，起初为黄色稀水样便，近 7 天为棕色稀便。曾在当地医院就诊，予抗炎、退热治疗，效果不明显。 患者既往有暴饮暴食及爱吃零食习惯。患病以来体重下降 6 Kg。平时较任性，易发脾气。工作繁忙，有时感工作压力过重。因疾病久治不愈而焦虑不安。 患者今晨曾大便 2 次，每次量约 100ml，为棕色稀便，有粘液，便前略感腹痛，便后缓解，现仍感发热。 身体评估：T 39℃，P106 次/分，BP 100/70 mmHg，H 162cm，W 52Kg，轻度贫血貌，口唇及口腔粘膜较干燥。腹软，左下腹有明显压痛。 实验室及其他检查： 血常规：红细胞 2.9×10^{12}/L，血红蛋白 90g/L，白细胞 5.5×10^9/L。便常规：棕色糊状、白细胞 8～12 个/高倍视野，红细胞 1～3 个/高倍视野。粪便隐血（＋＋＋）。纤维结肠镜检查示溃疡性结肠炎改变。 主要治疗原则为补液、营养支持及激素治疗。 主要护理诊断： ①体温过高：与免疫反应有关。 ②腹泻：与溃疡性结肠炎有关。 ③体液不足：与发热、腹泻导致体液丢失过多以及摄入不足有关。 ④营养失调：低于机体需要量：与发热、腹泻导致消耗过多以及食物摄入不足有关。 ⑤潜在并发症：肾上腺糖皮质激素的副作用。 ⑥知识缺乏：缺乏溃疡性结肠炎的预防及保健知识。 ⑦焦虑：与病情迁延不愈有关。 护理措施详见护理计划单。	刘 英

目前某些医院采用病人住院评估表、护理记录单的方式,将病人住院期间的护理评估与护理措施及效果评价分别加以记录。不同病种的病人,所要评估的重点不同,可分别加以设计。评估表中列出需要评估的项目内容及其可能的状态,每种状态均以不同的数字编码(见表6-2-4)。如一般状况的营养一项中:1代表良好,2代表中等,3代表不良。护士只需在相应的项目栏内填写代表病人所处状态的数字即可。而护理记录单则多采用P.I.O的形式记录,故又称P.I.O记录单。P为problem(问题)的缩写,指护理诊断或合作性问题;I为intervention(措施)的缩写,指所执行的护理措施;O为outcome(结果)的缩写,指措施实施后病人的反应,即对措施效果的评价(表6-2-5)。

表6-2-4 病人住院评估表

科别 __呼吸内科__ 病室 __9__ 床号 __25__ 姓名 __王祥林__ 年龄 __65__岁 住院号 __990018__

项目		日期 时间	25/1 8AM						
一般状况	神志:1.清楚 2.嗜睡 3.模糊 4.昏睡 5.昏迷 6.谵妄		1						
	营养:1.良好 2.中等 3.不良		2						
	情绪:1.平静 2.激动 3.紧张 4.焦虑 5.恐惧 6.抑郁 7.愤怒		4						
	皮肤粘膜:1.红润 2.苍白 3.紫绀 4.黄染 5.干燥		3						
	呼吸方式:1.自主呼吸 2.机械呼吸 3.气管插管 4.气管切开		1						
	呼吸节律:1.规则 2.不规则		1						
	呼吸音:1.正常 2.减弱 3.管状呼吸音		2						
签 名			李霞						

表6-2-5 护理记录单

科别 __呼吸内科__ 病室 __5__ 床号 __2__ 姓名 __刘淑红__ 年龄 __25__岁 住院号 __210394__

日期	时间	护 理 记 录(P.I.O)	签名

24/3	9AM	P_1:体温过高:T39.1℃;与肺内感染有关。
		I_1:1.给予酒精擦浴。
		    2.遵医嘱给予青霉素480万+0.9%生理盐水500ml,Bid,静点。
		    3.鼓励病人多饮水及果汁等。
		P_2:潜在并发症:过敏反应。
		I_2:1.使用前查对青霉素皮试结果。
		    2.密切观察用药后的反应。
		    3.备好肾上腺素等急救药物。
			刘英

	$9\frac{30}{AM}$	O_1:病人自觉发热减轻,测 T38.2℃ O_2:青霉素静点过程顺利,病人无不适反应。	刘英

四、护理阶段小结

若病人住院时间较长(在1个月以上)应有护理阶段小结,以便及时总结经验和发现新的问题。护理阶段小结包括本阶段病人的主要健康问题、护理经过(护理计划的制定、实施及变更情况)、目前存在的主要健康问题、下一阶段拟实施的护理计划等。

病人在住院期间可因出现其他病情变化等而转科。转出科应对主要病情、护理诊断、护理措施及其效果、目前的健康状况、转科理由等做好记录,转入科的记录则与首次护理日志相似。

五、出院护理总结

出院护理总结是病人在住院期间所得到的护理及其效果的概括总结。其内容应包括病人的入院时间及原因、简单介绍诊治及护理经过、辅助检查结果、病情变化、出院时的状况、仍存在的护理诊断/问题及所要采取的措施。

若病人因救治无效而死亡者,应书写死亡护理记录。其内容及格式基本同出院护理总结,内容包括病人的入院时间及原因、简单介绍诊治及护理经过、辅助检查结果、病情转危经过及其原因、抢救经过、死亡时间及死因等。

六、健康教育计划

健康教育计划是为病人及其相关人员所制定的具体的健康教育实施方案,是护理计划中的重要组成部分。

病人及其家属对病人的健康状况、有关的治疗、护理及康复措施等知识的了解,不仅能增进其对医护人员的理解和采取积极合作的态度,提高其参与决策的意识和能力,而且可提高病人自我护理和预防疾病的能力以及充分发挥家庭等支持系统的作用。对病人及其家属的健康教育,是促进病人康复,恢复其最佳健康水平的重要环节。

健康教育的对象不仅仅是病人本人,还应包括其家属及其照顾者。健康教育的内容涉及与恢复和促进病人健康有关的各方面知识与技能。主要包括①疾病的诱发因素、发生及发展过程;②可采取的治疗、护理方案;③有关检查的目的及注意事项;④饮食与活动的注意事项;⑤疾病的预防及康复措施;⑥出院后的康复指导。健康教育方式可采用讲解、示范、模拟、提供书面或视听材料等多种形式。

为了做好健康教育,医护人员根据不同疾病的特点,将病人及其相关人员需要了解或掌握的有关知识和技能分别编制成标准健康教育计划。护理人员可参照标准健康教育计划提供健康教育。健康教育的内容与方式应根据病人的文化层次、认知能力、对有关知识和技能的了解程度、现有条件等具体情况而定。

根据具体情况为病人及其相关人员制定一份系统的、有针对性的健康教育计划是有效实施和评价健康教育的重要保证。

附 入院护理病历示例:

示例一

入院护理病历

一 般 资 料

姓名:赵××	入院日期:2001年5月25日
性别:男	入院方式:步行
年龄:30岁	病历采集日期:2001年5月25日

职业：大学教师　　　　　　　病史陈述者：患者本人
民族：汉　　　　　　　　　　可靠程度：可靠
籍贯：北京　　　　　　　　　入院医疗诊断：大叶性肺炎
婚姻：已婚　　　　　　　　　主管医生：王宏伟
文化程度：硕士研究生　　　　责任护士：刘　畅
住址：北京市海淀区学院路18号

健 康 史

入院原因
　　主诉： 发热、咳嗽、胸痛3天。
　　现病史： 患者于3天前因淋雨受凉后出现发冷、发热，自测体温39℃，并伴有咳嗽、咳痰及右侧胸痛。咳嗽较剧烈，痰为白色，量不多，每次1~2口，胸痛为持续性钝痛，咳嗽时加重，用手压迫时疼痛可减轻。自服感冒冲剂及阿司匹林，上述症状无明显改善。体温持续波动在38℃~39℃间，下午较上午高。今晨自觉咳嗽、胸痛加剧，并咯出铁锈色痰少许，遂来我院急诊。经胸透检查诊断为"大叶性肺炎"，为进一步治疗而收入院。

日常生活型态及自理能力
　　饮食型态： 平时3餐/日，每餐主食2~3两左右，早餐以鸡蛋、牛奶或稀饭为主，午餐于单位食堂就餐，晚餐较丰盛。食欲好，喜肉食，少蔬菜，喜热食，进餐较快。无咀嚼及吞咽困难，无特殊忌口。饮水2000ml/d左右，以白开水为主。体重71kg左右，皮肤光洁，皮肤伤口易于愈合。患病后食欲下降，3餐/日，每餐1两左右，以稀饭为主，因出汗较多，饮水量较前增加，3000ml/d以上。
　　休息与睡眠型态： 平时睡眠较规律，一般晚10~11点就寝，早6点起床，夜间可连续睡眠7~8小时，无入睡困难、多梦、早醒等，晨起精力充沛，无午睡习惯。患病后，因咳嗽较剧烈而影响睡眠，精神萎靡，常感困倦。
　　排泄型态： 平时小便6~7次/日，量约2000ml/d，尿色淡黄、清亮，无尿频、尿急、尿痛、尿失禁及排尿困难。大便规律，每日于晨起后大便1次，为黄色软便，易于排出，量200ml左右，无腹泻、便秘及排便困难。患病后小便次数减少，3~4次/日，自觉尿色较前加深，无混浊及沉淀等；大便隔日1次，较干，排便稍感费力，但无须应用辅助措施。
　　自理能力及日常活动： 平时日常活动完全自理，喜户外活动，如踢足球、跑步、爬山等，除特殊情况外，每日坚持晨起后及晚上入睡前在小区内跑步30分钟。患病后，在家休息，活动减少，日常活动可自理。

既往史
　　自觉既往身体健康，否认高血压、高血脂、糖尿病及传染病等病史，否认手术及外伤史。

个人史
　　出生及成长情况： 生于原籍，无疫区居住史及传染病接触史。
　　婚育史： 结婚2年，妻子现年28岁，身体健康，夫妻关系和睦。婚后一直采取工具避孕，妻子未怀过孕。
　　过敏史： 无药物及食物过敏史。
　　嗜好： 无吸烟史，偶尔饮少量啤酒，无其他特殊嗜好。

家族史
　　父母健在，家族成员中无相同疾病及高血压、糖尿病、肺结核等病史。

心理评估
　　认知能力： 听力、视力、味觉、触觉及嗅觉均正常；无定向力障碍，记忆力、理解力、计算力及判断力良好；语言表达主动，语音流畅，语意连贯、有逻辑性，无语言沟通障碍。
　　情绪状态： 表情自然，言语平和，情绪稳定，无焦虑、抑郁、紧张等表现。

自我概念和自尊： 自述"在生活、学业及工作上都对自己感到满意，能够受到他人尊重。"、"现在还年轻，还有很多学习和进取的机会，因而对自己的未来充满信心。"

对健康与疾病的理解和期望： 认为"身体没有病、心情好就是健康"、"健康对一个人来说是最重要的，平时就要注意保持健康"。为了有健康的身体，很注意平时生活要有规律、采取各种体育锻炼活动，保持良好的心态。知道这次患病是因为受凉而引起的肺炎，以后会多加注意，相信用上几天的抗生素治疗就会痊愈出院。既然住了院，一切就听医生、护士的，但希望知道用的什么药？治疗过程中应注意些什么？怎样才能更快的康复？

重大应激事件及应对情况： 近期无重大应激事件，认为只要以平常心对待，凡事都可以解决。平时遇事多能独立处理，必要时与妻子共同商讨，遇有困难的事情多请朋友帮忙。

价值观与信仰： 无任何宗教信仰。认为"自己才是一个人命运的主宰。"、"一个人应该以乐观的态度面对生活、享受生活、善待自己、善待他人。"、"生活不会一帆风顺，总会遇到各种困难或挫折，正是这些磨炼才使一个人逐渐成熟。"、"家人的支持、对生活的自我追求是我克服困难的力量源泉。"

社会评估

家庭关系： 夫妻二人与父母同住，家庭关系和睦，妻子与父母关系融洽。患病后家人给予了极大的关心和照顾，并督促其住院诊治，妻子亲自陪同入院。病人患病对家庭无大影响。

生活与居住环境： 家庭居住条件较好，三居室。所在小区为封闭式管理，小区内环境较好，有绿地、娱乐活动场所、便民健身设施及社区诊所。

工作与受教育情况： 师范大学毕业后直接攻读教育学硕士学位，毕业后便留校从事教学及科研工作。自觉工作环境较舒适，无工业毒物等接触。

社交状况： 性格较外向，爱交往，朋友较多，业余时间常与家人、朋友聚会或郊游等。此外，还是单位工会代表，常参与组织各种工会活动。

经济状况： 家庭状况较好，住院医疗费80%报销，无任何经济负担。

文化评估： 源于同种文化背景，无特殊记述。

身体评估

T 39℃   P 100次/分   R 24次/分   BP 110/75mmHg   H 171cm   W 70kg

一般状态： 发育正常、营养良好、自动体位、神志清楚、面色红润、表情自然、无特殊病容。

皮肤粘膜： 无苍白、紫绀及黄染，皮肤弹性良好，无皮疹及出血点，无水肿，无蜘蛛痣及溃疡。

浅表淋巴结： 全身浅表淋巴结未触及。

头部： 头颅大小如常、无畸形，毛发分布均匀有光泽，头皮无损伤及触痛。

眼： 眼睑无水肿及下垂，结膜无苍白、充血、出血及滤泡，巩膜无黄染，角膜透明、无溃疡，双侧瞳孔等大等圆、直径3.5mm，对光反射灵敏，眼球无突出及下陷、运动无障碍，无眼球震颤。

耳： 耳廓无畸形、无牵拉痛，外耳道无异常分泌物，乳突无压痛，粗测听力正常。

鼻： 无畸形，皮肤颜色如常，鼻翼无扇动，鼻腔通畅、无异常分泌物，副鼻窦无压痛。

口腔： 无异味，唇色红、干裂，左侧有成簇半透明的小水疱，牙齿排列整齐，无松动及脱落，无义齿、残齿及龋齿，咬合无障碍，牙龈无红肿、溢脓及出血，舌苔薄白、舌质红润、伸舌无偏曲，口腔粘膜无出血点及溃疡，咽部稍红，右侧扁桃体Ⅰ度肿大。

颈部： 颈软，双侧对称，运动无受限，颈静脉无怒张，可见颈动脉搏动，气管居中，甲状腺无肿大。

胸廓： 呈椭圆形、左右对称，未见胸壁静脉曲张，胸壁无压痛

肺部

视诊：腹式呼吸为主，节律规整，右侧呼吸运动减弱。

触诊：右侧呼吸动度减弱，右下肺触觉语颤增强，无胸膜摩擦感。

叩诊：右下肺呈浊音，左侧肺下界锁骨中线第6肋间，腋中线第8肋间，肩胛线第10肋间。

听诊：右下肺呼吸音减弱，可闻及支气管呼吸音及少许湿啰音，未闻及胸膜摩擦音。

心脏

视诊：心前区无隆起，心尖搏动最强点位于左侧第五肋间锁骨中线内1cm，搏动范围直径约2cm，心前区无其他异常搏动。

触诊：心尖搏动位置同视诊，心前区未触及震颤及心包摩擦感。

叩诊：心脏相对浊音界不大，如下表所示：

右（cm）	肋间	左（cm）
2.5	Ⅱ	3
2.5	Ⅲ	4
3	Ⅳ	6.5
	Ⅴ	8

锁骨中线至前正中线距离为10 cm

听诊：心率100次/分，节律规整，心音有力，$P_2 = A_2$，无心音分裂及额外心音，各瓣膜听诊区未闻及病理性杂音，无心包摩擦音。

周围血管：各浅表动脉（桡动脉、肱动脉、股动脉、足背动脉）搏动有力，双侧一致，节律规整。肝颈静脉回流征（－）。无周围血管征。

腹部

视诊：腹部对称平坦，未见腹壁静脉曲张、胃肠型及蠕动波，腹式呼吸无受限。

触诊：腹软，无压痛及反跳痛，未触及肿物，肝脏、脾脏及胆囊均未触及，Murphy征（－）。

叩诊：鼓音，无移动性浊音，肝上界位于右锁骨中线第5肋间，肝区无叩击痛，肾区无叩击痛。

听诊：肠鸣音5次/分，无增强或减弱，无振水音及血管杂音。

脊柱：呈正常生理弯曲，无脊柱侧弯，无压痛及叩击痛，活动无受限。

四肢：无畸形，双侧对称，无静脉曲张及肌肉萎缩，关节无畸形、红肿及运动障碍，无杵状指（趾）及匙状指。

肛门、直肠及外生殖器：未查

神经系统：生理反射对称引出，未引出病理反射，Kernig's sign（－）。

实验室及其他检查

血常规：白细胞15.6×10^9/L，中性粒细胞87%，淋巴细胞11%，嗜酸性粒细胞1%，单核细胞1%，血红蛋白125g/L，红细胞4.0×10^{12}/L。

胸片示：右下肺野大片致密阴影，密度均匀。

主要护理诊断

1. 体温过高：T39℃：与肺部感染有关。
2. 疼痛：胸痛：与肺部炎症侵及胸膜有关。
3. 体液不足：与发热导致体液丢失过多有关。
4. 睡眠型态紊乱：与剧烈咳嗽影响睡眠有关。

刘　畅

示例二

一 般 资 料

姓名：赵××　　　　　入院日期：2001年11月20日

性别：女　　　　　　　入院方式：步行

年龄：62岁　　　　　　　　　病历记录日期：2001年11月20日
职业：家务　　　　　　　　　病史陈述者：患者本人
民族：汉　　　　　　　　　　可靠程度：可靠
籍贯：北京　　　　　　　　　入院医疗诊断：冠心病　心绞痛
婚姻：已婚　　　　　　　　　主管医生：张丽芳
文化程度：初中　　　　　　　责任护士：胡　颖
住址：北京市朝阳区育惠北里32号

健　康　史

入院原因

主诉：阵发性心前区疼痛4个月

现病史：患者4个月前开始出现心前区疼痛，似重物压迫感，无放射痛，每于劳累、生气、精神紧张或饱餐后发作，疼痛剧烈时可伴出汗、恶心，无呕吐。每次发作持续3～5分钟，经休息或口服硝酸甘油后可缓解。曾于我院门诊就诊，未发作时心电图未见异常，蹬车试验提示心肌缺血，给予阿司匹林、消心痛及倍他乐克口服，发作次数渐减少。为进一步诊治门诊以"冠心病，心绞痛"收住院。

日常生活型态与自理能力

饮食型态：平时3餐/日，早餐较简单，以稀饭为主，晚餐较丰盛，食量大，主食每日6～7两。荤素搭配，无特殊忌口，进餐较快，无咀嚼困难。饮水量约2500ml/d，以茶水为主。自觉营养状况较好，皮肤破损后容易愈合，体重维持在60 kg左右。因进食过多可引起心前区不适或疼痛，故患病后食量有所控制，体重4个月来略有下降，余无明显变化。

休息与睡眠型态：平时睡眠规律，夜间可连续睡眠6小时，有午睡习惯，半小时/日，无入睡困难、多梦、早醒等，醒后精神好。近半年来，无明显原因出现入睡困难，每日须服舒乐安定1片后方能入睡，夜间多梦、易醒，醒后不易入睡。白天常有困意，精力不足。

排泄型态：平时小便6～8次/日，量约2000ml/d，无尿急、尿痛、尿失禁及排尿困难。大便隔日1次，常干结，不易排出，间断服用麻仁润肠胶囊或开塞露外用，效果好，可轻松排便。患病后因怕用力排便诱发心前区疼痛一直服用麻仁润肠胶囊，大便顺畅，1～2日1次。小便病后无变化。

自理能力及日常活动：平时沐浴、洗漱、进食、穿衣、入厕等日常活动均能独立完成，从事少量家务，并步行去一站地以外的幼儿园接送孙女，闲暇时喜看电视，晚饭后陪孙女在户外玩耍半小时～1小时。患病后，自理能力无受限，但因担心病情加重日常活动有所减少。

既往史

1995年因头晕而被诊为"高血压病"，血压最高180/110mmHg，坚持口服降压0号1片/日，血压可控制在140/90mmHg左右，否认高血脂、糖尿病等。

个人史

出生及成长情况：生于辽宁省沈阳市，自1975年随丈夫来京后一直定居于此，未到过疫区。否认传染病接触史。

月经史：$15\dfrac{3-4}{28-32}50$，绝经后无阴道出血。

婚育史：25岁结婚，丈夫现年65岁，体健，妊2产1，育有一子，身体健康。

过敏史：无药物及食物过敏史。

嗜好：吸烟史20年，10支/日，5年前已戒。无饮酒及其他特殊嗜好。

家族史

父亲72岁死于肺癌，母亲健在，有1妹及1弟身体健康，家族成员中无同类病史者。

心理评估

认知能力：听力、视力、味觉、触觉及嗅觉均正常；无定向力障碍，记忆力、理解力、计算力及判断力良好；语言表达主动，语音流畅，语意连贯、有逻辑性，无语言沟通障碍。

情绪状态： 担心自己住院后家中孙女得不到很好的照顾，故有些着急。

自我概念和自尊： 自述"自己虽然没有工作，但能够把家照顾好，把儿子抚养成人，也是一种成功。""现在虽然身体有点毛病，但还能帮助做家务，为孩子们解决一定的后顾之忧。"对自己感到很满意。

对健康与疾病的理解和期望： 认为"身体没有病就是健康"、"现在年纪大了，有点病也是很正常的"。以前认为吃饱、睡好就可以使身体健康，后来通过电视、广播逐渐知道还要注意饮食搭配、身体锻炼等。因此，现在比较注意饮食营养及进行适当活动锻炼，尤其是患病后。平时家中常备有感冒药等，感冒、头疼一般不去医院。出现胸痛后，知道可能与心脏有关，及时去了医院。知道这次自己患的是心绞痛，平时要随身备有硝酸甘油，不能过劳、过饱或情绪过于激动，但反复发作不是自己能控制的。希望医护人员在这方面能给予更详细、更具体的指导。"治好病是医生的事，我听医生的"。希望能早日康复出院。

重大应激事件及应对情况： "平时遇事多能独立处理，办事能力强，比较乐观，较少犯愁。"一旦遇到烦恼或困难多向家人、朋友寻求排解或帮助。6年前父亲因"肺癌"去世时，曾有过一段心情比较郁闷，通过家人的安慰及自我疏导很快就恢复了。近期无重大应激事件。

价值观与信仰： 无特殊宗教信仰。有时会相信有神灵存在，相信"善有善终，因果报应"。

社会评估

家庭关系： 夫妻二人与儿子、儿媳及孙女住在一起，家庭关系和睦。平时受到家人的尊重，重要事情由其最后定夺。患病后家人都很关注，及时就医诊治，保证其得到很好的休养。此次住院由丈夫及儿媳陪同，家中事物已做好安排以保证病人能安心住院调养。

生活与居住环境： 全家5口人居住于98m²的三居室楼房，6层，有电梯。楼群周围有较大的一片绿地及休闲活动场所，但缺乏健身设施，附近没有诊所，距离医院较远，平时看病不方便。

工作与受教育情况： 初中文化水平，未受过任何职业教育，以家务劳动为主，无毒物等接触史。

社交状况： 现在住楼房与邻居之间交往较少，与以前的老街坊关系较密切，通过电话联系，偶尔聚会一次，更多的时间是在家中与老伴和孙女一起度过。

经济状况： 儿子及儿媳的收入较高，老伴有退休金，家庭经济状况较好，支付住院医疗费无困难。

文化评估： 源于同种文化背景，无特殊记述。

身 体 评 估

T 36.5℃　　P 70次/分　　R 18次/分　　BP 140/85mmHg　　H 155cm　W 58kg

一般状态： 发育正常、营养良好、自动体位、神志清楚、面色红润、表情自然、无特殊病容。

皮肤粘膜： 无苍白、紫绀及黄染，皮肤弹性良好，无皮疹及出血点，无水肿，无蜘蛛痣及溃疡。

浅表淋巴结： 右侧颌下可触及一蚕豆大小的淋巴结，质地稍硬，活动度好，无压痛，其余部位浅表淋巴结未触及。

头部： 头颅大小如常、无畸形，毛发分布均匀、有光泽，头皮无损伤及触痛。

眼： 眼睑无水肿及下垂，结膜无苍白、充血、出血及滤泡，巩膜无黄染、角膜透明、无溃疡，双侧瞳孔等大等圆、直径4mm，对光反射灵敏，眼球无突出及下陷、运动无障碍，无眼球震颤。

耳： 耳廓无畸形、无牵拉痛，外耳道无异常分泌物，乳突无压痛，粗侧听力正常。

鼻： 无畸形，皮肤颜色如常，鼻翼无扇动，鼻腔通畅、无异常分泌物，副鼻窦无压痛。

口腔： 无异味，口唇红润，牙齿排列整齐，无松动、义齿及残齿，$\frac{6}{7}$龋齿，咬合无障碍，牙龈无红肿、溢脓及出血，舌苔薄白、舌质红润、伸舌无偏曲，口腔粘膜无出血点及溃疡，咽部无红肿，扁桃体无肿大。

颈部： 颈软，双侧对称，运动无受限，颈静脉无怒张，可见颈动脉搏动，气管居中，甲状腺无肿大。

胸廓： 呈椭圆形、左右对称，未见胸壁静脉曲张，胸壁无压痛

肺部

视诊：胸式呼吸为主，节律规整，双侧呼吸运动一致。
触诊：双侧触觉语颤基本一致，无明显增强或减弱，无胸膜摩擦感。
叩诊：呈清音，双侧肺下界一致，锁骨中线第6肋间，腋中线第8肋间，肩胛线第10肋间。
听诊：双肺呼吸音清，未闻及异常呼吸音、干湿啰音及胸膜摩擦音。

心脏

视诊：心前区无隆起，心尖搏动最强点位于左侧第五肋间锁骨中线内1cm，搏动范围直径约2cm，心前区无其他异常搏动。

触诊：心尖搏动位置同视诊，心前区未触及震颤及心包摩擦感。

叩诊：心脏相对浊音界不大，如下表所示：

右（cm）	肋间	左（cm）
2.5	II	2.5
2.5	III	4
3	IV	7
	V	8.5

锁骨中线至前正中线距离为10 cm

听诊：心率70次/分，节律规整，心音有力、$A_2 > P_2$，无心音分裂及额外心音，各瓣膜听诊区未闻及病理性杂音，无心包摩擦音。

周围血管：各浅表动脉（桡动脉、肱动脉、股动脉、足背动脉）搏动有力，双侧一致，节律规整，血管紧张度适中，肝颈静脉回流征（-），无周围血管征。

腹部

视诊：腹部平坦，未见腹壁静脉曲张，胃肠型及蠕动波，腹式呼吸无受限。
触诊：腹软、无压痛及反跳痛，未触及肿物，肝脏、脾脏及胆囊均未触及，Murphy征（-）
叩诊：鼓音，无移动性浊音，肝上界位于右锁骨中线第5肋间，肝区无叩击痛，肾区无叩击痛。
听诊：肠鸣音4次/分，无增强或减弱，无振水音及血管杂音。

脊柱：呈正常生理弯曲，无脊柱侧弯，无压痛及叩击痛，活动无受限。

四肢：无畸形，双侧对称，无静脉曲张及肌肉萎缩，关节无畸形、红肿及运动障碍，无杵状指（趾）及匙状指。

肛门、直肠及外生殖器：未查。

神经系统：生理反射存在，病理反射未引出，Kernig's sign（-）。

实验室及其他检查

心电图检查：窦性心率，75次/分，II、III、aVF、V_3、V_5 S-T段下移，T波倒置。

主要护理诊断

1. 疼痛：心前区疼痛：与心肌缺血、缺氧有关。
2. 潜在并发症：心肌梗死。
3. 焦虑：与担心住院后孙女无人照顾有关。
4. 知识缺乏：缺乏心绞痛的预防、保健知识。

胡 颖
（孙玉梅）

索引*

3P 测定	173
ABO 血型系统	174
Babinski 征	151
Brudzinski 征	152
B 型超声	322
Chaddock 征	151
CT	278
D-Dimer 测定	173
FDP 测定	173
Gordon 征	151
γ-谷氨酰转移酶测定	199
Hoffmann 征	151
Jame's 旁道	254
Kent 束	254
Kernig 征	152
Kussmaul 呼吸	106
Mahaim 纤维	254
MRA	281
MRI	280,322
Murphy 征	135
Oppenheim 征	151
PET	353
P-R 间期	232
P 波	232
P 环	234
QRS 波群的命名	233
QRS 向量环	235
Q-T 间期	233
Rh 血型系统	176
Rivalta 试验	189
S-T 段	233
TORCH 血清学检查	224
T 波	233
T 环	236
U 波	233
X 线成像原理	276
X 线的防护	283
X 线的生物效应	282
X 线计算机体层成像	275
X 线检查技术	277
X 线摄影	277
X 线特性	275
X 线图像	277
α_1-微球蛋白测定	196

A

癌胚抗原测定	226
奥本海姆征（Oppenheim 征）	151

B

B 型超声	323
巴彬斯基征（Babinski 征）	151
白陶土样便	185
白细胞分类	166
白细胞计数	166
被动体位	84
奔马律	121
位置觉	148
鼻出血	93
鼻窦	93
鼻翼扇动	93
闭目难立征	148
扁平胸	102
扁桃体	95
便秘	61
便隐血试验	186
标本采集	184
标准体重	82
标准肢体导联	237
表情	83
丙型肝炎病毒 RNA 测定	224
丙型肝炎病毒标志物检测	223

---

* 首字为外文或数字者列在前面，后面按汉语拼音排列。

丙型肝炎病毒抗体测定	224
丙种反应性蛋白测定	220
病理反射	151
常见的骨折	315
病原体的分离培养及鉴定	229
病原体检测	230
波动感	132
不随意运动	147
不完全性骨折	314
不完全性束支阻滞	249
布氏征（Brudzinski 征）	152
步态	85

C

彩色多普勒血流成像	322
苍白	83，86
查多克征（Chaddock 征）	151
肠梗阻	137，311
肠鸣音	136
超声	322
超声波	322
超声断层图像	322
超声检查	322
潮式呼吸	106
成分输血	174
成骨肉瘤	317
弛豫过程	280
弛豫时间	280
匙状指	139
充盈缺损	307
冲击触诊法	77
抽搐	67
出血时间	170
除极	233
杵状指（趾）	139
触觉	76
触觉语颤	107
触诊	76
槌状指	139
磁共振成像（MRI）	280
磁共振血管造影（MRA）	281

D

D-Dimer 测定	173
大叶性肺炎	108，295
单纯疱疹病毒检测	226
单核细胞	166，168
单瘫	147
胆红素代谢检查	201
胆红素尿	179
胆囊触痛征	135
胆囊触诊	134
低钙血症	265，217
低钾血症	264，216
低磷血症	217
低氯血症	216
低密度造影剂	284
低钠血症	216
低血压	126
第二心音	120
第一心音	120
淀粉酶测定	204
动脉采血	155
动脉血二氧化碳分压测定	219
动脉血氧饱和度测定	219
动脉血氧分压测定	219
动态心电图	266
动眼神经	145
窦性静止（窦性停搏）	257
窦性心动过缓	256
窦性心动过速	256
窦性心律不齐	256
窦性早搏	257
对光反射	92
多尿	178
多普勒频移	323

E

额面向量环	236
额外心音	121
恶心	53
恶性骨肿瘤	317
耳蜗神经	146
二尖瓣开放拍击音	122
二维图像	324
二氧化碳结合力	218
二氧化碳总量	218

F

FDP 测定	173
发红	86
发热	20
发育	81
反射	149
反跳痛	131
方颅	90
房室传导阻滞	251
房性期前收缩	258
房性逸搏	264
放射性核素显像	342
放射性核素治疗	343
放射性药物	343
放射诊断学	275
肺不张	294
肺灌注显像	352
肺间质病变	294
肺结核	296
肺界	109
肺门	293
肺脓肿	296
肺泡呼吸音	110
肺气溶胶吸入显像	352
肺气肿	110, 294
肺前界	109
肺纹理	293
肺下界移动度	110
肺炎支原体肺炎	295
肺野	293
肺肿瘤	298
粪便	184
风湿性心脏病	302
风疹病毒检测	225
浮沉触诊法	77
附睾	142
复合感觉评估	148
复极	234
副神经	146
腹壁反射	149
腹壁紧张度	131
腹壁静脉曲张	130
腹部凹陷	129
腹部饱满	129
腹部低平	129
腹部分区	128
腹部叩诊音	135
腹部膨隆	129
腹部平坦	129
腹部体表标志	127
腹部外形	129
腹痛	31
腹泻	58

G

γ-谷氨酰转移酶测定	199
钙化	294
干啰音	113
肝胆显像	349
肝颈静脉回流征	124
肝脾显像	348
肝区叩击痛	135
肝上界	135
肝下界	135
肝血流血池显像	349
肝脏触诊	132
肝脏肿大	133
肝掌	87
肛裂	141
肛瘘	142
肛门指诊（直肠指诊）	142
肛周脓肿	142
高钙血症	217
高钾血症	216
高磷血症	217
高氯血症	216
高密度造影剂	284
高钠血症	216
高血压	126
高血压性心脏病	303
睾丸	142
戈登征	151
跟腱反射	151
跟膝胫试验	147
梗死向量	245
弓形虫检测	225
肱二头肌反射	150

肱骨髁上骨折	315
肱三头肌反射	150
巩膜	91
共济运动	147
佝偻病胸	102
谷氨酸脱羧酶自身抗体	207
骨瘘管形成	316
骨膜的改变	313
骨软骨瘤	316
骨三相显像	352
骨髓细胞	169
骨骼显像	351
骨与关节正常X线表现	311
骨折	314
骨质破坏	313
骨质软化	313
骨质稀疏	313
骨质增生硬化	313
骨肿瘤	316
关节破坏	313
关节强直	314
关节退行性改变	314
关节肿胀	314
管状呼吸音	112

H

核素脑血管造影	347
核素下肢静脉造影	348
核医学	342
核仪器	345
核右移	167
核左移	167
赫兹	322
黑便及柏油样便	185
横断面	322
红细胞沉降率	165
红细胞大小	162
红细胞计数	161
红细胞平均指数	164
红细胞输注	176
红细胞形态	162
洪脉	125
呼吸幅度	106
呼吸节律	106

呼吸困难	106
呼吸频率	106
呼吸运动	105
滑车神经	145
化脓性骨髓炎	316
缓冲总碱测定	219
换能器	324
黄染	91
灰阶声像图	325
灰阶成像	280
回声	325
活化部分凝血活酶时间	172
霍夫曼征	151

J

肌钙蛋白测定	209
肌红蛋白测定	210
肌力	146
肌肉萎缩	140
肌酸激酶	207
肌张力	147
极化状态	233
脊柱侧凸	138
脊柱后凸	138
脊柱活动度	138
脊柱结核	316
脊柱叩击痛	138
脊柱前凸	138
脊柱弯曲度	138
脊柱压痛	138
计算机断层扫描	353
计算机体层成像（CT）	278
加压肢体导联	238
甲胎蛋白测定	226
甲型肝炎病毒RNA测定	222
甲型肝炎病毒标志物检测	222
甲型肝炎病毒抗体测定	222
甲状旁腺功能亢进	351
甲状旁腺显像	351
甲状腺	96
甲状腺显像	351
间接叩诊法	78
间停呼吸	106
碱剩余测定	219

碱性磷酸酶	198	空腹血糖和尿糖测定	206
碱中毒	219	口服葡萄糖耐量试验	206
交叉配血试验	175	口腔气味	95
交叉性瘫痪	147	叩诊	78
交界区逸搏	263	叩诊音	78
交界性期前收缩	258	快复轮替动作	147
交替脉	125		
焦虑	69	**L**	
角膜	91	类白血病反应	168
角膜反射	149	类风湿因子测定	221
詹姆束	254	利尿剂介入试验	350
结肠造影	288	两点辨别觉	148
结晶尿	184	临床核医学	342
结膜	91	淋巴结	88
结石	319	淋巴细胞	168
截瘫	147	淋巴显像	353
介入放射学	282	鳞状上皮细胞癌抗原测定	227
颈动脉搏动	96	漏出液	190
颈静脉怒张	96	瘘道	307
惊厥	67	脑神经	144
颈强直	152	啰音	112
静脉采血	155		
静脉肾盂造影（排泄性尿路造影）	319	**M**	
局部脑血流断层	346	马海姆纤维（Mahaim 纤维）	254
咀嚼运动	145	脉搏	125
巨颅	90	满月面容	84
巨细胞病毒检测	225	慢性肺源性心脏病	303
巨细胞瘤	317	毛细血管搏动征	124
		毛细血管采血	155
K		毛细血管脆性试验	171
咯血	48	毛细血管抵抗力试验	171
龛影	307	梅毒血清学检查	224
抗 ENA 抗体	221	门控心血池显像	348
抗核蛋白抗体	221	迷走神经	146
抗核抗体测定	221	面容	83
抗凝机制	170	面神经	145
抗凝剂	157	墨菲（Murphy）征阳性	135
抗脱氧核糖核酸抗体	221		
柯雷骨折	315	**N**	
咳嗽	40	内生肌酐清除率	191
克氏征（Kernig 征）	152	脑池显像	347
肯氏束（kent 氏束）	254	脑脊液及浆膜腔积液	229
空洞与空腔	294	脑脊液检查	186
空腹采血	156	脑膜刺激征	152

逆行肾盂造影	318	皮下气肿	108
年龄	81	皮下脂肪厚度	82
粘液便	185	皮疹	87
捻发音	113	脾脏触诊	133
尿 pH	181	脾脏肿大	134
尿白细胞	182	偏瘫	147
尿沉渣	182	贫血	161
尿胆红素	181	频率	322
尿胆原	182	平扫	279
尿蛋白	179	葡萄糖尿	181
尿管型	183		
尿结晶	184	**Q**	
尿量	178	QRS 波群的命名	233
尿酶	195	QRS 向量环	235
尿渗量	194	Q-T 间期	233
尿糖	181	期前收缩	257
尿酮体	181	奇脉	125
尿亚硝酸盐	182	起搏器心电图	269
尿液	179, 181	气管	98
尿隐血	182	气胸	108, 110, 294
凝血机制	170	憩室	307
凝血时间	172	前列腺	143
浓缩白细胞输注	177	前庭神经	146
浓缩血小板输注	177	浅部触诊	76
脓尿	179	浅反射	149
脓性及脓血便	185	浅感觉评估	148
		枪击音	126
O		强迫体位	84
呕血	56	巯甲丙脯酸介入试验	350
P		**R**	
PET	353	Rh 血型系统	176
P-R 间期	232	Rivalta 试验	189
P 波	232	人获得性免疫缺陷病毒血清学检测	224
P 环	234	乳房	102
膀胱触诊	135	乳房分区	103
膀胱及尿道造影	318	乳糜尿	179
膀胱叩诊	136	乳酸脱氢酶	209
胚胎类肿瘤标志物	226		
皮肤弹性	87	**S**	
皮肤定位觉	148	S-T 段	233
皮肤回缩	103	3P 测定	173
皮肤湿度	86	腮腺	95
皮下出血	87	三叉神经	145

散射	323
扫描（扫查）	322
扇形扫描	324
上消化道造影	304
少尿	179
舌下神经	146
舌咽神经	146
摄碘率	350
摄影	292
身体评估	75
深部触诊	76
深部滑行触诊法	77
深反射	150
深感觉	148
深压触诊法	77
肾癌	320
肾动态显像	349
肾结核	340
肾结石	339
肾前性蛋白尿	180
肾图	349
肾小管浓缩-稀释试验	194
肾小球标记物测定	196
肾小球滤过率	191
肾性蛋白尿	180
肾脏叩诊	136
渗出液	189
生理弯曲	138
生理性蛋白尿	180
生命体征	81
声波	322
声束	323
声速	323
声像图	324
声影	325
声增强	325
湿啰音	112
实时超声	323
食管癌	308
食管心电图	267
食管造影	304
视力	144
视神经	144
视野	144
视诊	76
室内阻滞	250
室上性心动过速	260
室性期前收缩	257
室性心动过速	260
室性逸搏	264
嗜碱性粒细胞	167
嗜酸性粒细胞	167
束臂试验	171
束支阻滞	248
衰减	323
双手触诊法	77
双吸气呼吸	106
水冲脉	125
水泡音	112
水样便	185
水肿	37，88
死骨	313
酸碱平衡紊乱	219
酸中毒	219

T

TORCH 血清学检查	224
T 波	233
T 环	236
瘫痪	140，146
叹息样呼吸	107
探头	324
糖化血红蛋白和糖化血浆白蛋白测定	206
糖类抗原标志物检测	227
糖链抗原 19-9 测定	227
糖链抗原 125 测定	227
糖链抗原 15-3 测定	227
糖链抗原 72-4 测定	227
提睾反射	149
体表图形觉	149
体外抗菌药物敏感试验	230
体位	84
体型	82
听力	93
听诊	79
听诊器	80
酮尿	181
瞳孔	92

桶状胸	102
痛觉	148
头颅	90
头痛	25
透视	292

W

外压性缺损	307
完全性骨折	314
网织红细胞	164
位听神经	146
位置觉	148
味觉	145
胃、十二指肠溃疡	308
胃癌	309
胃肠道穿孔	131,310
胃肠蠕动波	130
胃肠型	130
温度觉	148
无脉	125
无尿	179

U

U 波	233

X

膝腱反射	150
膝内翻	139
膝外翻	139
细脉	125
鲜血便	185
消化道出血显像	349
小肠造影	304
斜颈	96
心包积液	118,304
心包叩击音	122
心包摩擦感	116
心电图导联	237
心电向量	233
心电向量环	234
心电轴	235
心房肥厚	243
心房扑动	261
心房纤颤	261

心肌梗死	244
心肌灌注显像	347
心肌坏死	244
心肌酶检测	207
心肌缺血	244
心尖搏动	114
心律	119
心率	119
心室扑动	261
心室纤颤	262
心音	120
心音分裂	121
心脏瓣膜听诊区	118
心脏及大血管的正常 X 线表现	300
心脏起搏器	269
心脏杂音	122
心脏浊音界	116
性别	81
胸壁	101
胸壁压痛	101
胸部病理性叩诊音	110
胸部叩诊音	109
胸部体表标志	99
胸廓	101
胸廓扩张度	107
胸膜病变	294
胸膜摩擦感	108
胸膜摩擦音	114
胸前导联（单极导联）	238
胸腔积液	110,294
胸痛	28
嗅神经	144
嗅诊	80
血、尿淀粉酶测定	204
血 pH 值（酸碱度）测定	218
血电解质测定	215
血管造影	238
血胱氨酸蛋白酶抑制剂 C 测定	194
血红蛋白测定	161
血红蛋白尿	179
血肌酐测定	192
血钾测定	215
血浆凝血酶原时间	172
血浆输注	171

血块收缩试验	171	移动性浊音	136
血脑屏障	347	意识障碍	64
血尿	179	乙型肝炎病毒 e 抗体测定	222
血尿素测定	193	乙型肝炎病毒 e 抗原测定	222
血尿酸测定	193	乙型肝炎病毒标志物检测	222
血气分析	218	乙型肝炎病毒表面抗体测定	222
血清 AST 测定	197	乙型肝炎病毒表面抗原测定	222
血清 CK 同工酶测定	207	乙型肝炎病毒核心抗体测定	223
血清 $β_2$-微球蛋白测定	193	乙型肝炎病毒核心抗原测定	222
血清蛋白	200	异常肺泡呼吸音	111
血清蛋白电泳	200	抑郁	72
血清低密度脂蛋白胆固醇测定	213	抑制性呼吸	106
血清甘油三酯测定	213	意识状态	83
血清高密度脂蛋白胆固醇测定	213	阴离子隙测定	217
血清间接反应胆红素测定	202	荧光透视	277
血清抗链球菌溶血素"O"测定	220	营养状态	82
血清学检测	220	右束支阻滞	249
血清载脂蛋白测定	214	右心房增大	243
血清脂蛋白（a）测定	214	右心室增大	241
血清直接反应胆红素测定	202	语调与语态	83
血清转氨酶及其同工酶测定	197	语音共振	114
血清总胆固醇测定	212	预激综合征	254
血清总胆红素测定	202	运动功能障碍	140
血细胞比容测定	164	运动心电图	266
血小板	171		
血小板聚集功能	171	**Z**	
血小板粘附功能	171		
血压测量	126	载脂蛋白 A-Ⅰ测定	212
血液	154，228	造影剂	284
		造影检查	283
Y		造影扫描	279
		增强扫描	279
压痛	131	展神经	145
牙齿	94	兆赫	322
牙龈	95	阵发性心动过速	260
咽部	95	振水音	137
咽反射	146	震颤	115
眼睑	91	正常肺部呼吸音	110
眼球	91	正常心脏浊音界	116
眼球震颤	92	支气管肺泡呼吸音	111
胰蛋白酶测定	206	支气管肺炎	113，295
胰岛素和 C 肽释放测定	206	支气管呼吸音	110
胰岛素抗体	207	支气管造影	292
胰岛素自身抗体	207	脂肪酶测定	205
胰岛细胞自身抗体	207	蜘蛛痣	87

直肠脱垂（脱肛） …… 142	紫绀 …… 86
直接叩诊法 …… 78	自动体位 …… 84
指鼻试验 …… 147	自动血细胞分析仪 …… 168
痔 …… 141	自体输血 …… 177
中毒颗粒 …… 167	综合向量 …… 234
中性粒细胞 …… 166	总胆汁酸测定 …… 202
主动性心律失常 …… 257	左束支阻滞 …… 248
转移性骨肿瘤 …… 317	左心房增大 …… 243
姿势 …… 85	左心室增大 …… 241